STRESS ECHOCARDIOGRAPHY

负荷超声
心动图 （第 6 版）

主 译 王 浩

副主译 吴伟春 郑 平 江 勇

著 ［意］欧亨尼奥·毕加诺（Eugenio Picano）

科学技术文献出版社
SCIENTIFIC AND TECHNICAL DOCUMENTATION PRESS

·北京·

图书在版编目（CIP）数据

负荷超声心动图：第6版 /（意）欧亨尼奥·毕加诺（Eugenio Picano）著；王浩
主译. —北京：科学技术文献出版社，2020. 11
书名原文：Stress Echocardiography
ISBN 978-7-5189-7304-0

Ⅰ.①负…　Ⅱ.①欧…②王…　Ⅲ.①超声心动图　Ⅳ.① R540.4

中国版本图书馆 CIP 数据核字（2020）第 213931 号

著作权合同登记号 图字：01-2020-3499
中文简体字版权专有权归科学技术文献出版社所有
Translation from the English language edition:
Stess Echocardiography (6th Ed.)
Eugenio Picano
Copyright © Springer International Publishing 2015
This Springer imprint is published by Springer Nature

负荷超声心动图（第6版）

策划编辑：付秋玲　责任编辑：张凤娇　孙洪娇　责任校对：王瑞瑞　责任出版：张志平

出　版　者	科学技术文献出版社
地　　　址	北京市复兴路15号　邮编 100038
编　务　部	(010) 58882938，58882087（传真）
发　行　部	(010) 58882868，58882870（传真）
邮　购　部	(010) 58882873
官 方 网 址	www.stdp.com.cn
发　行　者	科学技术文献出版社发行　全国各地新华书店经销
印　刷　者	北京地大彩印有限公司
版　　　次	2020 年 11 月第 1 版　2020 年 11 月第 1 次印刷
开　　　本	787×1092　1/16
字　　　数	624千
印　　　张	33.75
书　　　号	ISBN 978-7-5189-7304-0
定　　　价	298.00元

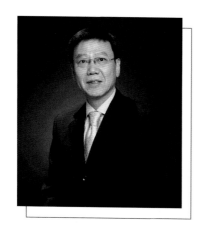

王浩，教授主任医师，博士生导师。现任国家心血管病中心、中国医学科学院阜外医院超声影像中心主任，兼任中国超声医学工程学会常务理事，超声心动图委员会主任委员；北京医学会超声医学分会常务委员；中国医药教育协会超声医学分会副主任委员；海峡两岸医学会超声医学分会常务委员兼心脏学组副组长；中华医学会心血管病分会第十届委员会心血管病影像学组委员；ASE 会员；《中国循环杂志》常务编委等职。参与国家"十五"攻关课题 1 项；作为负责人承担"十一五"攻关课题子课题 1 项、参与 1 项；独立承担部级科研课题 2 项、高校博士点基金项目 1 项、首都医学发展基金项目 1 项、国家自然科学基金项目 3 项、首都临床特色应用研究与成果推广基金项目 1 项；获部级课题科研成果 2 项。多次应邀赴国外作超声心动图专题报告。

作为第一作者或通讯作者发表专业学术论著 80 余篇，其中 SCI 收录 12 篇；组织撰写《经食管超声心动图临床应用中国专家共识》（2018 年 1 月已由《中国循环杂志》刊出）；主编著作 1 部，作为副主编编写著作 2 部，参与编写著作多部。培养硕士研究生 11 名，博士研究生 10 名、博士后 1 名。

副主译

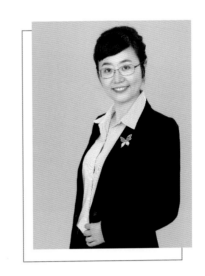

吴伟春，硕士生导师，国家心血管病中心、中国医学科学院阜外医院超声影像中心、超声一科副主任医师。曾在CC心血管病中心作为访问学者。

兼任中华医学会超声医学分会超声心动图学组委员；中国超声医学工程学会超声心动图专业委员会青年委员；中国医药质量管理协会医学影像质量研究委员会委员；北京医学会超声医学分会委员会超声心动图学组委员；北京女医师协会超声医学专业委员会委员；北京医学会超声医学分会青年委员；海峡两岸医药卫生交流协会超声医学专家委员会青年委员；《超声心动图规范化诊断精要》主编。

主持完成了国家级、省部级及院校级科研项目5项。参与国家"十二五""十三五"科技支撑计划课题；参与多本教科书的翻译和撰写。

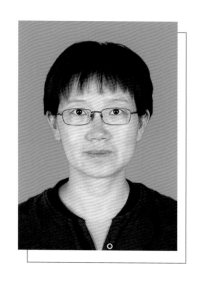

副主译

郑平，医学影像学博士，副主任医师，现任解放军总医院京北医疗区医技保障科主任。熟练掌握心脏超声、腹部超声、小器官超声、血管超声、经阴道超声。发表多篇核心期刊论著，研究侧重于超声心动图、负荷超声心动图及其在航天医学中的应用等方面。参与翻译《术中经食管超声心动图》一书。

副主译

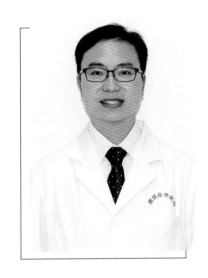

江勇，医学博士，国家心血管病中心、中国医学科学院阜外医院超声影像中心、超声二科副主任医师，中国医学科学院阜外医院深圳医院超声科主任。从事超声专业工作近20年，平均年完成超声工作量近万例，在复杂先心病、瓣膜病、心脏肿瘤、心肌病、冠心病、血栓及肺动脉高压诊断及疗效评估方面具有丰富的经验，熟练掌握胎儿先心病筛查和产前产后一体化会诊，以及母胎心脏监测。超声引导经皮治疗结构性心脏病的开拓者和推广者之一。兼任中国超声医学工程学会超声心动图专委会委员、秘书及第二届青年委员会副主任委员；海峡两岸卫生医药交流协会超声分会超声心动图学组委员；海峡两岸卫生医药交流协会超声介入专家委员会委员；中华医学会北京分会委员；北京医师协会超声专科分会理事；中国医师协会医学影像分会常务委员；中国医药教育协会儿童超声学组委员；国内无痛经食管超声的推广者之一，率先在大湾区深圳市开展。

原书前言

本书有一段历史，从 1991 年第一版共 100 页到第六版逐渐增加到 700 多页，它的各种版本及持续的传播与负荷超声心动图在科学界和临床领域的发展相同步。

负荷超声心动图不再是被少数先驱使用的有前景的创新技术（在当时诸多质疑该技术不可行）。如今负荷超声心动图已成为一项日臻成熟的主流技术，广泛应用于世界各地。临床医生充分意识到了负荷超声心动图既能节省医疗费用又能同时提高诊断标准方面的巨大潜力。为了适应社会经济需求，要求适当、合理和优化成像技术，负荷超声心动图则具有无辐射、成本相对较低、高通用性的巨大优势：我们可以用更少的成本和风险获得更多信息。

长期以来，负荷超声心动图的应用主要集中在冠状动脉疾病方面。在过去的 10 年里，负荷超声心动图的应用范围和种类呈爆炸式增长。从黑白、单一的方法（二维超声评估已知或疑似冠状动脉疾病患者的室壁运动）到现在多种技术相结合的研究（从 M 型超声到二维、脉冲、连续、彩色和组织多普勒超声，到肺部超声和实时三维超声、二维斑点追踪和心肌声学造影超声），涵盖了疾病全部严重程度（从优秀运动员到终末期心力衰竭的患者）和各年龄层（从先天性心脏病患儿到低流量、低梯度主动脉瓣狭窄的老年人）。

这本书的第一版只有 1 位作者，而在这一版有 50 位编者参与其中，他们来自四个大洲的 22 个国家。在我看来，他们在各自领域拥有最优秀的专业知识。我有幸邀请他们参与本书的编写，并为之感到骄傲。同时，我致力于避免多位作者文本的碎片化、缺口和不一致。因此，我起草了每章的第一版，然后由专业知识渊博的编者进行更正、修订、删减、添加和整合。感谢所有编者以及在过去 35 年中与我共事的同事，在这里不胜枚举，谢谢大家！

Eugenio Picano , MD, PhD
2015 Pisa-Astana

配套视频

示范病例

·缺血性心脏病：病例 1 ～病例 8（双嘧达莫）；病例 9 ～病例 10（运动负荷）；
病例 11（多巴酚丁胺）；病例 12（麦角新碱）。

病例 1 ～病例 8（双嘧达莫）

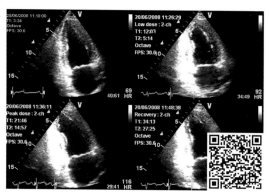

动图 1-1 心尖两腔心切面

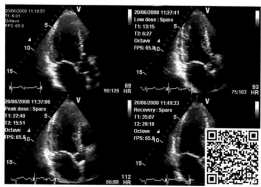

动图 1-2 心尖三腔心切面

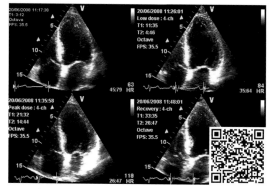

动图 1-3 心尖四腔心切面

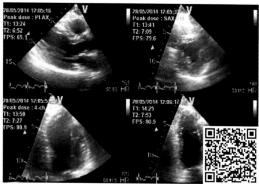

动图 2-1 负荷后

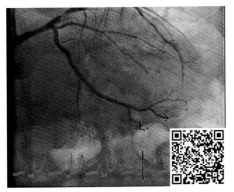

动图 2-2　冠状动脉造影

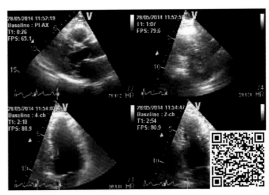

动图 2-3　基线

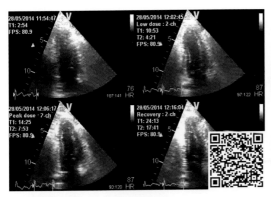

动图 2-4　心尖两腔心切面

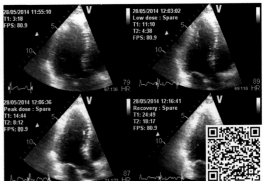

动图 2-5　心尖三腔心切面

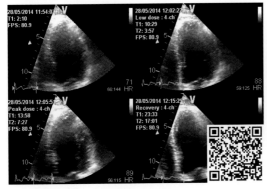

动图 2-6　心尖四腔心切面

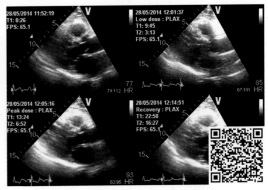

动图 2-7　胸骨旁左室长轴切面

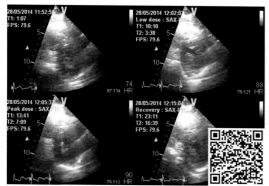

动图 2-8 左室短轴切面

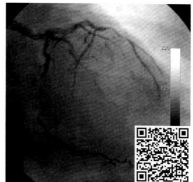

动图 3-1 冠状动脉造影 S1

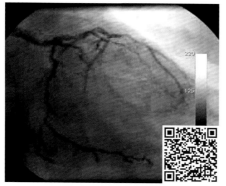

动图 3-2 冠状动脉造影 S1

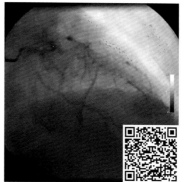

动图 3-3 冠状动脉造影 S3

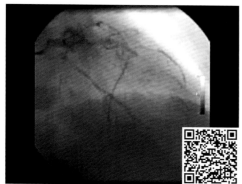

动图 3-4 冠状动脉造影 S3-2

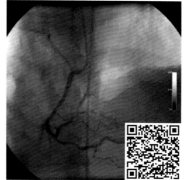

动图 3-5 冠状动脉造影 S6

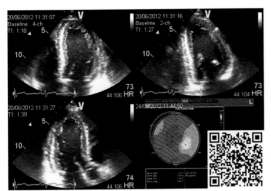

动图 3-6 牛眼图 - 负荷前

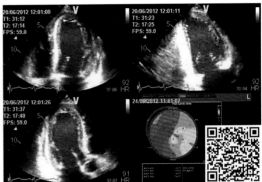

动图 3-7 牛眼图 - 负荷时

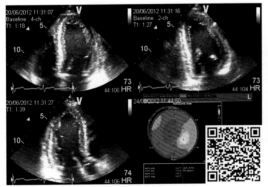

动图 3-8 牛眼图 - 负荷后

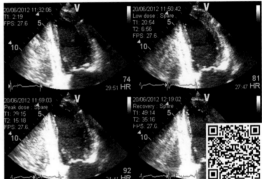

动图 3-9 心尖两腔心切面

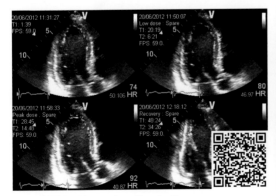

动图 3-10 心尖三腔心切面

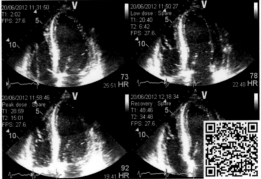

动图 3-11 心尖四腔心切面

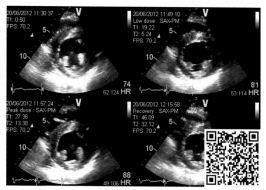

动图 3-12　心尖四腔心切面 - 早期

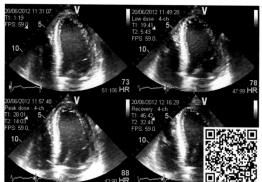

动图 3-13　心尖四腔心切面 - 晚期

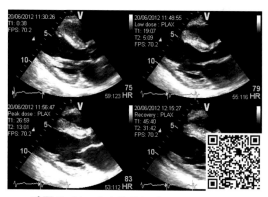

动图 3-14　左室长轴切面

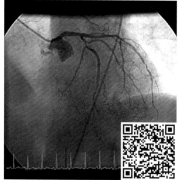

动图 4-1　rebelo 12

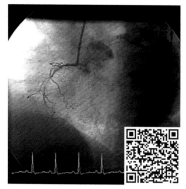

动图 4-2　rebelo dta6

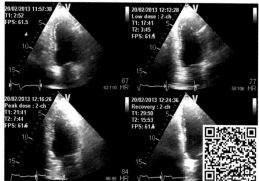

动图 4-3　心尖两腔心切面

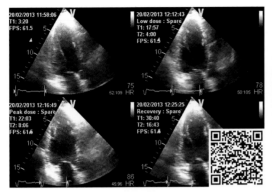

动图 4-4 心尖三腔心切面

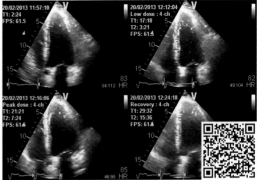

动图 4-5 心尖四腔心切面

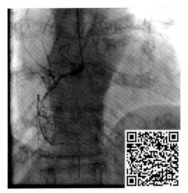

动图 5-1 冠状动脉造影

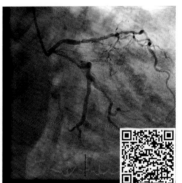

动图 5-2 冠状动脉造影

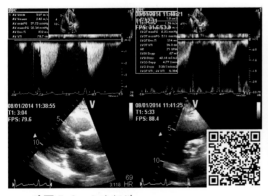

动图 5-3 血流频谱

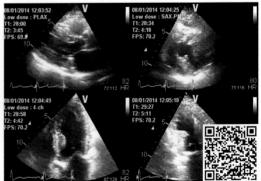

动图 5-4 低剂量负荷

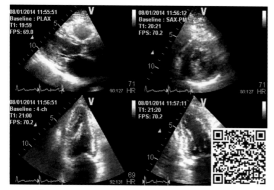

动图 5-5 负荷前

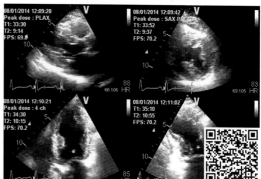

动图 5-6 负荷时

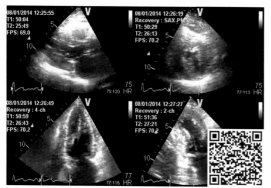

动图 5-7 恢复后

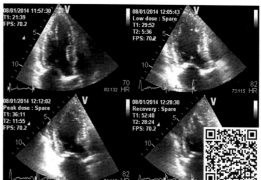

动图 5-8 心尖三腔心切面

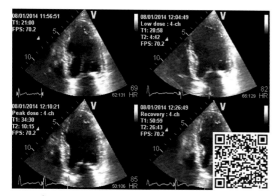

动图 5-9 心尖四腔心切面

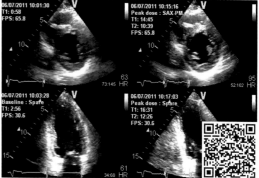

动图 6-1 Segundo isq inf quad

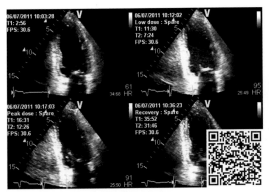

动图 6-2 心尖两腔心切面

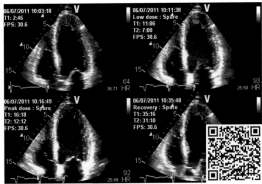

动图 6-3 心尖四腔心切面

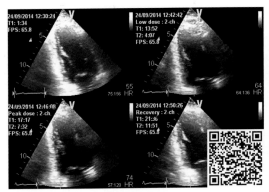

动图 7-1 心尖两腔心切面

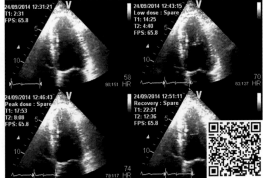

动图 7-2 心尖四腔心切面

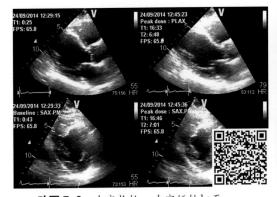

动图 7-3 左室长轴 - 左室短轴切面

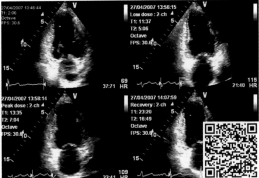

动图 8-1 心尖两腔心切面

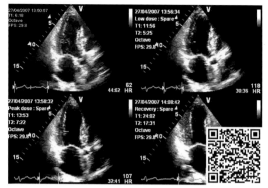

动图 8-2　心尖三腔心切面

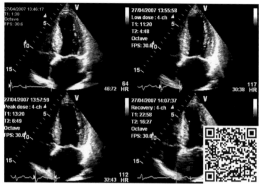

动图 8-3　心尖四腔心切面

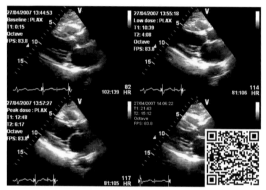

动图 8-4　左室长轴切面

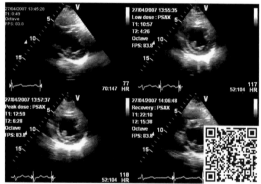

动图 8-5　左室短轴切面

病例 9 ～病例 10（运动负荷）

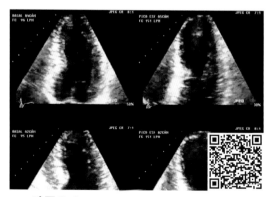

动图 9-1　isq-17843.avi-comp

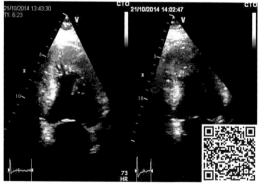

动图 10-1　室壁运动正常

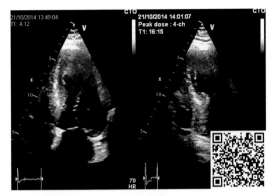

动图 10-2 室壁运动异常

病例 11（多巴酚丁胺）

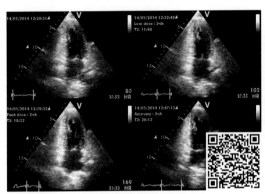

动图 11-1 心尖两腔心切面

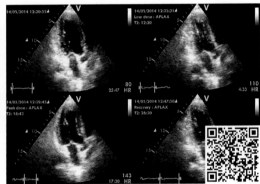

动图 11-2 心尖三腔心切面

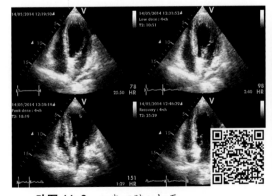

动图 11-3 心尖四腔心切面

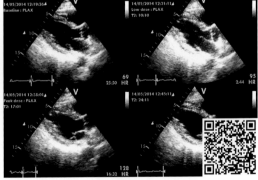

动图 11-4 左室长轴切面

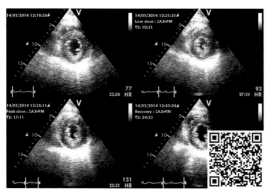

动图 11-5 左室短轴切面

动图 11-6 冠状动脉造影：右冠状动脉狭窄

动图 11-7 冠状动脉造影：左主干和旋支狭窄

动图 11-8 冠状动脉造影：左主干狭窄

病例 12（麦角新碱）

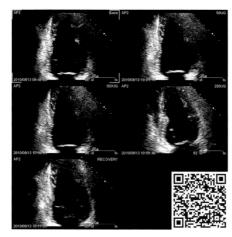

动图 12-1 麦角新碱－左前降支－心尖两腔切面

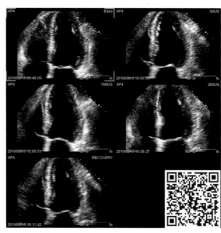

动图 12-2 麦角新碱－左前降支－心尖四腔切面

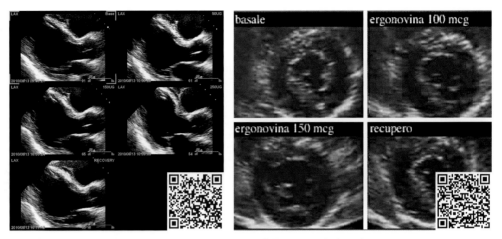

动图 12-3 麦角新碱 – 左前降支 – 左室长轴切面 **动图 12-4** 麦角新碱 – 左室短轴切面

·冠状动脉血流速度储备的价值：病例 13 ～病例 16（双嘧达莫）；病例 17 ～病例 18（腺苷）。

病例 13 ～病例 16（双嘧达莫）

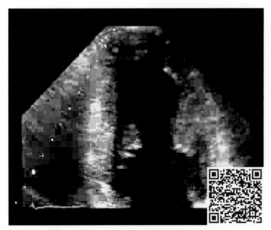 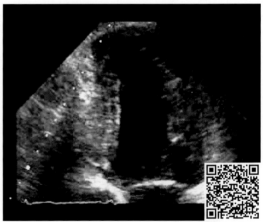

动图 13-1 心尖两腔心切面 – 峰值 **动图 13-2** 心尖两腔心切面 – 基线

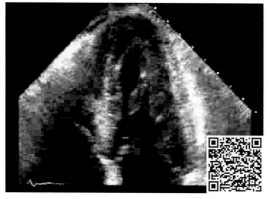

动图 13-3 心尖四腔心切面 – 峰值

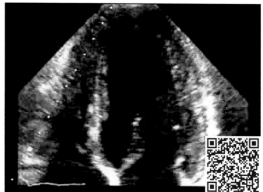

动图 13-4 心尖四腔心切面 – 基线

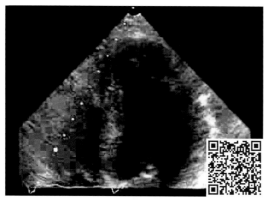

动图 14-1 心尖四腔心切面 – 峰值

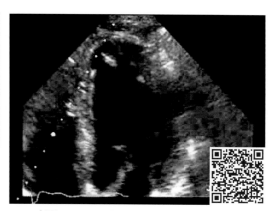

动图 14-2 心尖四腔心切面 – 基线

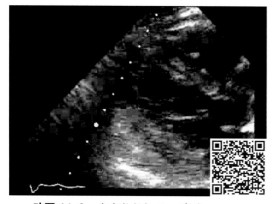

动图 14-3 左室长轴切面 – 峰值

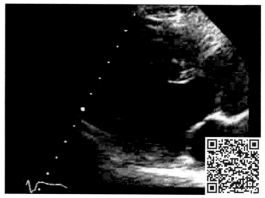

动图 14-4 左室长轴切面 – 基线

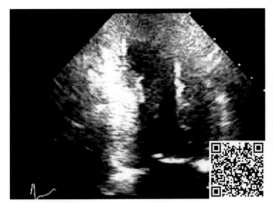

动图 15-1 心尖两腔心切面－峰值

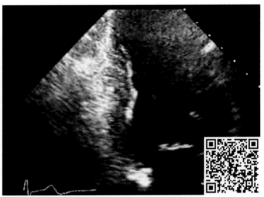

动图 15-2 心尖两腔心切面－基线

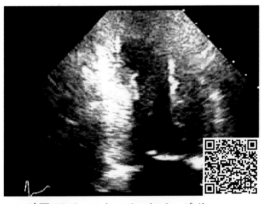

动图 15-3 心尖四腔心切面－峰值

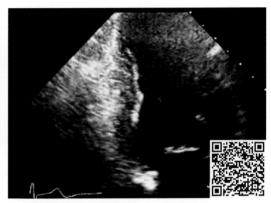

动图 15-4 心尖四腔心切面－基线

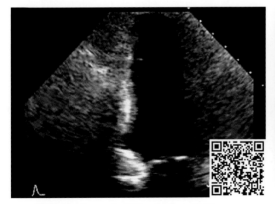

动图 16-1 心尖两腔心切面－峰值

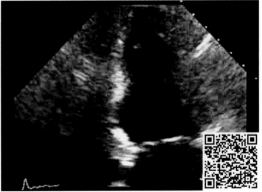

动图 16-2 心尖两腔心切面－基线

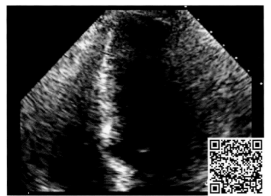 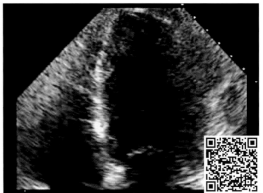

动图 16-3 心尖四腔心切面 – 峰值　　　　　　　**动图 16-4** 心尖四腔心切面 – 基线

病例 17 ～ 病例 18（腺苷）

动图 17-1 冠状动脉造影　　　　　　　　**动图 17-2** 冠状动脉造影

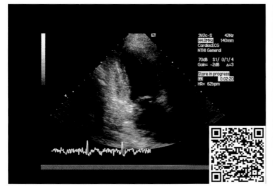 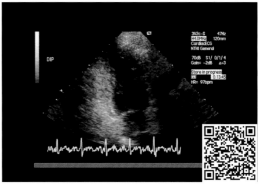

动图 17-3 心尖两腔心切面 – 负荷后 –1　　　**动图 17-4** 心尖两腔心切面 – 负荷后 –2

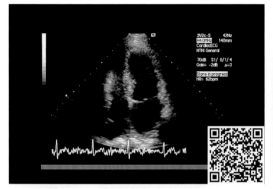

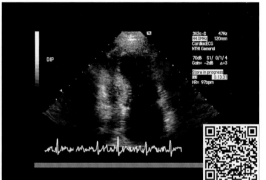

动图 17-5 心尖四腔心切面 – 负荷后 –1   **动图 17-6** 心尖四腔心切面 – 负荷后 –2

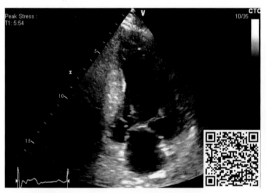

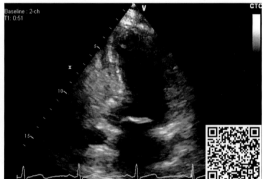

动图 18-1 心尖两腔心切面 – 峰值   **动图 18-2** 心尖两腔心切面 – 基线

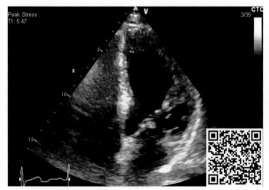

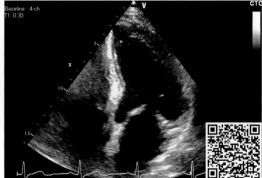

动图 18-3 心尖四腔心切面 – 峰值   **动图 18-4** 心尖四腔心切面 – 基线

· 新技术的价值：病例 19～病例 25（双嘧达莫、冠状动脉血流速度储备和二维应变图）。

病例 19～病例 25（双嘧达莫、冠状动脉血流速度储备和二维应变图）

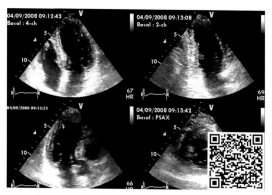

动图 19-1 基线

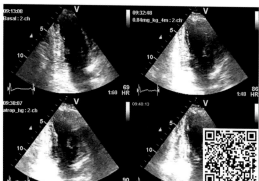

动图 19-2 心尖两腔心切面

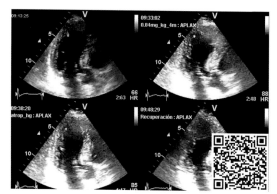

动图 19-3 心尖三腔心切面

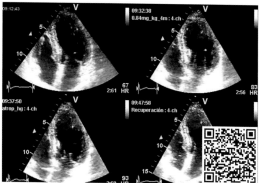

动图 19-4 心尖四腔心切面

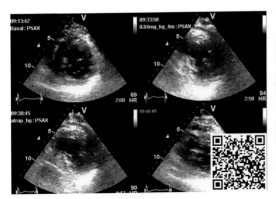

动图 19-5 胸骨旁短轴切面

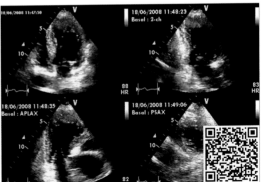

动图 20-1 基线

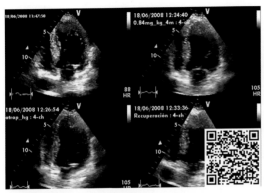

动图 20-2 双嘧达莫

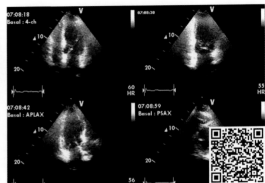

动图 21-1 基线 -1

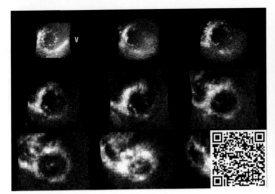

动图 21-2 基线 -2

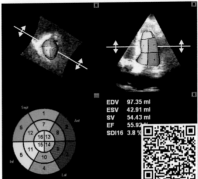

动图 21-3 基线 -3

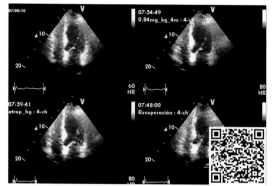

动图 21-4 双嘧达莫 −1

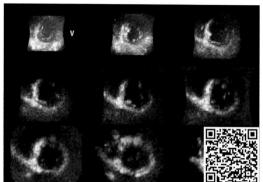

动图 21-5 双嘧达莫 −2

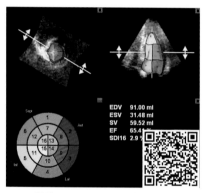

动图 21-6 双嘧达莫 −3

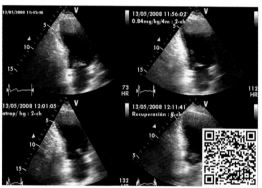

动图 22-1 心尖两腔心切面 − 双嘧达莫

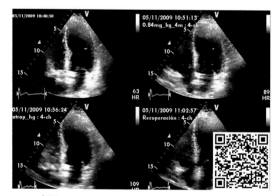

动图 22-2 心尖四腔心切面 − 双嘧达莫

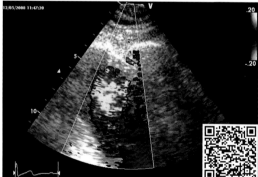

动图 22-3 血流 −1

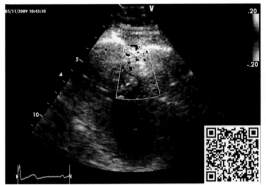

动图 22-4 血流 -2

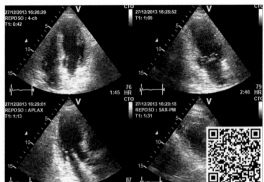

动图 23-1 基线

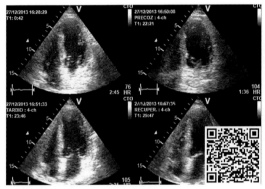

动图 23-2 双嘧达莫

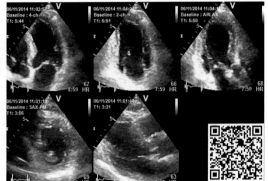

动图 24-1 基线

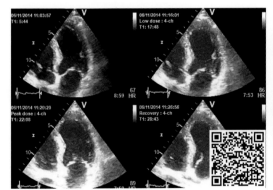

动图 24-2 双嘧达莫

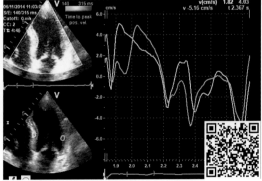

动图 24-3 速率 -1

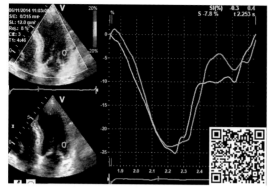

动图 24-4 速率 -2

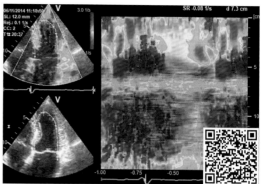

动图 24-5 应变

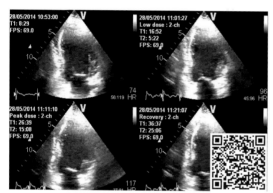

动图 25-1 心尖两腔心切面

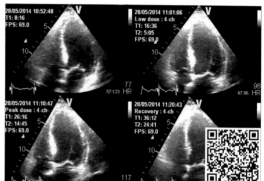

动图 25-2 心尖四腔心切面

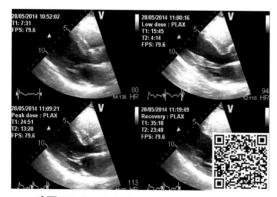

动图 25-3 左室长轴切面

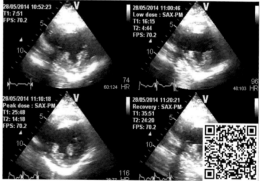

动图 25-4 左室短轴切面

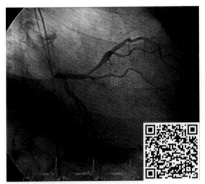

动图 25-5 冠脉造影 -1

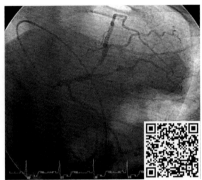

动图 25-6 冠脉造影 -2

病例 26 ～病例 28

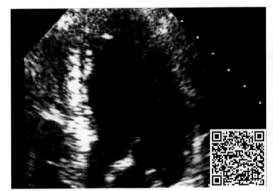

动图 26-1 心肌声学造影 -1

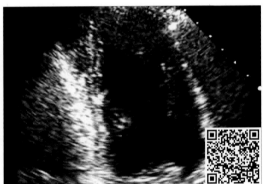

动图 26-2 心肌声学造影 -2

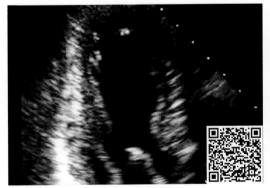

动图 26-3 心肌声学造影 -3

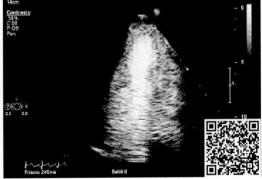

动图 26-4 心肌声学造影 -4

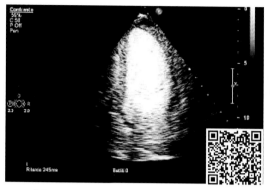

动图 26-5　心肌声学造影 –5

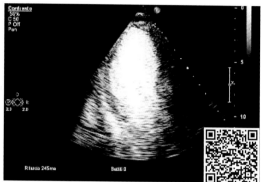

动图 26-6　心肌声学造影 –6

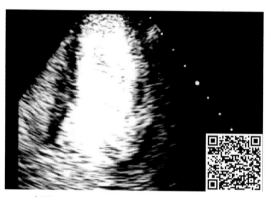

动图 26-7　心肌声学造影 –7

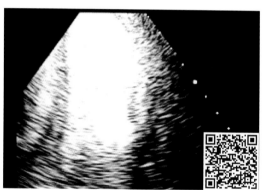

动图 26-8　心肌声学造影 –8

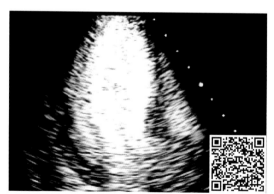

动图 26-9　心肌声学造影 –9

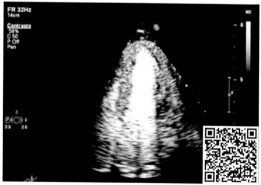

动图 26-10　心肌声学造影 –10

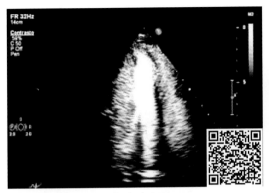

动图 26-11　心肌声学造影 -11

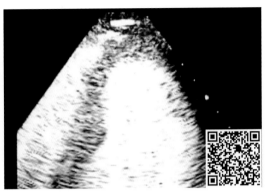

动图 27-1　心肌声学造影 -12

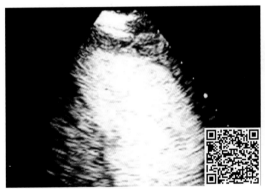

动图 27-2　心肌声学造影 -13

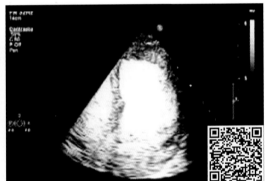

动图 27-3　心肌声学造影 -14

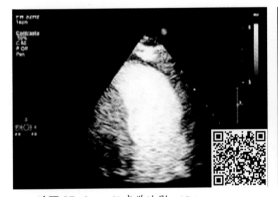

动图 27-4　心肌声学造影 -15

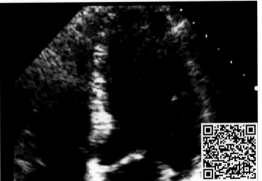

动图 28-1　心肌声学造影 -16

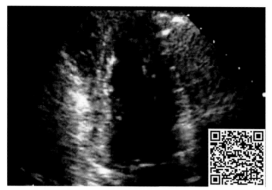

动图 28-2 *心肌声学造影 -17*

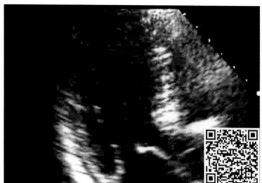

动图 28-3 *心肌声学造影 -18*

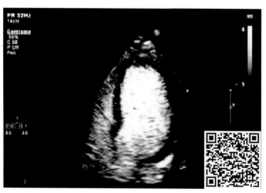

动图 28-4 *心肌声学造影 -19*

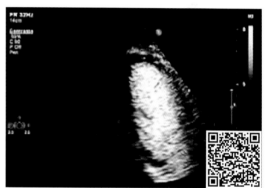

动图 28-5 *心肌声学造影 -21*

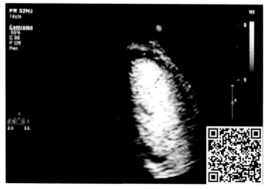

动图 28-6 *心肌声学造影 -22*

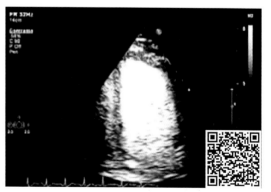

动图 28-7 *心肌声学造影 -23*

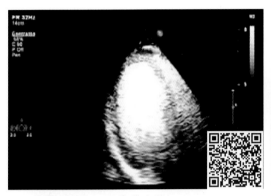

动图 28-8　心肌声学造影 -24

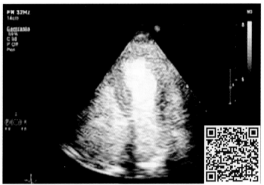

动图 28-9　心肌声学造影 -26

·特殊病例，心力衰竭：病例 29（运动负荷超声心动图和舒张功能障碍）；病例 30（运动负荷和急性重度二尖瓣反流）；病例 31（运动负荷超声心动图和 B 线）。

病例 29（运动负荷超声心动图和舒张功能障碍）

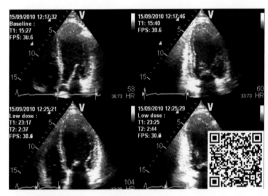

动图 29-1　室壁运动

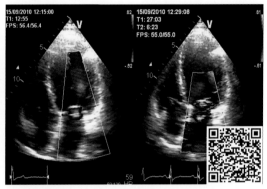

动图 29-2　二尖瓣彩色血流

病例 30（运动负荷和急性重度二尖瓣反流）

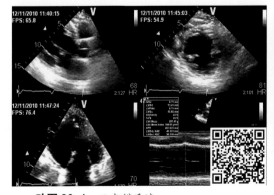

动图 30-1　二尖瓣反流

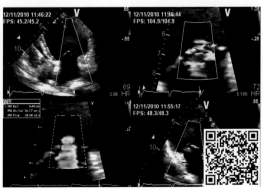

动图 30-2　二尖瓣反流彩色血流

病例 31（运动负荷超声心动图和 B 线）

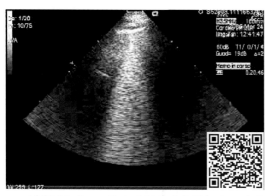

动图 31-1 心肌左下部运动负荷超声心动图阳性

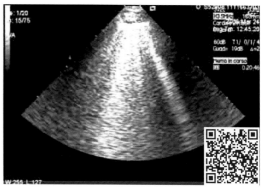

动图 31-2 心肌右下部运动负荷超声心动图阳性

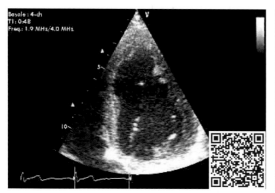

动图 31-3 心肌左上部运动负荷超声心动图阳性

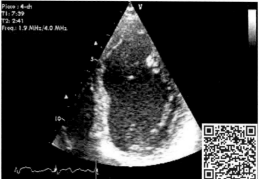

动图 31-4 心肌右上部运动负荷超声心动图阳性

·特殊病例，瓣膜性心脏病：病例 32～病例 35（多巴酚丁胺超声心动图和低流速、低跨瓣压力梯度主动脉瓣狭窄：真性重度主动脉瓣狭窄和假性重度主动脉瓣狭窄）。

病例 32～病例 35（多巴酚丁胺超声心动图和低流速、低跨瓣压力梯度主动脉瓣狭窄：真性重度主动脉瓣狭窄和假性重度主动脉瓣狭窄）

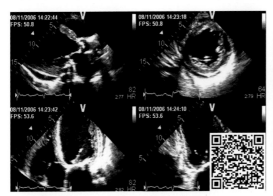

动图 32-1 多巴酚丁胺 – 使用前

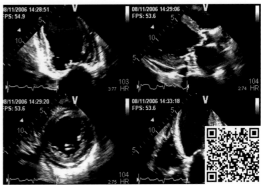

动图 32-2 多巴酚丁胺 – 使用后

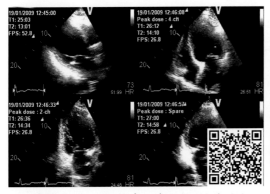

动图 33-1 假性狭窄 – 多巴酚丁胺使用后

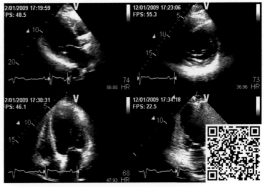

动图 33-2 假性狭窄 – 基线

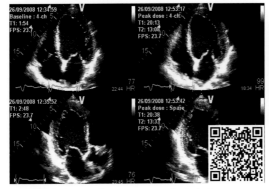

动图 34-1 多巴酚丁胺 – 使用前后

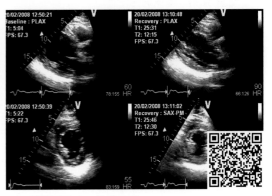

动图 35-1 负荷前后

·特殊病例，心脏移植：病例36（多巴酚丁胺和心脏室壁运动）；病例37～病例38（双嘧达莫和冠状动脉血流速度储备）；病例39（双嘧达莫 – 经食管负荷超声心动图在老年供体招募中的应用）；病例40（双嘧达莫 – 经胸负荷超声心动图在老年供体招募中的应用）。

病例36（多巴酚丁胺和心脏室壁运动）

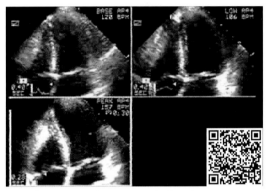

动图36-1 多巴酚丁胺负荷超声心动图

病例37～病例38（双嘧达莫和冠状动脉血流速度储备）

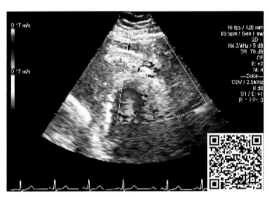

动图37-1 基线流速

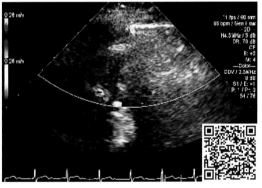

动图37-2 心脏移植血管病变充血后流速

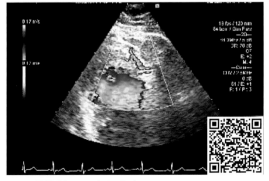

动图38-1 充血流速

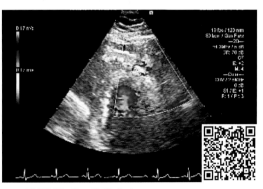

动图38-2 基线流速

病例 39（双嘧达莫 – 经食管负荷超声心动图在老年供体招募中的应用）

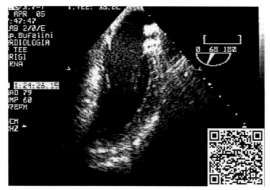

动图 39-1 心尖两腔心切面 – 峰值

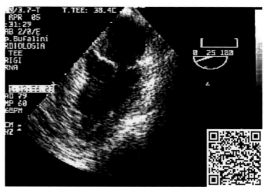

动图 39-2 心尖两腔心切面 – 基线

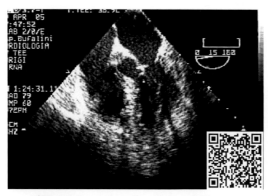

动图 39-3 心尖四腔心切面 – 峰值

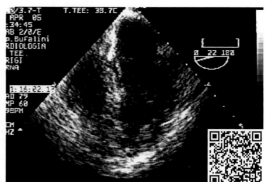

动图 39-4 心尖四腔心切面 – 基线

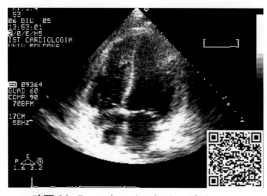

动图 39-5 心尖四腔心切面 – 随访

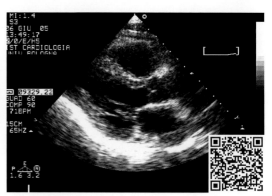

动图 39-6 左室长轴切面 – 随访

病例 40（双嘧达莫 - 经胸负荷超声心动图在老年供体招募中的应用）

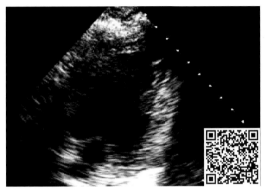

动图 40-1 心尖两腔心切面 - 峰值

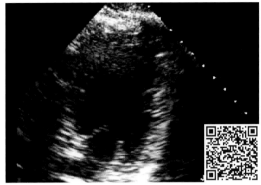

动图 40-2 心尖两腔心切面 - 基线

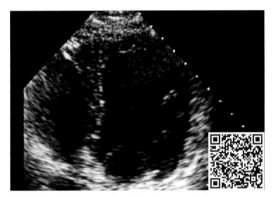

动图 40-3 心尖四腔心切面 - 峰值

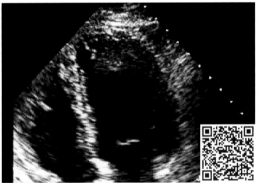

动图 40-4 心尖四腔心切面 - 基线

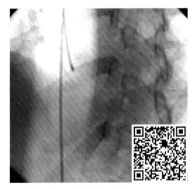

动图 40-5 冠状动脉造影 -1

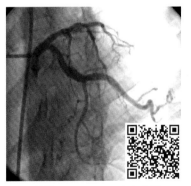

动图 40-6 冠状动脉造影 -2

·特殊病例，肥厚性心肌病：病例41（运动负荷和直立位左室流出道梗阻）。

病例41（运动负荷和直立位左室流出道梗阻）

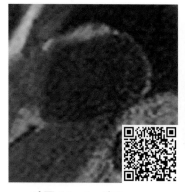

动图41a-1 灌注

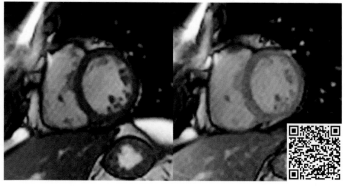

动图41a-2 磁共振电影回放

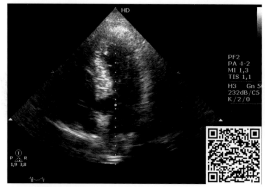

动图41b-1 峰值

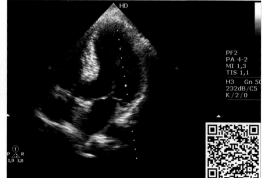

动图41b-2 基线

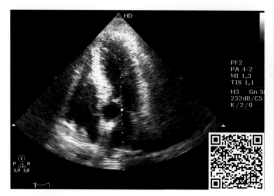

动图41b-3 恢复

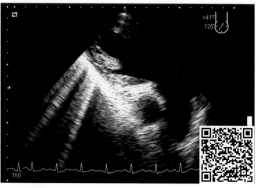

动图41c-1 经食道超声－两腔心切面

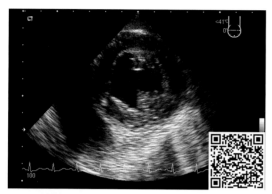

动图 41c-2 经食道超声－左室短轴切面

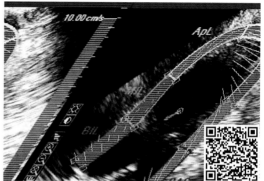

动图 41c-3 心尖两腔心切面－峰值

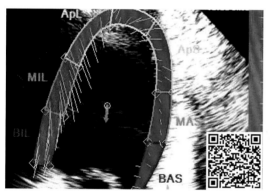

动图 41c-4 心尖两腔心切面－基线

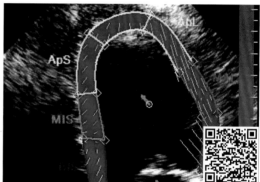

动图 41c-5 心尖四腔心切面－峰值

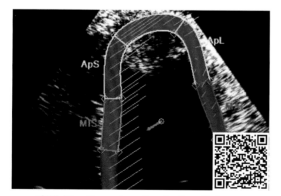

动图 41c-6 心尖四腔心切面－基线

·特殊病例，无创起搏：病例42（无创起搏和实时三维负荷超声心动图）。

病例42（无创起搏和实时三维负荷超声心动图）

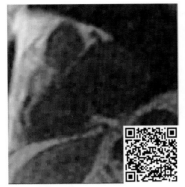
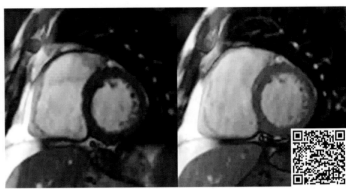

动图42a-1 灌注   **动图42a-2** 心脏磁共振灌注

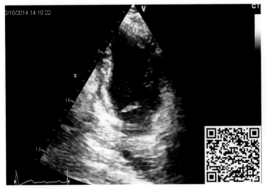
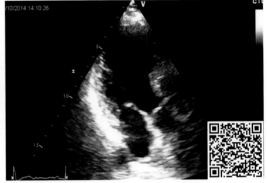

动图42b-1 心尖两腔心切面   **动图42b-2** 心尖三腔心切面

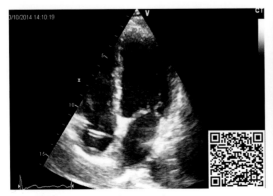
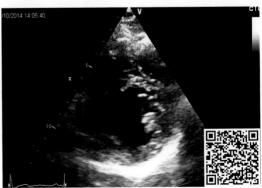

动图42b-3 心尖四腔心切面   **动图42b-4** 左室短轴切面

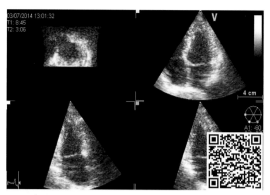

动图 42b-5 三维图像

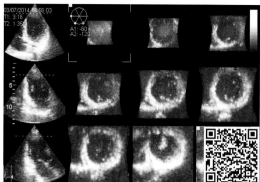

动图 42b-6 三维－左室心尖切面

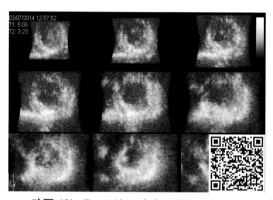

动图 42b-7 三维－左室短轴切面

·负荷超声心动图使用受限，负荷 CMR：病例 43（双嘧达莫负荷 CMR 评价室壁运动和灌注）。

病例 43（双嘧达莫负荷 CMR 评价室壁运动和灌注）

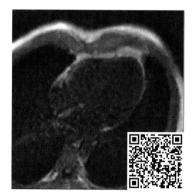

动图 43-1 灌注

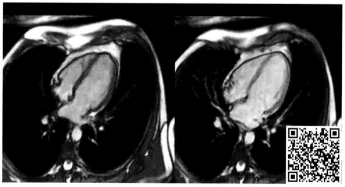

动图 43-2 心脏磁共振电影回放

扫码学习

更多参考资料可登录 http：//extras.
springer.com/2015/978−3−319−20957−9

目　录

第五部分　与其他成像技术的比较

第一部分

基本原理、方法和病理生理学

Chapter 1
负荷超声心动图：历史展望
Stress Echocardiography: A Historical Perspective

　　负荷超声心动图（stress echocardiography，SE）可以在生理或药物负荷下动态评估心肌的结构和功能。专业建议和一般心脏病学指南均推荐负荷超声心动图作为明确或可疑冠状动脉疾病（coronary artery disease，CAD）患者的基本评估方法。但是，常规负荷超声心动图的超声图像能提供更多的信息。以前 SE 时代采用一刀切的方法（患有已知或可疑冠状动脉疾病患者二维超声的室壁运动检查），现在我们已经转向使用多种技术、高度多样化的新一代的实验室（从 M 型到二维超声和脉冲、连续、彩色、组织多普勒，以及肺部超声和实时三维超声、二维斑点追踪、心肌对比超声），可以覆盖疾病不同严重程度（从专业运动员到终末期心衰患者）和年龄（从先心病患儿到低心排低压差的老年主动脉瓣狭窄患者）的患者（图 1-1）。

　　长达 35 年的研究历史奠定了 SE 坚实的实验、病理生理、技术和临床基础。目前，具有前沿专业知识和技术的先进应用，依赖于对左室壁运动和冠状动脉血流储备的综合同步评估。SE 今后的前景在于清除目前的伪像（依赖声窗和操作者专业水平，SE 的临床管理基于共识而不是确凿证据），并且充分利用该技术的优势，例如功能多样性、便携性、连通性和可持续性。

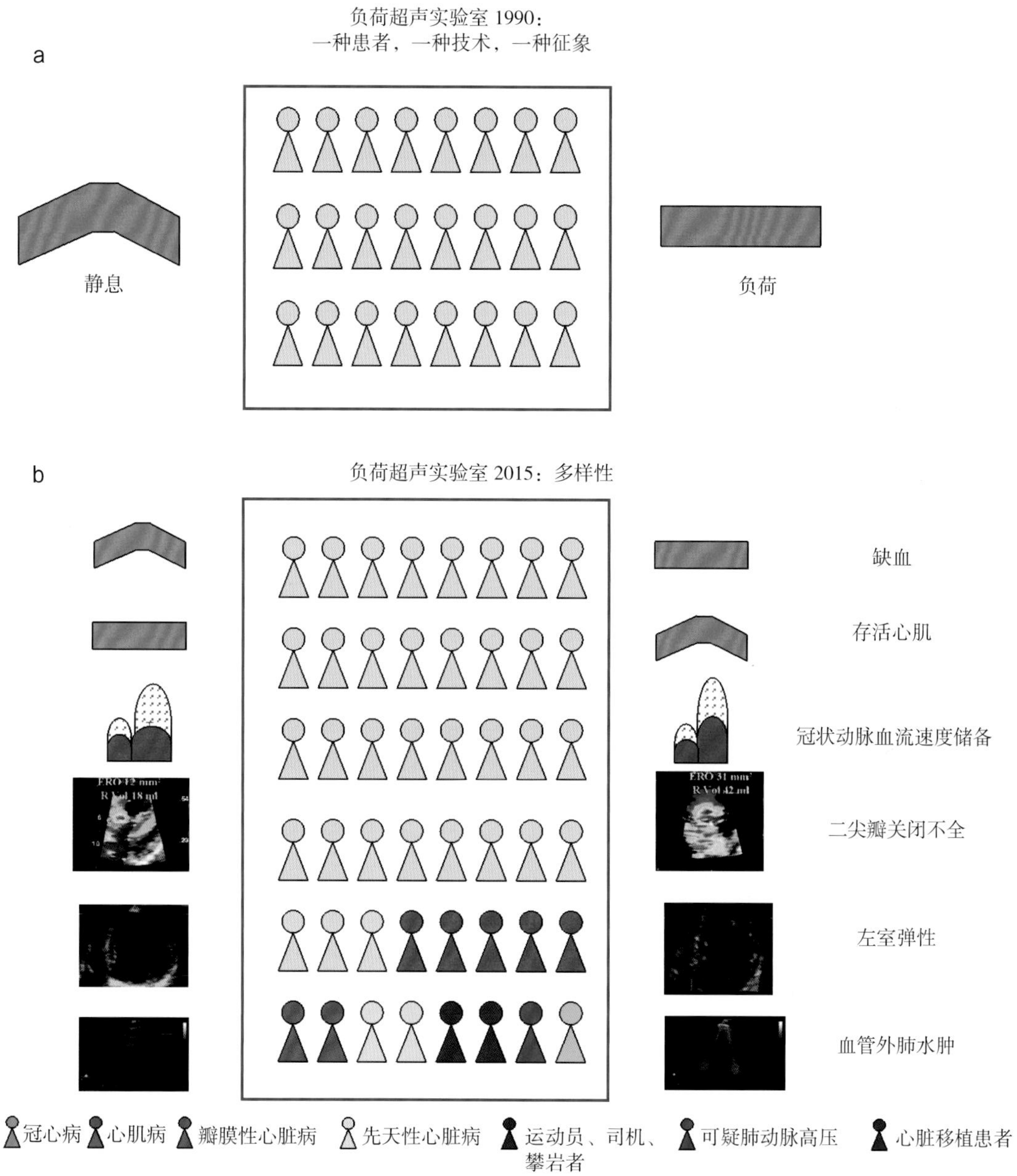

图 1-1　过去的负荷超声心动图（上图），（a）：一种技术（二维超声），一种征象（节段性室壁运动异常），一种患者（已知或可疑冠状动脉疾病）。现在的负荷超声心动图（下图），（b）：多种不同技术（二维超声、实时三维超声、组织多普勒成像、彩色多普勒、肺部超声），多种征象（二尖瓣功能不全、肺高压，B线），全部患者（心肌病、瓣膜病和先心病）

1.1 过去的负荷超声心动图时代：从实验研究到二维成像

1935 年，Tennant 和 Wiggers 证明冠状动脉闭塞会导致室壁运动立即出现异常。40 年后在急性缺血期用压电晶体进行实验研究和在急性心肌梗死的犬类模型的二维超声心动图研究表明，局部灌注减少与收缩功能减少密切相关，为缺血性心脏病的超声临床运用创造了条件。使用超声心动图识别负荷诱发的室壁运动异常，首先在 M 型超声记录中得到证实，其记录了运动诱发（心内膜下）或麦角新碱诱发（透壁，血管痉挛）的心肌缺血。M 型超声是 20 世纪 70 年代心脏病学专家唯一使用的技术，但现在看来它在诊断心肌缺血时，并不足以提供高质量的信息，因之受限于"冰镐形"视野，以及时间 – 运动取样技术仅能探索左室很小的区域。尽管这一特性很难与急性和慢性缺血性心脏病严格的节段性特点相符合，但 M 型超声首次记录了超声心动图诊断缺血的可能性，清楚地表明可逆性节段性室壁运动异常是短暂性缺血的一种早期、敏感、特异的标志，比心电图改变和疼痛症状更准确（图 1-2）。直到二维超声心动图发展起来，上述观察结果才

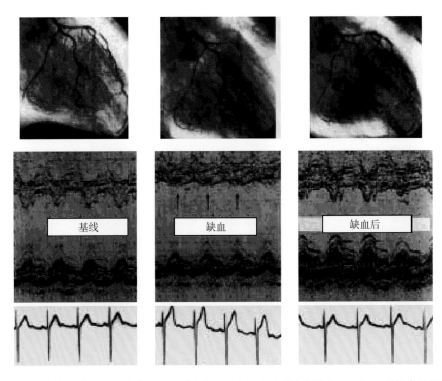

图 1-2 在麦角新碱诱发的变异性心绞痛期间，冠状动脉造影（上图）和二维 M 型超声描记（下图）。在基线状态，左前降支冠状动脉显示出一处狭窄（左图）；缺血状态下，动脉因为血管痉挛完全阻塞（中图），并在恢复期重新打开（右图）。M 型超声记录了相应三种状态下心肌缺血可逆的顺序变化情况。在基线状态，室间隔运动正常（左图），缺血状态下，室间隔运动幅度明显减低（中图）。在恢复期（右图），之前缺血的室壁运动幅度及室壁增厚率增强（来自 Distante 等）

产生了实际影响，能够以更好的空间和时间分辨率探索左心室更多的节段，因此非常适合检测心肌缺血的节段和瞬时表现。此外，由于胸壁过度运动、过度通气和心动过速，运动过程中超声心动图成像存在技术困难和质量下降的问题，这一问题可以通过两种不同的方法最小化。由印第安纳波利斯的 Feigenbaum 小组开创的活动平板试验仍然是当今国外一些国家的标准，这是因为认识到负荷诱发的室壁运动异常会产生顿抑心肌，因此平板运动后立即做超声对临床很有帮助（图 1-3）。另一种方法在欧洲更受欢迎，即不依赖运动的药物负荷超声心动图，用血管扩张剂（1985 年由 Pisa 团队引入）（图 1-4）或多巴酚丁胺（1986 年由 Liege 团队首次提出）检测心肌缺血。

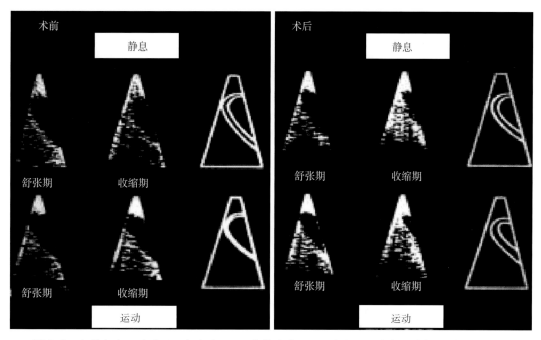

图 1-3 负荷超声心动图处于起步阶段：不容易看清。冠状动脉搭桥手术之前（左图）和之后（右图）的运动负荷超声心动图。当时（1979 年），图像质量非常差，即使是为出版目的想获得一个"典型范例"也是一项挑战（来自 Wann 等）

此外，通过引入数字记录技术和分屏显示，增强了该方法的临床相关性，从而可以同时获取和观察相同视野的静息和负荷图像；最初这需要一台独立的计算机，但超声系统现在可以直接数字输出，四屏显示是大多数系统的标准配置。一些新技术的使用也提高了图像分辨率，如组织谐波成像，或能有效识别心内膜边界和左室腔不透明成分的超声造影技术。引入自然组织谐波成像，提高了侧向分辨率和信噪比，可明显改善心内膜边界的检测。静脉造影超声心动图使用第二代可通过肺循环的造影剂，来识别心内膜边界，使得心脏病学专家可研究声窗较差的患者和室壁节段。

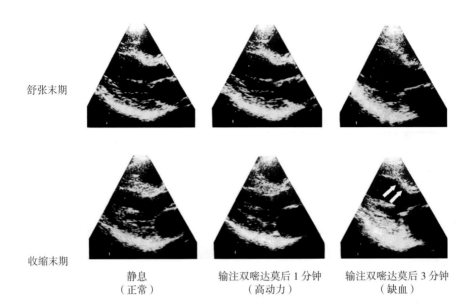

舒张末期

收缩末期

静息
（正常）

输注双嘧达莫后 1 分钟
（高动力）

输注双嘧达莫后 3 分钟
（缺血）

图 1-4 药物负荷超声心动图的诞生。基线状态舒张末期（上图）和收缩末期（下图）图像（左图），早期高动力状态图像（中图，输注双嘧达莫后 1 分钟），输注双嘧达莫后 3 分钟达到最佳缺血效果图像（右图）显示室间隔运动消失。由于技术发展和使用药物而不是平板运动后采图，图像质量（与图 1-3 相比）显著改善（原始图像来自 Picano 等）

　　验证负荷超声心动图包括证明其检测冠状动脉疾病的准确性及其预后价值。多组研究人员记录了负荷超声心动图检测血管造影证实的冠状动脉疾病的敏感性和特异性。这种证据于先前的核素灌注技术中已经存在。Meta 分析以及与核素灌注断层成像的直接比较表明，负荷超声心动图和 SPECT 灌注成像具有可比的准确性。接下来是建立负荷超声心动图预测患者预后效用的证据。这项证据是由多名研究人员收集大型连续性系列研究患者的情况得来的，其中包括男性和女性、老年人、糖尿病患者、慢性肾病患者和外周血管疾病患者。即使是由注册护士而不是医生进行监督，负荷超声心动图的安全性也记录在案。另外，负荷超声心动图被认为是一种有效的工具，可用于研究药物和器械的安全性，适用于评估多种类型的患者。即使在体重不同的患者中，药剂的给药时间表也已得到验证。该技术从研究工具升级为临床工具，获得了前瞻性多中心研究和国际登记处的广泛支持与认可，并且越过一些研究中心的经验，为现实世界提供了有效性和安全性数据。在新千禧年伊始，经过将近 20 年的发展，该技术最终为广泛的临床应用做好了准备。

1.2　负荷超声心动图的现状

SE 在过去 30 年中进展是持续不断并显而易见的。SE 现已被广泛使用。此外，选择使用最新一代造影剂增强心内膜边界的显示，其图像质量用于诊断的可行性目前超过 95%，并且即使在声窗不好的患者中（如病态肥胖和患有严重肺病的患者）也可获得诊断图像。此外，在每个超声研究室中灵活运用运动、血管扩张剂和多巴酚丁胺负荷可以最大限度地提高负荷试验的可行性，同时避免某种负荷方法的特定禁忌证，在首次试验的结果仅达到次级量水平时（因此不算有用）提供第二选择，并且可以为个体患者定制最合适的负荷方案（如运动负荷用于评估心力衰竭中血流动力学变化，血管扩张剂负荷用于评估冠状动脉血流储备，多巴酚丁胺负荷用于评估收缩功能储备）。但是，与放射性核素显像负荷试验相比，SE 在使用上仍存在差距，至少在一些地区仍在使用核素检查——尽管其成本较高，存在辐射暴露，缺乏线上读片，以及多项大型研究显示了类似的诊断和预后准确性。SE 在 3 个方面仍有待证实：心肌结构的组织特征（瘢痕与正常组织相比），心肌灌注与心肌对比超声心动图（同次负荷中可同时结合灌注与功能情况），以及用新技术量化局部室壁运动(将局部室壁运动的诊断从主观判断转化为可量化的数字)。首先，基于强大的实验数据和令人鼓舞的临床经验，上述目标中的每一个似乎都是触手可及的，但是心肌灌注增强超声心动图没有通过多中心研究的试验，尚未获得 FDA 的批准，迄今尚未对临床产生任何实质性影响。然而在过去的 10 年中，一项重大创新改变了世界上许多地方 SE 的情况和诊断内容：室壁运动和冠状动脉血流储备的双幅成像，其中后者为冠状动脉左前降支中远端的脉冲多普勒成像。冠状动脉血流储备成像增加了 SE 预后诊断的潜力，因为在室壁运动没有异常的患者中，冠状动脉血流储备减少的这一类患者预后较差，在室壁运动异常的患者中，冠状动脉血流储备减少的患者预后更差（图 1–5）。在相同条件和相同负荷下，现在可以同时对功能和血流进行成像，因此可以一"石"（血管扩张剂负荷）捕获二"鸟"（血流和功能）。尽管冠状动脉血流储备还是一项发展中的技术，但欧洲超声心动图协会建议，只要技术和专业允许，"它可以为常规的室壁运动分析提供重要的预后价值"。

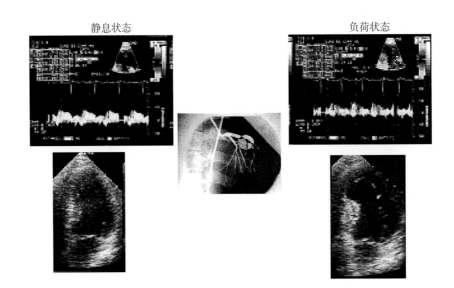

静息状态　　　　　　　　　　　　　　　负荷状态

图 1-5　左前降支（left anterior descending, LAD）动脉（中图）近端狭窄患者二维节段性室壁运动（下图）和冠状动脉血流速度储备（上图）模式的典型示例。左边是静息状态，右边是负荷状态。心尖四腔心切面的收缩末期图像显示静息时室壁增厚正常（左下图）和负荷状态心尖运动消失（右下图）。脉冲（PW）多普勒显示从基线（左上图）到双嘧达莫达峰（右上图）舒张期峰值血流速度没有显著增加。（由意大利威尼斯的 Fausto Rigo 提供）

1.3　未来：下一代负荷超声心动图

负荷超声心动图的下一个挑战是克服自身的缺点：依赖操作员的专业水平，尽管已有大量研究证明了试验在各种人群中的预测价值，但缺乏疗效数据（其他负荷和影像检查也缺乏）来证明应该如何以及何时用它来改善患者的治疗效果。SE 还必须充分利用其优势：花费低廉、使用广泛、信息丰富和无辐射。

1.3.1　读片的客观性

SE 虽然相对简单且可使用广泛，但其操作应遵循培训建议。一般而言，除冠心病之外 SE 中使用的许多参数可能更难获得，但比局部室壁运动的评估更容易测量且更易于量化；因此，这种应用可较少依赖解读和经验的主观性。但对于局部室壁运动，也是 SE 的核心，解读仍然是主观的，并且在很大程度上取决于操作员的技术水平。在负荷试验中开发一种室壁运动分析的客观定量方法有助于克服这些局限性，这种方法把可诱发的室壁运动异常从一种主观判断转化为数字。在过去的 20 年中，人们提出了不同的超声波技术——从组织定征、彩色室壁运动、组织多普勒成像到应变率和斑点追踪，但目前在临床驱动的 SE 实践中并没有常规用到这些技术。尽管有趣且可能有用，但这些测量是非常复杂、耗时的，结果也可能因不同的超声系统而异。一旦不同超声系统间应变值的可比性问题得到解决，未来最有希望的则是基于非多普勒的斑点追踪超声心动图成像，尤其是对于检测左室长轴应变中微妙的整体和局部异常特别引人注目，这点是局部室壁运动分析无法检测到的，其主要与心内膜下轻度缺血有关。实时三维超声心动图在准确性和可重复性方面也具有公认的优势，但其方法耗时，有时帧率仍然过低，无法实现最佳的经胸成像。随着图像质量不断提高，以及图像采集后自动量化软件工具的出现，它对负荷超声会有极为重要的影响。

1.3.2 循证使用

循证治疗策略需要更多的前瞻性的大规模和随机（SE 指导的与标准的对照）疗效研究来支持。指南因限于严格循证数据，可能不会强调 SE 在许多临床场景中的使用。尽管如此，大多数指南和协会的建议都是基于 C 类证据水平，即在没有确凿证据基础的情况下委员会达成的共识。在多数情况下，负荷试验的结果影响临床决策进而产生更好的结果，缺乏令人信服的证据。与以往的经验背道而驰的结果尤为重要，例如，在随机入组左室功能不全和稳定性冠心病患者的 STICH（缺血性心脏病的外科治疗）研究中发现，存活心肌（经 SE 或 SPECT 检测出的）本身并不是患者血运重建的指征。对于冠心病和非冠心病患者，此时需要基于 SE 试验结果的前瞻性大规模和（如果可能）随机（医学与介入治疗对照）疗效研究，以支持更多循证的治疗策略，而不是基于共识的治疗策略。

1.3.3 多功能性

在过去几年中，这项极好的和概念多功能性技术已越来越多地应用于具有挑战性的诊断领域。如今，在超声心动图实验室，我们不仅可以检测冠状动脉狭窄导致的缺血，还可以识别出冠状动脉微血管、心肌、心脏瓣膜、肺循环、肺泡 - 毛细血管屏障和右心室的异常。因此，我们不仅可以评估冠状动脉，还可以评估冠状动脉微血管疾病（与糖尿病和高血压相关）、疑似或明显的扩张型心肌病、收缩和舒张功能障碍、心力衰竭、肥厚型心肌病、运动员心脏、瓣膜性心脏病、先天性心脏病、早期或明显的肺动脉高压、心脏移植患者慢性或急性排斥反应早期诊断，以及在潜在心脏捐赠者中选择合适的供体心脏。与冠心病一样，在这些疾病中，在受控条件下予以运动或药物负荷可以揭示结构缺陷（尽管在静息或静止状态下是隐匿的），并且这种缺陷可能在实际生活中的负荷条件下诱发功能障碍并可通过超声心动图检测到。对于每一位患者，我们可以使用特定方法定制专用负荷方案以明确诊断（图 1-6、图 1-7 和图 1-8）。

如果声窗条件可接受且操作者具备必要的专业知识，SE 在很多情况下不仅有帮助而且方便，如瓣膜病、先天性心脏病，以及负荷时的症状与静息时的检查结果不匹配时。

1.3.4 便携性

扫描仪日益小型化，成像设备的体积越来越小，笔记本电脑甚至智能手机都可用于显示图像。虽然它们的图像质量无法与高端系统相媲美，但这种小型化让我们可以随时随地诊断任何疾病（从左心室功能到肺水肿）。这种技术创新在 SE 领域尤具前景，因为它具有从心脏负荷实验室的模拟现实转换到实践中人体负荷试验的潜力，而在日常生活实际生理条件下，有着在心脏负荷实验室中任何物理和（更不用说）药物负荷都难以复制的极端心理、环境和身体方面的挑战。负荷的方式可以从文化和方法学上转变，从人工、室内到生态、室外，比如在极端生理环境中做肺部超声，如深水下呼吸暂停潜水，或高海拔徒步旅行，或在沙漠中跑马拉松。超声室不再是大型、舒适的 SE 实验室，而是挤满了护士、医生和培训人员，配备新一代、高端、昂贵、笨重、具有各种技术方法的超声仪器。在这个人为世界中，患者静静地躺在合适的位置进行扫描、超声成像，并且所有设备和人员都随时待命以治疗任何并发症。新的生态负荷超声室环境充满不利因素，通常只能在有限的空间和时间里利用袖珍仪器进行图像采集，医生同时扮演心脏病学专家、护士和技术人员的角色。然而在户外的生态负荷下可获取的信息，可能比在医院的受控条件下要多得多，某些环境条件，如精神压力、心理不适、城市污染物对环境的侵害，或极端的生理条件，都不可能被复制。在接下来的几年中，"无刺激"SE 将进入户外，迎来 SE 新的生理和临床机遇。

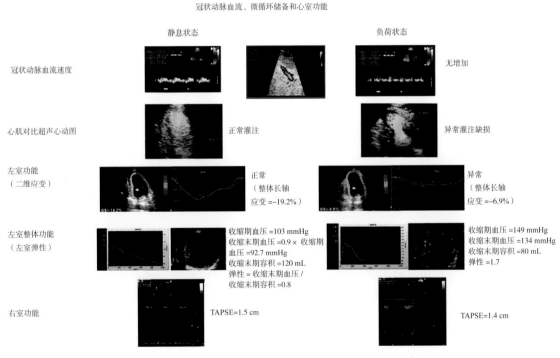

图 1-6 冠状动脉血流和心室收缩功能的评估。从上到下：冠状动脉血流速度储备（如冠状动脉时间速度积分所示，脉冲多普勒显示冠状动脉血流速度几乎没有增加）或心肌微循环储备（MCE，第二行）：节段室壁功能（通过二维应变），左室整体功能（用左室收缩末期容积和动脉张力计算左室弹性）和右室功能（法洛四联症修补术后患者 TAPSE 缓慢增加）。LV：左心室；MCE：心肌对比超声心动图；TAPSE：三尖瓣环收缩期位移

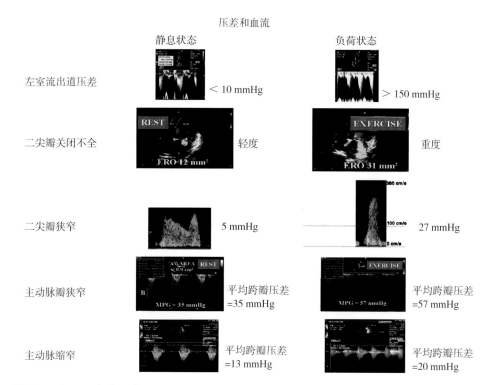

图 1-7　评估心室内和跨瓣压力、血流。从上到下：左室流出道压差（肥厚型心肌病）、二尖瓣关闭不全、二尖瓣狭窄、主动脉瓣狭窄和主动脉缩窄。轻度病变静息状态时没有明显压差，负荷状态下压差增加

1.3.5　联通性

在无线联通的世界中，我们可以在对神经修复单元的脑死亡潜在心脏供体或急诊室的胸痛患者进行检查时，获取负荷图像，并立即咨询专家获取会诊意见，从法律角度来看有时这也是至关重要的——例如，我们需要 SE 的定性诱断，为捐献心脏进行器官移植开绿灯。专家可以在平板电脑专用应用程序上远程阅片、解读，为非专业人员进行床旁诊断提供支持，并且这种移动端到移动端的咨询可以使经验丰富的心脏病学专家在偏远地区进行阅片，通过移动设备，最终使超声成像真正实现随时随地。虽然这种技术仍然高度依赖阅片主观性，但因为基于智能手机的连通性会变得更加简单和普遍，远程咨询疑难病例将逐渐普及开来。

1.3.6　可持续性

做最多次、最昂贵的试验才是最好的医生，那个时代已经结束了。少花钱并不一定会降低护理质量，因为技术过剩（如影像或支架植入）也会带来危险。第一代负荷超声心动图学专家成长于富裕型社会，在医疗方面几乎不惜工本：越多越好！我们进行了太多的扫描和太多的负荷试验，用了很多吸引人的、花哨的、华美的新技术，这些技术后来均被证明临床价值有限。因此，心脏负荷影像检查成为国外一些国家"明智选择"运

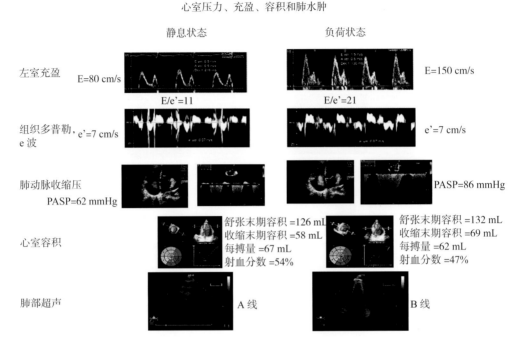

图 1-8 评估心腔内压力、心室充盈、心室容积和血管外肺水。从上到下：左室跨二尖瓣血流速度（负荷期间 E 波增加）、二尖瓣环组织多普勒成像（e' 无变化，负荷期间 E/e' 增加 > 15）、PASP（负荷期间增加）、左室大小（收缩末期容积增加）和肺部超声（静息时无 B 线，负荷期间出现 B 线，表明间质性肺水肿）

动中最不适宜的五大心脏病检查之一。如今，我们意识到每做一次无用的检查都有风险、成本，以及干扰诊断的噪声。我们再也无法承受浪费文化了。少即是多，在负荷心脏影像检查中也是这样。最好的医生不是开出最多次昂贵检查的医生，而是开出最合适且风险最低的检查的医生，因为即使是非常小的成本和风险，乘以数十亿的检查次数，也会成为沉重的负担。尤其是辐射风险，任何不必要的检查都可能进一步带来额外的检查，从而增加风险。医学影像检查的成本、环境和风险越发引起社会进一步关注，由于超声具有无与伦比的多功能、便携、无辐射、安全和低成本的特点，会使得超声得以优先应用，而不是其他竞争技术。

总之，为了具备成本效益和竞争力，负荷超声心动图必须是一种明确的检查，可以随时随地在几乎所有患者中施行，并尽可能定量和客观，又足够灵活和多样化，以便对患者个体进行定制检查，并且基于负荷超声心动图坚实的循证学依据从管理上改变和支持（表 1-1）。

我们距离这种理想的试验仍然很遥远，但在过去的 35 年里，我们已经走过了很长的路，希望我们仍然在朝着正确的方向前进。

表 1-1   下一代负荷超声心电图室

	我们现有的	我们需要的
可行性	＜5% 声窗不佳	造影，图像升级
读片	现场	远程
解读	定性，主观	定量，客观
场所	室内	+ 户外
患者	CAD	+DC、VHD、CHD 等
征象	WM+CFR	+PASP、B 线、MI 等
可用的研究	观察回顾	随机前瞻
管理改变	基于共识	循证
负荷条件	诊室（人工）	+ 生态（实际生活）

CAD：冠心病；CFR：冠状动脉血流储备；CHD：先天性心脏病；DC：扩张型心肌病；MI：二尖瓣关闭不全；PASP：肺动脉收缩压；WM：室壁运动

（刑佳怡译，陶　瑾校）

参考文献

Chapter 2
负荷超声心动图的解剖和功能基础
Anatomical and Functional Targets of Stress Testing

受控条件下负荷这一概念来源于工业革命：金属材料可以通过耐久性测试识别断裂负载。通过这种方法可识别出静息或静止状态下隐匿的结构缺陷，但在实际负载条件下可能会显现，从而导致工业产品功能失调。同样，如果临床上怀疑缺血性心脏病，那么静息状态下检查结果正常的患者可接受负荷试验，来明确心肌对缺血的潜在敏感性。

2.1 缺血的原因

心肌缺血是各种形态和功能改变的最终状态。为了描述缺血的原因，正常心脏可以简化为三个基本解剖结构，每部分都是可导致缺血病理状态的潜在目标：冠状动脉、心肌和小冠状血管（图 2-1）。

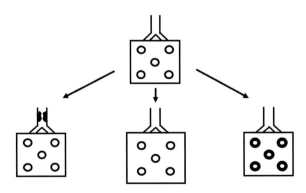

图 2-1 缺血的原因。上图：显示正常心脏的基本解剖学成分：心外膜冠状动脉（平行线）、心肌（方盒）和小血管（圆形）。下图：可能引起心肌缺血的三种主要病理生理状况。从左到右：冠状动脉狭窄（固定或动态）、心肌肥大和小血管疾病（重绘和修改自 Marcus）

2.2 冠状动脉

心外膜冠状动脉的改变可以是固定的也可以是动态的。功能负荷试验可以检测出固定的心外膜动脉狭窄，但我们也从病理学研究中了解到，冠状动脉狭窄的程度和数量并不能预测缺血性心脏病的发病、病程、并发症、梗死面积或死亡结局。

2.3　固定性狭窄

　　人体具有功能储备，使其能够应对病理状态的生理紧急情况和危险。通过利用其功能储备，每种器官可以在一定时间内在更为苛刻的环境中发挥作用，或者当病理过程进展时，它可以在静息状态下维持正常功能。冠状动脉循环也不例外。冠状动脉储备是冠状动脉血管床响应增加的心脏代谢需求而扩张的能力。当血管扩张程度达到最大时，冠状动脉储备会耗竭，此时相当于正常受试者静息状态冠状动脉血流量的四倍（图2-2）。根据图2-2中描述的曲线，固定的动脉粥样硬化狭窄以可预测的方式降低了冠状动脉储备。在该曲线中，可划分出四个独立区段：（a）血流动力学无改变区，狭窄程度在0～40%不会影响任何可检测范围的冠状动脉血流储备（coronary flow reserve，CFR）；（b）临床无症状区，狭窄程度在40%～70%可减少血流储备，但未达到一般负荷量引起缺血的临界阈值；（c）潜在诱发缺血区，狭窄程度超过70%这一临界水平可在给予负荷时引起心肌缺血，但在静息状态下则不会；（d）静息状态诱发缺血区，重度狭窄（＞90%）可完全耗竭血流储备，即使在静息状态下也可严重减少冠状动脉血流量。

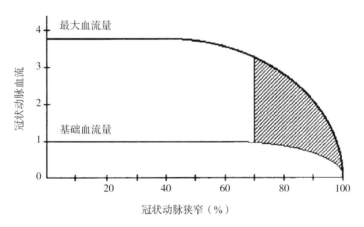

图2-2　冠状动脉血流曲线（纵坐标）与冠状动脉狭窄水平（横坐标），实验获得在静息条件下（下曲线）和缺血后血管扩张达最大程度时（上曲线）。冠状动脉储备，即冠状动脉循环在心肌代谢需求增加后扩张的能力，表示为充血血流和静息血流曲线之间的差异。两条曲线之间的虚线区域确定了冠状动脉狭窄的临界值（70%），超过该临界值，血流量减少非常严重，以致氧气消耗增加的情况下容易发生心肌缺血（修改自 Gould 和 Lipscomb）

2.4 动态狭窄

从理论上来看，动态狭窄可能是三种不同情况的结果：冠状动脉偏心斑块处局部张力增加，冠状动脉平滑肌细胞局部高反应性引起的完全性血管痉挛，以及血管内血栓形成。第一种机制可调节慢性稳定型心绞痛患者的心绞痛阈值，而血管痉挛是变异型心绞痛的原因。这三种机制共存于不稳定型心绞痛中。冠状动脉血管收缩的生化机制仍有待阐明；但我们知道冠脉收缩可以叠加在任何程度的解剖学狭窄上，并且功能性和器质性（固定和动态）狭窄可以随着时间的推移而变化，可瞬时降低患者的运动耐量（图2-3）。器质性狭窄决定了血流储备的固定上限，无法在不引起缺血的情况下超过这一阈值，而动态性狭窄可以瞬时、可逆和难以预测的方式调节患者的运动能力。

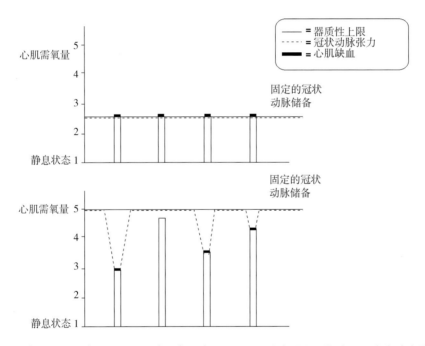

图2-3 在固定、显著的血流动力学狭窄的情况下，血流储备"上限"病理性减少（连续横向线），当心肌需氧量超过确定阈值时会诱发缺血（上图）。在动态狭窄的情况下（下图），机体的耐受性以一种间歇的、难以预测的方式调节——通过冠状动脉张力（虚线）的波动，即使在血流储备器质性上限正常的情况下也可以减少氧气供应（修改自 Maseri）

2.5 心肌和小冠状动脉血管

即使心外膜动脉是正常的，心肌肥大也可以通过几种机制降低冠状动脉储备：与心肌生长相比血管生长不足，血管增生导致血管阻力横截面积减小，血管外阻力增加压迫壁内冠状血管。此外，心肌肥大引起静息状态下耗氧量增加；静息状态血流曲线向上移动，进而冠状动脉储备减少（图2-2）。由于心肌肥大以及伴发的小血管疾病，扩张型和肥厚型心肌病中的冠状动脉储备也可能减少。心外膜冠状动脉和心肌质量正常时，冠状动脉储备仍然可以因小动脉前水平的阻力增加而减少，这些血管太小，无法通过冠状动脉造影显示出来。

小血管疾病可以是原发性的（如X综合征），也可以是继发性的（如动脉高血压）。血流储备减少可能与冠状动脉微循环的功能和/或器质性因素有关。第一种情况，由于心肌代谢信息的解码或传输错误，可以假设微循环血管不能适当地舒张。后一种情况，管壁向内增生可导致微血管横截面积减少，使管壁–管腔比增加（图2-1）。纯粹因为几何学方面的原因，管径轻微减少即可导致阻力显著增加，这种解剖改变可能对功能刺激具有高反应性，进而对正常的血管收缩刺激反应过度。

2.6 缺血靶点：心内膜下层

缺血的许多功能和解剖途径具有共同的病理生理机制：冠状动脉储备的减少。这使得心肌在负荷时容易发生缺血。无论所采用的负荷形式和形态学基础如何，缺血都倾向于从心室腔离心扩散：它先累及心内膜下层，如果局部缺血持续存在，才会在后期影响到心外膜下层（图2-4）。

事实上，心内膜下的血管外压力是高于心外膜下层的，这会引起代谢需求增高（室壁张力是心肌耗氧量的主要决定因素）和血流阻力增加。选择性负荷诱导的低灌注对于负荷超声心动图应用尤为重要，因为收缩期室壁局部增厚与心内膜下灌注呈线性相关，而与心外膜下灌注关系并不密切（图2-5）。

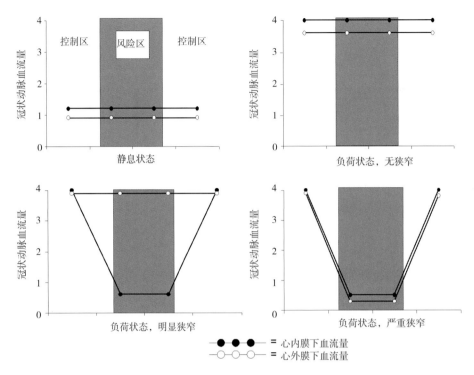

图 2-4 不同血流动力学条件下心内膜下和心外膜下的血流量分布。左上图：静息状态下，心内膜下和心外膜下血流曲线重叠。右上图：负荷状态下，这两层的血流量均匀增加而不影响透壁分布。冠状动脉狭窄时，静息状态下血流与正常状态下相似（左上图）；但在负荷状态下（左下图），心外膜下血流量仍高，但在狭窄动脉供血区域内的心内膜下血流量急剧下降。冠状动脉严重狭窄时（右下图），负荷会引起心内膜下和心外膜下血流量均下降，可判断为透壁缺血（重绘并修改自 L'Abbate 等）

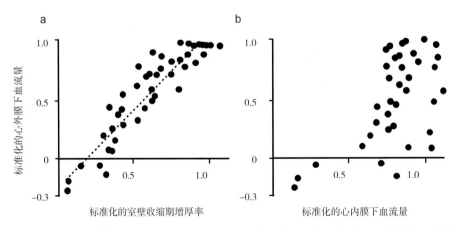

图 2-5 静息状态下在清醒犬类冠状动脉旋支不同程度狭窄时局部血流量与室壁收缩期增厚率的关系。血流量在心室正常区域以小数表示，室壁增厚（%WTh）表示为冠状动脉狭窄前的静息状态值的百分数。（a）心内膜下血流量与室壁增厚呈近似线性关系（虚线）。（b）心外膜下血流量与室壁增厚的关系相当分散，直至功能减少 50% 以上心外膜下血流量都没有变化（修改自 Gallagher 等）

2.7 冠状动脉解剖诊断"金标准"的误区

非侵入性诊断试验的结果（表 2-1）通常要与"金标准"，即血管造影，进行比较来评估冠状动脉疾病。虽然金标准已被普遍接受，但在理论和实践方面均存在一些局限性。

表 2-1 诊断试验中的标准术语

真阳性 = 患病个体的异常测试结果

假阳性 = 未患病个体的异常测试结果

真阴性 = 未患病个体的正常测试结果

假阴性 = 患病个体的正常测试结果

敏感度 = 真阳性 /（真阳性 + 假阴性）

特异性 = 真阴性 /（真阴性 + 假阳性）

准确度 =（真阳性 + 真阴性）/ 完成的测试总数

阳性预测值 = 真阳性 /（真阳性 + 假阳性）

阴性预测值 = 真阴性 /（真阴性 + 假阴性）

首先，血管造影是通过视觉估测血管腔减少的百分比来评估冠状动脉狭窄程度。狭窄的百分比是严重程度的可靠指标，但只有当狭窄段的近端和远端正常，并且病变呈同心、对称改变时才是这样。这两种假设仅在非常有限的情况下有效，动脉粥样硬化累及的范围通常会超出管腔减少最严重的部位，并且最常见的病变类型是偏心狭窄。其次，冠状动脉造影仅显示血管腔，是动脉粥样硬化疾病的无辜旁观者，而不是真正受害者——血管壁。血管造影中小的 "非显著的"病变也可能隐匿着严重的弥漫性动脉粥样硬化病变。动物实验中发现的冠状动脉狭窄和 CFR 之间具有的密切相关性，在临床中被令人印象深刻的散点数据所取代。仅根据其血管造影外观来预测狭窄的生理学意义是不可能的，除非选择患有单支血管病变、没有心肌梗死病史、没有侧支循环并且没有左心室肥大的患者。由于冠状动脉储备对血流动力学有影响，冠状动脉狭窄会引起缺血。但是，这两个参数（解剖学和病理生理学的）可能不同，并且个体的 CFR 值对于血管造影中度狭窄（40% ～ 80%）者会有大幅变化。在这些患者中，低 CFR（＜ 2.0）比保留 CFR（＞ 2.0）的患者更容易负荷试验阳性。在所有形式的负荷试验中都是如此，包括运动负荷心电图、负荷灌注闪烁显像和负荷超声心动图。第三，冠状动脉造影可以评估心肌缺血的解剖学成分，而负荷试验可以通过完全不同于器质性狭窄的机制（如动态血管收缩）诱发缺血，且这种机制不能通过纯粹的形态学静态评估冠状动脉树。心肌肥大等血管外因素也可以降低

CFR，因此在负荷试验期间心肌更容易发生缺血。最后，常用的视觉和主观评估狭窄程度的方法存在明显的观察者内部和观察者之间的差异，甚至对有经验的血管造影操作者来说也是如此，另外随意引入阈值标准（例如至少一支主要冠状血管存在 50% 直径狭窄）以区分"正常"和"病态"患者，实际上动脉粥样硬化疾病的严重程度呈现一个连续谱。冠状动脉内超声检查可以更准确地评估冠状动脉疾病的解剖改变（图 2-6），与冠状动脉造影相比能更好地显示动脉粥样硬化。但是，冠状动脉内超声无法评估（心肌）灌注区域，而这对于冠状动脉狭窄的功能学评估至关重要。冠状动脉内成像可以评估冠状动脉狭窄的解剖学改变，但无法预测冠状动脉狭窄的功能学意义。

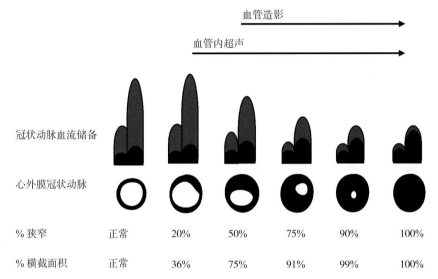

图 2-6 检测冠状动脉疾病的侵入性诊断试验。侵入性试验包括冠状动脉造影的显影图和冠状动脉内超声，后者可直接观察冠状动脉壁。狭窄的百分比可以在血管造影研究中表示为直径减少的百分比和横截面积减少的百分比。由于圆的直径（$2r$）和面积（πr^2）之间的二次方关系，面积减少的百分比大于直径减少的百分比。这两种估计狭窄程度的方式仅在零狭窄和 100% 狭窄时完全一致。对于不同狭窄程度，CFR 在使用冠状动脉血管扩张剂（腺苷或双嘧达莫）之前和之后用多普勒描记表示。直径减少小于 50% 的狭窄不存在充血流量限制（重绘和修改自 Erbel）

这种改善可媲美从胸片到经胸超声心动图时左心室成像所获得的改善。胸部 X 线通过外部轮廓提供心脏大小的粗略指标，而经胸超声心动图可显示断面内各种心腔大小和室壁厚度，并识别出不同节段室壁的分层结构（心内膜、心肌和心包）。同样，冠状动脉造影仅提供血管的显影图，而血管内超声成像可提供管腔和血管壁厚度的评估。此外，在每个部位，还可以评估室壁不同层（内膜、中膜和外膜）的情况。血管造影和冠状动脉内超声在具有近似圆形管腔的健康血管中密切相关。然而，随着管腔逐渐变得不规则，侧面成像（血管造影）和断层成像（超声）之间的相关性显著减低。最明显的不一致是在血管成形术后，血管造影难以准确描述介入治疗后复杂、扭曲的管腔形状的真实大小。冠状动脉造影无显著病变的患者可出现负荷试验结果异常，冠状动脉内超声检查可显示血管造影未识别出的动脉粥样硬化病变，这通常发生在冠状动脉移植血管病变中。侵入性血管造影作为金标准，是非侵入性负荷试验的必要参考，但并非所有闪光的都是金子。在几种情况下，例如主动脉瓣狭窄、X 综合征或扩张型心肌病，即使用冠状动脉内超声来看冠状动脉也非常平滑，但经胸负荷超声心动图会显示 CFR 减低（图 2-7）。

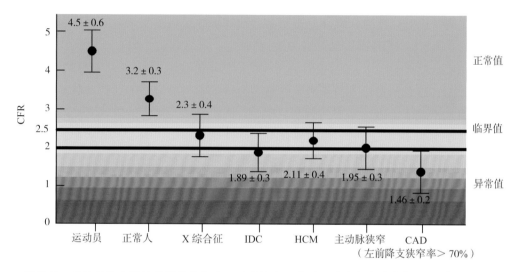

图 2-7　通过经胸血管扩张剂负荷超声心动图检查正常冠状动脉和左前降支 CFR 降低的不同临床情况谱（重绘并修改自 Rigo）。CAD：冠状动脉疾病；CFR：冠状动脉血流储备；HCM：肥厚型心肌病；IDC：特发性扩张型心肌病

　　解剖学标准的"假阳性"结果（即冠状动脉血管造影正常但 CFR 降低）从长远来看可能预后是"真阳性"，CFR 降低的患者，通过多种技术评估，如正电子发射断层扫描或简单方法（如经胸血管舒张剂负荷超声心动图），更有可能在各种临床情况下出现不良事件，如冠状动脉正常的胸痛、扩张型心肌病和肥厚型心肌病。

2.8　评估冠状动脉病变功能的严重程度

　　由于冠状动脉造影在确定狭窄的功能意义方面价值有限，我们需要将解剖学信息与功能评估相结合，测量 CFR 或冠状动脉内压力与血流储备分数（fractional flow reserve，FFR）。CFR 测量取决于微循环的状态，以及心外膜血管病变的严重程度。由于实用性和方法学上的原因，CFR 的测量目前并未广泛应用于导管室，因此在导管室的患者管理中没有起到任何作用。在负荷超声实验室中则情况恰恰相反，在实验室中无法获取 FFR，而是基于 CFR 评估进行决策的，CFR 是在血管舒张剂负荷期间通过冠状动脉左前降支血流的多普勒成像获得的，或者少数情况下通过是心肌造影获得的。如今，FFR 被认为是侵入性检查评估狭窄生理学意义的"金标准"，并且是冠状动脉再血管化治疗决策的有用工具。FFR 的计算方法是在最大灌注期间测量远端冠状动脉压力与主动脉压力的比值。无论微循环的状态如何，FFR 的正常值为 1.0，并且 FFR > 0.80 的狭窄几乎不与运动诱发的缺血相关。当不清楚血管造影中度狭窄的病变是否会导致缺血时，它可以为临床医生提供指导，并且在欧洲心脏病学会冠状动脉血运重建指南的多支血管经皮冠状动脉介入治疗中，使用 FFR 已升级为 IA 类证据。一般而言，FFR 与冠状动脉狭窄的血管造影评估是轻到中度相关的，血管造影评估冠状动脉狭窄中大约 1/3 被高估或低估了。在个体层面上，这意味着多支血管病变的患者会被误诊三分之一的冠状动脉狭窄，因而可能会在血运重建术上做出错误的判断。FAME 试验显示，血管造影双支动脉狭窄的功能学显著狭窄率为 43%，血管造影三支病变的功能学狭窄率仅为 14%。因此，冠状动脉狭窄的血管造影和功能学评估方面存在显著的不匹配，而且似乎我们有时对弥漫性冠状动脉粥样硬化这种血管造影表现严重的病变无法看清其功能情况。

负荷超声评估 CFR 可以在去导管室之前进行，实际上去导管室通常会进行血运重建；这不会产生额外的费用（约 1000 美元），也不用接受在导管室进行 FFR 测量所需的额外辐射暴露（大约 5 毫西弗，相当于 250 个胸片，另外冠状动脉造影还有 7 毫西弗），还能深入了解冠状动脉微循环功能状态，这是一种独立于冠状动脉狭窄的主要预后决定因素。随机试验如 FAME1 和 FAME2 支持循证使用 FFR 指导血运重建，但缺乏 CFR 的情况。虽然概念不同，并且由不同的亚专科医生在不同场所进行操作（表 2-2），但这两种方法都有助于深入了解临床中冠状动脉狭窄生理学评估的关键变量。另外，FFR 和 CFR 之间的一致性并不理想，即在超过 25% 的患者中，FFR 和 CFR 并未指向相同的诊断方向。CFR 异常和 FFR 正常指示微血管疾病，但解释 FFR 异常但 CFR 正常的病生理学和预后意义是一项挑战。最近的研究已经表明，即使 FFR 异常，CFR 正常仍具有良好的预后。因此，结合 FFR 和非侵入性或侵入性 CFR 的结果似乎是当前患者诊断检查中的决策算法。

目前当非侵入性负荷成像有禁忌证、结果不一致、不能诊断或无法应用于稳定的缺血性心脏病时，推荐使用 FFR 是绝对有益的。在上述情况下，应使用 FFR 评估冠状动脉中度狭窄（50% ~ 70%）和更严重狭窄（< 90%）的功能学意义。

表 2-2 冠状动脉狭窄严重程度的功能评估

	负荷超声室	导管室
关键变量	CFR	FFR
附加变量	室壁运动	冠状动脉狭窄
血管扩张剂	静脉给药	冠脉内给药
正常值	> 2.5	1.0
临界值	2.0 ～ 2.5	0.75 ～ 0.80
异常值	< 2.0	< 0.8
检测心外狭窄	有	有
检测微循环	有	无
随机试验	无	有（FAME 1 和 2）
额外花费	无	1000 美元
额外辐射	无	5 mSv

2.9 超越缺血和狭窄：心脏钙化和斑块易损性

以功能负荷试验和冠状动脉造影为中心的风险分层策略是实用和有效的，但他们认识到一个盲点，即临床并发症可能取决于斑块的成分，而不仅仅取决于斑块的大小。通过经胸静息超声心动图检查心脏钙化，并通过颈动脉多普勒超声识别侵蚀前的动脉粥样硬化和阻塞前易损斑块，至少可以部分照亮这一盲点。

钙化筛查的主要目的不是识别出阻塞性冠状动脉疾病患者，而是在阻塞前阶段检测出血管壁动脉粥样硬化。这些信息通常可通过冠状动脉计算机断层扫描血管造影（coronary computed tomography angiography，CCTA）的 Agatston 冠状动脉钙化评分获得（参见第 39 章），也可以很方便地通过反映冠状动脉钙化的替代物获得，例如基线水平超声心动图的心脏钙化（图 2-8）。半定量心脏钙化评分指数来自对二尖瓣环、主动脉根部和主动脉瓣叶钙化的简单评估，并且能与用 Agatston 评分和 Framingham 评分评估的冠状动脉钙化很好地相关，与负荷超声相比可提供另外的预后信息。

评估颈动脉内中膜可获得阻塞前动脉粥样硬化的类似评估，如果内中膜增厚，则可预测无症状受试者的后续事件。虽然概念不同，并且由不同的亚专科医生在不同场所进行（表 2-3），但超声和 CCTA 都有助于深入了解异常冠状动脉和心血管钙化，以及可通过内中膜厚度了解在临床上有预测意义的侵蚀前动脉粥样硬化。

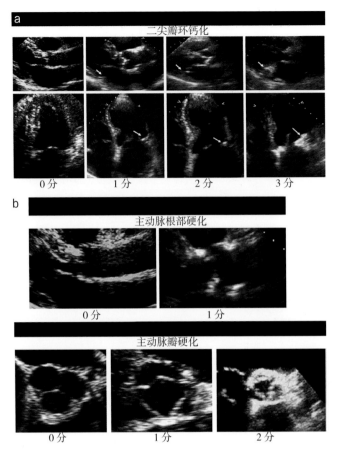

图 2-8 简单评估心脏钙化，二尖瓣环钙化评分（上图 a，从 0 = 无钙，到 3 = 广泛钙化），主动脉根部（下图 b，从 0 = 不存在，到 1 = 存在）和主动脉瓣叶（从 0 = 无钙，到 3 = 三叶均钙化）钙化（修改自 Corciu 等）。MAC：二尖瓣环钙化；ARS：主动脉根部硬化；AVS：主动脉瓣硬化

表 2-3　异常心血管钙化和阻塞前动脉粥样硬化的评估

	超声心动图	CCTA
关键变量	心脏钙化	冠状动脉钙化
预后相关	室壁运动	冠状动脉狭窄
测值	心脏钙化评分指数	冠脉 Agatston 指数
正常值	0	0
轻度异常值	1 ～ 3	1 ～ 100
异常值	4 ～ 6	100 ～ 400
重度异常值	> 7（到 10）	> 400
预后价值	初始数据	已建立数据
额外辐射	无	2 ～ 3 mSv

识别易损斑块更为重要。易损斑块容易破裂，可引发不利的病理事件，如远端栓塞、血栓形成和斑块进展，可在临床事件中反映出来，如（冠状动脉）不稳定型心绞痛、心肌梗死和死亡，以及（颈动脉）短暂性脑缺血发作和中风。

组织学上易损斑块富含脂质和出血，纤维化程度较差，纤维帽较薄，仅表现出斑点状钙化，可能有不规则的斑块表面和新生血管形成。这些组织学特征的超声特点可肉眼识别，或通过视频密度测定（图 2-9）和定量背向散射分析来客观识别，还可以通过非侵入性的颈动脉多普勒超声和侵入性的基于组织学和射频的冠状动脉内超声来识别。无论采用何种方法，无论在哪个区域，易损斑块的超声表现都可与低风险的稳定斑块区分开来，并确定为后续心血管事件风险较高的一组。

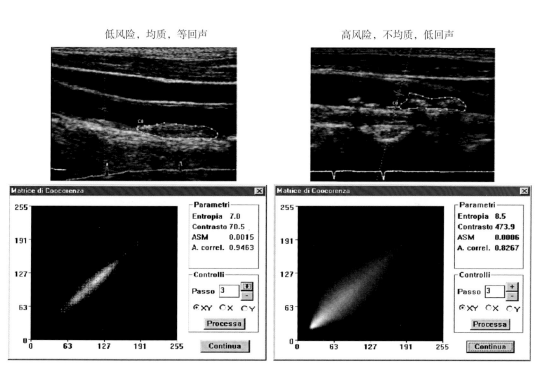

图 2-9 颈动脉斑块形态的视觉和视频密度评估。不稳定、柔软、富含脂质的斑块比稳定的纤维化斑块回声低且更不均质。这些质地特征还可以通过简单的质地分析更加客观地描述，定量描述斑块回声可用灰度中值，描述斑块块质地可用熵值（下图）。稳定斑块显示灰度中值较高、熵值较低，与图像的空间紊乱程度有关（修改自 Mazzone 等）

颈动脉不稳定斑块与全身（不仅局部）斑块不稳定有关，存在于不同区域（冠状动脉和颈动脉）和不同侧面（有症状侧的同侧和对侧），随访发现其与不良事件有关。低回声或不均质的斑块，有斑点状微钙化、体积大的斑块，超声造影显示有新生血管形成和表面不规则的斑块，比强回声、广泛钙化、均质性、体积小、表面光滑和没有新生血管形成的斑块更容易发生临床并发症（表 2-4）。在评估患者个体的动脉粥样硬化预后时，斑块超声形态与斑块几何形状都很重要。冠状动脉造影显示的冠状动脉复杂型斑块形态（对于任何冠状动脉狭窄），使得心肌在负荷超声心动图时更容易诱发缺血。通过综合以上多种方法，如负荷超声心动图，静息状态下基线超声心动图评估心脏钙化，颈动脉扫描测量内中膜厚度，评估斑块几何学和形态学，可以对包含大多数变量的综合风险分层进行非侵入性研究，包括那些功能影像检查和负荷超声心动图的盲点。

表 2-4　预测斑块不稳定性的超声特点和形态

	低风险	高风险
斑块边缘形态	光滑	不规则
回声	等、高回声	低、无回声
斑块管腔表面 [a]	规则	不规则
斑块新生血管 [a]	缺少	存在
斑点状微钙化	少见	常见

[a] 通过超声造影

（刑佳怡译，陶　瑾校）

Chapter 3
心肌缺血的症状和体征
Symptoms and Signs of Myocardial Ischemia

短暂的局部氧气供应和需求不平衡常导致心肌缺血，这种不平衡产生的症状和体征是诊断心肌缺血的方法之一。心肌缺血可引起多种标记物发生典型的"级联"反应，这种反应有着明确的层次和时间顺序。血流灌注不均衡（尤其是心内膜下和心外膜下的灌注不匹配）是缺血的前兆。随后，心肌代谢改变、心脏舒张功能异常、继发的收缩功能障碍逐步发生。心电活动改变、左室功能异常和疼痛仅发生在缺血后期（图 3-1）。理想的缺血标志物应该具有高度的敏感性和特异性，并可诊断缺血的位置和严重程度，准确评估患者预后，可靠地指导诊疗决策。可惜的是，这样的标记物并不存在。虽然我们有许多不甚理想的标志物，但是如果我们联合使用这些标志物，就能为患者提供一个可靠的无创评估方法，以评估是否存在心肌缺血，以及缺血的范围和严重程度。缺血级联

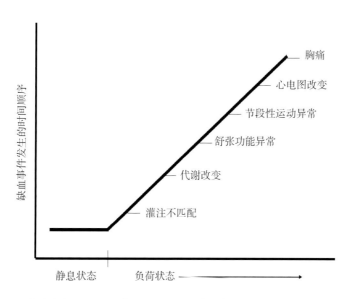

图 3-1 由冠状动脉痉挛和／或心外膜冠状动脉狭窄引起的经典缺血级联反应。这些表现通常按照特定的时间顺序排列

反应的病理生理学概念，可以理解为临床可获得的不同的缺血标志物敏感性的梯度差异，胸痛是最不敏感的指标，而局部灌注不良是最敏感的指标（图 3-2）。

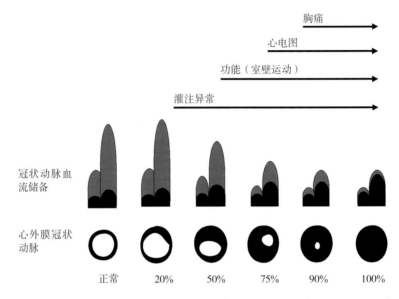

图 3-2 以潜在的冠状动脉解剖和冠状动脉血流储备的生理损害为基础的不同缺血诊断标志物的敏感性。心电图改变在负荷试验时出现较晚，仅为中度敏感的指标，敏感性仅略高于胸痛。室壁运动异常的敏感性明显优于心电图改变。在检测较轻但伴随流量受限的冠状动脉狭窄时，灌注异常比室壁运动异常更敏感

3.1 胸痛

胸痛通常是患者前来就诊的原因。与其他临床科室相同，正确并全面地了解临床病史是获得准确诊断和制定最佳诊疗方案的最重要步骤。然而，许多胸部疼痛的症状并不是由于心肌缺血引起，而是由于心脏以外的因素（如焦虑或反流性食管炎）所致。CAD 导致的死亡病例中，约有 25% 的患者从未有过胸痛的主诉。典型或者确切的心绞痛被定义为同时满足：①胸骨后胸痛或不适；②由劳累或情绪紧张所诱发；③休息和 / 或应用硝酸甘油可缓解三个条件。只具备其中的两个条件的胸痛或不适定义为非典型或可疑心绞痛。

当心肌灌注不足的证据与症状无关时，我们称其为无症状缺血，而当心脏动力和 / 或代谢改变与胸痛或心电图改变无关时，我们称之为超无症状缺血（图 3-3）。在动态心电图检测中观察到的缺血发作超过 60% 是无症状缺血，而超声心动图检测到的短暂性

运动异常约有 20% 是超无症状缺血。因此，胸痛虽然是重要的临床症状，但也只是一个简单的可供选择的诊断特征。

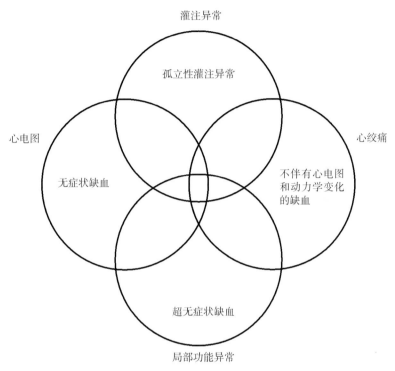

图 3-3 心电图、疼痛、灌注和室壁运动改变在诊断心肌缺血时的相对敏感度。无症状缺血存在于心电图（检测的）区域内；所谓的超无症状缺血存在于超声心动图（检测的）区域内

其他症状，如呼吸困难或胸部以外其他位置（即肘部、颈部、胃部或下颌）的疼痛，可能是心肌缺血的唯一临床表现。在这些非典型表现的病例中，症状的发生规律（通常由劳累或负荷引起，并且在休息时消失）应该提示临床怀疑心肌缺血。

除了诊断之外，当其他常规预后标志物（即心电图和坏死标志物）正常时，胸痛的特点也可以为风险分层提供一些线索。现已表明，劳力相关性胸痛和 24 小时内出现两次以上胸痛发作，可使接下来 30 天内发生临床心脏事件的概率加倍（图 3-4）。

显然临床症状十分重要，但我们也应该努力寻找更好的方法来筛选需要进行心肌负荷成像的患者，随着总诊断率的下降，心肌负荷显像的阳性率也从 20 世纪 90 年代的 30% 下降至近几年的 5%。

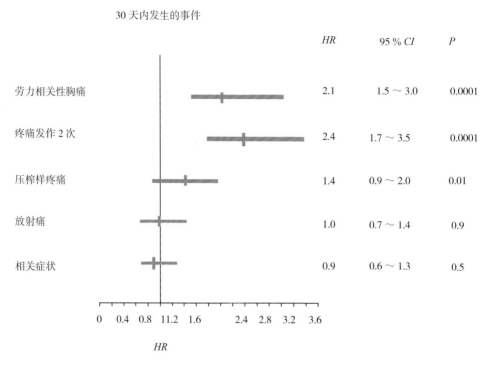

30 天内发生的事件

图 3-4 就 789 例无心电图改变且肌钙蛋白正常的急性胸痛患者，预测其 30 天内发生心脏事件（死亡、急性冠脉综合征再入院或计划外的血运重建）的胸痛症状预测值（摘自 Sanchis 等人）

3.2 心电图改变

由缺血引起的心脏电活动变化可以很容易通过 12 导联心电图（electrocardiogram，ECG）检测到。心内膜下缺血的心电图表现为 ST 段移位或 T 波改变，而透壁缺血通常与短暂的 ST 段抬高相关。ST 段抬高的位置与缺血部位相关，但在更常见的 ST 段压低中，这种一致性却并不适用。ST 段移位和 T 波改变经常不是可靠的缺血标记，这是因为其正常与异常的分界并不明确，而且一系列因素（包括电活动、代谢、药物、神经体液及血流动力学因素）均可以引起缺血样的 ST-T 改变。因此，单独的或与胸痛相关的心电图改变并不总是能够检测出心肌缺血，而且通常无法预测缺血部位和程度。此外，在临床实践中，除了急性冠状动脉综合征外，其他患者在临床评估期间主诉胸痛是不常见的。因此，在稳定的 CAD 中，基础 ECG 很少能提供关于是否存在心肌缺血及其位置的确切证据。

运动负荷心电图已被证明在患者的诊断和危险分层方面是有效的。这项检查是根据运动期间诱发的典型症状和 ECG 变化进行诊断的。在没有任何禁忌证（如无法运动或基础心电图异常）的情况下，运动负荷心电图检查在许多门诊和胸痛中心应用于诊断不确定起源的稳定或急性胸痛。成功完成正常最大运动量提示近期预后良好。不幸的是，超过 50% 的患者在运动试验中无法得出明确结论或无法进行运动试验。加之运动试验的诊断准确性相对较低（约 70%），因此有必要对相当一部分的患者使用额外的检查方法（主要是负荷成像测验）。

3.3　左室功能改变

舒张功能障碍是缺血引起的左心室功能异常的第一步。使用多巴酚丁胺负荷超声检查时，我们可以发现，由药物诱发的左心室充盈期舒张异常比收缩功能异常出现的更早。然而，鉴于许多技术上的困难、伪像的影响以及概念上的限制，除了用于确认缺血级联中的各层级的病理生理学意义之外，这个征象很少用于患者的常规检查。以上因素使得针对舒张功能的可靠动力学评估方法对心脏负荷成像检查室来说仍具有挑战性（参见第 25 章）。

心肌缺血可导致左心室节段性运动异常（缺血的早期、敏感和特异性指标）和整体功能障碍（晚期和非敏感征象）。现已有许多关于左心室功能的成像技术：超声心动图、放射性同位素心室造影（首过期或平衡期）、快速计算机断层扫描和负荷心脏磁共振（cardiac magnetic resonance，CMR）。迄今为止，尽管超声心动图成像依赖于患者的声窗以及进行检查的心内科医师的经验，但无论是在静息状态还是在负荷期间，超声心动图一直是评估心室功能的首选技术。其可行性、安全性、可靠性以及卓越的时间和空间分辨率的优势，使超声心动图可以在最佳条件下对局部功能障碍进行及时准确地定位。负荷 CMR，考虑到其良好的空间分辨率和可以同时评估 CAD 中各种相关参数的能力，是负荷超声的一种很好的替代方案。

诱导的收缩功能障碍代表缺血级联反应中的一个晚期阶段，其在心脏负荷成像（特别是使用血管扩张剂时）期间出现与更高的心脏事件的发生概率有相关。考虑到基础收缩功能的预后价值已得到广泛证实，最大负荷时收缩功能异常的程度（包括基线和负荷诱导的收缩异常）可作为预测患者预后的有力指标，这在负荷超声和负荷 CMR 研究中均有报道。

3.4　代谢异常

在典型的缺血级联反应中，代谢改变出现在灌注不均衡之后，代表着由冠状动脉血流受限引发的这一连串过程的早期阶段。为了优化利用已缺乏的氧气，细胞代谢从主要的摄取游离脂肪酸供能转变为葡萄糖代谢供能，后者可利用较少的氧气产生三磷酸腺苷。然而，在严重或持续心肌缺血的情况下，这些代偿机制很快就会失效。由于能量燃料的损失，缺血级联反应进一步发展，即发生舒张和收缩功能障碍，心肌缺血相关的代谢异常已被很好地认识，它们有希望成为检测早期心肌缺血的新型生物标志物，并已应用于正电子发射断层扫描领域的心脏成像。

3.5 灌注异常

尽管心外膜冠状动脉狭窄时，其静息状态下的血流量可等同于由正常冠状动脉供给区域中的血流量，但是狭窄相关区域可达到的最大血流量是下降的，在充血时（运动状态或使用双嘧达莫或腺苷后）会发生灌注不一致，由狭窄动脉供应的区域中血流量增加较少。阳性标准是在左心室的不同区域之间存在局部血流异常或灌注不足（图3-5）。灌注成像通常使用伽马相机闪烁显像，但也可以通过正电子发射断层扫描获得，后者具有更高的准确度和成本。还可采用对比超声心动图和注射特定造影剂的磁共振成像进行灌注成像。考虑到在患者整个生命周期中接受的放射线可能呈指数增长，以及众所周知放射线的有害影响，超声心动图和磁共振成像具有显著优势。

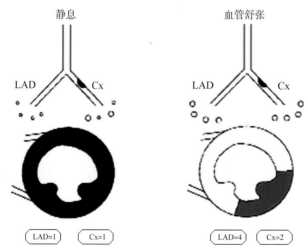

图3-5 心肌灌注显像诊断冠状动脉疾病的原理示意图。在静息时，正常冠状动脉（LAD：左前降支）与患病冠状动脉（Cx：左旋支，80%狭窄）的供血区域间没有差异，心肌灌注是一致的。静息血流图（例如，用铊-201闪烁显像或对比超声心动图获得）未显示任何区域间差异。然而，在冠状动脉狭窄区域内的灌注维持是以部分消耗冠状动脉储备为代价，该区域小动脉床部分扩张（以位于心外膜冠状动脉下游的较大圆圈表示）。正常的小动脉张力由较小的圆圈（正常收缩状态的小动脉）表示。在代谢刺激（如运动或双嘧达莫等药物）下，血管舒张期间小动脉张力消失，正常冠状动脉中（在静息状态下保留了整个小动脉床的张力）的血流量增加大于狭窄冠状动脉（冠状动脉储备较低）。灌注成像可显示心肌中的血管狭窄，表现为与正常区域相比血流示踪剂浓度较低的区域。与"较暗"的下后壁（较低浓度的超声造影剂）相比，室间隔和前壁看起来"更亮"（较高的超声造影剂浓度）

　　诱导的灌注异常发生在缺血级联的早期，因此它是高度敏感的、容易被各种应激因素诱发。目前，负荷（主要是血管扩张剂或运动）诱导的灌注不足，已成为心肌缺血诊断的基石。

　　对于已知或疑似缺血性心脏病的患者，除了用以诊断之外，也十分需要可靠的检查方法用来进行风险分层和制定诊疗决策。缺血级联反应为寻找这些方法提供了合理的平台。患者对血管扩张剂通常具有良好的耐受性，它们在心脏成像技术，尤其是负荷超声心动图和负荷心脏磁共振中的应用，为检测缺血级联的两个相关步骤（即灌注异常和诱发的收缩功能障碍）提供了十分有用的信息。前者是心肌缺血病理生理学中的早期和普遍事件，因此构成了一个强有力的诊断标记。后者发生在冠状动脉血流和心肌需求之间严重不平衡的情况下，因此对于严重的心肌缺血具有高度特异性，提示预后较差，并且能够识别出那些可以从血运重建中获益最多的患者（图 3-6 和图 3-7）。

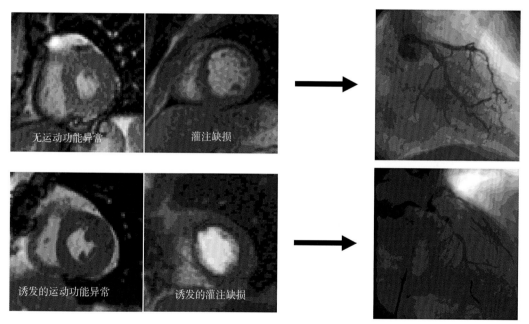

　　图 3-6　血管扩张剂负荷成像："一石二鸟"。使用血管扩张剂（如双嘧达莫或腺苷，这些是最强大的充血性应激剂，有可能诱发真正的缺血）的负荷成像时，诱导出现的孤立性灌注异常（缺血级联中的早期阶段）对心肌缺血高度敏感，并且通常与非致命的冠状动脉病变相关。灌注异常和收缩功能障碍（缺血级联的晚期阶段）同时出现具有高度特异性，可确定具有严重冠状动脉粥样硬化病变的患者，即那些具有较高风险的并可能从血运重建中获益最多的患者。图中上列图像是一名冠状动脉左前降支近端存在非致命病变的患者的图像，其双嘧达莫负荷 CMR 诱导出现灌注异常而没有收缩功能障碍。图中下列图像是一名冠状动脉左前降支和左主干动脉近端和中段有严重病变的患者的图像，在双嘧达莫负荷 CMR中，出现了灌注异常和收缩功能障碍

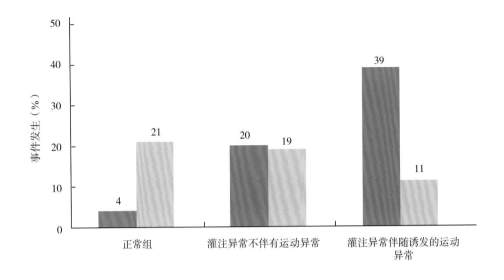

图 3-7 负荷成像在决策过程中的意义。对已知或疑似缺血性心脏病的 601 例患者应用双嘧达莫负荷 CMR 进行研究，随访时间中位数接近 3 年，研究发现无缺血证据而接受血运重建患者（正常组）预后较差，不良反应事件发生较多，包括心源性死亡、非致命性梗死和不稳定型心绞痛住院再入院。在非严重缺血（负荷引起灌注不足而没有诱发收缩功能障碍）的情况下，血运重建对患者结局的影响是中性的。唯一一组受益于血运重建的患者是那些严重缺血（负荷后出现灌注不足和收缩功能障碍）的病例（摘自 Bodi 等人）

3.6 对传统的挑战：变异缺血级联反应

在采用负荷成像的临床诊断实践中，我们发现并非所有患者都严格遵循经典"缺血级联"的模式，而是表现为：心电图改变常伴随典型的胸痛和真实的可逆性灌注缺损，但不伴有超声心动图的异常。事实上，负荷试验期间微血管病变的典型表现是频繁胸痛、ST 段压低和灌注异常，而没有节段性或整体室壁运动改变。上述各事件发生的顺序与经典缺血级联（图 3-1 和图 3-8 方框右侧部分）中的有所不同，与存在冠状动脉狭窄的患者进行负荷试验期间的发现也明显不同。这种变异缺血级联反应（图 3-8 方框左侧部分）是源于真实的临床经验。早在 1935 年由 Tennant 和 Wiggers 描述的经典缺血级联是一种实验室现象，他们证明冠状动脉闭塞的即时结果是瞬时的室壁运动异常。而上述与经典模式不同的缺血级联是基于心脏成像技术的临床发现，仍需要一个良好的实验室模型。这种缺血级联反应最初在 1973 年由 Kemp 等人在对心脏 X 综合征患者进行左室起搏造影检查中发现，此后在负荷超声心动图被观察到。当我们仅考虑由冠状动脉狭窄引起的经典缺血级联模式时，不论在负荷过程中患者是否频繁出现胸痛和 ST 段压低，当其左心室处于高动力状态下时，我们便会认为患者的心脏"太好了而不至于缺血"。在与经典模式不同的这一级联反应的一系列临床事件期间，缺血的发生通常无法被证实，尽管一部分患者已被证实存在冠状动脉血流储备减少，和/或存在诱导性缺血的代谢证据，和/或负荷诱导的心内膜下低灌注。因此，虽然大部分人都认为诱导的心肌功能障碍是局部缺血的准确标志，但心电图改变和局部血管扩张储备异常的表现可能与缺血有关，也可能与缺血无关。在这场辩论中，人们应该考虑到没出现负荷引起的功能障碍并不能排除心电图异常表示的缺血本质。众所周知，在理想的成像条件下，即使在以持续的胸痛、血清酶升高、ST 段和 T 波改变为特征的心内膜下梗死患者中，也有 20% 的患者心电图完全正常。在冠状动脉微血管病变中，心脏 X 综合征的特征是冠状动脉正常、冠状动脉血流储备减少、无心外膜冠状动脉血管痉挛，这种综合征可合并多种情况，包括动脉性高血压（冠状动脉正常，伴或不伴左心室肥大）、肥厚型心肌病和糖尿病。这类患者负荷试验期间的典型表现是超声心动图正常并伴有 ST 段压低。在运动或者药物负荷期间，我们应该结合经典缺血级联反应和变异缺血级联反应来看待缺血，后者很好地描述了微血管病变引起的心肌缺血——首先出现 ECG 变化，其次是灌注异常，而超声心动图表现往往正常。并非所有心肌缺血的形式都是相同的，较轻微的小范围心肌缺血（就像在微血管性心绞痛中可能出现的），不引起心脏力学功能的改变，并可能在负荷超声心动图上无明显异常（图 3-8）。当考虑到冠状动脉血流储备或系统内皮功能时，心电图上的"解剖学谎言"可能会转变为"生理学真相"，甚至从长远来看可能会发现一些危险因素、纠正预后的预测（超声心动图阴性时的心电图改变只是传递假阳性的诊断噪声，还是早期心肌损伤的潜在重要临床标志，这仍然是一个关键但仍未解决的问题——原文摘要，译者注）。

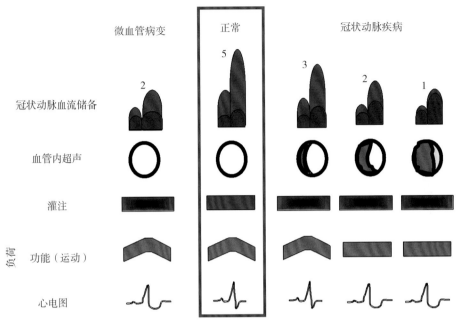

图 3-8 经典（CAD）和变异（微血管）缺血级联的不同病理生理情况的简单图示。正常情况（左起第二列）：冠状动脉血流储备正常（第一行：冠状动脉血流储备，采用冠状动脉多普勒超声检查），冠状动脉解剖正常（第二行：血管内超声检查），核素显像正常（第三行，灌注）和负荷期间收缩正常（第四行：功能）。心电图显示在最后一行。我们在冠状动脉闭塞之前、期间和之后采用多普勒追踪检查冠状动脉的血流储备。经典的缺血级联中，灌注缺损与轻度（右起第三列）、中度（右起第二列）和重度（右起第一列）冠状动脉狭窄共同存在，反映冠状动脉血流储备减少，伴随节段性室壁运动异常（中度至重度狭窄时），而室壁运动异常在轻度狭窄时通常不存在。轻度的狭窄能够限制冠状动脉血流储备而不引起局部缺血。在微血管病变（左起第一列）中，冠状动脉血流储备降低，冠状动脉解剖结构正常，负荷后灌注缺损频繁发生（通常伴有 ST 段压低），左心室功能正常（摘自 Picano 等人）

3.7 缺血的诊断方程

基于经典的缺血标志物，即胸痛和心电图改变，诊断方程已被提出，见表 3-1。

鉴于这些急性一过性心肌缺血传统标志物的局限性，Maseri 在 1980 年指出，"我们需要新的用于诊断短暂性心肌缺血的客观实用的标准（除了心电图改变和疼痛之外）"。经典方程忽略了室壁运动和灌注的改变，这两种变化现在在负荷超声心动图和负荷 CMR 检查室都可进行检测。众所周知，四种最常用的缺血标志物（胸痛、心电图变化、室壁运动异常和灌注改变），在一定程度上鉴别了那些诊断的重叠区域（图 3-3）。考虑到急性一过性缺血的传统标志（疼痛和 ST 段压低）诊断和预后的低准确性，我们可以通过引入新的变量，例如负荷期间检测到的瞬时室壁运动异常和 / 或灌注改变（表 3-2），来改进标准诊断方程。相较于早就可以在超声实验室检测的节段性室壁运动异常，冠状动脉血流储备检测是相对较新的检查，它是随着负荷超声心动图经胸超声脉冲多普勒的出现而进入实验室。在负荷超声心动图一站式诊断中，它是诊断节段性室壁运动的理想补充。随着两种标志物的结合，缺血方程变得更加可靠，一种（局部室壁运动）主要是评估解剖学上的心外膜冠状动脉疾病；另一种（降低的冠状动脉血流储备）则反映了冠状动脉微循环的功能状态。反应谱的范围从严重异常（可诱发的室壁运动异常和冠状动脉血流储备减少，表明心外膜狭窄和异常的微循环反应）到完全正常（无诱导性室壁运动异常且冠状动脉血流储备正常，心外膜上游、微循环、远端和下游冠状动脉没有明显意义的血流动力学改变）。在那些可从由于缺血需行血运重建中获益最多的患者中，负荷反应可以进行严重程度分级，反映实验性缺血级联：没有异常的证据（正常的室壁运动和正常的冠状动脉血流储备）与极低风险相关,孤立的灌注或冠状动脉血流储备异常(无可诱导的室壁运动)与中度风险相关，而可诱导的室壁运动异常（通常伴有灌注或冠状动脉血流储备减少）与最高风险相关(即那些由于缺血可从血远重建中获益最多的患者)。

表 3-1　负荷期间缺血的经典标记

胸痛	心电图改变	诊断
无	无	排除
有	无	可疑
无	有	很可能
有	有	确定

表 3-2　负荷期间缺血的影像学标记

室壁运动异常	灌注改变	诊断	预后
无	无	不太可能	极好
无	有	可疑	良好
有	无	很可能	不良
有	有	肯定	差

　　理论上，存在室壁运动异常而没有灌注变化是一个病理生理学矛盾，这是因为局部灌注不足是缺血的先决条件，并且在缺血级联中更早发生。在实践中，这一矛盾现象可以被观察到，它具有几个潜在的原因。首先，真实增加的血流量与用当前成像方法获得的血流信号强度之间的关系是非线性的，但二者在高流量范围内达到平衡。因此，通过MCE（微循环储备）、多普勒CFR或灌注CMR可能检测不到灌注差异。第二，室壁运

动变化与心内膜下血流减少有关，与此同时，心外膜下过度灌注，透壁血流量不变。第三，流量和功能检测容易受到伪影和人为误判的影响，这使得现实中不可避免出现假阳性百分比提高。因此，负荷超声心动图和负荷 CMR 可以检测出 CAD 和孤立性室壁运动异常的患者（虽然比检出的灌注异常而无室壁运动异常的患者少）。与具有灌注 / 收缩功能均正常、预后良好的患者，以及灌注 / 收缩功能均异常、预后不良的患者相比，灌注 / 收缩不匹配的患者具有中度预后。运动、血管舒张剂和多巴酚丁胺负荷双幅成像负荷超声心动图或负荷 CMR 得出的数据支持了以上结论。

结论

心肌缺血的体征和症状是在评估疑似 CAD 患者过程中的首先和必要步骤。为了准确管理患者，需要将其进行个体化对应至经典或变异缺血级联的主要步骤。而负荷超声心动图或负荷 CMR 是一种有效的方法，二者避免目前公认的基于冠状动脉狭窄的识别和治疗的心血管模式的局限性。负荷超声心动图和负荷 CMR 可能证实真正的缺血（通过节段性室壁运动异常）和不太严重的生理改变（仅存在 CFR 减少而没有相关的室壁运动异常），存在室壁运动变化的患者发生心血管事件风险高，而仅有孤立灌注改变的患者风险低。采用冠状动脉造影评估解剖学严重程度是治疗的基础。遗憾的是，基于解剖学的狭窄评估模式无法识别那些血运重建后将获益的患者。负荷超声心动图和负荷 CMR 不仅可以为患者提供生理功能临床指导，检测不同区域冠状动脉血流速度储备和心肌功能，还可以找出那些心肌血运重建后可获益的患者。通过随机前瞻性试验挑战这一假说的时机已经到来。

（卫　青译，张　丽校）

Chapter 4
负荷超声心动图的合理性基础

Rational Basis of Stress Echocardiography

负荷超声心动图基于三种不同水平的证据：生物化学、病理生理学和临床医学。负荷超声心动图阳性的病理生理学标志是心肌缺血：负荷超声心动图显示异常时，存在心肌缺血。心肌局部功能障碍的必要条件是心肌缺血，并且用 John Ross Jr. 的话说，心肌缺血的准确定义需有心肌功能的改变："心肌缺血是心肌血流量减少到足以引起心肌收缩力下降的程度。"但是，"心肌收缩力的下降"并不等同于"看得见的局部收缩增厚率的减少"，后者只表示复杂的心肌收缩三维事件中的一维（径向应变）。心肌的三维收缩还包括圆周以及纵向应变，它们共同构成射血分数的变化以及泵功能。另外，收缩增厚率的评估是以一种主观且定性的方式进行的，而不是客观和定量的方式，它只能反映室壁整体的功能，而不能将心内膜（对缺血高度敏感）和心外膜（对缺血较耐受）区别开来。临床实践不同于实验室研究，负荷超声心动图检查和植入式声纳测量仪也不同，因此二维超声心动图收缩增厚率的基本参数应与临床表现、患者特异性以及其他缺血标志物提供的信息相结合进行分析。

4.1 生物化学基础

静息状态下，细胞代谢产生的高能磷酸盐约 60% 用于心肌收缩，约 15% 用于心肌松弛，3%～5% 用于维持电活动，其余 20% 用于"磨损和修复"。细胞的首要任务是自我修复。因此，缺血发生时，细胞尽可能减少其在心脏做功上的能量消耗，并利用剩余的一切来维持细胞完整性。静息状态下的正常心脏，细胞内钙主要被隔离在肌浆网中，不能用于心肌收缩（心肌收缩由肌动蛋白－肌凝蛋白系统介导）。细胞膜的激发和去极化导致细胞外钙的快速流入，这种沿浓度梯度的流入就像"下坡"一样，引发肌浆网释放细胞内钙；从而进一步激活了钙－肌钙蛋白相互作用后的收缩，将肌凝蛋白暴露在肌动蛋白的结合位点。心肌要想松弛，细胞内的钙必须逆坡而上（即逆浓度梯度消耗能量）回到肌浆网；在这个阶段，同时发生钙离子通过质膜的外流。缺血时，细胞内的两个主要生化事件（需氧的线粒体好氧代谢受阻，以及厌氧糖酵解的激活而导致的高能量磷酸盐的减少），减慢了收缩和松弛的过程。氢离子与钙离子争夺肌钙蛋白的激活位点，从而减缓肌动蛋白与肌凝蛋白的相互作用。细胞内高能量磷酸酯的还原，反过来又降低了钙在肌浆网中能量依赖的主动再摄取的速度，从而导致了松弛障碍。

4.2 心肌功能的生理异质性

心脏的收缩是一个复杂的现象，涉及沿三个坐标方向的应变：纵向缩短、径向增厚及圆周旋转。另外还有第四个坐标方向：时间。虽然心肌收缩主要为圆周收缩，但沿轴向的收缩波也很重要，因为它影响左室收缩效率。机械活动的方向和电活动方向（从心尖部到基底部）是平行的。在射血过程中，蠕动收缩波从心尖部向基底部扩散，推动血液流向左室流出道，同时防止血液流向心尖部。收缩期射血时间从心尖部到基底部平稳增加。在健康状态下，除了这种心尖部优先于基底部收缩的时序差异外，正常成人的左心室在形态上和功能上都具有高度的区域差异性（图4-1）。

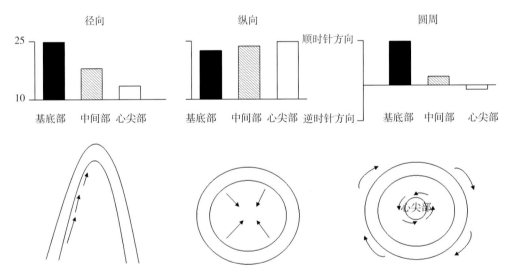

图4-1 从基底部到心尖部在径向（中间一组）、纵向（左边一组）和圆周（右边一组）收缩功能上的异质性

心肌应变定义为心肌收缩末和舒张末长度的差值除以舒张期末长度，因此心肌应变无量纲，以百分数表示。正向应变表示室壁增厚，负向应变则表示心肌节段缩短（如圆周缩短）。在心肌功能的临床评估中，可以测量所有三种类型的应变，至少在原则上这是可以实现的：M型和2D超声心动图（目前最常用，也是唯一一种在临床应用中得到充分验证的）评估收缩期室壁增厚，纵向收缩和2D斑点追踪技术评估圆周收缩

（表 4-1）。此外，区域性射血分数也可以用实时 3D 超声心动图来测量。心内膜的内运动和变形（周向和纵向）决定心腔内容积的变化，因此心内膜的区域性射血分数可以被看作局部对整体射血贡献值的综合指标。区域性射血分数从基底部到心尖部显著增加，且射血分数最高的区域室壁增厚最少（图 4-2）。

表 4-1　心肌功能的生理异质性

	跨膜梯度	基底到心尖部	水平梯度	超声心动图方法	其他可选择方法
收缩增厚率 %（径向应变）	+++	++	±	M 型，2D	核磁共振成像
纵向应变	++	+++	±	斑点追踪	核磁共振成像标记
圆周应变	+	+++	±	斑点追踪	核磁共振成像标记
区域性射血分数	+	++	±	实时 3D 成像	核磁共振成像标记

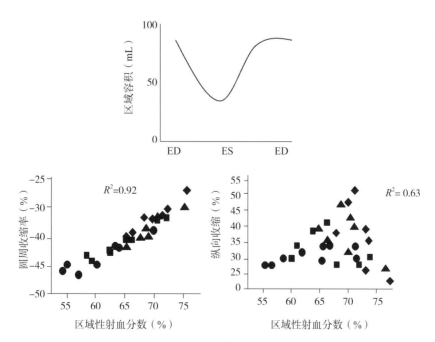

图 4-2　区域性射血分数可以通过实时三维超声心动图获得（上面一图）。区域性射血分数仅和收缩期增厚率呈弱相关（右下一图），而和圆周收缩呈强相关（左下一图）（由 Bogaert and Rademakers 的磁共振成像标记原始数据调整后得到）

心肌功能有一定程度的水平（节段间）变化，但与垂直方向（基底至心尖部）和跨壁方向（心内膜下至心外膜下）相比，差异不明显。在健康的受试者中，相较而言，游离壁比室间隔的径向应变更大，而室间隔比游离壁的周向应变更大。在病理条件下，当视觉上的弥漫性室壁运动减弱表现为明显的静息状态下的区域收缩差异和不同步时，节段间差异就变得更加明显（图 4-3）。

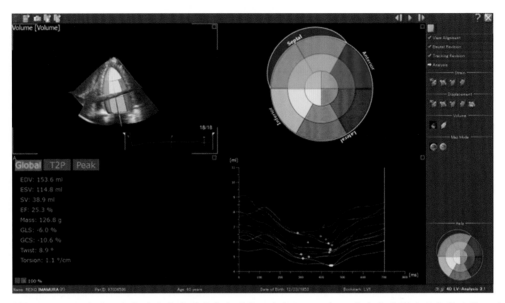

图 4-3　一例弥漫性左室壁功能障碍的患者（射血分数 = 25%），其左室功能的区域异质性可通过实时三维超声心动图上局部射血分数的峰值所反映。在不同的节段，收缩的时相变化相当不同步，有些在收缩中期达到峰值，有些在收缩晚期达到峰值

在健康的正常受试者中，给予负荷也会放大这种梯度，这表明在负荷期间的"相对"运动过敏是一种正常的变异，它意味着对负荷超声心动图的保守解读，以避免过高的假阳性反应（图 4-4）。

正常的心肌功能在不同节段（从基底部到心尖部）存在很大差异，因为越往心尖方向对射血的相对贡献越大；且在同一节段内，在左室壁的不同层（心内膜下至心外膜下）也存在很大差异（图 4-5）。

对心肌增厚的测量显示，正常情况下 67% 的增厚发生在室壁的内半部分，因此，正常情况下，心外膜对心肌整体增厚的贡献很小（图 4-6）。

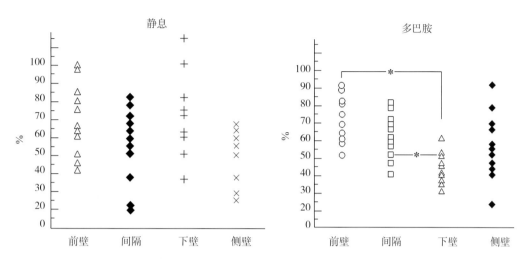

图 4-4　负荷状态下（右图）健康群体通过径向应变（收缩增厚率）体现的圆周异质性被放大（结果来源于 Borges 等人）

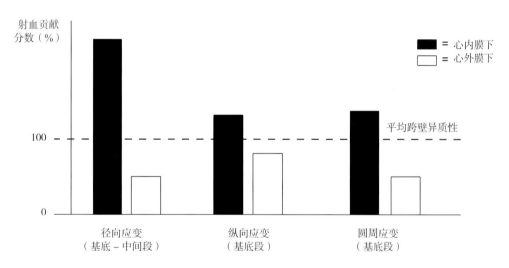

图 4-5　跨室壁的生理异质性体现在：径向应变（收缩增厚率，左图）、纵向应变（中图）和圆周应变（右图）（从文献 7、文献 8 调整而来）

　　"功能性"梯度虽然不太显著，但也存在于左心室的不同区域，心尖部的收缩期增厚比基底段更明显。这种功能的异质性通过灌注来反映，因为收缩性是心肌耗氧量的主要决定因素，并且心肌耗氧量与冠状动脉血流量之间存在密切的逐拍耦合。因此，心内膜下的冠脉血流量人于心外膜下的冠脉血流量，心尖部的冠脉血流量大于基底部的冠脉血流量，而没有观察到明显的区域间变化。血流量和功能往往不仅能随空间产生生理性的变化，而且还能随着时间的推移显示出微小的、收缩性和灌注的持续变化。根据氧的供需之间存在完美匹配这一概念，区域流量和功能之间的关系不仅适用于生理状态，也适用于病理状态，决定着这两个参数匹配和 / 或不匹配。

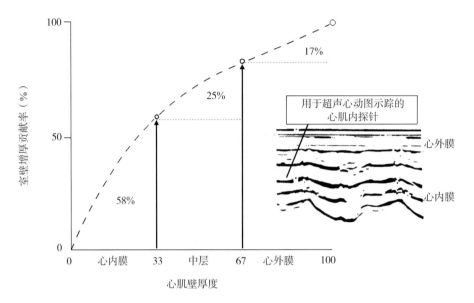

图 4-6 心肌壁存在着增厚梯度（径向参数），心肌壁的内、中、外三部分分别占室壁总厚度的 50%、25% 和 17%。图的右侧部分，是通过心外膜 M 型超声探头和以开胸术心肌壁内的缝线作为超声心动图显示为心肌壁的指示点而得到的（从 Myers 等人的原始数据调整后获得）

4.3 心肌缺血时局部血流 - 功能的关系

在进行性冠状动脉狭窄时，缺血可发生在静息状态下；在冠脉出现严重阻塞时，缺血可发生在负荷状态下。观察发现平均跨壁血流量与局部室壁厚度密切相关（图 4-7）。

高于正常灌注水平，血流量增加两倍至四倍的功能反应是平坦的。相反，当灌注低于正常值时，局部室壁增厚似乎与流量呈近似线性相关：特别是，心内膜下血流量决定了局部室壁增厚，这主要归因于心内膜下层。平均来说，心内膜下血流减少约 20% 会使左室壁增厚下降 15% ～ 20%；心内膜下血流减少 50% 使局部室壁增厚减少约 40%，当心内膜下血流减少达到 80% 时，室壁运动丧失。当流量不足延伸到心外膜下层时，发生室壁运动障碍。对于微小的流量减少，局部收缩功能轻微异常，且低于超声心动图检测的阈值。通过 2D 超声心动图检测出局部功能障碍的"临界缺血模型"需具备至少 20% 的跨壁厚度和约 5% 的总心肌质量。因此，相对轻微的、局限的心肌缺血不会反映在超声心动图上——至少在考虑径向应变和局部收缩期增厚率或（区域性或整体性）射血分数时是这样的。但是，无论是在基线状态下还是负荷诱导的轻微缺血状态下，初始的收缩功能障碍都可以选择性地影响纵向和周向应变。

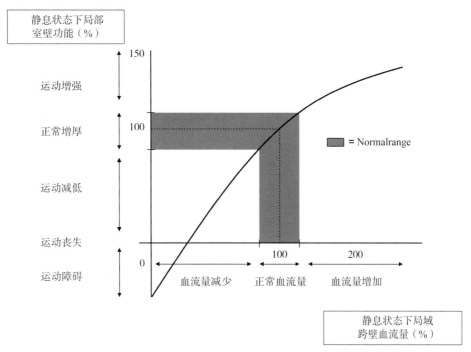

图 4-7 从麻醉后的狗身上观察到的跨壁血流量（通过微球体测量）和局部功能（二维超声心动图测得）的关系（根据 Kaul 的数据重新绘制和调整）

4.4 缺血后心肌收缩功能的恢复

心肌功能的恢复与两个主要变量相关：缺血发作持续时间和缺血再灌注的有效性。动物试验发现，缺血时间加倍，心肌功能恢复的时间则增加至四倍。缺血持续时间和严重程度一定，冠状动脉再灌注越完全，则心肌收缩功能的恢复将会越快。在实验模型中，先前闭塞几秒钟或几分钟的冠状动脉重新开放，随后出现完全反应性充血，并迅速恢复收缩功能，甚至暂时高于基线水平。在人体中，短暂跨壁缺血的恢复也伴随着先前缺血区域的短暂缺血后反应。相反，严重的冠状动脉狭窄会显著减缓缺血后再灌注，因而影响收缩功能的恢复（图 4-8）。

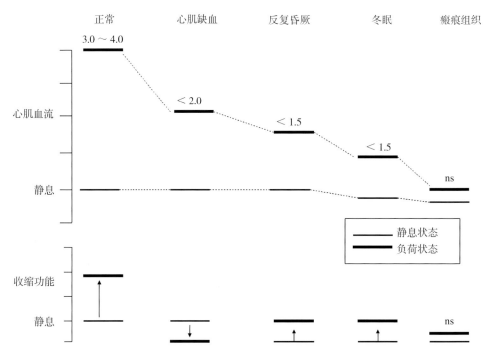

图 4-8 心肌缺血、反复晕厥、冬眠和瘢痕与心肌功能障碍的关系。上图示心肌血流（myocardial blood flow，MBF）；下图示相应的区域在基线和负荷状态下的收缩功能（从 De Castro 和 Pandian 的研究调整后得到）

因此，实验证据表明，局部心肌功能恢复较慢（有时仅有部分功能恢复）可能与较长时间的缺血和 / 或冠状动脉严重病变有关。在这种条件下，血流和心肌功能在休息、缺血和恢复状态下的变化是相对应的。但存在一个"不可逆点"，超过这个点后，由于心肌细胞的不可逆损伤，即便血流恢复，局部功能也是无法恢复的。在完全可逆缺血和持续超过 20 分钟的缺血之间存在一个模糊的过渡区，与坏死现象密切相关。在这一临界区域，缺血时间过短，不会引起心肌坏死，但缺血时间足够长，在血流恢复后就会引起持续的收缩功能障碍（持续数小时、数天甚至数周），这就是所谓的心肌顿抑。顿抑的心肌与"冬眠"心肌不同，后者心肌灌注长期减少（数月或数年），但仍高于维持组织存活所必需的临界阈值。在顿抑的心肌中，新陈代谢的改变导致能量供应和做功消耗的不平衡，而冬眠的心肌细胞能够通过自我调整适应慢性减少的能量供应，通过减少或停止收缩功能使生存得以保证。这种适应是不完全的，最终分化的心肌细胞发生变性，收缩蛋白丧失，糖原颗粒沉积。随着时间推移，最终凋亡细胞死亡与替代性纤维化一起发生，从而逐渐失去恢复收缩功能的潜力。血流恢复后心室功能障碍可解除，但是如果再血管化延迟几个月，左心室功能就无法再得到改善。与梗死心肌不同，梗死后存活的组织保留了收缩储备功能。坏死的心肌对任何肌力刺激都没有反应，而存活的心肌通常反应为局部功能的短暂增加，这预示着心肌功能的恢复。

4.5　局部功能障碍的决定因素

在慢性梗死中，跨壁心肌损伤程度与区域性协同失调的严重程度相关。局限于 20% 以内心肌厚度的坏死仅与轻度运动障碍有关。运动障碍更多与透壁性坏死相关，后者指在垂直方向（心内膜 – 心外膜方向）至少占到 30% ～ 40% 的心肌厚度。这些实验数据具有临床相关性：在非 Q 波型心肌梗死中，ST-T 段的稳定改变，常伴随持续的胸痛和心肌酶的升高，其中约 20% 的病例超声心动图完全正常。

缺血、梗死、顿抑和冬眠并不是区域性协同失调的唯一可能原因。一系列其他因素，包括缺血区域的内在和外在因素，可以模拟或掩盖心肌缺血的征兆，或者破坏局部血流 – 功能的线性关系。非缺血源性纤维化会引起明显的局部功能障碍，如扩张型心肌病。室间隔运动异常（通常伴有正常的收缩期增厚率），可发生在异常心室去极化相关的情况下，如左束支传导阻滞、W–P–W 综合征 B 型和右心室起搏节律（图 4-9）。

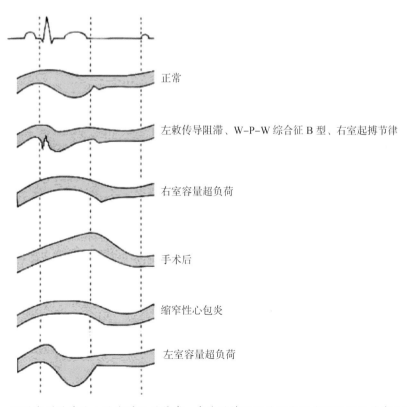

正常

左束传导阻滞、W–P–W 综合征 B 型、右室起搏节律

右室容量超负荷

手术后

缩窄性心包炎

左室容量超负荷

图 4-9　不同类型的非缺血性室壁运动异常。在多种情况下均可发现室间隔运动异常（矛盾运动），包括（从上至下）异常电激活（左束支传导阻滞、W–P–W 综合征 B 型、慢速右室节律）、右心室容量超负荷和 / 或右心室舒张末压升高、术后状态。室间隔"弹跳"与收缩运动是一致的。而当左心室容量超负荷时，则可能引起剧烈的、明显异常的室间隔运动（改编自 De Castro 和 Pandian）

去极化开始后，室间隔向下运动或收缩早期向下倾斜呈鸟嘴样。左束支传导阻滞和心室起搏的收缩早期室间隔运动异常，是继发于右心室压力的早期升高。异常去极化导致右心室早于左心室收缩，从而使右心室压力提前升高。这种压差会导致室间隔异常运动。当左心室开始收缩并使左心室压力升高时，情况就会反转。几乎所有的左束支阻滞和右心室起搏节律的患者都有室间隔早期"弹跳"，但只有一部分患者存在室间隔的矛盾运动。在左束支传导阻滞中，反常室壁运动更加常见，此时存在明显异常的激活序列（QRS＞150 ms）和 / 或间隔纤维化（参见第 28 章）。在右心室起搏中，室间隔矛盾运动更常见于右室流出道或右室流入道起搏时（参见第 15 章）。室间隔运动改变的其他非缺血性原因包括右心室容量超负荷，和 / 或右心室舒张末期压升高，以及术后状态。室间隔"弹跳"与收缩运动一致。区域功能可由室壁外的因素调节。在左心室容量超负荷时，室间隔运动被放大（图 4-9）并且可能掩盖缺血性功能障碍的信号。急性心肌梗死后室壁运动假性正常的两个潜在原因是室间隔破裂和急性二尖瓣关闭不全：左心室血流动力学的流向趋于减轻局部缺血或梗死引起的异常。心率和收缩压的升高会减少局部收缩增厚率，而不受缺血影响。在高心率和高血压值下，正常健康受试者的局部功能也可能下降。

最后，在急性缺血时，机械变化的程度超过代谢或血流异常的程度。事实上，存在一个边界区，此区域内心肌被正常灌注，但表现为心肌增厚率的减少，这代表了缺血心肌和高收缩心肌之间的一致性。相邻功能障碍的现象在空间上局限于紧邻缺血区域的区域，并且似乎是由于纯粹的被动机制（共享）所致，通过该机制，缺血区域充当平行电阻，限制了相邻心肌的功能（表 4-2）。

表 4-2　冠脉和非冠脉因素导致的区域性功能障碍

冠脉因素	非冠脉因素
心肌缺血	心肌纤维化
心肌梗死	收缩压积心率上升
晕厥	电激活（LBBB、WPW 右室节律）
心肌冬眠	右室超负荷、心脏手术

LBBB：左束支传导阻滞；RV：右心室；WPW：预激综合征

4.6　负荷超声实验中的整体左室功能

通过数字来描述整体左心室功能的指标，例如射血分数和室壁运动评分指数等，通常在常规检查中粗略测量得到（参见第 7 章表 7-2）。左心室射血分数被广泛应用于疾病的鉴别、病情严重程度的评估、预后的确定以及指导治疗，基于射血分数的界值，我们推荐瓣膜手术和器械植入。但有一个问题：射血分数并不能完全说明左心室功能。这不仅是由于实际应用中的限制，如偶尔图像质量较差（在舒张末期比收缩期末期更多见）、基于几何模型和重复性受限的技术限制等；更是因为射血分数本身存在一些固有的概念性的问题，它不仅依赖于收缩性，而且依赖于后负荷、前负荷、心率和同步性，从而限制了其指导临床决策的价值（表 4-3）。所有这些额外的收缩性变量在压力下都会发生明显的不可预测的变化。负荷状态时，尽管收缩力下降，但射血分数可以增加，这是由于负荷期间发生重度二尖瓣关闭不全，使得后负荷减少；或者相反，明显的高血压反应造成后负荷不成比例的增加，此时真正的收缩力升高，而射血分数可能反常地减少。心率的增加也可以使射血分数降低，这是因为小而僵硬的心室使左心室充盈减少。负荷期间不同步的增加（例如，出现可逆的左束支传导阻滞）可以使射血分数降低，原因很简单，室间隔和侧壁在不同的时间达到最大的向内和向外运动。在这些因素中，最重要的是后负荷，即左心室收缩的阻力。如果将左室收缩力比作肌肉力量，后负荷则对应在训练中的托举负荷。射血分数是根据肌肉收缩来评估运动员的力量，而观察者并不知晓托举的重量。然而，当运动员举起轻的或重的物体时，真正的力量是不同的。如果外部观察者想要确定真正的肌肉力量，托举的重量也应该被考虑在内。

表 4-3　整体左室功能参数和传统超声

射血分数		压力 – 容积关系
后负荷依赖	是	否
前负荷依赖	是	否
初始超声心动图数据 EDV、ESV		ESV
被证实		研究中

EDV：舒张末容积；ESV：收缩末容积

通过简化的压力 – 容积关系（pressure-volume relationship，PVR）的动态（静息 – 负荷）评估，可以获得更严格（但仍然非常简单）的整体左心室功能评估，且可对前负荷和后负荷进行独立评估。左心室收缩性评估通常在导管室中进行，具有侵入性、造影剂注射和辐射暴露的风险。在导管室中，给予起搏负荷，通过主动脉根部的导管获得压力，并且通过放置在左心室中的导管可以计算容量。在负荷超声实验室中，评估方法得到了极大的简化，准确度却没有降低：目前采用针对诊断目的的负荷（运动、多巴酚丁胺、双嘧达莫或非侵入性起搏），收缩末期容积通过 2D（或者更好的实时 3D）成像获得，压力通过非侵入性测量的动脉收缩压（通过眼压计或袖带血压计）进行标准化校正（0.9 倍收缩压）获得。压力 – 容积比分别在基线、中间值以及峰值负荷时测量获得（图4-10）。

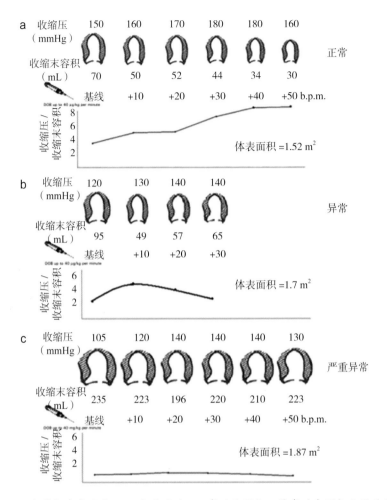

图 4-10 负荷超声实验室 PVR 评估方法：正常（上图）、异常（中图）和严重异常（下图）反应（改编自 Bombardini）。在正常情况下，收缩末期容积在峰值负荷时减小，但在明显异常反应时增高。正常情况下收缩压升高，异常反应时则明显降低

从制定临床决策的角度来看，PVR 可分为三个广泛的临床级别：正常上升相（负荷值是静息值的两倍或更多，意味着在负荷期间，随着收缩末期容积变小，收缩压逐渐升高）；异常的两相（负荷早期升高，随后返回到较高的负荷基线水平）；以及明显异常的平坦反应（在负荷期间有稳定的血压和容积反应）。给予运动和多巴酚丁胺等显著提高收缩力而增加心肌氧耗的负荷，PVR 的预期上升值更高，而起搏和应用血管扩张药，也使 PVR 有所上升，尽管上升程度较低。在采用常规室壁运动标准评估负荷超声阴性的患者中，PVR 的较低增加与预后较差相关，此参数相较射血分数变化具有更好的预后分层能力。尽管负荷超声的临床意义和科学性基于充分的理由，例如局部室壁运动异常优于不敏感的左心室功能整体指标（如射血分数），而简单的 PVR 评估方法的吸引力在于，

它的关注点是整体左心室功能的评估，这点区域功能评估无法实现。通过 PVR 进行的全球收缩性评估在临床上可用于识别预后不佳的患者，例如极早期和极晚期疾病的患者，他们通过室壁运动标准评估的负荷超声结果均为阴性。事实上，早期心肌病（由于糖尿病或高血压或肿瘤患者化疗所致的心脏毒性）患者静息和负荷下的局部左心室功能都可能是正常的，但在负荷期间存在收缩储备异常。而在疾病谱的另一端，患有严重静息左心室功能障碍而节段性运动评分无异常的患者，仍然可以通过负荷期间 PVR 的增加反映出收缩储备，这预示着更好的长期预后。

4.7　临床指导意义

室壁运动和局部增厚异常是采用负荷超声和核磁成像进行心脏负荷检查的前提。这两种技术也可以应用于（在相同的设置时）同步评估灌注和冠状动脉血流储备。通过局部收缩功能障碍检测缺血的存在、部位和程度，从而做出冠状动脉疾病的诊断和危险分层，这明显拓宽了负荷超声心动图的临床应用。在不久的将来，我们面临的首要挑战将是实施——借助斑点追踪和实时三维超声心动图等先进技术，对负荷期间的局部和整体心脏功能进行更加量化的评估，重点关注局部纵向功能和通过动态测定 PVR 评估整体左心室收缩力储备。

（张婷婷 译，李慕子 校）

Chapter 5
负荷试验的致病机制
Pathogenetic Mechanisms of Stress

为了合理使用负荷试验并恰当解释试验结果，以及考虑该试验的诊断终点，负荷试验的致病机理可采用病因分类。诱发血管痉挛的试验（麦角新碱输注和过度通气试验）是为了探讨功能性成分；试图研究冠状动脉狭窄（运动、双嘧达莫、腺苷、多巴酚丁胺、起搏）的试验主要是探索由组织器官因素界定的冠状动脉储备上限（图 5-1）。其中一些应激因子（如运动）也可能引起冠状动脉张力的变化，这些变化可以叠加在组织器官因素上，从而模糊了冠状动脉解剖和试验阳性结果之间的关系。

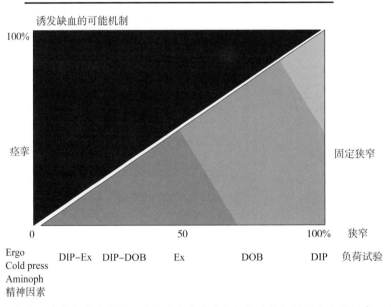

图 5-1 通过冠状动脉痉挛（左）、冠状动脉狭窄（右）或两种机制联合应用超声心动图诱导心肌缺血的概念分配图。Aminoph：氨茶碱；Cold press：冷加压；DIP：双嘧达莫；DOB：多巴酚丁胺；Ergo：麦角新碱；Ex：运动

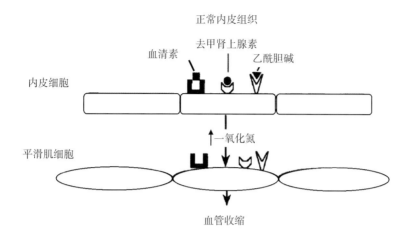

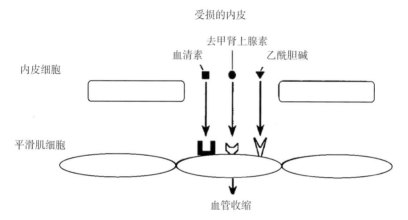

图 5-2 上图：存在完整内皮时，冠状血管中的内皮细胞和平滑肌细胞。血清素、去甲肾上腺素和乙酰胆碱等介质，触发相应的受体出现在内皮细胞表面，通过一氧化氮释放介导平滑肌细胞松弛和血管扩张。下图：当内皮细胞受损时，同样的介质直接作用于平滑肌膜上相应的受体，引起血管收缩

5.1 缺血和血管痉挛

由于冠状动脉血管痉挛可以与任何程度的冠状动脉狭窄共存，所以冠状动脉造影正常并不能排除血管痉挛型心肌缺血的可能性；反之，冠状动脉造影显示"显著"的冠脉狭窄也并不能确定器质性疾病与心肌缺血之间的因果关系。在过去的 20 年中，我们逐渐认识到这样一个事实，即内皮不仅作为非血栓形成的扩散屏障，阻止物质进出血液，而且作为身体中最大和最活跃的旁分泌器官，可产生有效的血管活性物质、抗凝剂、促凝剂和纤溶物质。正常内皮细胞产生两种血管活性和血小板活性产物——前列环素和一氧

化氮，它们发挥协同作用抑制血小板黏附和聚集，并松弛血管平滑肌。正常内皮还可对抗多种血管收缩性刺激，包括儿茶酚胺、乙酰胆碱和5-羟色胺，它还可增强扩张剂的血管舒张作用，如腺苷核苷酸。在血管内皮存在功能障碍时，血管扩张刺激如腺苷或双嘧达莫，可能变得不那么有效，而血管收缩刺激更为有效。冠状动脉痉挛的机制尚不清楚。

由于多种物理和药理刺激可以引起痉挛，并且没有特定的拮抗剂能够预防痉挛，因此似乎没有特定的受体亚型参与痉挛的形成。心外膜中层冠状动脉的平滑肌细胞对几种血管收缩性刺激做出反应，这些刺激来自外膜层（如α介导的血管收缩），或者来自内膜-血液界面（如内皮素和血清素）。实际上，5-羟色胺对正常人心肌动脉有血管舒张作用，这是由一氧化氮介导的；当内皮受损，如冠心病时，5-羟色胺则发挥直接的、不受抑制的血管收缩作用。临床上，马来酸麦角新碱能引起冠状动脉痉挛，麦角新碱能刺激α-肾上腺素能受体和5-羟色胺能受体，从而对血管平滑肌产生直接的收缩作用。过度通气导致全身性碱中毒。在生理学上，氢离子具有强大的钙拮抗作用，它似乎在跨膜的钙转运和肌原纤维ATP酶转运过程中与钙离子竞争相同的活性部位。因此，如果钙离子浓度增加或氢离子浓度降低，就会发生血管收缩。运动也可通过α-交感神经刺激引起冠状动脉张力增加，直至完全血管痉挛。多巴酚丁胺具有α-肾上腺素能刺激介导的血管痉挛和冠状动脉收缩作用。双嘧达莫本身没有冠状动脉收缩作用；然而，在1/3的变异型心绞痛患者中，氨茶碱（它阻断腺苷受体，但也刺激α-肾上腺素受体）中断试验可引起冠状动脉痉挛。研究组织器官固有（无痉挛）冠状动脉狭窄发现可通过两个基本机制引起缺血：（a）氧需求的增加，超过固有供应；（b）代谢/药理学刺激触发的不适当的冠状动脉扩张而引起的血流分布失调。表5-1和表5-2总结了多巴酚丁胺和双嘧达莫负荷的主要药效学作用。多巴酚丁胺对β_1-肾上腺素受体、β_2-肾上腺素受体和α_1-肾上腺素受体具有复杂的剂量依赖性作用，而腺苷和双嘧达莫的主要靶点是存在于心肌和冠脉血管中的A_1和A_2腺苷受体。尤其是，A_2A受体的刺激使冠脉阻力血管显著扩张，介导了小动脉血管扩张，而A_2B受体介导了传导性血管扩张。心肌A_1腺苷受体介导腺苷的负向变时和变传导效应以及直接的致痛效应。A_3受体存在于肥大细胞表面，可能参与调节支气管痉挛和低血压。外源性和内源性腺苷可显著扩张冠状动脉，而对体循环影响较小，可能是因为A_2A受体在冠状动脉中比在其他血管区域更丰富。A_1和A_3受体在介导的缺血预处理中也有潜在的作用。

腺苷是通过两条途径在细胞内产生的（图5-3），但是直到它离开细胞内环境，与细胞膜上的A_1和A_2腺苷受体相互作用，它才发挥作用。如图5-3所示，双嘧达莫通过阻断腺苷向细胞的摄取和传输而发挥作用，从而使腺苷在受体部位可用性更强。这两种机制均可在由于组织器官因素（涉及心外膜冠状动脉和/或心肌和/或微血管）导致冠状动脉血流储备固定减少的情况下触发心肌缺血。

表 5-1　多巴酚丁胺的药效学

	受体亚型		
	α_1	β_1	β_2
心肌	增强收缩力	提高心率，增强心肌收缩力	—
血管系统	血管收缩	—	血管舒张

表 5-2　腺苷和双嘧达莫的药效学

	受体亚型			
	A_1	A_2A	A_2B	A_3
心肌	减慢心率 减慢传导 胸痛 预调节			
血管		冠脉小血管舒张	传导性血管扩张	
肥大细胞 / 单核细胞			肥大细胞脱颗粒导致支气管痉挛	抗炎作用

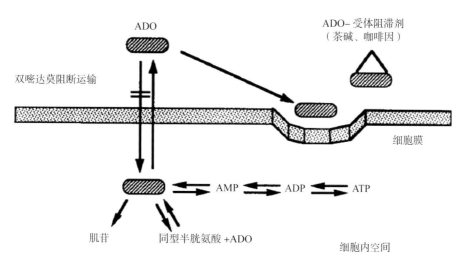

图 5-3　腺苷在冠状动脉中的代谢及其作用机制。ADO：腺苷；AMP：磷酸腺苷；ADP：二磷酸腺苷；ATP：三磷酸腺苷（改自 Verani）

5.2 氧需求增加

这种机制很容易被归结为我们所熟知的缺血的概念框架，即在冠状动脉血流储备固定减少的情况下，由于氧需求量的增加而导致的供需不匹配。不同的负荷可以通过不同的机制导致氧需求量的增加（图 5-4）。

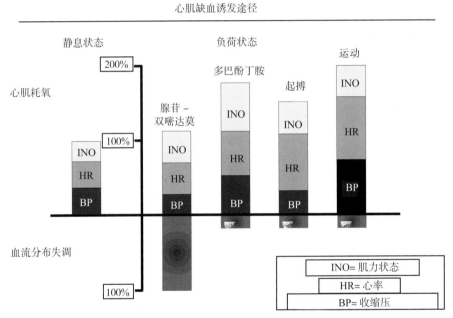

图 5-4 应用超声心动图评估静息状态（左）和某些压力（右）时心肌耗氧量的主要决定因素。图示收缩压、心率和肌力状态对心肌氧需求量的相对贡献率。在双嘧达莫或腺苷负荷期间，由于心率和肌力状态的分别增加，氧消耗略有增加。在运动过程中，氧需求的增加更加明显，这导致心率增加，肌力状态和收缩压增加（绘制和修改自 Picano）

在静息状态下，心肌耗氧量主要取决于心率、肌力状态和左室壁压力（与收缩压和左心室半径成正比）。双嘧达莫或腺苷给药后，由于其血管舒张作用，血压有所下降，交感神经张力代偿性增加，收缩力和心率也随之增加。在运动过程中，心率、血压和肌力状态的增加引起心肌耗氧量总体增加（图 5-4）。起搏和多巴酚丁胺在较小程度上也增加了心肌的氧需求。在起搏过程中，氧耗的增加主要是由于心率的增加；而多巴酚丁胺显著增加心肌收缩力和心率（图 5-4）。随着阿托品与多巴酚丁胺和双嘧达莫的联合使用，由于心率增加而导致的心肌耗氧量增加。

5.3 血流分布失调

在存在冠状动脉粥样硬化的情况下，适当的小动脉扩张可对局部心肌灌注产生有害作用，造成在静息状态下已经良好灌注的心肌层或区域过度灌注，而损害静息状态下血流平衡不稳定的区域或心肌层。

在"垂直窃血"中，解剖学上的必要条件是存在心外膜冠状动脉狭窄，心外膜下从心内膜下层"窃取"血液。垂直窃血的机制是狭窄后压力的下降，继发于通过狭窄区域的血流量增加。从液压学角度来看，众所周知，即使存在固定的解剖狭窄，阻力也不是固定的。给予双嘧达莫后，小动脉扩张，从而增加了狭窄病变的血流。这种增加的血流量可能导致更大的压力下降，压力下降的幅度与狭窄的严重程度及流量的增加有关。在存在冠状动脉狭窄的情况下，血管扩张药物的使用会导致狭窄后压力的下降，从而引起严重的心内膜下灌注压力的下降，这反过来又会导致绝对心内膜下血流的下降，即使是在心肌过度灌注的情况下也是如此。事实上，冠状动脉自动调节曲线可以分为两部分，心内膜下比心包下更容易降低冠状动脉灌注压。区域增厚与心内膜下血流密切相关，而非跨壁血流，这就解释了区域不协调的"悖论"，尽管区域内的跨壁流量增加，但仍有局部缺血。由于心内膜对氧的需求大于心外膜，所以心内膜的阻力血管比心外膜下的血管扩张更多，最终导致选择性心内膜下低灌注。

"水平窃血"要求在两个血管床之间存在侧支循环（图 5-5）；窃血的受损方是由更狭窄的血管供血的心肌。小动脉扩张储备须在供体血管中至少部分保留，并在接受侧支血流的血管中消除。血管舒张后，相对于静息状态，侧支循环的流量减少，因为供体血管的动脉床与受体血管的动脉床竞争，后者的血管舒张储备在静息状态下已经耗尽（图 5-5 和图 5-6）。

引起这种流量分配不均的负荷是通过"反向罗宾汉效应"实现的；不同于劫富济贫的英雄，他们从穷人那里偷窃（依赖于严重狭窄冠状动脉的心肌区域或心肌层）并给富人（在静息状态下已经得到良好灌注的心肌区域或心肌层）。这种血流动力学机制的生化基础是腺苷的不恰当蓄积，腺苷是冠状动脉血管扩张的主要生理调节剂。不恰当的腺苷蓄积可以由代谢刺激（如运动或起搏）或药理学刺激（如外源性腺苷或二吡啶醇，它抑制内源性产生的腺苷的细胞再摄取）触发。当然，血流分布失调在诱导缺血中的相关性是难以量化的，但这种机制可能在腺苷或二吡啶酮诱导缺血中发挥关键作用，在运动或起搏诱导缺血中发挥相对次要但重要的作用。理论上，通过刺激 β 肾上腺素能受体，多巴酚丁胺也可能导致中等程度的流量分布失调，β 肾上腺素能受体可介导冠状动脉血管的扩张（图 5-7）。

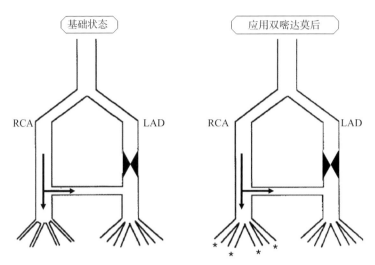

图 5-5 图解冠脉水平窃血的液压模型。在这个例子中，右冠状动脉（RCA）是供血动脉，由右冠状动脉的分支供应严重狭窄的左前降支（LAD）。血管扩张后冠状动脉窃血指的是通过侧支血管流向侧支依赖的血管床的绝对前向血流减少。随着冠状动脉远端血管床舒张，供血动脉出现血流相关的压力下降。因此，侧支血管的远端灌注压力下降，因为侧支血流主要依赖于驱动压力梯度（远端供血动脉与侧支血管床之间的灌注压力）（绘制和修改自 Picano）

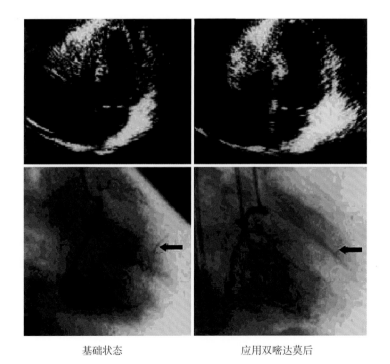

基础状态　　　　　　　　　　　应用双嘧达莫后

图 5-6 示例：右侧冠状动脉通过侧支向堵塞的左前降支供血。分别在基础状态下和双嘧达莫试验后采集的收缩末期二维超声心动图（顶部）和冠状动脉造影图像（底部）。双嘧达莫试验后，心尖部出现运动障碍；冠状动脉造影显示侧支血管（箭头所示）几乎完全消失（修改自 Picano）

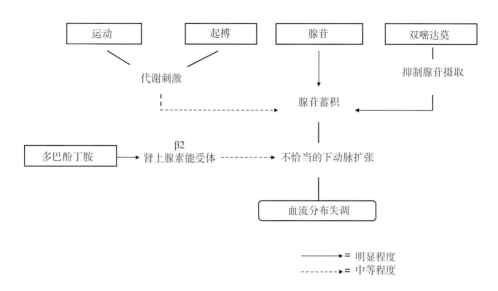

图 5-7　不同负荷下导致动脉血管不适当扩张的生化途径

5.4　运动模拟介质

在所有的负荷中，"运动模拟介质"差异较大，例如多巴酚丁胺和血管扩张剂负荷，例如双嘧达莫或腺苷负荷。要强调的很重要的一点是，在严格意义上讲，所有的药理学负荷都不是"运动模拟物"。只有运动负荷提供了关于冠状动脉血流储备以及心脏储备和心血管效能（即将冠状动脉储备转化为外部做工的程度）的综合信息。冠状动脉储备和心血管效能是运动耐受性和患者个体生活质量的共同决定因素。任何药理学负荷都不能模拟由运动引起的复杂的血流动力学、神经和激素适应性改变，也不能提供有关心血管效能的信息。运动探究了支持外部做工的整个生理过程：心理动机、中枢和外周神经系统、肺、心肌、冠状动脉循环、外周血液循环、骨骼肌、到细胞呼吸和线粒体氧利用。在这一过程中，药理学负荷只对"冠脉"这一环节进行检验。从超声心动图的观点来看，运动和药理负荷（包括多巴酚丁胺）诱导功能增强的力学模式是不同的。从临床角度看，通过运动负荷中心率 - 压力的变化可以对疾病的严重性进行分层，而药物负荷则不能。抗心绞痛治疗会影响药理负荷的结果，尤其是多巴酚丁胺（参见第 12 章），它的影响在某种程度上与同一疗法对运动负荷的影响无关。最后，心律失常、心率和血压反应丰富了通过运动负荷获得的诊断信息，而药理学负荷则无法获得。另外，为了诊断冠状动脉疾病，所有的负荷都可以被当成"运动模拟"。它们所涉及的生化和血流动力学机制实际上是发生在运动过程中的，如多巴酚丁胺介导的肾上腺素刺激或双嘧达莫介导的腺苷刺激。

最后依然重要的是，从一个非生理而更实用的观点来看，所有的负荷都应该被认为是对运动负荷的模拟，因为它们在相同的区域，诱导缺血的频率相似，且诱导缺血的程度类似。此外还界定了阳性反应，与运动缺血负荷对应的是足够引起缺血的药物剂量（"药理学剂量负荷"）。

5.5 新的药理学负荷

在儿茶酚胺负荷家族中，曾尝试使用熊果苷。它具有强大的 β 受体激动剂作用，比多巴酚丁胺有更强的变时性和更温和的肌力作用。它可能在概念上类似于起搏试验，因为它主要通过提高心率来增加心肌负荷。但现在该药已经不再使用。同样作为血管扩张药，新的 A_2A 受体激动剂（瑞加德松）被引入，该药半衰期较短（与双嘧达莫的 15 h 及腺苷的 30 s 相比，它的半衰期为 2 ～ 3 分钟），可通过静脉推注给药（而双嘧达莫和腺苷只能通过静脉输注给药）。推广该药的初衷是减少药物的副作用，它的作用时间足够长，可以静脉注射（参见第 14 章）。

5.6 阿托品的作用

阿托品是一种天然的抗真菌药物，由颠茄植物的生物碱组成。在罗马帝国时期，这种植物经常被用来制造毒药。这促使林奈将灌木命名为"颠茄灌木"，这个名字来自于阿特洛波斯，阿特洛波斯是命运三女神中最年长的一个，负责切断生命之线。颠茄（即美丽的女人）源自意大利妇女使用这种制剂来扩张瞳孔。阿托品是抗毒蕈碱药物的原型，它抑制乙酰胆碱对神经节后胆碱能神经支配的解剖效应器的作用。阿托品对心脏的主要作用是通过阻断窦房结起搏器 M2 受体的迷走神经效应诱导心动过速。阿托品还能增强房室传导，因此通常在起搏前给药（参见第 15 章）。青光眼患者偶尔会出现阿托品所致的瞳孔扩张症，因此青光眼是使用阿托品的禁忌证。阿托品还能降低膀胱正常收缩幅度，严重的前列腺疾病是阿托品治疗的另一禁忌。此外，阿托品能降低胃肠道的蠕动和分泌，因此可以在经食管超声前使用。在多巴酚丁胺、血管扩张剂或运动的基础上使用阿托品可以提高诊断灵敏度。然而，不出意料的是，随着阿托品的使用，缺血的风险以及非缺血副作用增加，这些副作用包括（如多巴酚丁胺加阿托品）阿托品中毒，如不安、易怒、迷失方向、幻觉或谵妄，通常在数小时内可自发消失。

5.7　联合负荷的方法

联合负荷可以是双嘧达莫－运动或双嘧达莫－多巴胺。也有关于心理压力测验和运动相结合的尝试和报道。

双嘧达莫仅引起心肌氧需求的微小增加，主要通过内源性腺苷蓄积所引发的血流分布失调现象引起缺血。高剂量双嘧达莫所引起的血流量增加持续时间相对较长，可保持峰值水平30分钟，因此代表了理想的"血流分布失调"背景，在此背景下可以叠加另一个负荷。此前已有研究表明，双嘧达莫不能阻断运动或多巴酚丁胺的血流动力学反应，但能增强运动和多巴酚丁胺的缺血潜能。潜在的假设是，心肌耗氧量的逐步增加（存在轻度冠状动脉疾病本身无法引起缺血），可能在双嘧达莫输注引起血流分布失调，造成缺血上限降低时达到临界阈值（图5-8）。临床实际情况是，联合负荷试验可以发现解剖上病变较轻的冠状动脉疾病，而单独使用这两种试验都没有发现。

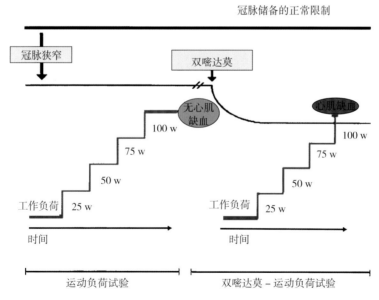

图5-8　双嘧达莫对运动缺血潜能的敏感性。冠状动脉狭窄（粗箭头）虽然不会严重降低冠状动脉的最大血流可用性（冠脉储备），但可能会永久性地降低心肌缺血阈值。预前使用双嘧达莫（细箭头），运动引起的血流动力学反应并没有被抑制（做工负荷呈正常的逐步增加趋势），但是由于血流分布失调现象的发生，血流储备显著降低（从Picano等获得许可而引用）

5.8　血管舒张效能和试验等级

用于检测冠状动脉疾病的每一种负荷，都可以通过三种主要的病理生理途径之一引起缺血：痉挛、"窃血效应"（也称为血流分布失调）和氧需求增加。

没有哪一种负荷是完全通过单一机制发挥作用的，因为腺苷和二吡啶醇也会轻微提高心率，运动和多巴酚丁胺也会引起一定程度的（轻度）血流分布失调。在严重的冠状动脉疾病存在时，不同类型的负荷都或多或少发挥了致缺血因子的作用（图 5-9）。

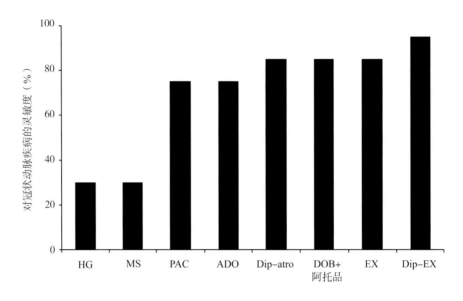

图 5-9 冠状动脉疾病诊断试验的灵敏度等级。将增加耗氧量和窃血现象两种主要机制结合的试验灵敏度最高。Dip‐EX：双嘧达莫‐运动；Dip：双嘧达莫；ADO：腺苷；DOB：多巴酚丁胺；HG：握力试验；MS：精神负荷；PAC：起搏

对于给定的缺血诊断标志物（例如负荷超声心动图显示的节段性室壁运动异常），与基于单一通路（双嘧达莫或多巴酚丁胺或运动）的试验相比，两种途径结合（如双嘧达莫‐运动、双嘧达莫‐多巴胺或双嘧达莫‐阿托品）进行试验的敏感性更高。不同的负荷因子不是竞争对手，而是盟友，因为有些合并症是特定的负荷因子（如上面提到的阿托品）的禁忌证。多巴酚丁胺的相关禁忌证是高血压和心律失常。在支气管哮喘、窦房和房室传导阻滞以及服用双嘧达莫的患者中不推荐使用腺苷和双嘧达莫。所有药理学负荷因子的常见禁忌证是妊娠（或准备怀孕）和母乳喂养。一些人由于骨骼问题和／或缺乏动力而无法运动。因此，为了诊断冠状动脉疾病并进行有效的心肌后血运重建，每个负荷超声实验室都应该熟悉不同的负荷因子。类似渔夫用渔网捕捉大、中或小型鱼，这些负荷因子可能被用来检测轻度、中度和重度的冠心病（"渔夫方法"）。如图 5-10 中所呈现，双嘧达莫或腺苷单独用于检测最严重的疾病（三支血管病变、左主干病变及短时间内出现的严重病变）。另外，双嘧达莫与多巴酚丁胺或运动负荷结合，则能检测到轻微的病变（如更轻微的单支血管病变）。

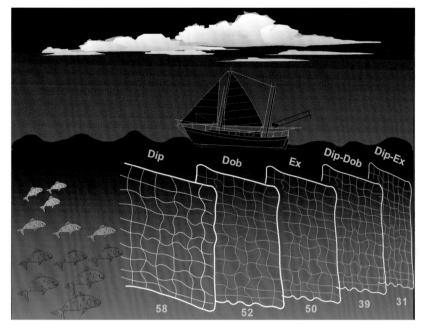

图 5-10　渔夫方法：上图中从无冠心病到严重的冠心病分别被表示为小鱼（绿色）到最大的鱼（紫色）。带有不同尺寸孔洞的渔网从最大到最小分别代表：双嘧达莫（Dip）、多巴酚丁胺（Dob）、运动（Ex）、双嘧达莫 - 多巴酚丁胺（Dip-Dob）以及双嘧达莫 - 运动（Dip-Ex）。在同一组患者中，冠状动脉造影作为每次特殊检查的金标准时，每种负荷的"孔洞大小"被确定在灵敏度和特异性之间的最佳截点。可以看出运动的截点正好为 50% 的狭窄（正如动物实验中所假定），双嘧达莫、多巴酚丁胺、双嘧达莫 - 多巴酚丁胺和双嘧达莫 - 运动的截点分别为 58%、52%、39% 和 31%。因此，如果兴趣点只是抓一条大鱼，就会用双嘧达莫

窃血效应的相关性也直接反映在冠状动脉血流储备的应变能力。腺嘌呤负荷最适合于此，因为不像多巴酚丁胺或运动与三倍血流增加相关，通过完全激发药理学血流储备，它们能使得冠状动脉血流增加五倍。血管舒张程度越高，冠状动脉疾病中出现不适当窃血现象的可能性越大。近年来，两种不同的负荷试验，即血管舒张和缺血应激，相互融合应用于冠状动脉血流储备和室壁运动的双重成像中。采用双嘧达莫对照超声心动图进行三重成像，即灌注、室壁运动异常和冠状动脉血流储备，这种方法前面已经提到过。

5.9　负荷超声心动图实验室中的不同病理生理学方法

利用负荷来增加心肌的氧需求以触发缺血，就像跳高时的经典跨越式方法：它是大家熟悉的概念（每个人都至少尝试过一次），是在传统力量的推动下前进的。而窃血效应就像"背越式跳高"，这种方法更加现代，可能看起来有点违反直觉，但至少和跨越式方法一样有效。作为一个年轻的跳高运动员，迪克·福斯贝里在 20 世纪 60 年代早期，

由于难以掌握标准的技术，即跨越，因此他开始用背部接近横杆，做一个改进的剪切动作，最后背部和地面平行地越过横杆。尽管此动作看起来比较笨重，但它确实奏效了。同样，在供需不匹配发生时，通过血管扩张剂而不是增加心肌氧需求来诱导缺血的方式也起了作用。福斯贝里因为获得 1968 年奥运会的金牌而引起轰动。福斯贝里式跳高因此也成了跳高运动员的一种标准技术——无论是奥运冠军，还是小学体育课上的孩子，均推动了专业的极限。在 1985 年首次提出这项建议的 30 年后，血管舒张剂负荷超声心动图成为初级保健负荷超声心动图医师的便利选择，这是一种对图像质量影响很小的负荷，他们将从中受益，减少了对检查结果的解释问题。对于拥有顶级专业技能和技术的负荷超声心动图医师来说，这也是一个不错的选择，因为它允许人们在相同的负荷下结合室壁运动和冠状动脉血流成像综合考虑。双重显像和药物负荷超声心动图学已被欧洲指南推荐为最先进的方法。近年来，在心脏核磁影像检查中，应用腺苷和人工合成腺苷 A_2A 受体激动剂（瑞加德松）检测冠状动脉疾病时，发现有症状的不稳定型心绞痛患者可能出现严重并发症（急性心梗、心脏骤停和猝死）。尽管在已经进行的数以百万计的检测中，这个数量微乎其微，但它促使 FDA 在 2013 年 11 月 20 日发出警告，建议特别谨慎使用这些药物，并尽可能改用双嘧达莫或多巴酚丁胺。在负荷超声联盟中，通过国际多中心注册的开展，从一开始就很好地强调了诱发心肌缺血的危险性，也就是说，只有当确立诊断的获益大于试验的风险时，才会考虑采用该试验。

5.10　临床指导方针

对于功能成像，在使用适当高剂量药物时，运动、多巴酚丁胺和血管扩张剂具有相似的诊断准确性。在联合灌注和功能显像中，血管扩张剂似乎使用更简便。负荷超声试验往往存在并发症，因此，当确立诊断的好处大于单个患者的风险时，才推荐应用该试验。我们不仅要成为负荷超声心动图医生，而且也要成为冠状动脉疾病领域的心脏病学专家，这是成功照顾患者的先决条件。

（张婷婷 译，李慕子 校）

Chapter 6
心肌缺血的超声心动图表现
Echocardiographic Signs of Ischemia

　　左心室功能对心肌缺血的反应单一，且不依赖于负荷。一过性心肌缺血和急性心肌梗死可以具备完全相同的超声改变，有所不同的是，在疾病的时间顺序上，从超声的角度而言，心肌缺血是一种可逆性的"心肌梗死"。心肌缺血的超声表现主要是一过性的局部室壁运动异常，是诊断成立的基础。其他的超声参数可以辅助评估病变的严重程度，包括左心室扩大、急性重度二尖瓣反流、每搏量降低、胸腔超声探及 B 线。在负荷超声心动图突飞猛进的时代，血管扩张药物评价冠状动脉血流储备的同时，还可以评价室壁运动异常，从而为诊断及预后提供更丰富的信息。

　　心肌对比造影，尽管存在技术难点，需要注射造影剂，但可能对于心肌缺血的诊断和预后的评估存在潜在价值，不过迄今为止，其应用仍旧局限于临床研究阶段（表 6-1）。

表 6-1　心肌缺血指征

	难易程度	实用性	临床意义
局部室壁运动	++	+++	诊断 / 预后
辅助指征			
左心室扩大	+++	±	预后
重度二尖瓣反流			
B 线			
肺动脉收缩压增高			
冠状动脉血流储备	+	++	预后 / 诊断
对比造影心肌灌注	±	++	诊断 / 预后

6.1 心肌缺血的主要表现：节段性室壁运动异常

正常心肌组织收缩期增厚，且呈现向心运动（表 6-2）。

一过性心肌缺血的典型改变是室壁运动异常（即非同步性），分为三个级别，即运动减低（运动幅度及收缩期增厚率减低），无运动（无明显运动幅度，收缩期增厚率无明显改变）以及矛盾运动（收缩期室壁局部矛盾性膨出，相应室壁收缩期变薄）。显而易见，此种分级方法用于评价缺血心肌的室壁机械运动改变存在主观性。从临床角度而言，室壁运动减低在观察者之间和观察者本身存在较大变异，因此可靠性下降。相比而言，无运动以及矛盾运动的观察者间变异相对较小。从病理生理角度来讲，室壁运动不同步的严重程度与缺血的严重程度和范围呈相关性。理论上讲，所有的方法和检查项目都可以用于记录室壁节段性协同失调。从每一个检查项目，M 型超声与 B 型超声比较，有较高的轴向分辨率，时间 – 运动轨迹更易于量化，因而有助力于记录室壁运动不对称。记录 M 型超声时，需要借助二维超声判断心脏的几何形态，指导取样线垂直于缺血区域。静息状态下，左心室运动正常的患者较左心室运动不对称的患者，更容易评估室壁节段性协同失调。而对于后者，负荷试验可以诱发心肌梗死区的同向心肌缺血，例加室壁运动减低进展为无运动。负荷试验诱导的基础功能障碍加重（所以称同向性缺血）提示梗死相关冠状动脉严重的残余狭窄，和梗死区受损心肌的存在。同向性残余缺血心肌还包括由梗死区冠状动脉供应的坏死心肌的邻近节段。与之相应，异位性缺血是指远离梗死区域，由不同冠状动脉分支供血。异位性缺血为多支病变所特有。从理论上讲，室壁收缩期增厚率减低的敏感性和特异性优于室壁运动。实际上，由于受到灌注和收缩正常的邻近心肌组织的牵拉，室壁运动在缺血过程中可以不发生改变（不同于室壁增厚）。在实践中，室壁节段性运动和收缩期增厚趋向于对称性地受到影响，但少数病理情况下除外（例如，旁路干预的术后室间隔、左束支传导阻滞、右心室起搏），这些情况下这两个参数可能分离、室壁运动改变，而增厚率正常。此时，评估静息和负荷状态下的收缩期增厚率至关重要。

表 6-2 局部室壁功能

	收缩期增厚率	心内膜运动
运动增强	增加	增加
运动正常	30% ～ 80%	5 ～ 10 mm
运动减低	减低	减低（< 5 mm）
无运动	无	无（< 2 mm）
矛盾运动	收缩期变薄	局部室壁收缩期膨出

6.2　负荷超声 4 个级别

结合静息状态局部室壁功能和负荷状态心肌基本反应模式，所有的负荷超声心动图诊断结果可简单归纳为 4 种模式，包括正常心肌、缺血心肌、存活心肌和梗死心肌（表 6-3）。潜在的机制以及心肌缺血与冠状动脉的关联详见图 6-1。

表 6-3　负荷试验 4 种模式

静息状态	+	负荷状态	=	诊断
运动正常	+	正常 – 运动增强	=	正常心肌
运动正常	+	运动减低，无运动，矛盾运动	=	缺血心肌
无运动	+	运动减低，运动正常	=	存活心肌
无运动，矛盾运动	+	无运动，矛盾运动	=	梗死心肌

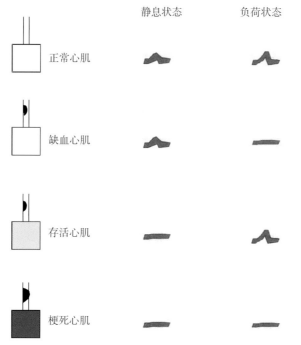

图 6-1　负荷超声心动图模式可以分为正常心肌（第一行）、缺血心肌（第二行）、存活心肌（第三行）和梗死心肌（第四行）。左列，相应的冠状动脉（平行线）及受累心肌组织（方块）。正常心肌组织为白色方块，梗死心肌为黑色方块，存活心肌为灰色方块。由正常冠状动脉供血的正常心肌组织，在静息状态下，室壁运动正常，在负荷状态下，室壁运动增强。由严重狭窄的冠状动脉供血的正常心肌组织，静息状态下，室壁运动正常，负荷状态下，室壁运动减低、无运动或出现矛盾运动。存活心肌在静息状态下，室壁运动减低，而负荷状态下，室壁运动正常。梗死节段在静息和负荷状态下，室壁运动均存在运动异常

相应的负荷超声心动图模式见图6-2。

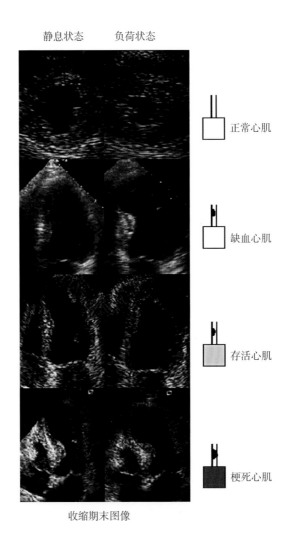

静息状态　　　负荷状态

正常心肌

缺血心肌

存活心肌

梗死心肌

收缩期末图像

图 6-2 超声心动图示正常心肌、缺血心肌、存活心肌和梗死心肌。左列为静息状态下图像，右列为负荷状态下图像。存活心肌由无严重狭窄冠状动脉供血，静息状态下，相应节段运动减低或无运动，而在负荷状态下，室壁运动趋于正常（第三行）。无论梗死相关冠状动脉有无解剖异常，梗死心肌在整个负荷试验过程中无变化（第四行）

正常心肌，是指在静息状态下，室壁运动正常，而在负荷状态下，室壁运动正常或增强。缺血心肌，是指在静息状态下，正常运动的心肌组织，在负荷状态下出现运动异常。存活心肌，是指在静息状态下运动异常，而在负荷状态下，运动改善。梗死心肌则是指在静息和负荷状态下，室壁运动均无明显变化。静息状态下，无运动的心肌组织，在负荷状态下，出现矛盾运动，是由于正常心肌组织收缩增强，导致心室腔内压力增加，而引起无运动的心肌组织被动向外扩张。此现象，类似于静息状态下心电图出现异常 Q 波，运动负荷试验中，出现 ST 段抬高。

在心肌受损模式下，静息状态下的室壁运动减低，在负荷状态下，表现为室壁无运动或矛盾运动。低剂量负荷试验下的存活心肌，在高剂量负荷下表现出缺血反应；"双相反应"提示存活和缺血心肌，并且受损心肌由严重狭窄的冠状动脉供血。

6.3　假阴性结果

即使冠状动脉造影确诊的冠心病患者，负荷超声心动图检查的结果也可以是正常（表6-4）。该情况多见于亚极量负荷试验，未达到冠状动脉最有效评估状态。最大负荷状态下，假阴性多见于冠状动脉病变不广泛（单支病变）或病变不是很严重（50%～70% 狭窄）的情况，尤其在左回旋支病变更为常见。并非所有的冠状动脉狭窄，其负荷试验反应都相同，极量负荷超声心动图检查结果阴性的患者，其解剖、功能及预后相对较好。抗心绞痛药物具有舒张血管的作用，因而会降低运动负荷超声心动图的敏感性。钙离子拮抗剂和硝酸酯类药物对多巴酚丁胺负荷试验影响较小。个别病例，尤其在未充分显影的节段，如左室下壁，主要由于检查本身的主观性和缺乏定量标准，负荷超声心动图未能检出心肌缺血。对于这些病例，磁共振成像（magnetic resonance imaging，MRI）可以明确局部室壁增厚率减低。对比造影不仅可以更清晰的判断室壁运动，还可以评价心肌灌注情况，从而增加诊断冠状动脉病变的准确性，比 MRI 费用较低廉，操作更简便。

表 6-4　假阴性原因

1. 亚极量负荷试验
2. 局限性（单支）冠状动脉病变
3. 轻度（50%～70% 狭窄）冠状动脉病变
4. 左回旋支动脉病变
5. 患者使用抗心肌缺血药物
6. 成像质量欠佳 / 图像分析欠佳

6.4　假阳性结果

一过性室壁运动异常是诊断心肌缺血非常特异的表现。但是，在负荷超声心动图试验中，无论有无诱发真性心肌缺血，均可存在假阳性诊断（表 6-5 和表 6-6）。尽管部分疑诊患者，冠状动脉造影无明显狭窄，负荷试验诱发冠状动脉痉挛，从而诊断真性心肌缺血和室壁运动异常。负荷试验诱发冠状动脉痉挛可见于运动负荷、多巴酚丁胺（图6-3）和双嘧达莫（氨茶碱使用过程中或结束后经常使用）等负荷试验中。

表 6-5　引起假阳性的因素（包括真性心肌缺血）

1. 无明显固定狭窄的冠状动脉发生痉挛
2. 冠状动脉造影对固定、明显狭窄显影不充分
3. 轻度、无明显狭窄的患者，冠状动脉血流储备明显减低
4. 隐匿性或尚未确诊的心肌病
5. 血流动力学改变（收缩压和／或心率增加过高）

表 6-6　引起假阳性的因素（不含真性心肌缺血）

1. 人为因素
2. 收缩的不对称性
3. 假性室壁运动不协调
4. 电传导异常（如间歇性左束支传导阻滞）

负荷试验过程中，很容易通过心电图 ST 段一过性抬高判断冠状动脉痉挛，但临床当中，更多情况是 ST 段压低甚至无明显改变。冠状动脉狭窄低于 50% 但生理上血流储备明显减少的患者，亦可检出真性心肌缺血。此时，相比于冠状动脉造影的结果，负荷超声心动图检出的局部室壁运动异常为"假阳性"诊断，此时血管内超声能明确了解冠状动脉内部解剖异常，从而做出"真阳性"诊断结果。负荷试验诱发的真性心肌缺血也可见于隐匿性心肌病。早期的心肌病变，在静息状态下可能不明显，但是由负荷试验所引起的变时性和后负荷改变，可以出现真性室壁运动异常，此类患者随着病情演进最终会确诊为心肌病。左心室肥厚的患者冠状动脉血流储备急剧减少，负荷试验亦能诱发心肌缺血。详见第 30 章，微血管缺血引起的心绞痛往往伴随典型的胸痛、ST 段压低、心肌灌注异常且无室壁运动异常。但是，左室壁极度肥厚的患者，尤其是主动脉瓣狭窄的患者，收缩期左室壁应力明显增加，出现广泛真性心内膜下心肌低灌注，从而出现真性室壁运动异常。最后，运动所致的收缩压过度增加，导致后负荷不成比例的增加，从而诱发多个节段出现严重的室壁运动异常（图 6-4）。

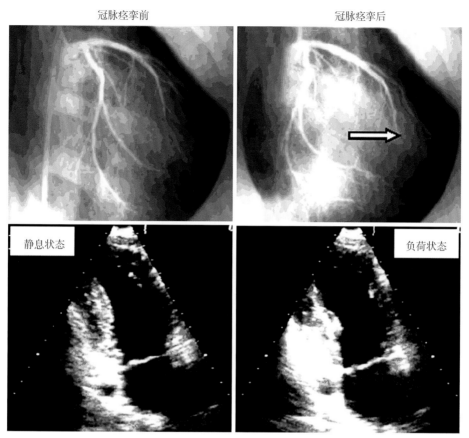

冠脉痉挛前　　　　　　　　　　　　冠脉痉挛后

静息状态　　　　　　　　　　　　　负荷状态

图 6-3 正常冠状动脉造影（左上图），该患者左前降支动脉自发痉挛（右上图，箭头所示），静息状态下（左下图）及峰值负荷状态下（右下图）收缩末期左室两腔切面，明确心尖部无运动（摘自 Varga 等）

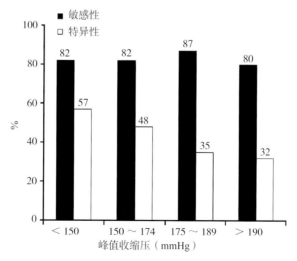

图 6-4 运动状态下峰值收缩压反应对应的运动负荷超声心动图敏感性（黑色）和特异性（白色）（摘自 Ha 等）

　　负荷试验诱发的心率快、血压高，甚至可以诱发导致正常心肌的局部室壁增厚率减低。由于不当的图像获取、解读和分析，假阳性可见于非真性心肌缺血患者。人为因素导致的假阳性包括判断标准过于严苛（例如无室壁运动增强）、负荷导致图像质量下降、心率过快、心肌收缩力增加过度，使不确定或无法判读的病例数量增加。而实际上，相应缺乏的室壁运动过度，或者甚至出现真性室壁运动减低，可以是完全正常心室对变力性负荷试验的生理反应的一部分。结合负荷试验，心肌对比造影能够识别预期应正常增加的心肌灌注的轻微减低，因此，更易检出假阳性和造影确诊的冠脉狭窄病例。实际上，心肌对比造影所见的微循环灌注减低，除流量限制性的心外膜冠脉病变外，亦可见于微血管病变、原发性心肌病早期以及其他几种情况。

　　最后强调，左室均无法避免人为因素所致的室壁运动异常的误判。假偏轴效应可以造成人为误判室壁运动异常，尤其在基底段及左室下后壁更为常见。

6.5　负荷试验"假性"结果的真正含义

　　即使最好的超声中心，也会有一定比例的假阳性和假阴性诊断。显然，医生缺乏诊断经验、负荷所致图像质量下降（运动和多巴酚丁胺负荷试验多于双嘧达莫），可导致负荷超声假性比例增高。变异型心绞痛、严重左室肥厚和未控制的高血压患者假阳性率更高；充分抗缺血治疗的患者假阴性率更高。如果，假性结果比例超过预计平均值的20%，则需要重新评估。远期来看，负荷超声心动图能检出血管造影的假性结果，为预后提供更真实信息，从而推翻了冠状动脉造影这一解剖学金标准所提供的预后分层。因此，单支血管病变且负荷超声心动图结果阴性的患者（假阴性）预后良好，内科药物治疗的效果优于介入再血管化治疗。冠状动脉造影正常且负荷超声心动图结果阳性的患者（假阳性），远期预后多不良。

6.6　心肌缺血的间接辅助征象

　　负荷心肌显像所见左心室扩大及肺示踪摄取延迟，提示心脏泵功能衰竭，而肺动脉楔压升高提示肺间质水肿。并且，负荷试验对广泛缺血、严重的潜在冠状动脉病变、预后不良的病例，特异性较高，敏感性较低（图6-5）：每搏量下降；一过性左心室扩大（较静息状态左室收缩末径增加 > 20%）；出现严重的急性二尖瓣反流；B线增加，肺血管外积水征象（将心脏超声探头放置在右侧第三肋间隙，可通过肺部超声检测到）；肺动脉收缩压升高。

评价心肌缺血严重程度常用辅助指标及相应的临界值详见表 6-7。

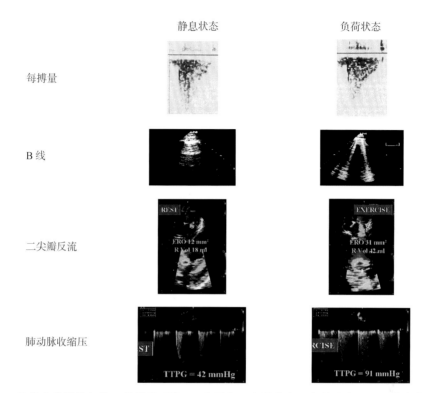

图 6-5 心肌缺血的间接征象：每搏量下降、B 线增加、急性重度二尖瓣反流，以及肺动脉收缩压升高。出现以上任何一种征象，均提示预后不良

表 6-7 辅助诊断心肌缺血严重程度指标

指标	成像模式	临床意义	临界值
左心室收缩末容积	二维（实时三维）	左心室整体功能下降	＞ 20%（负荷 – 静息）
二尖瓣反流	彩色多普勒成像	二尖瓣功能不全	＞ 1 级
B 线	肺超声检查	肺水肿	＞ 20%（＞ 15）
肺动脉收缩压	连续多普勒成像	肺动脉高压	＞ 20%（60 mmHg）

6.7 节段性室壁运动异常的背后：冠状动脉血流储备

早在十年前，学者们就梦想将局部室壁运动与冠状动脉血流储备同时进行评估，如今得以实现。心肌灌注与冠状动脉储备之间存在着概念和方法学上的差异，因为心肌灌

注需要进行心肌造影，而冠状动脉储备是评估冠状动脉血管的舒张能力（参见第 9 章）。然而，这两者都是冠状动脉扩张能力的镜像信息，需要冠状动脉循环的心外膜（近端、上游）和微循环（远端、下游）成分的完整性。在核医学和心血管磁共振负荷试验室，会常规评估心肌灌注。在负荷心脏超声实验室，心肌对比超声十几年的努力结果很让人失望，原因是心肌对比灌注显像的操作和结果解释的学习周期很长。相反，评价左冠状动脉前降支血流储备在临床领域迅速被接受，并直接影响诊疗方案。节段性室壁运动异常与冠状动脉血流储备的减少作为诊断指标意义截然不同，因为前者针对真性心肌缺血，并且受抗心绞痛药物的干扰，对于心外膜血管狭窄敏感，而对于纯粹的微循环损伤敏感性偏低（表 6-8）。

表 6-8　负荷超声心动图评价室壁运动及心肌灌注

	室壁运动	冠状动脉储备	对比造影心肌灌注
采用技术	二维成像	彩色脉冲波多普勒	低机械指数二维设置
缺血	是	否	否
治疗降低敏感性	是	否	可能 [a]
敏感性	++	+++	+++（不仅限于前降支）
特异性	++	++	++
预后价值	+++	++	++
病变	短期	长期	长期

[a] SPECT 数据扩展

因此，图 6-1 所示的诊断指标可以扩展包括图 6-6 的冠状动脉储备。功能正常的冠状动脉储备（前降支和右冠状动脉）是指心外膜的冠状动脉无结构和功能性狭窄，以及有完整的微循环。相反，室壁运动正常但冠状动脉血流储备异常，表现为心外膜冠状动脉血流动力学上轻中度狭窄或明显的微循环病变。这两个参数具有预测预后的补充意义，室壁运动异常可以识别短期内（数月）病变，而冠状动脉储备（不受室壁运动的影响）能够在长期内（数年）识别病变。受到上述技术复杂性的限制，负荷超声心动图结合心肌对比造影检查，对心肌缺血的诊断和预后评估显然优于单纯评价室壁运动异常，与之相似，多普勒超声不仅可以评估前降支动脉的血流储备，而且还能够对三支冠状动脉的供血区域进行全面评估。

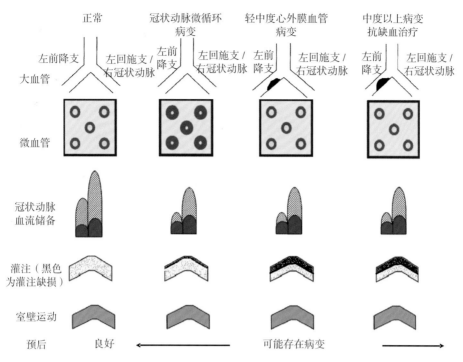

图 6-6　负荷状态正常室壁运动的病理生理反应和预后差异。最上行示心外膜冠状动脉，第 1、第 2 列示正常冠脉，第 3 列示中度病变，第 4 列示中重度冠脉病变同时有效的抗缺血治疗。方块代表心肌组织，圆形代表小血管。第 2 列，粗圆形代表冠状动脉小血管病变（结构及功能受损）。以上 4 列均代表负荷试验阳性的四种不同病理生理原因。最后 3 列代表异常的冠状动脉血流储备，异常微循环和大血管病变。可逆性心肌灌注充盈缺损表现类似于冠状动脉血流储备异常，它们反映了心肌血流储备，心肌对比造影的优势就是可以无差别地评估所有三个冠状动脉供血区域。在微循环病变当中，心内膜心肌下灌注缺损超过单支冠状动脉病变供血区域（摘自 Rigo 等）

6.8　心肌对比声学造影负荷超声心动图

负荷超声心动图可以与心肌对比声学造影（经外围静脉注射含微气泡）结合，这种改进具有多个层面的意义：

（a）显示心腔（图 6-7），评价左室壁运动：

- 提高不同阅片人之间的可重复性；

- 明显提高诊断的准确性；

- 几乎适用于所有患者，尤其是针对少部分图像质量较差，且之前负荷超声心动图检查无法筛查，却只能采取负荷 MRI 作为评价室壁运动替代手段的患者。

静息状态对比无声学造影，无法探测左前降支血液 静息状态对比声学造影，左前降支血流信号

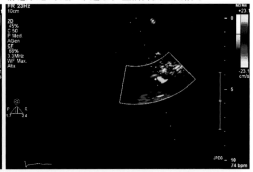

负荷状态及静息状态对比声学造影，脉冲波多普勒 负荷状态对比声学造影，左前降支血液信号

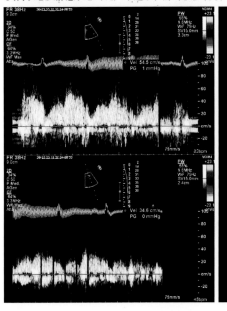
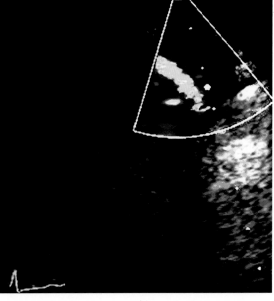

图 6-7 声窗较差的患者，静息状态下，冠状动脉成像困难，应用对比声学造影增强左前降支冠状动脉血流信号。左下图虽然有噪声干扰，但是足以判断舒张期峰值流速

（b）增强左前降支冠状动脉中远段彩色血流信号，对于非专家级阅片人及图像质量较差的患者，增加了对冠状动脉血流储备评估的实用性（图 6-8）。彩色多普勒对比增强显像的缺点是脉冲波多普勒追踪技术质量可能下降。

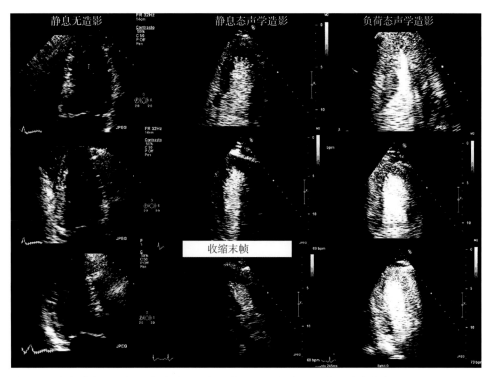

图 6-8 静息（中间列）及负荷（右列）状态下，低机械指数实行造影成像，四腔、两腔及心尖长轴切面收缩末帧图像。相同装置，用于心肌灌注显像，如图 6-9 所示，通过增加帧频序列来评估微气泡破坏性脉冲后的心肌再灌注显像

（c）与单独使用负荷试验相比，结合心肌灌注评估（图 6-9），尽管技术难度高，但是能对 17 个节段的多数室壁节段进行评价，明显提高了对冠状动脉所有供血区域病变诊断的准确性，不过诊断的特异性会有轻微下降。

（d）室壁运动评估；心肌灌注亦可增加评估预后的准确性。

造影剂微泡具备生物学惰性和安全性，它们完全保留在血管内，并且具有类似于红细胞的血液流变学特点。所有超声造影剂的重要共性就是纯粹血管示踪性，这在心脏成像中所用的示踪剂中独一无二（参见第 24 章）。该技术的关键进展是对超声信号进行在线处理区分造影微泡信号（非线性）和心肌组织背向散射（线性），而无须费时的脱机处理。利用信号处理 / 滤波技术，可以选择性地放大微泡产生的非线性信号（非多频率或振幅），而心肌组织的线性信号可以通过抵消脉冲序列来消除；这导致了微泡信号的普遍可视化。选择性地接收非线性反射的超声成像硬件 / 软件相较于使用常规成像软件，能获得更好的信噪比，提高检测的灵敏性。影响心肌对比造影临床应用的主要因素是管制、经济原因和技术限制。心肌对比声学造影药物尚未获得 FDA 批准。检查费用无法报销也是限制临床应用的因素之一。这项技术操作过于复杂、无明确临界值，使得忙碌的临床医生难以掌握。尽管有大量的科学证据，但是由于受到上述因素限制，大多数负荷超声实验室仍未开展该技术。

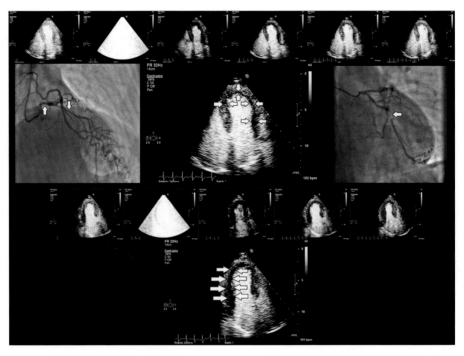

图 6-9　双嘧达莫负荷超声心动图（0.84 mg/kg/6 min）联合对比声学造影检查示例。最上行从左至右显示心尖四腔切面造影剂左室充盈再灌注顺序，造影微泡被破坏后，四个心动周期，造影微泡再次充盈心肌，黑色区域为心尖部，室间隔心尖段、左室侧壁基底段至心尖段（箭头所示）仍旧为黑色，提示为造影剂充盈缺损。第三行从左至右，示例心尖三腔切面左室后壁心肌再灌注充盈缺损（箭头所示），提示是左室后壁心内膜至心外膜全部受累。左侧造影图像提示左主干（50% ～ 60% 狭窄，箭头所示）和前降支动脉病变（箭头所示），右侧造影图像可见回旋支动脉病变异常严重（箭头所示），严重影响心肌血流灌注，导致左室后壁充盈缺损。心肌充盈缺损可能确诊无明确室壁运动异常或室壁运动异常难以判断的这种"平衡性病变"，此时，冠状动脉可以有不同程度的狭窄（轻度至重度）；负荷状态下，心内膜下 / 心外膜存在垂直"窃血"现象时，易于判断心内膜下心肌灌注缺损；而当存在平行"窃血"现象时，比较难于判断心肌灌注缺损

本章参考病例动图：病例 6（文前 P₇）、病例 26 ～病例 28（文前 P₂₂）。

（权　欣译，梁　玉校）

Chapter 7
左室心肌的标准节段划分
Standardized Myocardial Segmentation of the Left Ventricle

与所有心脏成像方式一样，超声心动图是通过人为地将左心室心肌分割成多个节段来评估左室局部功能的。左心室壁的各节段划分反映了不同冠状动脉供应的区域，这些节段的划分与其心肌质量相当，从而实现了超声心动图及其他不同成像方式的统一，以便于标准化的交流。

7.1 左室心肌节段性划分模式

心肌分段方法的分辨率是和节段的数目相关的；因此，它的分辨率范围可以从 20%（在 5 段模型中）到 5%（在 20 段模型中）。然而，增加节段的数量可以减小它们的尺寸，在分析过程中就需要应用近似和内插来解决不可接受的复杂问题。ASE 提出的16 段模型表实现了其精确度和可行性之间的合理权衡。在该模型中，左心室心肌首先分为三个心肌环（基底环、中间环和心尖环），每个环的高度均是左室长度的 1/3。基底段和中间段均约占左心室心肌质量的 35%，而心尖段占剩余的 30%。然后将基底和中间（乳头肌水平）环分成六个区域（每个区域占左心室周长的 60°），并将心尖环水平分成四个区域（例如每个区域占该水平的左心室周长的 90°）。区域的分割开始于室间隔和右心室游离壁的前交界处并逆时针旋转。基底环和中间环被标记为前壁、前间隔、后间隔、下壁、下侧壁和前侧壁。相应的心尖环划分为间隔、下壁、侧壁和前壁（图 7–1）。

16 段模型经过修改，增加第 17 段（心尖帽部分），这种改变可以适用于所有成像模态的节段划分标准，增加的这一段定义为超出左心室腔长度的额外一段心肌（图7–1）。也有一些作者建议将心尖环分为六个部分，类似于基底和中间环的分割。这便创建了一个 18 节段模型，这很直观，但这也导致了在评分过程中对心尖部心肌运动的过度评价（图 7–1）。由于观察者察觉不到"心尖帽"的心内膜移动和室壁增厚率，因此 17段模型适用于心肌灌注研究，或用于将超声心动图结果与其他成像方式（特别是单光子发射计算机断层扫描、正电子发射断层扫描和心脏磁共振）进行比较时。16 段和 18 段模型更适合评估室壁运动异常。

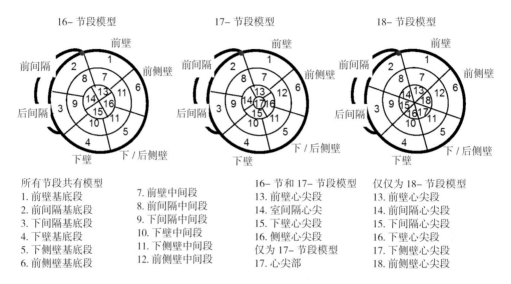

所有节段共有模型
1. 前壁基底段
2. 前间隔基底段
3. 下间隔基底段
4. 下壁基底段
5. 下侧壁基底段
6. 前侧壁基底段

7. 前壁中间段
8. 前间隔中间段
9. 下间隔中间段
10. 下壁中间段
11. 下侧壁中间段
12. 前侧壁中间段

16- 节和 17- 节段模型
13. 前壁心尖段
14. 室间隔心尖
15. 下壁心尖段
16. 侧壁心尖段
仅为 17- 节段模型
17. 心尖部

仅仅为 18- 节段模型
13. 前壁心尖段
14. 前间隔心尖段
15. 下间隔心尖段
16. 下壁心尖段
17. 下侧壁心尖段
18. 前侧壁心尖段

图 7-1 比较不同左心室心肌划分模型的示意图。左图：16- 节段模型。中间图：17- 节段模型。右图：18- 节段模型。在所有图中，外环代表基底节段，中间环代表中部（乳头肌）水平的节段，内环代表心尖水平节段。在 17- 节段模型中，在牛眼图的中心增加了一个额外的段（心尖帽）。右心室游离壁和左心室的前交界（即红点）定义了前壁和前间隔的分界（详见文字）

在标准胸骨旁切面（图 7-2）、心尖切面（图 7-3）及剑突下切面中，我们可以根据左心室的内部解剖标志识别心肌节段。为了保证评估室壁运动的可靠性和完整性，每一节段应在一个以上的切面和不同的方法中去观察。

通常，当每个节段的心内膜轮廓的可见长度大于 50% 时，节段性室壁运动便能可靠地去评估。在超声心动图中，我们通常利用心内膜偏移以及室壁增厚率来主观的评价节段性心肌功能。使用心内膜偏移作为评估节段性室壁运动的唯一标准，这存在一定的局限性。左心室任意节段的运动受到与其相连的所附着心肌的影响。例如，心脏存在运动异常的缺血区段时，一些相邻的正常心肌可能看起来是运动不足的，因为其运动受到邻近异常心肌的限制。相反的现象也可能发生。如果在剧烈收缩的正常心肌旁紧邻着缺血区域，则高动力段可以将缺血区域的心肌拉向腔体，这样可能会掩盖异常灌注区域。通常，仅仅通过观察心内膜偏移，则会高估心肌局部缺血程度。检测缺血性心肌最特异性的方法是观察收缩期室壁增厚的减低情况。正常心肌在收缩期厚度增加（参见第 6 章）。缺血导致收缩期室壁增厚率减低或消失。实际上，急性缺血也可引起收缩期变薄（即心脏舒张期的壁厚度大于心脏收缩期的壁厚度）。已有研究表明，对于心肌梗死结局的预测能力，室壁增厚率异常的范围和严重程度，明显优于心内膜偏移异常的指标。

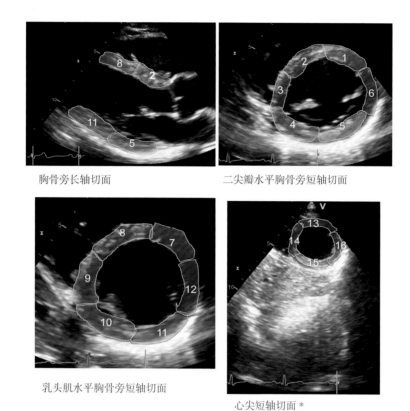

胸骨旁长轴切面　　　　　　　　二尖瓣水平胸骨旁短轴切面

乳头肌水平胸骨旁短轴切面

心尖短轴切面 *

图 7-2　标准二维超声心动图观察左心室各心肌节段的定位。各个节段的数字对应于图 7-1。* 心尖短轴切面通常从心尖处获得，移动探头让其高于传统四腔心切面一个肋间高度，并将探头向右肩倾斜，以获得右心室尖端消失处的环形切面

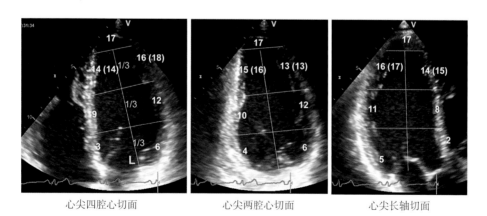

心尖四腔心切面　　　　　　　　　心尖两腔心切面　　　　　　　　　心尖长轴切面

图 7-3　标准二维心尖切面观察左心室各心肌节段的定位。为了识别这些节段，左心室腔（L）被分为 3 段。第 17 节段（"心尖帽"）被认为是超出左心室腔长度的一部分心肌。各个节段的数字对应于图 7-1。心尖部水平括号中的数字表示 18- 节段模型中的节段

心内膜偏移异常但是室壁增厚率仍保持正常的临床情况包括左束支传导阻滞、Wolff–Parkinson–White 综合征和起搏节律。在这些疾病中室壁增厚率仍然保持正常说明这类的心肌运动异常不是由心肌缺血导致的，而是有其他原因存在。

7.2 心肌节段与冠脉供血关系

左心室心肌各个节段的冠状动脉血液供应存在巨大的差异。尽管如此，目前的共识仍然是将每个心肌节段分配到特定的冠状动脉供血区域。心肌 17 个节段与三支主要的冠状动脉分配情况如图 7–4 和图 7–5（用牛眼形式）所示。

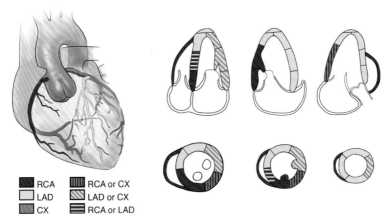

图 7-4 将 17 个心肌节段分配到左前降支（LAD）、右冠状动脉（RCA）和左回旋支冠状动脉（LCX）的区域（Lang Rm 等人修改，并由 Roberto Lang 等人提供）

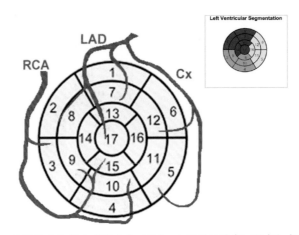

图 7-5 将 17 个心肌节段分配到左前降支（LAD）、右冠状动脉（RCA）和左回旋支冠状动脉（LCX）的区域（由 Feigenbaum 修改）

心肌血液供应变异度最大的部分在心尖帽（节段 17），其可由三支冠状动脉中的任何一支提供。第 1、第 2、第 7、第 8、第 13、第 14 和第 17 节段是由左前降支冠状动脉支配。当右冠状动脉占优势时，第 3、第 4、第 9、第 10 和第 15 段便由右冠状动脉支配。第 5、第 6、第 11、第 12 和第 16 节段通常由左回旋支冠状动脉支配。由于存在解剖学变异性，心肌的各个节段可由三支冠脉支配。在胸骨旁长轴切面中，下侧壁可以由左回旋支冠状动脉或右冠状动脉供应，这主要取决于冠状动脉系统的优势情况。室间隔的基底段部分（第 2 节段）由第一穿隔支灌注，当左前降支近端高度闭塞，可能累及室间隔的基底段。左心室的胸骨旁短轴切面是最适合评估三个主要冠状动脉分布的切面。右冠状动脉的后降支供应后间隔和下壁。如果前壁基底段（第 1 节段）受到影响，则可以怀疑左前降支第一穿隔支近侧管腔高度狭窄。上述解剖关系只是大多数情况，并不是绝对的，不同的患者可能会存在不同的解剖模式。特别是，当出现右冠状动脉优势型或不太常见的左回旋支动脉优势型时，心肌节段与冠状动脉支配的关系会发生本质性变化。心尖是冠状动脉灌注的常见变异区，其下壁心尖段通常由右冠状动脉供应。然而尽管存在如此多的变异，根据经验，负荷诱导的相关心肌节段运动异常可以较为清晰地预测冠状动脉狭窄的存在和位置，尤其是当左前降支供应的节段受到影响时。

剑突下四腔心切面与心尖四腔心切面获得的图像有一定的相关性，并且剑突下短轴切面类似于胸骨旁短轴切面。剑突下切面的主要优点是常规超声检查时，声窗不佳的患者，如肥胖或支气管肺病的患者中这个声窗是可视的，而且这个切面对于评估是否存在右室急性扩张的右室缺血性疾病有巨大作用。

在负荷超声心动图中应该观察不同声窗的多个切面，以便保证该技术的高度可行性，从而使得 95% 以上的患者图像都有使用及研究价值，同时对所有左心室节段进行完整的综合评估。

7.3　左心室功能评分

左心室节段的划分是以左心室的解剖学为基础，它可以快速实时地评价室壁运动情况。我们用数值来代表节段性室壁运动异常的程度。室壁运动异常程度不同的节段被赋予不同的数值。按照 ASE 和欧洲心血管成像协会的建议：1 为正常运动或运动过度，2 为运动功能减退，3 为运动消失，4 为反向运动或室壁瘤（表 7-1）。

表 7-1　分段评分系统

得分：
1 = 正常 / 过度运动：正常 / 过度的收缩期心内膜偏移和心肌增厚
2 = 运动减退：收缩期心内膜运动幅度减小（＜ 5 mm）和心肌增厚减少（＜ 30%）
3 = 运动消失：收缩期心内膜无运动（＜ 2 mm）和心肌无增厚
4 = 反向运动：收缩期室壁向外运动，心肌无增厚

　　将所有节段的分数相加以获得左室室壁运动分数，该分数除以各节段的数量从而获得室壁运动评分指数。例如，在 17- 节段模型中，正常左心室的指数为 1（17 分 /17 段）；两个节段运动减低将给出 1.12 的指数（19 分 /17 段）；三个区段的运动消失将对应于 1.53 的指数（26 分 /17 个区段）。室壁运动评分指数可以在静息状态和负荷状态下计算，尽管简单易行，但其却能综合检测缺血范围和严重程度。室壁运动评分指数是独立于计算机软件的，可以在几秒钟内获得结果。图 7-6 展示了负荷超声心动图报告中的一个例子。

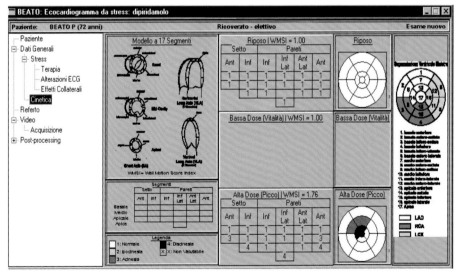

图 7-6　一份负荷超声心动图阳性的典型报告。基线状态下与负荷状态下左心室 "牛眼图" 综合展示了两种不同状态下左心室功能的图像（上图，正常功能，静息时室壁运动评分指数 = 1）和负荷状态下的运动功能（下图，广泛缺血，目标心率下室壁运动评分指数 =1.56）

　　射血分数的评估（不同于室壁运动评分指数）需要手动追踪心内膜边界，并且依赖于左心室形状的几何假设（表 7-2）。

表 7-2　整体左心室功能指数

	室壁运动评分指数	射血分数
参数性质	半定量	定量
所需时间	秒	分钟
几何假设	否	是
分析	视觉	后处理
计算机设备是否要求	否	是
读者	超声心动图学医师	心脏病学医师

　　然而尽管如此，射血分数也无疑优于室壁运动评分指数。射血分数作为评价整体功能的指标，是一个与"行话"无关的术语（只有超声心动图学医师知道）；当然，它也是属于整个心脏学界的共同语言，是所有成像方法包括血管造影、核医学和超声心动图的共同参数。它的范围很广，从 10% 以下到 80% 以上，其预测价值已经得到广泛验证。

　　然而，射血分数也有一定的局限性。它是评价整体功能的指数，并不能区分节段性和弥漫性的心肌功能障碍。除了反映心肌功能外，它还受到心室前负荷和后负荷以及心率的影响，并且对轻度或有限的局部心肌功能障碍不敏感。利用同一切面，我们可以在计算超声心动图的射血分数的同时，去评价节段性室壁运动，并且将区域性的功能信息一定程度地整合到射血分数当中。在超声心动图研究期间不需要进行诸如多普勒超声等其他特殊的成像。

　　相反，室壁运动评分指数对轻微的节段性室壁功能异常很敏感。一个节段的运动减弱对射血分数并不会有显著影响，但它确实会产生异常的室壁运动评分指数。室壁运动评分指数的估计不要求某个节段在所有切面都是可见的，但是要保证左心室的某个节段至少在一个切面中可见。对于临床研究来说，这是一个很大的优势。因为在给定的视野中，当整个心室在静息状态下就存在运动异常的问题，那么在负荷下的运动异常就会更加明显。

　　室壁运动评分指数广泛应用的局限性在于它的主观性（特别是对于节段性运动减低来说，观察者之间的变异度很高），同时对那些不接触超声心动图检查的心脏病学专家来说，这个指标也不是很熟悉。

7.4　人为的假性节段性运动异常

　　通常，节段性室壁运动异常的评估是通过超声心动图对左心室的几个切面检查而获取的，每个切面都有其自身的优点和局限性。

二维超声心动图的空间分辨率在超声束的轴向上是最佳的。探头的不正确定位会造成人为的节段性的假性运动异常。因此，应该使用不同的超声心动图切面，从不同的声学窗口观察同一左心室节段，以评估是否存在节段性的假性运动异常。

由于超声波束是垂直于心内膜的，因此胸骨旁长轴切面显示前间壁和下侧壁是最佳的。然而，心脏对平移运动的敏感性可能会限制这个切面的应用，这与患者压力相关的过度换气引起的呼吸干扰有关。缩短的长轴切面可能会造成心尖段假性的运动过度，从而掩盖其真正的运动减低，同时会造成室间隔基底段和下侧壁的假性运动减低。

乳头肌水平的胸骨旁短轴切面可以同时评估三条冠状动脉分布的左心室各个节段区域。这种切面特别适用于室壁运动的定量分析，尽管在相对高龄的患者中（如冠心病患者）要获得此切面存在一定的困难。我们很少使用二尖瓣水平的胸骨旁短轴切面，因为在这种情况下，通常可以看到下壁基底段短暂的假性运动异常。这种假性异常的原因是左心室从底部到顶部出现的生理性收缩缩短，在舒张期左心室壁被成像，而在收缩期，进入成像平面的是左心房，由此就造成了上述的假性不协调。该切面的另一个缺点是与静息状态相比，负荷作用下左心室的基底部至心尖部缩短的程度也增加了。因此，如果在二尖瓣水平的胸骨旁短轴切面中看到下外侧壁基底段的室壁运动异常，这时候应该谨慎报道，除非在另一个切面中也可以看到此节段的运动异常。

完美的短轴切面必须是圆形的。椭圆形的短轴切面可以掩盖前壁的运动异常，并出现假性的下外侧壁的运动减弱（图7-7）。心尖（四腔心和两腔心）切面是负荷超声心动图中最常用和最有用的切面。诱导性缺血首先影响左心室壁的心内膜下层。由于心内膜下层的心肌纤维是纵向的，缺血心肌丧失的第一个功能就是纵向缩短的能力（在从底部到心尖的方向），这种异常可以通过心尖切面观察到。

为了正确获取左心室的心尖切面，应特别注意正确定位，避免心腔的缩短。正确的四腔心切面应将右室面积最大化，不显示主动脉根部。缩短的四腔心切面可以掩盖心尖部的运动减退（会出现假性的运动过度），并且可能出现假性的侧壁和后间隔基底段的运动减退。

如果采集得当，心尖两腔心切面不应显示主动脉根部或右心室腔。它类似于心室X线摄影中的右前斜位投照，可清楚显示下壁和前壁。缩短的心尖两腔心切面可以掩盖心尖部的运动减退，并可能出现假性的下壁基底段的运动减退。

正确的心尖左室长轴切面将显示主动脉根部。它类似于心室X线摄影中的左前斜位投照，可清楚显示下侧壁和前间隔。缩短的心尖长轴切面可以掩盖心尖部的运动减退，并产生假性的下侧壁基底段的运动减退。

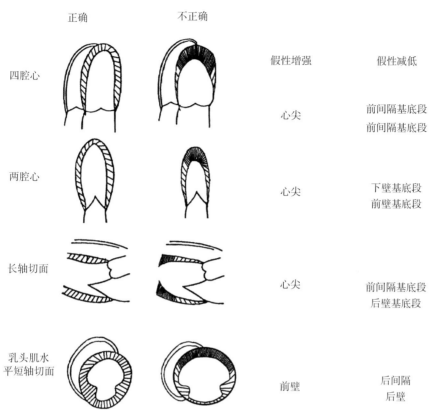

正确　　　不正确

假性增强　　　假性减低

四腔心

两腔心

长轴切面

乳头肌水
平短轴切面

	假性增强	假性减低
四腔心	心尖	前间隔基底段 前间隔基底段
两腔心	心尖	下壁基底段 前壁基底段
长轴切面	心尖	前间隔基底段 后壁基底段
乳头肌水平短轴切面	前壁	后间隔 后壁

图 7-7　负荷超声心动图检查。左侧显示每个切面的正确成像；右侧显示了不正确的成像，这在负荷压力下可能掩盖或产生假性的节段性室壁运动异常

7.5　经胸和经食管超声心动图室壁节段分析

经食管负荷超声心动图适用于经胸超声心动图声窗不佳的患者。这项半侵入性技术的开展会造成患者的不舒适感，正如俗话所说的，"如果是你做，经食管超声心动图会被认为是一项无创检查，如果别人对你做，则就被认为是一项有创检查"。

经食管超声心动图药物负荷试验在评估心肌缺血(多巴酚丁胺或双嘧达莫药物负荷)、心肌存活（多巴酚丁胺药物负荷）、冠状动脉血流储备（双嘧达莫或腺苷药物负荷），以及基于诱导性节段性室壁运动异常进行的预后分层方面取得了优异的结果。经食管超声心动图（图 7-8）通常使用修改后的 17- 节段模型进行节段分析。然而，术中对左心室局部功能的监测通常局限于经胃底左心室乳头肌切面的六个节段。在这个切面中，三条主要冠状动脉提供灌注的心肌区域是可见的。尽管它的准确性很高，但因为负荷磁共振成像的出现，经食管负荷超声心动图在临床中的作用正在下降，这类成像方式主要应用于在使用自然二次谐波成像或者对比增强超声心动图后，图像仍没有改善的声窗差的患者。经食管负荷超声心动图仍然是手术室（用于早期评估血运重建的功能结果）或重症监护室（如用于招募心脏捐献者）患者的首选负荷试验模式。

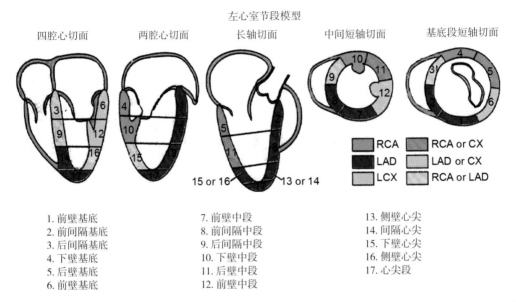

图 7-8 经食道超声心动图的左心室节段模型。短轴切面是在胃底获得的，而四腔心和两腔心是从食管中段获得。RCA：右冠状动脉；LAD：左前降支冠状动脉；CX：左回旋支冠状动脉

7.6 左心室节段：二维和三维成像的关系

三维超声心动图是一种有吸引力的技术，可以克服二维超声技术在负荷超声心动图检查中的很多局限性，这些局限性包括通过常规胸骨旁和心尖切面对心肌的可视化是有限的（实际可视的心肌小于 10%，图 7-9）、声窗差时并不是所有左心室节段均可见、声束方向不正确（切面缩短）、在负荷流程的不同步骤中所对应的切面难以匹配，以及采集一系列切面要花费很多时间，会出现错过短暂缺血的风险等。

利用全容积三维超声心动图的操作者只需通过旋转或切割的方式来采集超声数据，从而快速获取图像，并在无限数量的平面中观察整个左心室。除了获得传统的两腔、三腔及四腔心之外，左心室的多个平行短轴切面（通常为六至九个，从基底部到心尖部等间距分割，见图 7-9）都可以用于节段性室壁运动的综合分析。此外，一旦获得了容积数据集，基线和目标心率负荷的相关切面会更容易得到正确匹配，这样就可以用来比较相同的左心室节段的室壁运动情况了。最后，据报道三维超声显著缩短了进行负荷超声心动图检查所需的时间，使得三维负荷超声心动图更具成本效益。

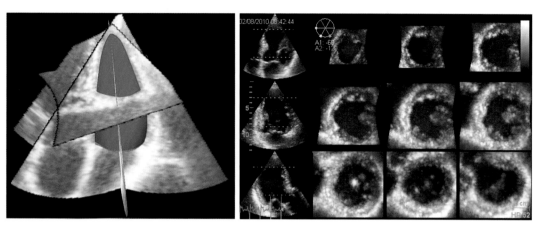

图 7-9　通过二维（左图）和三维（右图）超声心动图检查左心室不同节段可视化图像。二维超声心动图获得了许多包含有限心内膜及心肌表面的断层平面。大多数心内膜及心肌表面（图中的绿色表面）实际上并不能通过二维技术可视化。相反，三维数据集可以被切成覆盖整个心内膜圆周和长度的多个切片（图中为 12 个），从而提供更全面的心内膜及心肌可视化图像

　　使用第一代和第二代三维超声心动图扫描仪和相关软件进行的研究显示，三维超声心动图和二维超声心动图进行的药物负荷超声心动图检查具有相似的敏感性。然而，这些研究报告了使用三维超声心动图进行负荷检查的三个主要局限性，这些局限性可能会减少在常规临床实践中使用三维超声心动图进行负荷试验：①三维超声心动图数据集的时间分辨率有限；②通过裁剪数据集获得切面所需的后期分析时间较长；③无法同时在基线和峰值负荷期间并列显示裁剪的图像。所有这些技术的局限性已经被最新的三维扫描仪克服了。

表 7-3　射血分数：超声心动图实验室从二维到三维

	二维	三维
缩短伪像	是	否
几何假设	是	否
准确性	好	很好
再现性	好	很好
成像时间	分	秒
分析时间	分	分

　　利用三维超声心动图获得左心室无限视野的能力，使这项技术有可能改善负荷超声心动图检测缺血的灵敏度，特别是对于患有单支血管疾病和局限的室壁运动异常的患者。

尤其是当局部缺血位于左室心尖部时，这项检查增加了左前降支冠状动脉疾病检测的灵敏度。

毫无疑问，实时三维超声心动图检查具有很大的潜力，可以使负荷超声心动图更加定量化，技术要求更低，现在已经成为评估基线和负荷期间心脏体积、左心室质量和射血分数的金标准，其准确性和再现性可以与心血管磁共振相当（表7-3）。通过使用三维超声心动图，许多临床重要辅助信息可以在负荷期间得出：每搏输出量（例如，在低流量、低压差的主动脉瓣狭窄的多巴酚丁胺负荷超声心动图中是很有意义的）、收缩末期容积（例如，测量负荷期间的压力–容积关系作为心力衰竭患者收缩储备的指标）、平均舒张期充盈率（对于舒张功能可能是重要的，并且可以从每搏输出量和心脏舒张期的持续时间中得到）和血管阻抗（表示为每搏输出量/动脉收缩压的值）。

探头尺寸的减小和全自动容积分析的发展，使得三维超声心动图从复杂、耗时，且作为研究导向的方法，发展成为负荷超声心动图实验室中越来越多地使用的常规临床工具。

本章参考病例动图：病例10（文前P_9）、病例21（文前P_{18}）、病例42（文前P_{34}）。

（赵　莹译，孟庆龙校）

Chapter 8
右心负荷超声心动图
Right Heart Stress Echocardiography

心脏病学家和肺病学家对右心在负荷下的表现重视不足，也很少进行研究。其中原因各不相同，但传统观念认为，右心室是静脉系统和肺部之间的被动管道，这主要是因为早期动物实验显示，即使右心室的游离壁被破坏后，中心静脉压力也没有增加。此外，右心超声心动图不如左心室成像那么标准化。最新的病理生理学、临床和预后数据表明，在许多情况下包括缺血性心脏病和心力衰竭中右心室都发挥着重要作用。鉴于右心室和左心室共用室间隔，具有重叠的血液供应，并且两者被心包结合在一起，所以心肌缺血和/或心力衰竭引起的变化会反映在肺血流动力学和右心室功能上。现代多普勒超声心动图可以系统评价负荷期间心肺病理生理学的五个关键方面：节段性右心室功能；右心室整体纵向功能；右冠状动脉后降支的冠状动脉血流储备；肺血流动力学指标，即肺动脉收缩压、肺血流速度时间积分和肺血管阻力；血管外肺水（反映肺泡毛细血管膜的损伤情况）。在几种病理状态下，从冠心病到心力衰竭，伴随技术的进步，人们对右心适应的复杂性和临床相关性（肺循环和肺泡–毛细血管膜功能）有了更深入的理解。在许多情况下，如果我们不注意右心和肺负荷血流动力学，就不可能完全理解心脏病的机制。

8.1　冠心病患者的局部右心室功能

由于几个解剖学和功能学因素，右心室比左心室更不容易受到缺血的影响，其中原因包括右心室有丰富的 Thebesian 静脉系统（灌注右心室乳头肌）、双重解剖学血液供应系统（其中左冠状动脉分支灌注右心室近三分之一）、右室侧支血管快速建立使左向右跨冠状动脉压力梯度的阻力降低，以及相对较薄的室壁和较低的搏出功和室壁张力（负荷时氧需求和跨壁灌注不均一性均降低）。右心室的血液供应以丰富的侧支系统及舒张期和收缩期的双期灌注为特征。静息状态右心室的灌注率为 $50 \ mL \cdot min^{-1} \cdot 100 \ g^{-1}$，远低于左心室的灌注率（$120 \ mL \cdot min^{-1} \cdot 100 \ g^{-1}$）。然而，右心室缺血可能仅仅发生在负荷期间，如果没有特别寻找，也很难识别。它需要额外的成像切面（剑下切面）来显示右心室缺血的情况，并需要医师具有更多的经验来识别它。

由于右心室位于胸骨后、几何形状复杂、其内大量的肌小梁，同时右心室也与左心室的轮廓部分重叠，因此很难评估右心室的大小和功能。没有一个超声心动图切面可以看到完整的右心室。介于超声心动图分析的目的，右心室可分为四个部分：前壁、侧壁、下壁和流出道壁（图 8-1）。

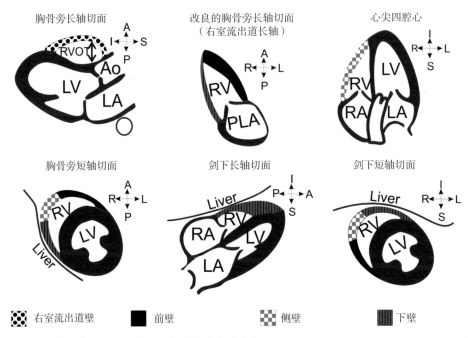

图 8-1 负荷超声心动图检查右心室功能的系统方法。A：前；AO：主动脉；I：下；L：左；LA：左心房；LV：左心室；P：后；R：右；RA：右心房；RV：右心室；RVOT：右心室流出道；S：上

如图所示，右心室由流入道和流出道组成。前者有前壁和下壁（也称为膈壁）。下壁位于膈肌上方。右心室的外缘形成了心锐缘，从超声心动图的角度来看，它也被称为侧壁，在前面与前壁交界，在后面与下壁交界。右心室的流出道向上为肺动脉瓣，向下为室上嵴、室间隔乳头肌（Luschka's 肌）、三尖瓣的前叶和隔束。流出道由前壁（超声心动图称为流出道壁）和后壁所组成。下壁由锐缘支和后降动脉灌注，侧壁由锐缘支灌注，流出道和前壁由前降动脉和后降动脉灌注。虽然室间隔是右心室的一部分，但其功能的评估通常包括在左心室的分析中。在右优势心脏中，85% 的病例右心室由右冠状动脉灌注。右心室收缩异常（最常见的是外侧壁和下壁）的出现是冠状动脉受累的标志，由麦角新碱诱导的冠状动脉痉挛，或多巴酚丁胺诱导心肌缺血狭窄引起（表 8-1）。右心室收缩异常出现的比左心室晚，可以从改良的胸骨旁和剑下长轴切面中更好地被识别出来（图 8-2），并且伴有严重的右心室和右心房扩大，有时伴随着 M 型三尖瓣环平面收缩期位移（tricuspid annular plane systolic excursion，TAPSE）的减少，此指标主要用来评价

右心室整体纵向功能。

表 8-1 负荷超声心动图中右心室和左心室缺血的差异

	右心室	左心室
在右冠状动脉疾病中发生率	40% ～ 60%	70% ～ 90%
在左冠状动脉疾病中发生率	0 ～ 20%	70% ～ 90%
心电图异常	右心前导联	标准导联
孤立表现	罕见	频繁
检测的可行性	60% ～ 80%	90% ～ 98%
预测值	附加于左侧	已建立

　　静息或负荷诱导引起的右心室扩大不一定是由冠状动脉疾病引起的，有可能是由于其他病症如负荷诱导的肺动脉高压引发，而这可能具有预后意义。如果利用室壁运动情况来评价，仅在 2% 的右冠状动脉狭窄患者中可以探测到孤立的右心室缺血表现，但是如果利用 TAPSE 升高未能大于 2 mm 或者其他右心室纵向运动功能指标改变，就可以使右冠状动脉狭窄的检出率升至 5% ～ 10%。如若再伴有下壁缺血，其中 20% 患者会发现右心室功能障碍，进而导致预后不良。

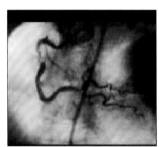

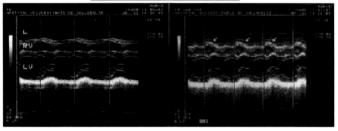

图 8-2　来自剑下声窗的 M 型研究。静息检查（左）显示正常的右心室壁运动。在多巴酚丁胺输注期间（右），可清楚地看到右心室下壁的运动障碍（箭头）。垂直线对应于心室收缩。L: 肝; LV: 左心室; RV: 右心室（由 Alberto San Roman 等人提供）

8.2 右心室整体功能

右心室的整体收缩力储备可以利用射血分数的增加或面积变化率来测量，或者以更简单但同样准确的方式来测量，比如右心室基底部下降幅度的增加或 TAPSE 的增加值等。后者（TAPSE）是一种代表右室整体功能的指标，可由心尖四腔心切面和由二维图像描记的 M 型曲线（图 8-2）来记录游离壁长轴运动幅度（正常为 15～20 mm）。TAPSE 与独立几何形态假设的放射性核素心室造影所测量的右心室射血功能之间存在良好的相关性。从概念上讲，TAPSE（或者，如果可以获得，三尖瓣瓣环外侧壁组织多普勒成像的收缩期 S 波的峰值运动速度）评估右心室的纵向功能的方法是和 MAPSE（二尖瓣环平面收缩期位移）一样的，MAPSE 也是通过简单的 M 型或左心室的心肌速度成像来评估左心室功能。TAPSE 的评估可以避免因计算右心室射血分数所固有的近似、错误和计算负担。产生这些近似与错误的原因主要是因为右心室的新月形和不规则形状不适用于任何几何建模，尽管实时三维超声心动图有可能解决或至少最小化这个问题，但是还具有一定的困难。此外，即使让未经训练的读图者在负荷超声过程中进行测量，它的计算简单性也可使其在观察者内部和观察者之间的差异变小，这就解决了临床试验中寻找终点的这个重要问题。在健康研究者的运动负荷期间，右心室功能指数均显著增加，但在肺动脉高压或严重扩张性心肌病右室受累的患者中，各项指标的增幅度小。有趣的是，尽管慢性高原病患者在静息时右心室功能降低，右心室收缩储备却是得以保留的。这表明较低的静息值代表了慢性缺氧状况时的生理适应，而不是右心室功能受损的表现。

8.3 右冠状动脉的冠状动脉血流储备

随着新一代、快速、高剂量舒张性药物诱发的负荷超声心动图，结合二次谐波成像技术和左前降支冠状动脉中段脉冲多普勒技术的应用，冠状动脉血流储备的负荷超声检测现在已经成为临床现实。在正常没有狭窄的情况下，当药物诱导充血时，例如给予外源腺苷或双嘧达莫（后者可以积累内源腺苷），冠状动脉血流量比静息时至少增加三倍。冠状动脉血流储备代表了冠状动脉循环扩张的能力，可以通过充血状态和静息状态之间血流曲线的差异来表示。最近，这一病理生理学概念开始进入负荷超声心动图实验室，欧洲超声心动图协会最新负荷超声心动图建议（2008 年）方案推荐，负荷超声应结合二维超声心动图对室壁运动的显示，以及左前降支冠状动脉脉冲多普勒成像来综合评估。我们通常是将探头逆时针旋转前倾，在改良的心尖两腔心切面上可以观察到右冠状动脉后降动脉的成像，其探查的成功率约为 75%（图 8-3）。右冠状动脉血流储备为负荷试验与静息期间峰值舒张血流速度的比值。无论是在冠状动脉疾病还是扩张型心肌病患者中，左前降支和后降支血流储备的同时减少与任意一支冠状动脉血流储备的减少相比预后更差。此外，右冠状动脉血流储备的减少与右心室压力超负荷相关，这可能有助于研究先天性心脏病患者的功能特点。

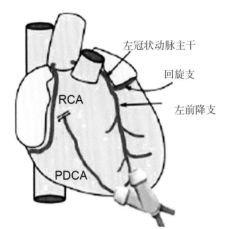
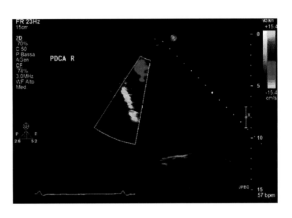

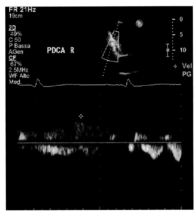

图 8-3　左上图：简图展示了探头相对于后降冠状动脉的方位。通过探头逆时针旋转和前倾获得的改良的心尖两腔心切面，显示了后降支中远段管。右上图：相应的后降支冠状动脉彩色超声心动图图像。下图：静息状态下相应的脉冲多普勒血流信号，在其上测量舒张期血流峰值速度。由静息时和目标心率状态下舒张期血流速度的变化（腺苷或双嘧达莫输注后）可获得冠状动脉血流储备指数

8.4　肺血流动力学

经充分验证的改良伯努利方程发现，肺动脉收缩压可以通过三尖瓣反流（tricuspid regurgitation，TR）峰值射流速度估算出来：肺动脉收缩压 $= 4V^2 +$ 右心房压力，其中 V 是三尖瓣反流的峰值速度（以 m/s 为单位）（表 8-2），右心房压力可以从下腔静脉直径和呼吸变化情况估算出来，所得值从 5 mmHg（下腔静脉直径 < 17 mm，$> 50\%$ 的

負荷超声心动图

呼吸塌陷率）到 20 mmHg（下腔静脉直径＞ 17 mm，无呼吸塌陷）（表 8-3）。从技术上看，满足标准的三尖瓣反流血流信号应包括完整的边界清晰、扫描速度至少为 100 ～ 200 mm/s 的频谱、并且在大多数患者静息和运动负荷下都可以获得（通常不需要对比增强检查）（图 8-4）。肺动脉收缩压（pulmonary artery systolic pressure，PASP）的评估取决于至少轻微 TR 的存在，这在 40% ～ 85% 的正常受试者和 80% ～ 90% 的肺动脉高压患者中都可以发现。此外，为了正确评估运动中的 TR 速度，适当的训练也是必需的。TR 速度的高估和低估是一个常见的问题。在 TR 缺失的情况下，研究对象可以在评估前饮水 500 ～ 1000 mL，这增加了前负荷和右心房面积，通常有助于检查成功。通过静脉注射振荡的生理盐水或其他对比超声心动图造影剂，利用对比超声心动图可以提高 TR 速度记录的质量。然而，在血池中没有 TR 的情况下，如果要获得肺动脉收缩压的估计值，我们可以简单地利用脉冲波多普勒组织成像，由右心室三尖瓣环的等容舒张时间得出。由于肺动脉高压会导致右心室充盈的明显延迟。第三种方法就是基于对肺动脉瓣前向血流的评估。通常，加速时间越短（从心电图上 Q 波开始到肺血流速度开始测量），肺血管阻力就越高，因此肺动脉压力也越高。然而，对加速时间的评估，特别是在运动期间，观察者间和观察者内部之间具有很高的变异性。

表 8-2　多普勒超声心动图无创评估肺动脉压力

		正常值（静息）
肺动脉收缩压	4 × 三尖瓣反流的峰值速度 ^{2}+ 右房压	＜ 35
肺平均动脉压	79-（0.45× 右室流出道加速时间）或 4 ×（肺动脉瓣反流早期速度）^{2}	＜ 25
肺动脉舒张压	4 ×（舒张末肺动脉瓣反流速度）+ 右房压	＜ 15
肺血管阻力	10× 三尖瓣反流速度 / 右室流出道时间速度积分	＜ 2.0

表 8-3　超声心动图通过测量下腔静脉的直径及其呼吸运动来估计右心房压力

下腔静脉内径（cm）	呼吸塌陷率（%）	右心房压力（mmHg）
＜ 1.7	≥ 50	5
＞ 1.7	≥ 50	10
＞ 1.7	≤ 50	15
＞ 1.7	0	20

来自 Lang 等人

96

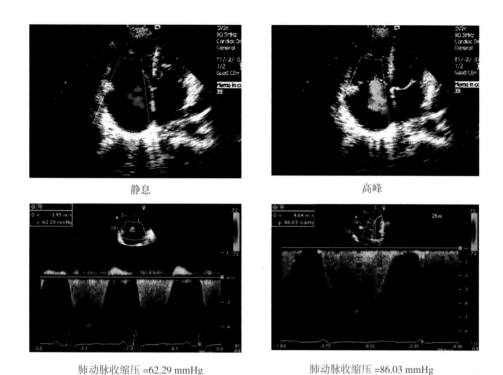

静息　　　　　　　　　　　　　　高峰

肺动脉收缩压 =62.29 mmHg　　　　　　肺动脉收缩压 =86.03 mmHg

图 8-4　静息肺动脉收缩压为 64 mmHg 的患者（根据三尖瓣反流速度估计）。在轻度运动期间，会出现严重呼吸困难和肺动脉收缩压急剧上升

　　值得注意的是，静息状态下，肺动脉舒张压（pulmonary artery diastolic pressure，PADP）可以通过舒张末期肺动脉瓣反流射流（Vedpr）的速度，并使用改良的伯努利方程 [PADP=4×（Vedpr）^{2} + 右心房压] 来估算（表 8-2）。当一同使用三尖瓣反流估计肺动脉收缩压时，获得肺动脉压力的直接信息的可能性就增加到了 90%。

　　TR 的峰值流速（m/s）与右室流出道血流 VTI 的值（cm）的简单比值乘以 10，可以进行肺动脉压的血流动力学评价，即基本的关系公式 Δ 压力＝血流量 × 阻力（表 8-2）。通过心导管检查发现其比值＞ 1.8 阻力单位是可以用来预测肺血管阻力异常，并还可以预测肝移植前哪些患者需要进行心导管检查。肝移植前的患者由于心输出量增加，无论伴或不伴血管改变，肺动脉压力都会升高，都会导致门脉性肺动脉高压。该方法易于在标准超声心动图检查中实现，有助于识别明显 PASP 升高的患者（实际由于右室搏出量增加所致）为正常。这种方法不能复制更高的 Wood 值，尤其当患者有肺动脉扩张或右室流出道增宽明显或严重的肺动脉瓣反流，这种方法更受限制。总之，在运动过程中，测量 PASP 或平均肺动脉压力最准确的方法是使用连续波多普勒超声心动图。

　　肺动脉高压被定义为一组以肺血管阻力逐渐增加为特征的疾病，可导致右心室衰竭和死亡。静息状态下，平均肺动脉压力超过 25 mmHg，即存在肺动脉高压。经胸超声心动图是诊断的关键筛查工具，它不仅可以评估静息状态下和运动期间肺动脉压力情况，还可能有助于排除肺动脉高压的任何继发原因、评价预后、监测治疗后的效果并检测临床前阶段的疾病。通过经胸超声心动图，静息状态下，肺动脉收缩压的正常值被定义为小于 35 mmHg。以右心导管（right heart catheterization，RHC）获得的肺动脉压力为金标准，利用三尖瓣反流速度截点值来预测肺动脉压力的可行性在系统性硬化的患者中得到了证实。在 ESC/ERS 指南中建议假设右心房压力为 5 mmHg 时，将 TVR ≥ 3.4 m/s（与之对应的是 50 mmHg 的 PASP）作为行右心导管诊断或排除肺动脉高压的截点值。然而，静息状态下，经胸多普勒超声心动图（transtoracic doppler echocardiography，TDE）检查时使用这些截点值，并不能可靠地检测系统性硬化症中相关肺动脉高压的早期情况。在 DETECT 研究中，对系统性硬化症的患者进行了右心导管检查，显示有 85 名系统性硬化症患者存在明显的肺动脉高压，但是静息状态下只有 29.8% 的患者 TRV > 3.4 m/s。由于超过 40% 的患者仅使用经胸多普勒超声进行检测，因而遗漏率会很高。

到目前为止，对诊断运动负荷诱发肺动脉高压的 PASP 阈值还没有一致意见，特别是应用负荷超声心动图时。很少有侵入性和非侵入性的研究去分析运动期间肺动脉压力的正常值。通常，即使在大运动量的时候健康研究对象的肺动脉收缩压也不超过 40 mmHg。然而，在运动员和年龄超过 55 岁的人群中，肺动脉收缩压可以高达 55 ～ 60 mmHg。在临床上，运动期间的肺动脉高压反应（图 8-6）在下列几种情况应当引起重视，包括因二尖瓣疾病（反流或狭窄）引起的肺动脉高压、心力衰竭、先天性心脏病、结缔组织疾病、自身免疫疾病（例如狼疮或系统性硬化症）、肺移植术后，以及可能易患高原肺水肿的健康研究者。

在运动期间通过运动负荷多普勒超声心动图对肺动脉压力或平均肺动脉压力进行的评估，可能有助于识别肺动脉高压家族中无症状的基因携带者，这些家族的无症状者有若干年后有发展成为临床显性疾病的风险。同样在系统性硬化症患者中，运动引起的异常肺动脉压力反应被认为是肺动脉高压后续发展过程中的危险因素。但是在运动期间压力升高的系统性硬化症患者中，只有一部分（10%）的患者在 3 年内会出现明显的肺动脉高压。不幸的是，目前静息状态下使用超声心动图和右心导管检查时，超过 80% 的肺动脉高压患者在右心衰发生之前都不会被诊断出来，这导致了寿命的明显受损。因此，负荷超声心动图评估 PASP 可能是早期检测肺动脉高压的一种有效的方法。

此外，在特殊环境和身体条件下负荷超声心动图也可以检测出易患肺动脉高压的受试者。易受高原肺水肿影响的研究对象在常氧和长时间缺氧（12% 的氧气量相当于海拔 4500 米）时会表现出类似于运动过程中的异常 PASP 反应。虽然运动期间的超声心动图可能是检测这类肺动脉高压早期阶段的颇具潜质的方法，但大多数指南仍建议仅在静息时使用超声心动图。对于这一适应证，负荷多普勒超声心动图的准确性还尚未在更大样

本的患者和 / 或易感研究对象中进行评估。

从我们的观点来看，PASP 静息状态下 > 40 mmHg 和低剂量运动（2 分钟 25 ～ 50 w）时 > 45 mmHg 的 PASP 似乎是显性肺动脉高压无创检查的合理截点值，因为它们符合运动时病理生理学机制和平均肺动脉压力的方法性预测公式。研究报道健康患者在静息状态下或者在心输出量低于 10 L/min 时的低强度运动时是不会超过这个阈值的。此外，使用 Chemla 公式（$PAPm = 0.61 \times PASP + 2\ mmHg$）或 Syyed 公式（$PAPm = 0.65 \times PASP + 0.55\ mmHg$），这两者都显示了高度的准确性和精确性，静止时 25 mmHg 的 PAPm 等于 38 mmHg 的 PASP；运动期间 30 mmHg 的 PAPm 等于 45.9 mmHg 的 PASP。这些 PASP 截点值也是 ERS/ESC 肺动脉高压指南中提到的推荐值。

但是这项技术是有它的误区的。从病理生理学的角度来看，基于血流的基本方程（$F = \Delta / R$），运动负荷诱发的异常压力增加可能与其血流量的超常增加有关（例如运动员），或者与血流量增加正常而阻力下降低于正常有关，由于肺血管收纳和舒张能力有限（例如慢性阻塞性肺病伴肺实质性肺动脉高压或先天性心脏病）。这些都造成了其利用的局限性。

此外，运动期间的 PASP 值与左房压、左室舒张功能、间质性肺病存在直接关联。尽管运动诱导的与心输出量增加不成比例的 PASP 增加对于检测疾病临床前阶段具有巨大潜力，但是目前欧洲呼吸学会和欧洲心脏病学会关于肺动脉高压诊断指南并未明确提出进行负荷超声心动图的指征，主要的原因是缺乏运动负荷 PASP 标准值和前瞻性预后数据。

PASP 的多普勒评估与右心导管检查的金标准不完全一致，其中 15% 三尖瓣反流束不完整的患者仍然不适用，在大量三尖瓣关闭不全时这个方法也是不可靠的。在负荷试验过程中，我们仍然缺乏判定正常和异常反应的公认截点值。PASP 值与心输出量呈线性关系，多点肺动脉压力 – 流量关系也应与肺血管阻力相结合。由于肺血流动力学会在运动后快速恢复到基线水平，因此运动后测量结果也不可靠。

运动负荷诱发的 PASP 升高的预后意义因临床情况而异。在患有左心衰竭或显著的二尖瓣疾病的患者中，PASP 增加反映了左心房压力的增加和左心室舒张储备受损，并且是预后较差的预测因子。相反，在患有严重肺动脉高压和右心衰竭的患者中，它表明患者保留了右心室收缩储备并且预示着更好的预后。

目前，唯一被心脏病学指南所认可进行运动负荷超声的适应证：有症状的，轻度二尖瓣狭窄和无症状的严重主动脉瓣关闭不全和二尖瓣关闭不全的个体（表 8-4）。在运动期间保留左心室功能和肺动脉收缩压大于 60 mmHg 的无症状患者中，瓣膜手术被认为是合理的、可行的（Ⅱa 级，证据水平 C）。

表 8-4　PASP 应激试验的临床应用

疾病	证据水平		
	合适	不确定	不合适
有症状的，轻度二尖瓣狭窄	√		
无症状的，严重二尖瓣关闭不全	√		
心力衰竭		√	
正常静息经胸超声怀疑肺高压		√	
运动负荷诱发 pH 对治疗的再评价		√	
已证实的静息状态下的 pH			√

因此，欧洲心脏病学会的更新指南强烈建议对瓣膜性心脏病患者进行运动负荷超声心动图检查。运动负荷超声心动图通过评估平均压差的增加和运动时左心室功能的变化，为无症状的严重主动脉瓣狭窄患者提供预后信息。在没有左心室功能障碍及扩张的中度或重度二尖瓣关闭不全的无症状患者中，运动负荷超声心动图可以识别出现症状风险较高的那部分患者。对于无症状的二尖瓣狭窄患者，运动期间症状的出现与收缩期肺动脉压的变化密切相关。

对疑似肺动脉高压的患者及在静息状态下超声心动图检查后正常或不确定的患者，进行负荷检查的指征仍然不确定。其他有潜在价值的适应证目前仍在研究中。

8.5　B 线

肺超声（lung ultrasound，LUS）检测到的 B 线，也称为超声肺彗星，代表了一种简单实用、有潜在利用价值的方法，可以对血管外的肺水直接进行成像。目前用于测量肺水肿的其他技术准确性较差（胸部 X 射线）、烦琐（核医学或放射学技术）或有侵入性（显像剂稀释法），所以通过简单、半定量、方便、无辐射的方法对血管外肺水直接成像，并可以非侵入性地实时量化肺水肿，使这种技术具有很大的潜在价值（图 8-5）。使用心脏探头扫描前胸，将每个肋间的 B 线数量相加便可得出简单的分数。这种方法的使用在重症监护中非常重要，例如检测急性呼吸窘迫综合征，或者在心脏科用于确定心源性呼吸困难的原因，也可以在负荷检查实验室中使用。事实上，肺泡 - 毛细血管膜损伤是公认的提示心力衰竭患者不良预后的重要因素。肺毛细血管楔压的非生理性突然增加会导致肺毛细血管壁的超微结构改变，从而导致肺间质和肺泡水肿。特别是心力衰竭患者，在运动过程中观察到肺动脉压力和肺毛细血管楔压显著增加，即使是在非常低的运动量水平，也会产生肺泡毛细血管膜功能障碍，进而导致症状恶化和运动不耐受（图8-6）。实际上，运动可以导致心衰患者突然出现肺部 B 线，毛细血管楔压在没有诱导性缺血时出现升高，这种情况也可以发生在有广泛性心肌缺血的患者中。在这些患者中，B 线的增加其实与使用司他比锝或铊进行负荷扫描期间观察到的肺心比增加具有相同的概念意义。B 线通常伴随着由显著的负荷诱导的 E/e' 的升高，这是左心室充盈压升高和 / 或 PASP 升高的标志。另一个有趣的模型是环境负荷导致的肺水肿。比如，在高空徒步旅行者、患有呼吸暂停的健康人、潜水员或水下渔民，以及参加铁人三项或马拉松等运动的极限运动员等，B 线在有肺水肿时可检测到，并在无肺水肿时更常见。

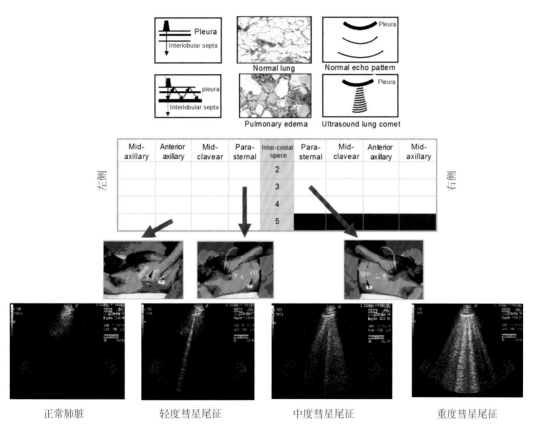

图 8-5　B 线是如何产生（上图）、计数（中图）和显示（下图）的。正常的肺是"黑色的"（没有信号）；异常的湿肺是"黑白的"由胸膜线（发出的白色火箭）；明显肺水肿的肺是"白色的"（胸部超声上聚集彗星尾的增加）

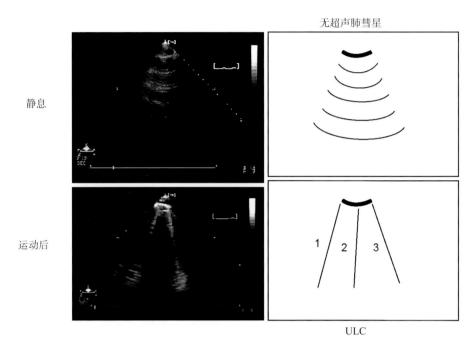

图 8-6 静息时（左上图）和运动后即刻（左下图）的肺超声（右侧第三肋间）。在右图，示意图显示了静息时正常的、平行的水平 A 线（右上图）和运动后离开胸膜线的三条垂直 B 线（右下图）。运动负荷诱发出现的 B 线（也称为超声肺彗星，ULC）反映了血管外肺水的急剧增加（摘自 Agricla 等人）

因此，负荷肺超声在研究心力衰竭和极端环境下生理状态的这两种情况中是有价值的（表 8-5）。在心力衰竭时，B 线有助于确定利尿剂疗法或透析疗程的用量，当在静息时出现亚临床肺水肿或在运动时诱发亚临床肺水肿时 B 线增多，应当增加药物用量。负荷 LUS 一般在使用标准的高端超声心动图仪器的负荷超声实验室进行，并且在负荷超声检查时，作为辅助信息添加到节段性和整体性室壁运动的标准评估中。在极端的生理环境中，B 线的检查可以通过便携式袖珍仪器获得，即使在恶劣的环境中也可以使用。其中包含电池、电源、图像存储器（USB 或笔记本电脑）和超声波凝胶，总重量不超过 15 kg。经过一天的强化训练后，初学者也绝对可以很容易地学会这项技术，并且还能使用电子学习互动设备来实施。LUS 可以在几分钟内完成，因此减少了患者暴露的时间，这在寒冷的山区环境中尤为重要。因此，在现实生活中，极端生理环境下的 LUS 是"生态"负荷的最佳范例。在极端生理环境中我们可以改变运动量、温度、湿度和压力，但是这些在负荷实验室中却无法再现。LUS 负荷超声是"下一代"负荷超声的典型代表，我们可以离开受控的人工环境的实验室，感受生态、现实生活中的负荷条件。

B 线可能不仅来自肺水增加，还可能来自胸膜下隔纤维增厚，这是肺泡间质综合征的重要标志，例如系统性硬化症的间质性肺病就是这样的情况。与肺纤维化相关的 B 线是利尿剂抵抗的，而肺水肿导致的水样 B 线是可以通过利尿剂或透析来减少的。

表 8-5　负荷肺超声的主要应用

设置	心力衰竭	极端的生理环境
环境	负荷检查实验室	生态的
设备	高成本，大样本	低成本，小样本
研究对象	心衰患者	潜水员、徒步旅行者、跑步者
技术	负荷超声心动图 +LUS	LUS
位置	室内	户外
目标	肺水肿	非心源性肺水肿

结论

从现在起，同样在负荷超声心动图实验室里，我们应该记住"被遗忘"的右心，我们可以在区域性和整体性、节段和纵向功能、右冠状动脉血流储备的新角度、肺血流动力学及肺泡毛细血管膜反应这些方面去广泛研究。这些信息的多样性有助于更好地描述各种患者的特征，从冠状动脉疾病到扩张型心肌病，从瓣膜性心脏病到肺动脉高压，从系统性硬化症到健康人对高原肺水肿的易感性，都是可以进行评估及判断的。从实践的角度来看，由于在负荷过程中时间很短，然而要看的东西很多，对所有患者都进行各方面的判断肯定是不可行的。因此，具有潜在诊断价值的变量应该根据患者个体进行战略性调整（表 8-6）。在负荷超声心动图中，右心评估（包括右心室、右冠状动脉、肺血流动力学和肺泡 - 毛细血管膜）的整合将会出现一些激动人心的新目标。1994 年，有人说"慢性肺病患者的心肺循环经常被认为是一片无人的土地，因为它处于呼吸学家和心脏学家的领域之间，然而只有生理学家才能理解！"但是今天我们可以说，对右心室功能、右冠状动脉血流储备、肺血流动力学和血管外肺水的功能动态评估可以为心脏学家和肺学家提供一个独特的机会，使其更好地了解各种心血管和肺部疾病中的心血管生理情况。

表 8-6　右心应力超声心动图：目标和工具

	方法	疾病	负荷方式
节段性功能	二维	CAD	任何
整体功能	M 型	DCM	Dob（ex）

续表

	方法	疾病	负荷方式
右冠状动脉血流储备		CAD/DCM	Dip（ado）
PASP	CW 多普勒超声（TR）	原发性或继发性肺动脉高压	Ex
B 线	肺超声	心力衰竭，HAPE	缺氧（ex）

CAD：冠心病；CW：连续波；DCM：扩张型心肌病；Dip：双嘧达莫；Dob：多巴酚丁胺；Ex：运动；HAPE：高原肺水肿；PASP：肺动脉收缩压；PW：脉冲波；TR：三尖瓣反流

本章参考病例动图：病例 29（文前 P_{26}）、病例 31～病例 35（文前 P_{27}）。

（赵　莹译，孟庆龙校）

Chapter 9
冠状动脉血流储备
Coronary Flow Reserve

9.1 历史背景和生理学基础

CFR 这一创新性概念最早是由 Lance K Gould 在 1974 年提出的。在正常没有管腔狭窄的情况下，为满足心肌需氧量增加，冠状动脉血流量可以增加 4 ~ 6 倍。这种作用是通过小动脉床的血管舒张实现的，舒张降低了血管阻力，从而增加了血流量。冠状动脉储备是一种可以随心肌代谢需求增加而扩张冠状动脉循环血流量的能力，可以用充血状态和静息状态下血流曲线之间的差异来表示。在大多数临床应用中，充血是由药物诱导实现的，而不是通过增加心肌需氧量来实现。一种结合了解剖学和生理学的分类方法，可以从理论上将心脏冠脉血流储备曲线（CFR 曲线）划分为 4 个独立区段（图 9-1）：①血流动力学代偿区，管腔 0 ~ 40% 狭窄，在该范围内均不影响 CFR（> 2.5）；②临床无症状区，管腔狭窄范围从 40% ~ 70%，CFR 可能略有下降，但并不会达到通常状态下引起缺血的负荷状态的临界阈值；③重度狭窄区（70% ~ 90%），CFR < 2.0，通常在负荷应用下就可引发心肌缺血；④极重度狭窄区（> 90%），静息状态下跨狭窄部位出现明显的压力阶差，基线心肌供血量减少，流量和 CFR 接近 1，甚至更低；在这些患者中，给予冠状血管扩张剂后因出现窃血现象，实际上会进一步减少狭窄下游血管的血流量。这种实验范例可以在临床上高度选择的病例中准确地再现，这样的一组病例需要选择单支病变患者，且无心肌梗死、无冠状动脉侧支循环、正常基线功能、无左心室肥厚、没有冠状动脉痉挛的证据，并且测试当时没有接受治疗。在这些患者中，管腔狭窄越严重，CFR 减低就越明显。矫正狭窄可改善 CFR，完美地扩张狭窄部位可使 CFR 正常化。但是这种仅存在于实验动物和一种高度选择的患者群体中的完美且可预测的关系却在临床实践中分崩离析，其中许多变量可以干扰心外膜冠状动脉狭窄程度和 CFR 之间的关系，使二者无法完美匹配。其中这些变量包括：

1. 狭窄的几何特征；
2. 冠状动脉侧支循环的存在；

3. 冠状动脉阻力的微循环成分；

4. 左心室肥厚影响调节冠状动脉阻力的心肌血管外成分；

5. 狭窄远端心肌的存活或坏死状态；

6. 冠状动脉大血管或微血管痉挛的存在；

7. 伴随抗缺血治疗的存在。

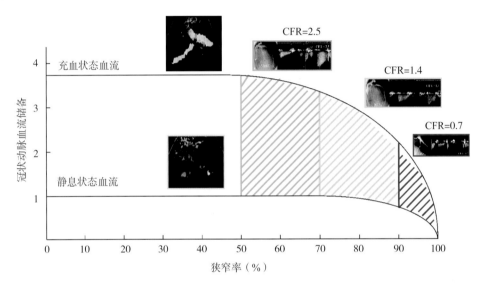

图 9-1 冠状动脉血流储备（CFR）曲线与四个部分：血流动力学代偿（0～40%狭窄）、临床无症状（40%～70%狭窄）、血流动力学显著（70%～90%，CFR＜2.0）、非常严重的狭窄（＞90%，CFR＜1.0）（重绘并改编自 Gould、Lipscomb 和 Pizzuto 等人）

实际上，这种令人印象深刻的数据分散引发了一种新的需求，让我们重新考虑对于缺血性心脏病以往集中在冠状动脉狭窄方面的视角。根据原有观点，每个不同的狭窄水平可精确预测不同程度的冠状动脉血流量受损。这个概念产生一些推论：狭窄是疾病本身，扩张狭窄意味着治愈疾病；出现继发管腔闭塞的概率取决于狭窄的严重程度；负荷试验准确地勾画了后续发生梗死的危险区域。所有这些推论虽然合理，但至少都存在部分错误；狭窄只是动脉粥样硬化的结果，为了更好地治愈这种疾病，必须鉴别和治疗它在遗传、代谢和血流动力学方面的根源。严重狭窄可能会发生闭塞，但绝大多数临床上发生的灾难性闭塞都发生在并非严重狭窄的血管节段；负荷试验仅在少数（十分之四）患者中能够准确地预测后续梗死的风险区域，在十分之二的患者中，负荷试验结论虽正确但却基于了错误的原因（测试结果是阳性的，患者出现梗死，但梗死部位与诱发缺血部位不同），并且在十分之四中，测试是错误的（随后发生梗死的患者负荷试验结果呈阴性）。研究冠状动脉血流储备的目的是在负荷试验中整合功能评估以深入了解这一关键的生理变量。这种评估可以在临床上通过六种不同的基本检查方法获得（表 9-1）：

正电子发射断层扫描（positron emission tomography，PET）、心肌灌注成像、磁共振灌注显像、冠状动脉腔内多普勒血流导管成像、经食道超声心动图和经胸超声心动图。PET 具有高度准确性，可以对绝对心肌血流量进行定量评估，但却过于昂贵，在技术上要求很高，仅在极少数医学中心可用，并且还会使患者暴露于辐射危害之中。单光子发射计算机断层扫描（single-photon emission computed tomography，SPECT）比 PET 便宜，但准确度也低于 PET，分别使用甲氧基异丁基异腈或铊扫描时会具有 500～1500 倍的胸部 X 射线辐射量负担。冠状动脉内多普勒血流导管检查是侵入性的，有风险且昂贵，需要冠状动脉内导管置入术；尽管放射线不是直接用于 CFR 测量，但冠状动脉导管置入需要放射线照射。相反，经食道超声心动图的局限性在于它是一种半有创性的检查，而经胸超声心动图则具有无创性、无辐射和便于与其他形式的功能测试相融合的优点，便于在超声心动图研究室观测诱发室壁运动异常。所有这些方法都是基于一种理论上的先决条件，那就是成像技术结合充血负荷将产生一个信号，其强度与冠状动脉血流相关（可能是线性的、直接的），特别是在高流量范围内具有相关性，这对于诊断目的来说是至关重要的。不幸的是，没有一种无创性技术能实现真正准确的定量评估 CFR（图 9-2）。举例来说，如果 CFR 较正常降低 40%（例如病变处心肌血流储备为 3，正常心肌血流储备为 5），信号强度下降在 SPECT 检查上仅表现为 6%（与心肌声学造影方法的结果相近），在 PET 检查上可表现为 18%，后者的结果与经冠脉、经食管及经胸多普勒超声相关性更好，因此我们距离理想的 CFR 测量方法还很远。尽管如此，在针对室壁运动功能测试的负荷实验中，对 CFR 进行合理、有效的评估的可能性，开启了新的、令人兴奋的临床和研究机遇。

表 9-1 评价 CFR 的方法

	流量测量	暴露辐射	费用	可获取性	准确性	适用范围
PET	定量	2～5 mSv	非常高	−	+++	科研
SPECT	半定量	10～20 mSv	高	+	++	临床心内科
CMR	半定量	0	高	±	++	临床心内科
冠脉腔内多普勒	半定量	5 mSv	高	±	+++	导管室
经食管超声多普勒	半定量	0	低	+	++（+）	超声实验室
经胸超声心动图	半定量	0	非常低	+++	++（+）	临床心内科

CXR：胸片；mSv：毫西弗；PET：正电子发射断层扫描；SPECT：单光子发射计算机断层扫描；CMR：心脏磁共振

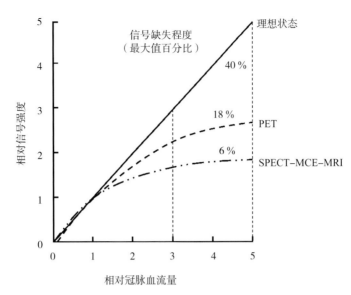

图9-2 冠脉血流量的真实增长与现有各种成像技术获得的血流信号强度之间的关系。所有技术，包括最高级且昂贵的，在信号强度与流量之间的关系方面都与理想模式相差甚远，理想模式下二者呈线性和直接的方式相关联。在高流量范围内——血管舒张刺激后最重要的一个反应——流量和信号之间的关系趋于平衡，暗示只有极小（如果有的话）信号差异。例如，如果在正常冠脉管腔中流量为5倍，在狭窄管腔中只有3倍，记录到的流量差异在使用正电子发射断层扫描（PET）时将为18%，在使用SPECT、超声心肌声学造影（MCE）、经胸多普勒血流测量和磁共振成像（MRI）检查方法时约为10%（改编自 Gould）

9.2 超声心动图研究室的冠脉血流储备研究

无论用经食管超声观察近心段还是用经胸超声观察中远段，左前降支冠状动脉的脉冲多普勒频谱波形与病理生理假设是一致的。冠状动脉血流频谱波形为双向，收缩期流速较低，舒张期流速较高。受心肌收缩的影响，心肌的血管外阻力在收缩期较高，在舒张期较低（图9-3）。如果管腔直径保持不变，血流速度的变化与总血流量成正比。在实体中，应用肾上腺素后心肌外冠状动脉的直径在健康人群中可扩张平均达30%。因此，如果不考虑心外冠脉在充血时的扩张，将会对CFR造成不对称的低估，CFR此时可由通过管腔横截面的时间流速积分准确地计算出来。在实践中虽然不可避免带有部分简化，在左前降支区域由血管扩张剂引发的冠脉血流速度储备（coronary flow velocity reserve，CFVR），即冠脉流速在基线和峰值之间的变化可以产生二者之间的 CFR 比值。由左前降支冠状动脉血流多普勒追踪中可以测量许多参数，包括收缩期流量、时间流速积分、平均流量。然而最佳参数还是舒张期冠脉峰值流速，这一指标最容易获取且便于测量，可重复性最佳，它还是与多普勒血流导管、PET 测量冠脉灌注储备相关性最好的参数。

左前降支的冠脉血流信号最早是通过经食管超声获得的，它具有很好的诊断性能，直到近年来发展应用经胸的方法才引起临床关注。能够达到全程无创经胸观测左前降支冠状动脉需要一些技术条件，如二次谐波成像使细小的结构如左冠前降支能够清晰显示，高频探头（高达 8 MHz）可改善近场结构的分辨率（图 9-4）。声学造影剂的使用改善了信噪比，使左前降支经胸成像的可行性提升到了超过临床印象阈值的程度。

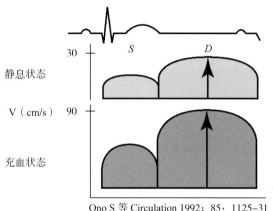

Ono S 等 Circulation 1992；85：1125-31

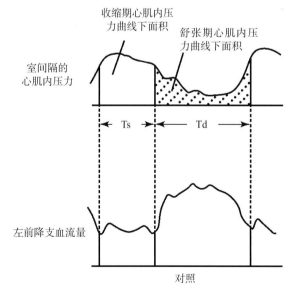

图 9-3　图示经胸多普勒记录左前降支中远段流速波形以及通过舒张期峰值流速计算 CFR。冠状动脉流速在舒张期更高。下图示来自狗的实验数据，显示了心肌内压力监测和左前降支血流量测定之间的关系（经过作者允许，摘自 Ono 等）

　　应用多普勒评价 CFVR 具有一定的局限性。在一部分患者中，由于多普勒声束与血流方向夹角过大，准确测量冠脉流速受到了限制。然而计算血流储备并不需要绝对流速就可以评估血流模式。更重要的是，流速比值已经被用来作为血流量储备的替代指标；观察管腔横断面并不能准确计算管腔的直径，因此无法准确计算冠状动脉内的血流量。如果冠状动脉的功能仅作为一种管道，在输入药物时内径没有明显改变，那么估测血流储备还是比较准确的。在输入肾上腺素和多巴胺时，冠状动脉管腔直径的变化呈现出变异性和多态性，这是产生误差的主要原因，这种误差只能通过应用高分辨率显像直接测量心表血管内径的变化来进行校正。无论如何，CFR 与 CFVR 成正相关，且后者操作的变异度较小，使之更适合在绝大多数实验室和临床条件下用来对 CFR 进行粗略的估测。

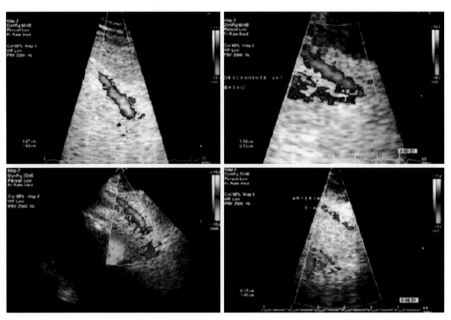

图 9-4 左前降支冠状动脉的彩色血流多普勒显像，在四个不同患者中，不同程度地显示其中部到远端部分（由 Jorge Lowenstein 博士提供）

9.3 方法学

CFVR 负荷试验在负荷选择、探头使用、试验方法等方面引发了一系列改变。

负荷后，从运动、多巴胺与血管扩张剂之间的比较来说，血管扩张剂效果更为突出（图 9-5），使用血管扩张剂后 CFR 提升最为充分（图 9-6），且对图像质量的干扰因素被抑制到最低。在众多血管扩张剂中，双嘧达莫比腺苷的耐受性要好，患者服用后发生过度换气的反应会轻一些（这种反应会影响超声心动图的图像质量），在大多数国家费用会低一些，而且其扩张血管的效应也可以维持更长的时间（图 9-7），更加便于进行血流与功能的双重显像（表 9-2）。

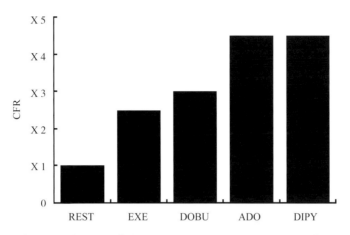

图9-5　CFVR 和负荷：血管扩张剂［腺苷（ADO）或双嘧达莫（DIPY）］可诱发冠状动脉血流储备（CFR）明显升高，升高的程度要优于多巴胺（DOBU）和运动负荷（EXE）。它们是 CFR 试验的最佳负荷药物（经允许，改编自 Iskandrian 等人的著作）

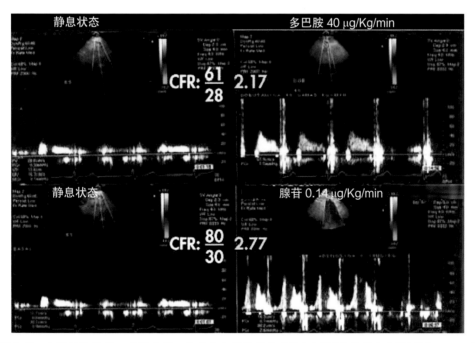

图9-6　应用经胸超声心动图对同一个患者分别使用多巴胺(上图)和腺苷(下图)进行CFVR评价。右侧为基线，右侧为负荷达峰时的多普勒信号。使用腺苷比使用多巴胺后 CFVR 信号的增长更为显著
（来源于 Jorge Lowenstein）

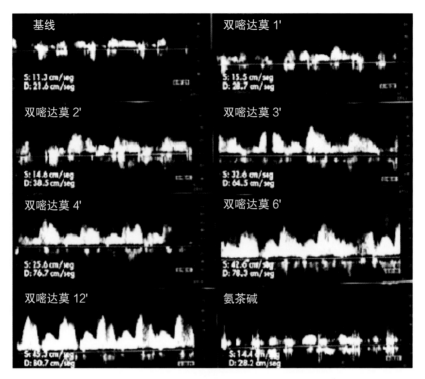

图 9-7 短暂地通过经胸超声心动图进行 CFVR 的采样。CFVR 流速在双嘧达莫达到高剂量时呈现出进行性增高，且在使用氨茶碱后立刻反转

表 9-2　使用血管扩张剂负荷显像

药物	腺苷	双嘧达莫
患者耐受性	更低	更高
扩血管起效时间	数秒	数分钟
多支冠脉成像	困难	有可能性
结合室壁运动和 CFVR	困难	有可能性

CFVR：冠状动脉流速储备

　　一个宽频探头（2 ～ 7 MHz）或者两个探头（低频显像观察室壁运动和高频探头观察左前降支血流信号）是必备的，可以提供两个不同声窗观察冠脉血流和左室功能。除了经典负荷超声所包括的检查步骤以外，专门检查左前降支的环节应被整合到整个检查流程中来（图 9-8）。后降支（图 9-9）和左冠回旋支（图 9-10）也可以通过更精细的成像技术显像，但技术难度更大，成功率更低。超声检查成像的策略也同样需要做出调整，从左前降支冠状动脉血流显像到评价左室功能。由于在一项检查中需要同时关注血流和功能两个方面，这项检查对技术方面的要求很高，同时对熟练的负荷超声心动图医

师来说也是一项令人兴奋的挑战；负责成像的大脑区域被分为两部分，在超声实验室里可以正式地体会到概念上胼胝体的存在（图 9-11 和图 9-12）。3 支冠状动脉的正常值是比较相近的，> 2.5 是明确的正常范围，2.0 ～ 2.5 是临界值范围，< 2.0 则是明确的异常。运动员的指标可以超过正常值范围（4.0 以上）。CFVR 减低可以与心外冠脉的明显狭窄相关联，也可以与微血管病变或那些可以增加血管外阻力或者使正常冠状动脉腔内压力升高的影响因素相关，例如 X 综合征、扩张或肥厚型心肌病、主动脉瓣狭窄。

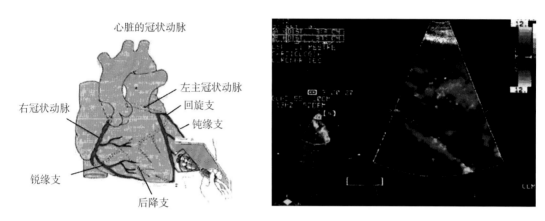

图 9-8　左图：示意图展示了探头声束朝向左前降支冠状动脉。从改良的心尖两腔心切面上显示中 - 远段管腔。右图：相应的左前降支超声心动彩色血流图像

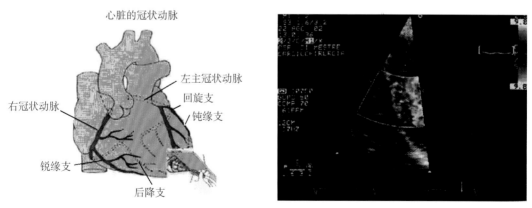

图 9-9　左图：示意图展示了超声探头声束指向后降支冠脉。将探头逆时针旋转并前倾可在改良的心尖两腔心切面上显示中 - 远段管腔。右图：相应的后降支超声心动彩色血流图像

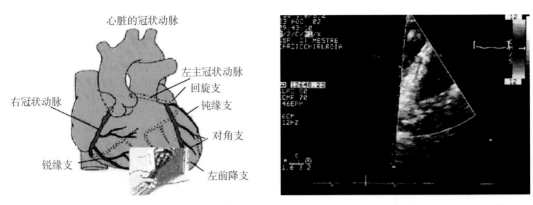

图 9-10 左图：示意图显示超声探头声束朝向左冠回旋支。将探头顺时针旋转 50° ～80° 并后倾可在改良的心尖四腔心切面上显示左回旋支的近 – 中段管腔。右图：相应的左冠回旋支超声心动图彩色血流图像

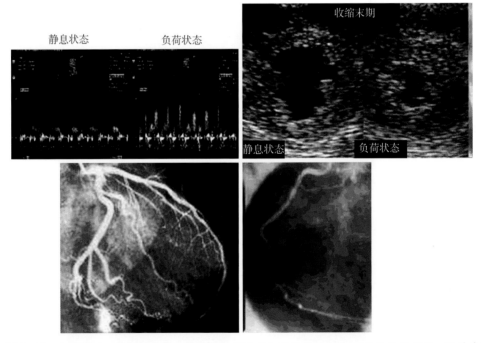

图 9-11 来自冠脉正常的患者进行节段性室壁运动分析结合 CFVR 评价的典型病例。胸骨旁短轴切面，收缩末期图像分别显示正常左室壁静息（左上图）和负荷状态下（右上图）室壁增厚。左侧的脉冲多普勒显示，从基线（左下图）到使用极量双嘧达莫（右下图），舒张期峰值速度增加了 3 倍

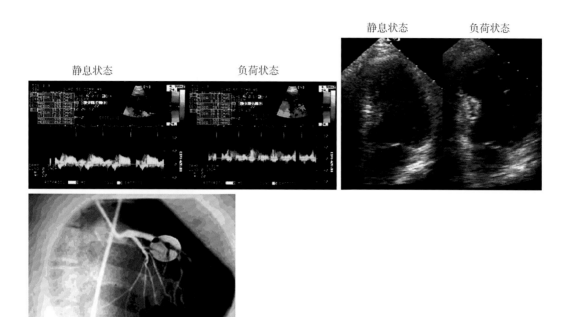

静息状态　　　　　　负荷状态

静息状态　　　　　　负荷状态

图9-12　典型病例，来自左冠状动脉前降支近段重度狭窄的患者（下图），展示了节段性室壁运动（右上图）和CFVR（左上图）模式。右图显示了心尖四腔心切面上在收缩末期静息状态下有正常室壁增厚而在负荷状态下心尖部运动消失。左图显示了脉冲多普勒测量舒张期峰值流速由基线（左）到使用最高剂量双嘧达莫（右）并无明显增长

9.4　冠状动脉流速储备：诊断性结果

无论应用经食管超声还是经胸超声进行CFVR评价，在无创诊断冠状动脉疾病方面都报道了许多很好的结果（图9-13）。然而，使用CFVR作为独立的诊断标准还有很多的误区，因为只有左前降支冠状动脉易于从管腔的不同位置进行观察，且CFVR无法辨别是微血管还是大血管发生了病变。因此，通过探查左前降支冠状动脉来评价除了常规的室壁运动以外的指标会更有趣味（和临床实际价值）。对CFVR的评价提高了诊断左前降支病变的敏感性，尽管适当地损失了其特异性。在某种程度上，CFVR和室壁运动分析为负荷超声心动图提供了一些扩展性的补充信息（表9-3）。从病理生理角度来看，室壁运动幅度是以缺血为必备前提条件的，然而在没有诱发缺血的状态下CFR也可以减低。室壁运动的图像容易采集，但进行分析比较困难。CFVR虽然难于获取，但对其多普勒信号的定量测量是比较直接的。在解读阶段，节段性室壁运动异常对发生心外冠状动脉狭窄有更高的预测价值。CFVR值正常有更强的阴性预测价值。对冠状动脉疾病来说，观察室壁运动诊断的特异度高，CFVR诊断的敏感性高，因此，血流和功能两个方面的信息可以互相进行补充。此外，冠状动脉血流信号相对不易受到抗心绞痛治疗的影

响，而依赖缺血的室壁运动异常受药物影响后诊断的敏感度大幅降低，抗心绞痛药物对CFVR几乎没有影响，就算有也非常有限。在这个角度上，CFR在识别出患有冠状动脉疾病的人群这一艰巨任务中已经起到了很大的作用。当然，如果可以对全部的3支主要冠脉进行超声显像帮助将会更大，但目前超声对于后降支和左回旋支节段的显像还较为困难。

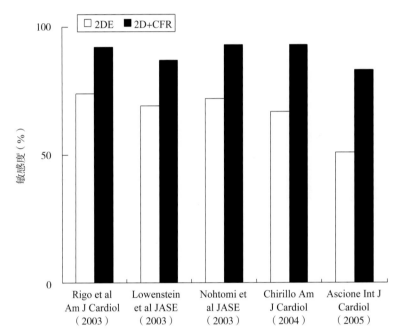

图 9-13 列举了 5 个不同研究中结合了室壁运动分析（二维超声心动图）和 CFVR 对左前降支解剖异常进行无创诊断的敏感性分析，一致反映出了二维超声心动图结合了 CFR 资料后可比单独使用二维超声心动图诊断的敏感性更高（摘录并改编自研究原文）

表 9-3　负荷超声心动图检查的两个方面

	室壁运动	冠状动脉血流储备
特异性	更高	更低
敏感性	更低	更高
技术难度	更低	更高
解读难度	困难	更容易
预后价值	高	不详
节段性阳性反应	全部或单一	连续性
冠状动脉的探查范围	全部	主要为左前降支

9.5　冠状动脉流速储备的预后价值

在特发性扩张型心肌病或肥厚型心肌病患者，以及冠脉正常或轻度病变的患者中，CFVR 的显著降低提示预后不良。这些研究的患者例数较少，事件数量有限，并且采用了复杂和高要求的技术，如 PET 或冠状动脉内多普勒血流导线技术。随着 CFVR 在负荷超声心动图实验室的出现，近年来多中心大规模的临床实验提供了极丰富的信息，显示出了 CFVR 卓越的预测价值。这种预测价值已经在许多患者群体中得到了证实，包括稳定型心绞痛的患者、中等程度单支冠脉狭窄患者，以及其他在负荷超声检查中室壁运动变化呈阴性的富有挑战的患者，例如合并了糖尿病或高血压；检查时正在接受抗心绞痛治疗；合并了左束支传导阻滞、扩张型心肌病、肥厚型心肌病或心脏移植后状态的患者。预后价值仅体现为对硬性终点事件的预测，并为可诱发的室壁运动异常增加了补充信息（图 9-14）。如果反应是在一个连续的范围中被全程监测，而不是被人为二分化地进行判断，CFVR 提供的预后性信息还可以进一步扩展，具有最低四分位数（＜ 1.8）可识别出高风险患者，而四分位数越高则病变的预后越好。由此，在临床决策方面循证地使用 CFVR 是可行和公正的。在左乳内动脉及右乳内动脉移植的病例中进行结合了 CFVR 的左室壁运动分析研究可发现相似的诊断和预后评价的结果。

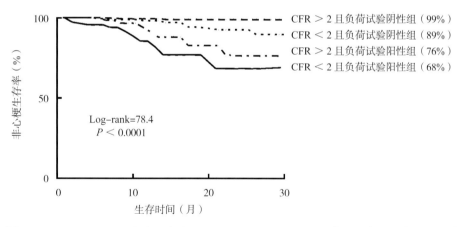

图 9-14　Kaplan-Meier 生存曲线（认为死亡和心肌梗死为终点事件）在将患者根据多普勒超声心动图所测冠脉血流储备比值正常（＞ 2.0）或异常（＜ 2.0）以及二维超声心动图是否出现室壁运动异常进行危险分层后的结果

9.6　冠状动脉血流储备评价的目标、方法和陷阱

目前，在超声心动图实验室里不同节段的自体或移植冠状动脉都可以经胸进行显像。

每一个冠脉节段需要不同的探头频窗、不同的初始流速范围、不同的投射角度，也具有不同的技术困难（表9-4）。在CFR的评价上有着生物学方面和技术上的问题。CFR既依赖于冠状动脉也依赖于心肌的构成。无论是自体还是移植的冠状动脉，在既往发生过梗死且部分瘢痕化的心肌中都表现为低血流储备状态。根据这些情况，受体心肌的血管扩张能力降低可能是独立于任何程度的管腔狭窄而存在的。从诊断的角度来说，这会导致CFR的特异度降低（反应特定动脉的异常）。狭窄后的CFR能准确地反映出受特定狭窄影响的血管床的血管扩张的代偿能力。用狭窄前的CFR来做诊断是不太可靠的，因为在采样区和狭窄之间的主干上发出的分支血管，所提供的区域内的正常血管舒张反应，可以使狭窄后区域的异常反应变得假性正常化。当与室壁运动成像结合时，CFR将产生最丰富的信息。注射对比剂有时（虽然不经常）是必要的，并且这将对该方法的成本效益曲线产生有利的影响。

表9-4　超声心动图实验室CFVR评估：检查目标和技术要求

移植静脉	LAD	LCx	PD	LIMA	RIMA	大隐静脉
探测成功率	90%	50%	60%	90%～100%	90%～100%	80%～90%
探头位置	改良心尖	改良心尖四腔	改良心尖两腔	锁骨区	锁骨上窝	胸骨旁
探头频率（MHz）	5～7	3.5	3.5	5～7	5～7	3～5
发现狭窄的最佳CFR节点	＜2.0	＜2.0	＜2.0	＜1.9	＜1.9	＜1.6

CFR：冠脉血流储备；LAD：左前降支冠状动脉；LCx：左回旋支冠状动脉；PD：后降支冠状动脉；LIMA：左乳内动脉；RIMA：右乳内动脉

9.7　负荷超声的反应类型

进行CFVR评估需要整合并完善基于节段性室壁运动分析的经典负荷超声心动图。通过将CFVR添加到室壁运动，负荷超声心动图的反应可以被分层为反映缺血级联反应严重程度的代码。在这个范畴的一端，存在完全正常的模式，具有高动力的左心室功能和保留的CFR，其高度预测了正常的冠状动脉解剖结构，以及在冠状动脉微循环和大循环具有正常的生理反应。在范畴另一端，存在完全异常的模式，伴有节段性室壁运动异常和冠状动脉血流反应的异常，这对患病的心外膜冠状动脉解剖病变和血流储备受损具有高度预测性。在这些极端的"黑与白"的反应区之间，可以发现一个灰色区域，以具有预后意义的轻至中度的CFR异常且具有正常功能的患者更为多见（图9-15）。目前，冠状动脉疾病中的 CFVR 是一种可行、有用且具有预后效力的工具，与标准室壁运动分析一起可作为负荷超声心动图中双重成像"一石二鸟"中的一部分。其无创、无辐射的特性也使其成了神圣的、无辐射的、以科研为目的研究的理想方法，特别是当每个受试者或患者作为他/她自身的对照时，用这种方法可以观察到 CFR 的急性或慢性变化，这种变化也可以被诱导，例如，通过急性食物或饮料摄入（如酒精或巧克力）或在慢性治疗干预中摄取药物，如他汀类药物或抗高血压药物。虽然预计在不久的将来会进行大量的技术和概念改进，例如随着三维成像技术的发展，以及通过同时评估负荷引起的冠脉直径变化和冠状动脉流速波形来准确地评估 CFR，毫无疑问，该技术是会不断发展的。

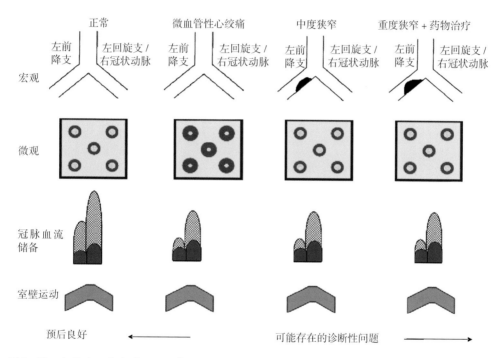

图 9-15　负荷过程中室壁运动正常的病理生理和预后异质性。在上图中，我们显示心外膜冠状动脉：前两列正常，第三列中度病变，中度至重度病变。但伴随有效的抗缺血治疗在最后一列中。心肌显示为方框，微循环显示为圆圈。冠状动脉小血管病变（第二列）被显示为粗体圆（存在结构或功能受损）。四种不同生理状况的室壁运动反应均呈阴性。在后三列中伴随着微观或宏观循环的异常 CFVR 的反应都表现为异常

9.8　误区

目前检查的可行性最高且临床意义最大的是自体左冠前降支和左侧乳内动脉的桥血管，而后降支和左冠回旋支则是可行性和临床意义最低的血管（尽管检查依然是可行的）。

CFVR 可随静息和充血状态下流量的变化而改变，这些变化受血流动力学、容量负荷条件和心肌收缩力的影响。例如，心动过速增加基础血流并减少充血量，因此心率每增加 15 次，CFVR 降低 10%。CFR 在临床实践中的主要问题在于其对心外膜血管缺乏特异性：异常 CFR 值不能确定这种异常血流速度是否与心外冠脉狭窄有关，还是与微血管疾病有关或与两者都有关。

9.9　临床指南

欧洲心脏病协会 2013 年版本的指南指出，有创地使用多普勒导管测量 CFR 是一种复杂、耗时且具有较低风险的测量方法。因此，在具有正常冠脉结构的心绞痛患者中，通过经胸超声心动图多普勒记录，在左冠前降支静息状态和血管扩张后舒张期的峰值血流量，可为微血管病变导致的缺血提供客观证据。CFVR ＜ 2.0 强烈提示冠状动脉存在微血管病变。专家共识提供了在负荷超声实验室内对 CFR 更广泛的应用，并提出了"只要是可行，无论什么时候都推荐使用扩张血管的负荷超声双重成像（血流和功能）"的建议。

9.10　未来方向

绘制冠状动脉前降支从近端到远端的血流速度图（图 9-16），可以突出由于动脉粥样硬化斑块引起的冠状动脉血流速度异常。更准确地说，在 LAD 上记录的速度更快，超过 80 cm/s，特别是在 LAD 中远端，意味着冠状动脉严重狭窄。

最近，一些作者通过应用多普勒血流导管提出了一种新技术，一种标记为波强度分析的创新参数，能够突出驱动冠状动脉充盈的不同力：近端主动脉推动效应和远端吸力效应。目前，通过经胸超声多普勒获得的冠状动脉血流速度信息与非创伤性动脉肱压同时记录，两者均通过专用软件进行电子整合，可以准确定义冠状动脉充盈。通过这种方式，我们可以更好地识别不同冠状动脉疾病所特有的不同冠状动脉充盈波模式，从而改善和定制更好的治疗策略。

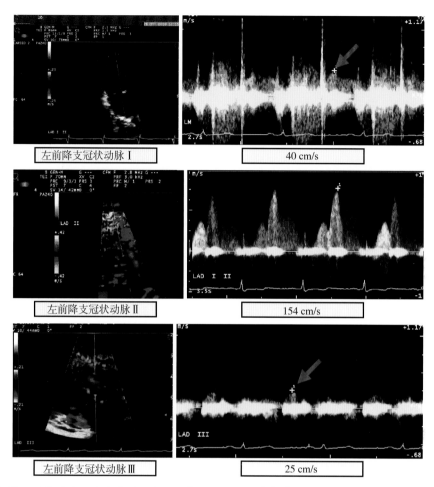

左前降支冠状动脉 I　　　　40 cm/s

左前降支冠状动脉 II　　　　154 cm/s

左前降支冠状动脉 III　　　　25 cm/s

图 9-16　冠状动脉血流速度图，使用彩色血流结合脉冲多普勒，显示了一个冠脉异常病例的左冠前降支近端管腔和中远段管腔

本章参考病例动图：病例 13 ～病例 18（文前 P_{12}）。

（徐　楠译，万琳媛校）

Chapter 10
技术和培训要求
Technology and Training Requirements

负荷超声心动图相对简单且容易获得。虽然，超声医师只需要一台便携式超声心动仪和一种廉价的药物或测力计，就可以进行负荷超声心动图试验。但是，他们无法在短短几天、几周内掌握负荷超声心动图结果的解读技巧。由于负荷超声心动图可以在常规超声心动图检查室完成，且其检查费用较低，因此检查的需求大大增加，然而如果超声医师在缺乏严格资格认证和质量控制体质的情况下大量开展负荷超声心动图检查，将会使人们对该技术产生信任危机。综上所述，应该由受过负荷超声心动图专门培训的医师进行负荷超声心动图试验操作，并且由具有丰富超声心动图经验的医师解读负荷超声心动图试验的结果。

10.1 通用的试验方案

患者取卧位，这是获得最佳超声心动图图像所需的体位。心电图导联放置在标准的肢体和心前区位置，轻微（向上和向下）移动任何可能干扰已选定声窗的导联。在静息状态以及检查过程中每分钟记录一次 12 导联心电图。超声检查仪上同时进行连续心电图监测，为操作者提供 ST 段改变和心律失常信息（图 10-1）。在静息状态下测量袖带血压，此后每分钟自动测量一次。通常从心尖四腔心和心尖两腔心切面，以及胸骨旁左室长轴和短轴切面进行超声心动图检查。有些情况下也会采用剑突下切面。首先在静息状态下采集上述切面超声心动图图像。然后，进行超声心动图连续监测和间断采集。出现明显或可疑心肌失调时，进行完整的超声心动图检查，运用所有适宜的方式采集图像，以便获得最佳的心肌缺血存在及程度的证据。在停止负荷（运动或起搏）或服用拮抗剂（氨茶碱拮抗双嘧达莫、β- 阻滞剂拮抗多巴酚丁胺）后进入恢复期，在恢复期获取和采集相同切面的图像。可以通过三重比较来评价心肌节段功能：负荷状态与静息状态对比；负荷状态与恢复阶段对比；以及在峰值负荷时收缩异常的心肌节段与收缩正常的心肌节段对比。明确的负荷超声心动图试验操作流程标准可以优化工作计划，从而提高负荷超声心动图实验室诊断能力的总体质量。护士向患者解释检查的流程和目的，并标记超声心动图检查的位置，在进行药物负荷时，准备适宜剂量的包括拮抗剂在内的药物。记录 12 导联心电图，测量血压，放置静脉导管（在药物负荷试验或注入超声造影剂的情况下），超声医师采集静息状态超声心动图图像，然后开始进行负荷检查。在整个检查过程中，护士持续记录检查过程（临床事件、注射药物、心电图和医生注意到的超声心动图改变）、注入药物或改变负荷量、测量血压以及每分钟评估一次 12 导联心电图。在负荷超声实验室中，一名训练有素且具有超声技能的护士对增加工作流畅度和扩大成像检查范围至关重要。

负荷超声心动图试验的诊断终点和非诊断终点分别见表 10-1 和表 10-2。

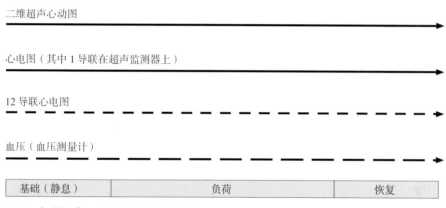

二维超声心动图

心电图（其中 1 导联在超声监测器上）

12 导联心电图

血压（血压测量计）

基础（静息）	负荷	恢复

图 10-1 负荷超声心动图试验的通用方案

表 10-1 负荷超声心动图试验的诊断终点

目标剂量 / 负荷量
目标心率
明显的超声心动图阳性
剧烈胸痛
明显的心电图变化（ST 段位移大于 2 mm）

表 10-2 负荷超声心动图试验次极量非诊断终点

无法耐受症状
限制性无症状副作用
高血压：SAP > 220 mmHg；DAP > 120 mmHg

低血压（相对性或绝对性）：血压降低 > 30 mmHg	
室上性心律失常：室上性心动过速，房颤	
室性心律失常：室性心动过速，频发多形性室性期前收缩	

SAP：动脉收缩压；DAP：动脉舒张压

10.2 成像设备和技术

图像的数字化采集已从独立计算机数字化模拟视频信号时代，发展到当今的超声系统具备直接数字输出时代。通过数字化二维超声心动图图像，可以将单一的心动周期转换成一个连续的循环，这样我们就可以在非特定时间内随时查看。这项技术具有极大的优点，即使对于运动后深快呼吸的运动个体，我们仍然能在呼吸之间看到一个清晰的心动周期图像，因此这项技术减少了呼吸伪影。使用计算机数字化记录二维超声心动图的另外一个优点是，它可以通过分屏或四屏模式将静息状态与负荷状态的心脏周期图像并排放置在同一屏幕上，既减少了分析试验结果的时间和难度，也简化了对室壁运动微小变化的识别过程。虽然没有证据证明相比于读取录像，数字采集能提高诊断的准确度，但是它无疑使负荷超声心动图数据的存储、检索、分析和交流更容易、更快捷，而目前录像记录则推荐用于备份。

组织谐波成像与传统成像相比提高了图像质量。这主要是通过消除超声波伪影（即旁瓣、近场和混响伪影），来提高横向分辨率和信噪比。图像质量的提高体现在更好地显示左室心内膜和心外膜，这有助于评估静息时的整体和局部左心室功能。

在负荷超声心动图试验中，组织谐波成像减少了无法解读的心肌节段的数目，缩小了观察者差异，并提高了诊断的准确性。可解读心肌节段的增加对于快速心率下心尖切面观察时的心尖、侧壁和前壁节段的解读尤有价值（图 10-2），因此组织谐波成像应当用于负荷超声心动图成像。超声造影剂结合谐波成像，能增加可解读的左室壁节段的数目，提高诊断的可信度，并减少由于无造影负荷超声心动图检查导致模棱两可的结果而产生的额外无创检查的需要。增强多普勒成像和心肌对比超声心动图在心肌灌注方面的应用仍然是未经注册批准的。近期的数据表明超声造影剂具有极好的安全性，消除了既往对超声造影剂安全性的担忧。当出现两个或两个以上心肌节段无法良好显示时，我们应当使用这种方法。

基础成像　　　　　　　　　二次谐波成像

静息状态

负荷状态

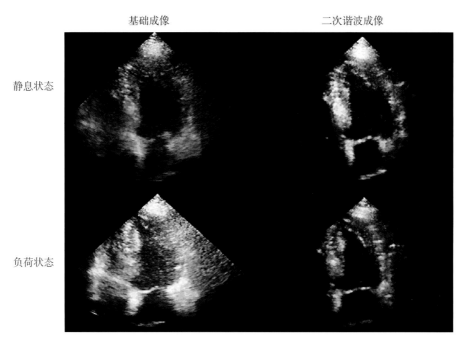

图 10-2　传统超声成像（左）和组织谐波成像（右）：静息状态（上排）以及负荷状态（下排）心尖四腔心切面收缩末期静止图像。组织谐波成像模式更清晰地显示了侧壁的基底段和心尖段（源自 Rodriguez 等人）

10.3　培训要求

为了正确和安全地进行负荷超声心动图检查，必须对进行研究的个人和实验室进行认证。建立明确的人事培训要求、人员配置水平和负荷超声心动图实验室仪器配备的标准，是一项重要措施，其最终目标是确保接受负荷超声心动图检查的患者的安全。

未经全面的经胸超声心动图（ASE2 级）培训，就开始操作负荷超声心动图是不合理的。在静息状态下对心脏进行成像所需的基本技能与在负荷状态下对同一心脏进行同一成像所需的基本技能并没有很大的区别。此外，心肌缺血的超声心动图征象与心肌梗死时基本相同。在这两种情况下，均基于"可疑"区域与邻近正常区域的比较进行评估；然而，诱发缺血时，操作者可以将可疑区域作为自身对照，同时分析静息状态和恢复阶段。负荷操作可能会引起与缺血相关或无关的危及生命的并发症。因此，即使在进行简单的运动负荷试验时，心脏病学专家 – 超声医师（和执行护士）应该按照 ACC 负荷试验指南的要求，获得基本和高级生命支持方面的认证。

初次操作负荷超声心动图检查的经验丰富的超声医生，其诊断正确率在训练前后均约为 50%（图 10-3）。100 次负荷超声心动图研究足以建立个人学习曲线，并达到诊断准确率的稳定。就像刚开始应用多普勒检查评估瓣膜功能时，根据近期患者接受导管检查的标准结果（是否存在瓣膜反流、反流严重程度和测量的压差），来评估自己的学习曲线的做法是明智的；同样地，使用负荷超声心动图评估心肌缺血时，应当在近期做过冠状动脉造影检查或使用相同负荷方式进行其他成像技术检查的患者中，检测自己的初始诊断结果。

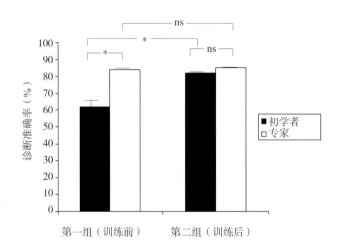

图 10-3 柱状图展示了五位初学者（黑色条带）和五位专家（白色条带）在 6 个月的训练前后检查了两组 50 盘录像带的诊断准确率（在监管者监督下进行 100 次负荷超声心动图研究）★p < 0.001（源自 Picano 等人）

在高工作强度的负荷超声心动图实验室学习了 15～30 天后，医生应该开始逐步积累自己的经验，从危害较小的和简单的负荷开始，比如低水平仰卧位运动负荷超声心动图检查，提升到技术要求更高的负荷操作。

负荷超声心动图的结果解读必然是定性和主观的。进行负荷试验的心脏病学超声医师在线上评估研究结果。极少数情况能实现由两位互相独立的医师为达到诊断或临床目的进行匿名解读（图像）。局限性室壁运动定量分析从来不是为了纯粹的诊断。因为定量分析方法耗费时间，需要额外的设备，要求图像质量比定性评估更好，且定量评估无法阐明模棱两可的读图结果，它们仅仅测量和分析明显确定的图像结果，并不减少有疑问的研究的数量，因此不能通过定量的方法来提高诊断的准确性。相比之下，人眼能自然地将空间和时间结合在一起，其分辨力难以匹敌，而且几乎不可能超越。然而，不同的个体识别能力不同，因此解读相同图像的机构间差异程度可能会很大，即使在声誉极好的实验室间也是如此（图 10-4）。诊断准确性还取决于个人经验。对于既定的诊断准确性，每个观察者都有自己的敏感性 - 特异性曲线：观察者中存在"过度解读者"（高敏感性、低特异性）和"解读不足者"（低敏感性、高特异性），前者激进地将图像解读为异常，而后者低估图像的异常。许多研究可以毫无疑问地得出阴性或阳性的结果。然而，在解读存在视觉分析效果不理想的心肌节段的运动负荷试验结果时，仍然存在"灰色地带"，因此心脏病学专家在解读试验结果的经验水平对于正确解读结果至关重要。

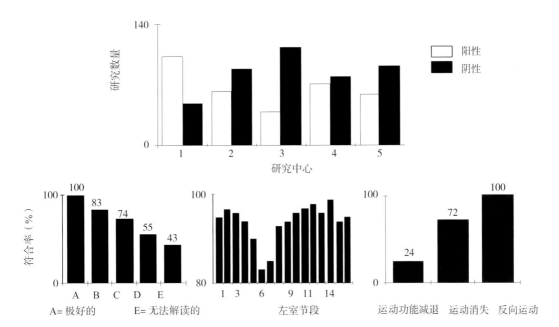

图 10-4　柱状图展示了 5 间具有长期负荷超声心动图经验的中心（Aachen，Cleveland，Essen，Pisa，Rotterdam），各自解读 150 例多巴酚丁胺负荷超声心动图结果所表现的机构间差异。解读阳性率范围从中心 1 的 102/150 到中心 3 的 32/150 波动。显而易见，中心 1 具有显著的敏感性和较低的特异性，相反，中心 3 在同样的图像下具有较低的敏感性和显著的特异性。也许两者都是对的。与血管造影评估冠状动脉疾病结果相比，中心 1 在疾病高发人群中的诊断准确性更高，中心 3 在疾病低发人群中的诊断准确性更高。然而，这种令人震惊的机构间解读差异并非没有原因。在下面的图表中，我们看到导致差异的因素有：图像质量（左）、室壁运动异常的位置（中）和功能障碍的严重程度（右）。对于质量差的图（左），甚至对于在基线上可能表现为"生理运动减低"的复杂节段如后壁基底段或者后室间隔基底段（下排中间图表的 6 和 7 号），以及对于轻度功能障碍如运动功能减退（右），其解读结果的差异相当大（源自 Hoffmann 等人）

观察者间差异性无疑是医学上的一个常见问题，在心脏病学领域，几乎所有的诊断方法，包括静息心电图、运动心电图、灌注闪烁显像和冠状动脉造影，差异性都是相当大的。对于铊灌注图像，异常图像的观察者间一致性为 75%，而正常图像则为 68%。在所有诊断为冠状动脉严重狭窄的冠状动脉造影检查病例中，仅有 65% 是四位经验丰富的冠状动脉造影医师（来自同一机构）一致同意的严重狭窄，即管腔直径 50% 狭窄。然而，对问题复杂性的了解并不会降低负荷超声心动图观察者间的差异性。有几种方法可以最大限度地减少这种差异性，即意味着这几种方法可能成为最终决定负荷超声心动图在现代心脏病学中真正影响力的关键因素。核医学方面的经验再一次告诉我们，从无标准解读发展为标准化显示和量化解读，可以使一致性加倍。同样，有许多预防措施可以将差异性减到最低，不仅实现高准确性还保证了更高的可重复性。

影响图像解读差异性的因素与解读研究结果的医生、所使用的技术、所应用的负荷方式，以及接受负荷试验的患者有关（表 10-3）。如果事先同意不考虑轻微的运动功能减退，那么解读差异性将大大降低，因为在大多数负荷情况下，轻度运动功能减退是一个正常的变异，在正常人群和患者群中都广泛存在。此外，将后壁基底段或后室间隔基底段的局部运动失调纳入阳性标准，将增加诊断差异性。如果将静息状态图像质量不佳或因使用负荷导致图像质量降低的这类患者纳入研究，诊断差异性将明显增加，因为其与图像的质量密切相关。减少差异性的最重要的方法之一是在大型负荷超声实验室进行共同解读以及验前建立标准和保守的解读标准的专门培训（图 10-5）。

表 10-3　负荷超声心动图和人为因素

	增加差异	减少差异
医生相关		
1. 负荷超声心动图预先培训	否	是
2. 共同解读	否	是
3. "验前"解读标准的制定	否	是
4. 后室间隔基底段	是	否
5. "缺乏运动过度"阳性	是	否
6. "严重运动减低"阳性	否	是
技术相关		
7. 录像带代替数字化	是	否
8. 自然组织谐波	否	是
负荷相关		
9. 负荷的使用降低图像质量	是	否
患者相关		
10. 静息图像质量处于边缘状态	是	否

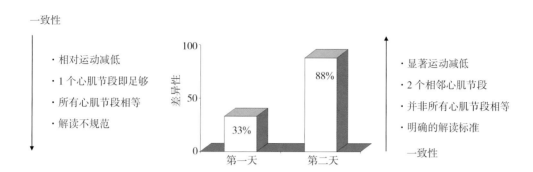

图 10-5　没有验前统一的解读标准时，解读差异性将大大增加。严格依据保守的解读标准（忽略轻度运动减低，忽略相对运动减低，忽视孤立的下壁基底部运动减低等），结合有限的共同解读经验，可使观察者间一致性显著上升（图右侧）（源自 Varga 等人）

10.4　误区

　　无论参与过多少次负荷超声心动图训练，无论训练强度有多高，一些超声医师对结果的解读准确性仍然无法令人满意，我们称这些人为负荷超声心动图"无反应者"，因此并非所有的超声医师都有能力做负荷超声心动图。所有涉及认知能力发展的活动都是如此。负荷超声心动图培训中最常见的 5 个误区归纳如下：

　　1. 单独操作负荷超声心动图：在专家指导下进行或回顾 100 例负荷超声心动图研究的效果，远远优于在没有诊断参考标准情况下，自己做 1000 例负荷超声心动图研究。

　　2. 从难度较大的负荷方式开始训练学习曲线：活动平板负荷试验是心脏病学专家和患者最熟悉的负荷方式，但是也是目前技术上要求最严格的一种负荷方式。如果要提高图像质量、诊断准确性和观察者间重复性，那么我们应该选择的最佳负荷方式是半卧位运动负荷或血管扩张剂药物负荷。

　　3. 低估缺血风险：药物负荷超声心动图的技术非常简单，但我们必须要知道如何应对缺血及其不可预见和潜在的严重并发症。一个负荷超声心动图实验室如果只有技术人员和超声医师而没有经验丰富的心脏病学医师，对患者而言是非常危险的。例如，在注入极低剂量的药物（双嘧达莫或多巴酚丁胺）后出现明显的局部功能障碍时，早期停止药物负荷可以避免严重不良事件的发生。在负荷过程中，患者之间存在差异，以固定的、机械的方法给所有患者注入最大剂量的药物是很危险的。

　　4. 静息状态超声心动图技能欠缺：儿童的、经食道的、经胸的和血管的超声心动图与负荷超声心动图有不同的超声术语。必须经过专门的培训学习负荷超声心动图，否则将缺乏经验，并且诊断结果一致性低。

　　5. 只需要技术，无须心脏病学知识：具备最好的识别能力和次优的技术优于最差的识别能力和最好的技术。通常，技术获取存在经济利益问题，而能力的培养则不存在。尽管科技发达，不幸的是，迄今为止，没有一种定量分析方法增加了负荷超声心动图的临床作用。未来，定量方法可以作为专家视觉评估室壁运动的一种辅助手段。定量方法的广泛使用将要求进一步验证和简化分析技术。欧洲心脏病学会表示，如果负荷超声心动图，尤其是药物负荷超声心动图，能将超声心动图知识和心脏病学经验紧密结合起来，负荷超声心动图将成为临床心脏病学核心课程的一个组成部分，其临床获益将是巨大的。

10.5　临床指南

开始和维持负荷超声心动图操作的要求见表 10-4（ASE 建议的培训要求）、表 10-5（ACC/AHA 建议的同等重要的培训要求）和表 10-6（欧洲心血管影像协会提出的工作人员和组织 / 设备要求）ASCI 提出了一项额外要求，建议为心脏超声医师开设一门关于辐射安全的专门培训课程。因为超声心动图检查（更常见的是负荷超声心动图）通常是在已注射放射性核素接受过心肌灌注检查具有放射性的患者身上进行的，这将导致超声医师每次在给患者进行超声心动图检查时就会受到大量射线暴露（高达 0.5 mSv，约 25 次胸部 X 线检查），在长期暴露的情况下，特别是妇女、年轻人、妊娠期间以及可能需要更多扫查时间来诊断的超声医师，例如包括学生和实习医生在内的超声初学者，可能产生显著的射线累积风险。

近期指南新增的负荷超声心动图操作要求指出，我们必须优化培训、心脏病学研究人员和资源，并且理想情况下应在一个具有持续的结构质量改进方案的组织内，量身定制教学和培训项目，制定统一的程序方案，并定期实施内部审查，才能扩大负荷超声心动图的适应证和扩展它在冠状动脉疾病以外的应用，减少对射线暴露和替代成像技术费用的担忧。

表 10-4　ASE 对负荷超声心动图培训建议的概述

	学员培训	研究生培训	维持技能
培训资格	2 级训练水平 + 解读静息状态室壁运动能力	2 级训练水平或相当于 2 级训练水平	不适用
		目前积极操作超声心动图	
培训条件	实验室每月实施 40 例负荷超声心动图研究	实验室每月实施 40 例负荷超声心动图研究	不适用
	在 3 级指导员指导下，实践超过 200 例负荷超声心动图	在 3 级指导员指导下，实践超过 200 例负荷超声心动图	

续表

	学员培训	研究生培训	维持技能
推荐研究病例数	参与至少 50 例运动负荷超声心动图和 / 或药物负荷超声心动图研究	参与至少 50 例运动负荷超声心动图和 / 或药物负荷超声心动图研究	每月解读 15 例负荷超声心动图研究
	在 3 级训练水平指导者指导下至少解读 100 例负荷超声心动图研究	在 3 级训练水平指导者指导至少解读 100 例负荷超声心动图研究	

由 Rodgers 等人修改

表 10-5　ACC/AHA 提出实施、解读和报告药物负荷超声心动图检查所需的额外技能

1. 了解不同药品的优缺点

2. 了解不同药物的药代动力学和生理反应

3. 了解不同药物的浓度

4. 了解不同药物的副作用和并发症并且知道如何处理它们

5. 心肺复苏能力

6. 了解药物负荷终点和终止试验的指征

由 Ryan 等人修改

表 10-6　欧洲心血管影像协会评价负荷超声心动图实验室标准概述

基本标准	高级标准
人员	
指定负荷超声心动图负责人	负责人维持负荷超声心动图的继续医学教育
每个实验室每年最少实施 100 例研究	每个实验室每年实施超过 300 例研究
研究至少由两人进行，其中一人是临床医生。至少一人必须具备高级生命支持资格或同等资格的其他条件	
负责人具备丰富的经胸超声心动图和负荷超声心动图经验	
组织 / 设备	
列出适应证清单，向患者说明情况，签署知情同意书	能改变机械参数和具有全数字化负荷超声心动图安装包的机器
心电图和血压监测能力	根据血管造影或其他独立标准对结果审查

续表

基本标准	高级标准
设立合适的方法	专用于对比成像的先进软件
具有二次谐波成像和组织多普勒成像软件的仪器	同时具备药物和运动负荷的能力
随时提供复苏设施和并发症记录	应提供额外的定量分析安装包
可锁药柜	应提供标准的操作步骤
应提供使左室显影的超声造影剂	培训初级医生的经验
提供继续教育活动	

由 Popescu 等人修改

本章参考病例动图：病例 1～病例 16（文前 P_1）。

（林静茹译，王　洋校）

第二部分

负荷：如何实施？何时实施？为何实施？

Chapter 11
运动负荷超声心动图
Exercise Echocardiography

11.1　历史背景

　　许多医学检查开始和超声心动图结合，但只有少数一部分在临床实践中真正发挥作用。运动是诊断器质性冠状动脉疾病的所有负荷试验的典范，也是最先和负荷超声心动图结合诊断冠脉疾病的方法。20 世纪 70 年代初，开始用 M 型超声评估健康个体和冠心病患者的左室功能。后来，临床上开始应用二维超声心动图记录运动过程中缺血性局部室壁运动异常。但由于该技术在当时极具挑战性，因此引进了双嘧达莫和多巴酚丁胺作为药物负荷，许多实验室甚至在能够运动的患者中也使用药物负荷。大规模、多中心、有效性研究提供的结果数据只适用于药物负荷，而不适用于运动负荷超声心动图，这为药物负荷在临床实践中的应用提供了一个更强有力的证据平台。直至 20 世纪 90 年代初，运动超声心动图才真正在临床上得到应用，现在它越来越多地用于冠心病的诊断、中度狭窄的功能评估和危险分层。后来出现的数字化超声心动图技术，可以在不同阶段捕获和同步显示相同的视图，谐波成像可以提高心内膜边界的检测水平，超声造影剂可以使左心室显影，这一系列改进使运动负荷超声心动图逐渐获得广泛认可。在国外一些国家，大多数实验室使用活动平板试验，在受试者静息期及恢复期尽快成像。在欧洲，许多研究中心已经在他们的负荷超声心动图实验室配备专门用于半卧位踏车运动的床或桌子，并在整个运动过程中实时连续成像。这种半卧位运动成像比活动平板试验更加方便操作，并使图像获取更容易，解读的速度更快。半卧位运动在负荷超声心动图实验室诊断冠状动脉疾病的过程中发挥了重要作用。随着冠状动脉疾病以外疾病发病率的增加，这种方法在肺动脉高压、瓣膜病、心肌病和心力衰竭的评估中也发挥了一定的作用。

11.2　病理生理学

运动负荷超声心动图的方案多种多样，包括活动平板试验及直立和仰卧踏车试验。所有这些负荷方式都会增加心肌耗氧量，并在冠状动脉储备减少的情况下诱发缺血。增加心肌耗氧量的决定因素有：心率增快 2 ～ 3 倍，收缩力增强 3 ～ 4 倍，收缩压增高 50%。心脏首先通过 Frank–Starling 机制使舒张末期容积增加以维持每搏量的增加，随后，因代偿性心率过快而出现容积下降（图 11–1）。

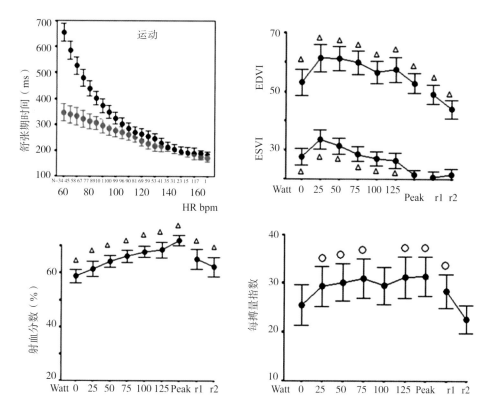

图 11-1　心率增快 2 倍伴随舒张期时间减少（左上图）。（心率加快时）舒张期时间缩短（黑色点）比收缩期时间缩短（紫色点）更为明显，但前者对心内膜下灌注更为重要，即使在没有冠状动脉疾病的情况下也是如此。右上图、左下图和右下图分别显示舒张末期容积指数（EDVI）和收缩末期容积指数（ESVI）、射血分数和每搏量指数的变化趋势（源自 Bombardini 等人）

正常人冠脉血流增加 3 ～ 4 倍，但舒张期的缩短（远大于收缩期的缩短）使大部分心肌心内膜下层的灌注被限制，因为心内膜下层的灌注主要发生在舒张期，而心外膜下层的灌注也可以发生在收缩期。在冠状动脉血流储备减少的情况下，局部心肌氧需和供给失调导致了心肌缺血和局部功能障碍。当运动终止时，虽然心肌耗氧量逐渐下降，但室壁运动异常的时间过程却差异较大。一些异常可能持续数分钟，并在运动后成像中检测到。然而，室壁运动通常恢复得非常快，很容易在运动后成像时被遗漏。虽然心脏整体和局部功能密切相关，但在负荷下表现可能有所不同。例如，如果由于局部缺血而出现小的室壁运动异常，左心室的其余部分代偿性地变成高动力状态，此时尽管存在缺血性的室壁运动异常，而射血分数却反而升高。此时，心脏整体功能正常向局部表现为运动功能障碍。另外，在没有冠状动脉疾病的情况下，严重的运动性高血压可能导致射血分数异常反应，而没有相关的室壁运动异常。与药物负荷相比，运动有明显的优点和缺点，如表 11-1 所示。运动最突出的优点是它是患者和医生都熟悉的一种负荷方式；它在经过充分证实的心电图和血流动力学信息的基础上，增加了超声心动图信息，这也许是最安全的提高负荷的方式。缺点是许多人进行体育锻炼的能力有限，这些人通常未受训练，或由于神经或矫形手术的限制而使自身运动能力受限。此外，运动中的负荷超声心动图比药物负荷在技术上要求更高，因为它的难度更大、时间压力更紧迫。

表 11-1　运动负荷与药物负荷对比

参考量	运动负荷	药物负荷
是否需要静脉通路	不需要	需要
心率与血压反应的诊断价值	有	无
在未受训练的患者中应用	否	是
在身体受限患者中的应用	否	是
超声心动图成像困难程度	高	低
安全性	高	适中
检测瓣膜病的临床意义	有	无
检测肺动脉高压的临床意义	有	无
评估疲劳和呼吸困难	是	否

11.3 运动技巧

一般来说，任何能够进行体育锻炼的患者都应该选择运动负荷试验，以保持心电图反应的完整性，并提供有关功能状态的有价值的信息。在生理压力下进行超声心动图检查，还可以将症状、心血管负荷和室壁运动异常联系起来。运动负荷超声心动图可在活动平板或踏车运动方案中进行（表 11-2）。当进行活动平板试验时，无法在运动时进行扫描，大多数方案依赖于运动后成像，因此必须尽快完成运动后图像采集。患者应立即从活动平板移至超声成像设备，并取左侧卧位，以便在 1 ～ 2 分钟内完成图像采集。这项技术假定局部室壁运动异常将持续足够长的时间，以便监测到室壁恢复的全过程，当室壁运动迅速恢复正常时，则会出现假阴性结果。活动平板试验超声心动图的优点是活动平板系统的普及，以及超声医生们对这种负荷试验积累了丰富的临床经验。分析运动能力、心率反应、节律和血压变化的信息，并结合室壁运动情况，成为最终解读报告的一部分。踏车运动超声心动图则是在患者直立或平卧状态下进行检测的（图 11-2）。

表 11-2　运动方法

参考量	活动平板	直立健身车	仰卧健身车
方便患者学习程度	中等	高	高
方便超声技师学习程度	低	中等	高
缺血发作期	无	有	有
峰值速率压力积	高	高	高
收缩期血压	较低	较高	较高
心率	较高	较低	较低
冠状动脉痉挛诱发风险	较高	较低	较低
前负荷增加	较低	较低	较高
缺血强度	++（+）	++（+）	+++
首选模式	国外一些国家	欧洲	超声心动图实验室

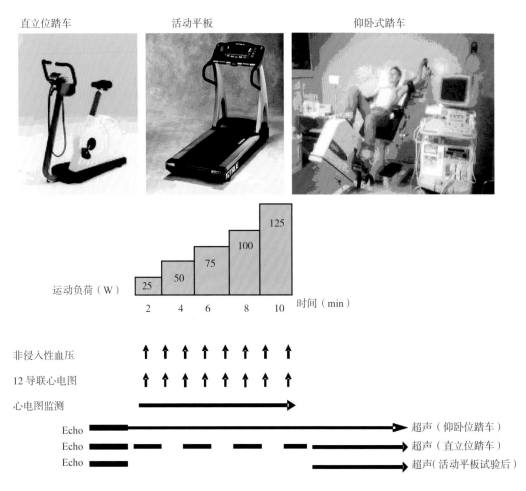

图 11-2 运动负荷超声心动图：直立位踏车（左）；活动平板（中）；半卧式踏车（右）。活动平板仅进行运动后成像；直立踏车在高峰期和运动后成像；半卧式踏车在运动过程中、高峰期和运动后半卧位成像

　　患者的固定节奏（每分钟 60 转）踩踏板，并对抗逐渐增加的负载量。在成像时，负载量逐步提升。成功的踏车负荷测试需要患者的配合（保持正确的节奏）和协调（执行踏板动作）。踏车运动最大的优点是可以在不同负荷水平的运动中获得图像（而不是依赖于运动后成像）。在患者仰卧位的情况下，在分级运动中记录多个切面的图像是相对容易的。随着允许患者左倾斜的测力仪的发展，图像采集会更加便捷。在直立姿势下，成像一般限于心尖或肋下的角度。让患者向前靠在车把上并伸出手臂，可以在大多数情况下获得心尖图像。要记录肋下的图像，就必须更加前倾，而且必须注意避免心尖图像的缩短。在选择锻炼方式时，重要的是要认识到各种锻炼形式间的基本差异。对大多数患者来说，仰卧位时运动持久度和最大心率都略低，主要原因是运动早期即出现了腿部

疲劳。这一限制被仰卧位较低运动量即发生心肌缺血所克服。在仰卧位，给定水平的负荷量，较早发生心肌缺血是由于舒张末容积和平均动脉压较高的缘故。与直立自行车相比，这些差异导致了更高的室壁压力和相应心肌耗氧量的增加。与自行车运动相比，活动平板试验诱发的冠状动脉痉挛发生频率更高。

11.4 安全性与可行性

几十年的心电测试和负荷成像经验证明运动负荷试验是安全的。此外，在运动超声心动图登记处收集的超过 85 000 项研究（国际登记处 25 000 项，德国登记处 60 000 项）中，运动超声心动图是最安全的负荷超声心动图试验。ACC 关于运动测试的声明显示，基于他们对数百万名患者的 1000 多项研究的回顾，平均每 10 000 次测试中只有 1 例死亡情况。国际负荷超声心动图登记处资料显示，6000 例运动患者中约有 1 例报告了重大生命事件（包括心肌梗死、室颤、持续性室性心动过速、卒中）——该风险比双嘧达莫负荷超声心动图低 5 倍，比多巴酚丁胺负荷超声心动图低 10 倍（图 11-3）。尽管参与药物负荷的患者可能比无运动禁忌证的患者病情更重，但现有证据表明，虽然药物负荷超声心动图在实际情况下是一种安全的方法，但运动负荷超声心动图要比药物负荷超声心动图更安全，双嘧达莫负荷超声心动图比多巴酚丁胺负荷超声心动图更安全。

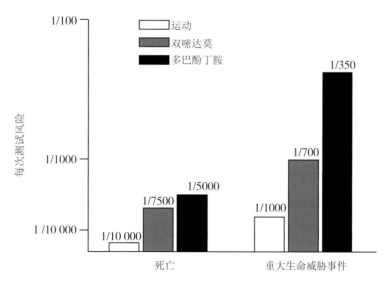

图 11-3 负荷超声心动图的安全性：运动负荷最高，双嘧达莫负荷居中，多巴酚丁胺负荷最低

这些结论也符合德国负荷超声心动图登记处的初步结果。该登记处以抽象的形式公布了其所收集的 60 000 多项测试结果报告，其中运动并发症的发生率为 0.6%，多巴酚丁胺的并发症发生率为 3.6%，双嘧达莫的并发症率为 1.5%。

活动平板运动有足够的可行性获取高质量的图像（与静息状态图像质量相当）用于分析研究结果，直立位踏车试验的可行性更高，而半卧位踏车试验的可行性最高，因此，运动负荷试验首选半卧位踏车试验。从负荷超声心动图实验室的观点来看，有证据表明，半卧位运动比其他形式的运动负荷更容易、更可行、更能提供信息。无可争议的是，在技术要求上，半卧位运动负荷 > 多巴酚丁胺负荷 > 血管扩张负荷（图 11-4）。

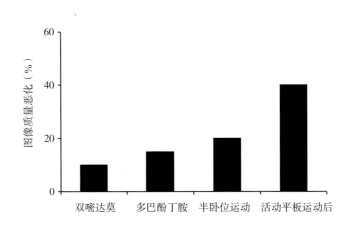

图 11-4 不同负荷对超声心动图技术难度的影响程度。影响图像质量的因素以活动平板运动后成像多见，而药物负荷最少

11.5　冠状动脉病变和心肌存活检查的诊断结果

在一系列不断更新的 Meta 分析中反复评估的针对冠心病进行冠状动脉造影意义的检测中，据对 3714 例患者的 55 项研究进行的最新的 Meta 分析显示，运动负荷超声心动图的总体敏感性和特异性分别为 83% 和 85%（表 11-3）。运动超声心动图的特异性接近多巴酚丁胺超声心动图，低于双嘧达莫超声心动图，所有形式的负荷超声心动图特异性均高于负荷 SPECT。其诊断的准确性类似于其他形式的负荷显像（多巴酚丁胺或双嘧达莫负荷超声心动图或负荷 SPECT）（图 11-5）。

表 11-3　根据 55 个研究共 3714 例患者的 Meta 分析评价运动超声心动图敏感性及特异性

测试方式	研究数量	敏感度 %（95%CI）	特异度 %（95%CI）	诊断优势比（95%CI）	
运动超声	55	82.7（80.2 ~ 85.2）	84.0（80.4 ~ 87.6）[a]	3.0（2.7 ~ 3.3）	

续表

测试方式	研究数量	敏感度 %（95%CI）	特异度 %（95%CI）	诊断优势比（95%CI）	
腺苷超声	11	79.2（72.1 ～ 86.3）	91.5（87.3 ～ 95.7）	3.0（2.5 ～ 3.5）	
双嘧达莫超声	58	71.9（68.6 ～ 75.2）	94.6（92.9 ～ 96.3）[a]	3.0（2.8 ～ 3.2）	
新式的双嘧达莫超声	5	81（79 ～ 83）	91（88 ～ 94）	3.1（1.9 ～ 3.3）	
多巴酚丁胺超声	102	81.0（79.1 ～ 82.9）	84.1（82.0 ～ 86.1）[a]	2.9（2.7 ～ 3.0）	
联合超声	226	79.1（77.6 ～ 80.5）	87.1（85.7 ～ 88.5）[a]	2.9（2.8 ～ 3.0）	
联合 SPECT	103	88.1（86.6 ～ 89.6）[b]	73.0（69.1 ～ 76.9）	2.8（2.6 ～ 3.0）	

CI: 置信区间；lnDOR: 诊断优势比

[a] 不重叠的置信区间，表明比相应的 SPECT 测试具有更高的统计特异性；

[b] 不重叠的置信区间，表明除腺苷和双嘧达莫 SPECT 外，敏度均高于其他测试，并且比除运动 SPECT 以外的所有其他测试的特异性都要低（整理自 Heijenbrok-kal 等）

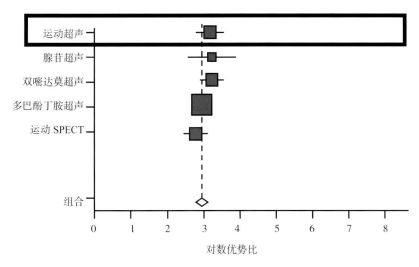

图 11-5　运动超声心动图与其他负荷成像试验的诊断准确率比较。对数优势比的值是衡量整体诊断准确性的指标。较小尺寸的方框有较高的置信区间（整理自 Heijenbrok-kal 等）

虽然现有的信息有限，但运动负荷超声也可用于检测心肌存活。低强度运动试验产生的内源性儿茶酚胺也可作为心肌负荷源，诱导存活心肌的收缩储备，其准确性与小剂量多巴酚丁胺负荷超声心动图相当。最大运动试验还可以识别双相反应，提示有存活心肌正处于危险状态。

11.6 预后价值

20 多项对 5000 名患者（从基线功能正常的患者到急性心肌梗死后早期评估的患者、妇女或高血压受试者）的研究表明，运动诱发的室壁运动异常的存在、位置、范围和严重程度对其预后有明显的影响。运动负荷超声心动图的预后价值较高，可与其他药物（多巴酚丁胺或双嘧达莫）负荷超声心动图和负荷 SPECT 相媲美。

运动负荷超声心动图正常的患者，预后往往良好，冠状动脉事件发生率也相当低。而异常的负荷超声心动图，说明存在新的或不断恶化的室壁运动异常，这大大增加了患者在随访期间发生冠状动脉事件的可能性。这个影像学表现，结合患者有无静息左心室功能障碍以及对患者运动耐力的评估，为个体患者提供了大量的预后信息。其评估预后价值超过临床和运动心电图（图 11-6）。

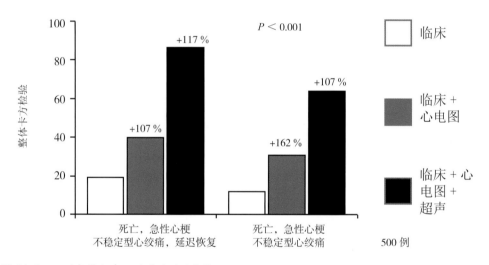

图 11-6 运动负荷超声心动图的预后价值（整理自 Marwick 等）

在冠心病患者中，运动超声心动图和运动 SPECT 结合心电图变量，可提供比较完整的预后信息，并且可相互替代用于危险分层。除了局部室壁运动，运动超声心动图的其他辅助标志可以对预后进行进一步的分层。对于运动所致左心室腔扩张或严重二尖瓣反流的患者，无论试验结果是阴性还是阳性，均预后不佳。然而，在运动负荷超声心动图中系统地寻找这些缺血的辅助标志是不可行的，而且在技术上也极具挑战性，并且这样可能会使成像的焦点从室壁运动——诊断的基石中转移。这些辅助标志最大的临床价值是检测冠状动脉以外的疾病，比如心力衰竭或瓣膜心脏病。

11.7　冠心病以外疾病的运动超声心动图应用

负荷超声心动图与传统经胸超声心动图比较，可以识别除缺血性心脏病之外的许多心脏症状的原因，包括扩张型心肌病或肥厚型心肌病、肺动脉高压和瓣膜性心脏病。与冠心病一样，这些疾病在一定条件下应用运动负荷超声心动图，可揭示其在静息隐匿但运动时可诱导并导致功能障碍的结构缺陷。

目前，在负荷超声心动图实验室中，我们可以评估左心室功能以外的各种参数：跨瓣梯度；反流性；左、右心室血流动力学，包括肺动脉收缩压、心室容积和血管外肺积水（参见第1章图1-6）。从实际情况看，对所有患者测量每一个参数是不可行的，因为负荷的时间很少，期间要观察的项目很多。因此，应该根据每一观察点的诊断优势，从众多潜在诊断兴趣点中为每个个体量体裁衣、优先选择定制方案（表11-4）。在大多数压力方式中，运动仍然是最佳的选择——半卧位踏车运动在技术上比直立位踏车或活动平板运动更容易，因为它方便持续监测和记录所需的参数。

表 11-4　运动负荷超声心动图在冠心病以外的应用

	A	U	I	来源	参考值	证据级别
扩张型心肌病						
收缩储备	√			ESC 2012，EAE 2009	WMSI > 0.25	EC
症状性肥厚型心肌病						
静息峰值梯度 < 50 mmHg	√			ACCF/AHA 2011	> 50 mmHg	Ⅱa，B
无症状瓣膜性心脏病						
严重	√			ACCF/AHA 2011	肺动脉收缩压 > 60 mmHg	Ⅱ，C
重度 MS	√			ACCF/AHA 2011	MG > 15 mmHg，肺动脉收缩压 > 60 mmHg	Ⅰ，C
重度 AR	√			ACCF/AHA 2011	左室储备 肺动脉收缩压升高	EC
严重 AS，EF 正常		√		ACCF/AHA 2011	MG 升高 > 20 mmHg	Ⅱb，C（30）

续表

	A	U	I	来源	参考值	证据级别
中度 AS, AR, MR, MS		√		ACCF/AHA 2011	瓣膜狭窄程度或反流程度增加 肺动脉收缩压升高	EC
轻度 MS, MR, AS, AR			√	ACCF/AHA 2011	瓣膜狭窄程度或反流程度增加 肺动脉收缩压升高	EC
症状性瓣膜性心脏病						
中度 MS	√			ACCF/AHA 2011	MG > 15 mmHg，肺动脉收缩压 > 60 mmHg	I，C
低流量低压差 AS	√			ACCF/AHA 2011	真性狭窄：SV > 20 %，MG > 40 mmHg，AVA < 1.0 cm^2 并增加量 ≤ 0.3 cm^2	II a，C
中度 MR	√			ACCF/AHA 2011	二尖瓣关闭不全危险性增加，肺动脉收缩压升高	EC
轻度 MS，MR		√		ACCF/AHA 2011	增量不足 / 梯度递增 肺动脉收缩压升高	EC
重度 AS，MS，MR			√	ACCF/AHA 2011	肺动脉收缩压升高	EC
肺动脉高压						
正常静息状态经胸超声可疑的肺动脉高压		√		ACCF/AHA 2011	无广泛认可的临界值	EC
运动诱发肺动脉高压治疗中的再评价		√		ACCF/AHA 2011		EC
已证实的静息肺动脉高压			√	ACCF/AHA 2011		EC
可疑的舒张性心力衰竭						
有症状，EF 正常，非决定性静息经胸超声		√		ESC 2012	E/e' > 15	EC
儿科年龄组						
特发主动脉瓣下狭窄 / 主动脉缩窄	√			ACC/AHA 2008	LVOT MG 增加 > 30 mmHg 缩窄 MG > 20 mmHg 并舒张期径流	II a，C

续表

	A	U	I	来源	参考值	证据级别
心脏移植受者						
心脏移植物血管病变的检测	√			ISHLT 2010	WMA	Ⅱa，B

A：合适的；U：不确定的；I：不合适的；EC：专家共识；As：主动脉瓣狭窄；MG：平均压差；MS：二尖瓣狭窄；MR：二尖瓣关闭不全；PG：峰值压差；PAH：肺动脉高压；VHD：心脏瓣膜病

一般来说，负荷超声心动图应用中许多参数的应用（除冠心病以外）可能比局部室壁运动评估更难获得，但更容易测量，更易于量化。因此，这些应用可能不那么依赖于操作者的经验并重为客观。如本书其他章节所讨论的那样，运动负荷超声心动图的应用对于许多不同的情况都有意义，从瓣膜性（参见第 36 章）到先天性心脏病（参见第 37 章）到肥厚性心肌病（参见第 34 章），再到优化风险分层和决定干预时机。

11.8　局限性

然而运动超声心动图也有禁忌证，如运动负荷的经典禁忌证包括不稳定的血流动力学状况或严重的、不受控制的高血压。运动负荷的另一个相对禁忌证是不能充分运动和静息状态下即难以获得满意超声心动图（尤其是相对运动超声心动图而言）。这些情况并不少见，特别是在老年人群中，因为在被测试的每 5 个患者中，就有 1 个人不能运动，1 个人的运动量为亚极量，另还有 1 个人的超声心动图可解释但具有争议性，这使得药物负荷超声心动图成为更实用的选择。对于难以诊断的超声心动图，可以利用心脏超声造影技术增强基础和负荷期间难以辨认的左心室节段的边界。

11.9　临床指南

运动是最具有生理意义的负荷方式，因此在有运动能力的患者中选择运动负荷是较为可取的（表 11-5）。对于冠心病的诊断，若患者心电图存在不能解释原因的情况如左束支传导阻滞、Wolff-Parkinson-White 综合征或静息时心电图 ST 段异常，此时运动超声心动图可作为一线检查手段。当运动心电图反复出现 ST 段压低和 / 或心绞痛，或当这些指标的阳性预测值一直很低的时候（如妇女和 / 或高血压患者），运动超声心动图也可作为最佳的二线检查手段。

就像所有其他的负荷成像试验一样，运动负荷超声心动图常常作为一线试验，经常不恰当地应用在疾病验前概率低并且可用心电图诊断的患者中。普通心脏病学指南认为，运动负荷超声心动图与运动 SPECT 有相似的适应证和禁忌证，以及相似的诊断和预后价值。在如今有成本意识和辐射风险意识的环境中，这种相似性意味着负荷超声心动图会成为首选的检查手段。与其他形式的负荷相比，运动超声心动图的一个独特的优点是它可以对瓣膜功能、肺血流动力学异常以及心脏衰竭、肺动脉高压或瓣膜病等患者的特殊亚群提供有价值、用途广泛的评估。在所有这些患者中，运动负荷的生理性质和超声心动图技术的惊人的多功能性使得我们可以在负荷超声心动图实验室为每个患者量身定做最合适的测试（图 11-7）。

表 11-5　负荷超声心动图诊断冠心病的适应证

	合适	不确定	不合适
冠脉疾病的验前概率中心	√		
无法解释的心电图	√		
先前的负荷心电图无法解释或模棱两可	√		
负荷超声心动图检查 2 年后，无症状或症状稳定		√	
在无症状或症状稳定时，每年重复负荷超声心动图检查		√	
有症状的，低预测概率，可解释的心电图			√
无临床症状，低风险的			√
以前有症状，经皮冠状动脉介入治疗后 1 年内无症状			√

改编自 Montalescot 等

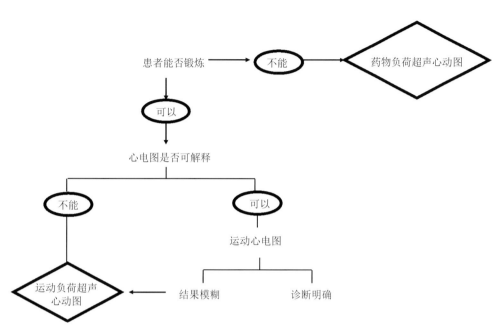

图 11-7　运动负荷超声心动图应用流程

本章参考病例动图：病例 9～病例 10（文前 P_9）、病例 29～病例 31（文前 P_{26}）。

（江　勇 译，林静茹 校）

Chapter 12
多巴酚丁胺负荷超声心动图

Dobutamine Stress Echocardiography

12.1 历史背景

在非运动依赖性负荷中，最受关注的负荷药物是多巴酚丁胺和双嘧达莫。多巴酚丁胺是肾上腺素能药物或正性肌力药物负荷的代表，Liège 团队最初提出将其与灌注成像结合，随后提出将其与二维超声心动图结合，以诊断冠状动脉疾病。其他拟交感神经药物（包括异丙肾上腺素和肾上腺素）也被用于负荷超声心动图，但这些药物通常会带来更明显的致心律失常的副作用。低剂量多巴酚丁胺试验在 1990 年被证实可用作心肌活力的检测，在随后的 10 年中，多巴酚丁胺被广泛应用于药物负荷超声心动图。多巴酚丁胺负荷的演变与其他药物负荷的演变相似。与超声心动图检查结合，起初使用相对"低"剂量的多巴酚丁胺（$20\,\mu g \cdot kg^{-1} \cdot min^{-1}$），其敏感性也低；之后，采用更大的剂量（最高 $40\,\mu g \cdot kg^{-1} \cdot min^{-1}$）；最后与阿托品共同给药，克服了对轻微冠心病敏感性不太理想的限制。

12.2 药理学与病理生理学

多巴酚丁胺是由异丙肾上腺素化学结构改变而产生的合成儿茶酚胺，它主要直接作用于心肌的 β_1 肾上腺素能受体，从而导致心率增加、房室传导增强、收缩力增加（图 12-1）。事实上，α 肾上腺素能活性可以介导全身血管收缩和血压升高，并增强收缩冠状动脉至冠状动脉血管痉挛，尤其是当慢性或急性 β 受体阻滞使 α 受体介导的血管收缩力增强时。刺激冠状动脉 β_2 受体可能诱发冠状动脉血管扩张。然而，内皮功能障碍和 α 肾上腺素能张力增加，可导致多巴酚丁胺诱导的冠状动脉粥样硬化血管舒张功能丧失。由于多巴酚丁胺的半衰期短（2 分钟），因此一旦停止静脉输注，其效应可以快速解除。然而，α 受体介导的冠状动脉收缩和血小板聚集作用不会逆转，并且可能通过 β 受体阻滞剂增强，并在输注结束后 30 ~ 45 分钟达到峰值。

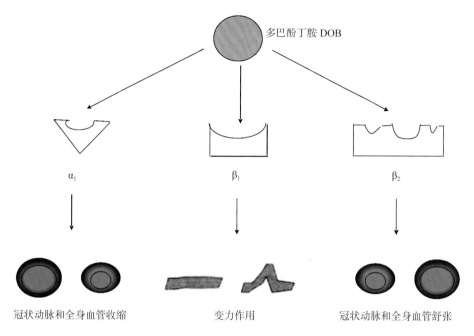

图 12-1   多巴酚丁胺的主要心血管受体靶点和生理效应

多巴酚丁胺主要通过刺激心肌 β_1 受体，产生变力性和变时性反应引起缺血，从而导致心肌需氧量的增加（参见第 5 章图 5-4）。与基线相比，心率可升高 2 ～ 3 倍，收缩期动脉压可提高 1.5 ～ 2 倍，心肌收缩力上升 4 ～ 8 倍。其他促缺血机制包括由冠状动脉的 β_2 受体介导的血流分布不均和由心外膜动脉平滑肌细胞上存在的 α 肾上腺素受体介导的冠状血管痉挛。使用与负荷超声心动图相同剂量的多巴酚丁胺可导致冠状动脉血流量增加 2 ～ 3 倍。

12.3   方法学

图 12-2 中所示方案使用最广泛，是唯一一个在大规模多中心前瞻性试验中得到验证的方案，并且近期国外指南认为它是最先进的方案。剂量低于图 12-2 所示剂量易导致敏感性不够，而高于所示剂量则可导致副反应的发生率增加。使用 "5 分钟步骤" 法进行可行性评估，剂量从 5 mcg 逐渐增加至 10 mcg。然而，为了在心力衰竭以及通常采用 β 受体阻滞剂治疗的患者中激发所有肌力储备，则需要大剂量多巴酚丁胺（不含阿托品）。

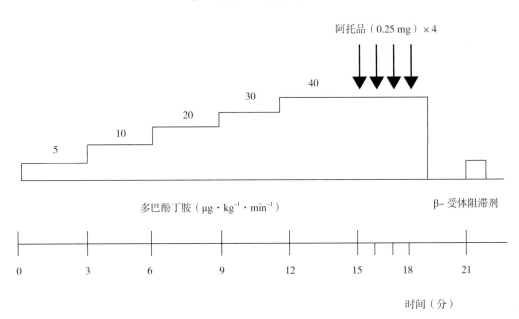

图 12-2 多巴酚丁胺 – 阿托品负荷试验方案。对于使用 β 受体阻滞剂患者的可行性分析，建议进行从 5 mcg 到 10 mcg 的 "5 分钟步骤" 法

另外在药理基础上，阿托品可能需要长达 3 分钟才能达到最大效果。有研究表明，起始剂量高达 220 μg·kg^{-1}·min^{-1} 的阿托品早期给药比晚期注射阿托品更有效、更准确，甚至更安全，国外一些国家的指南中也提到了这一观点。

12.4 可行性与安全性

轻微但限制性的副作用使得约 10% 的患者不能达到最大的药理学负荷。按照发生概率排序，这些副作用包括：复杂的室性快速性心律失常（频发、多态、室性早搏、二联律和三联律、非持续性室性心动过速），恶心和 / 或头痛，低血压（血压下降 > 30 mmHg）和 / 或心动过缓，室上性快速性心律失常（室上性心动过速或心房颤动）和高血压。限制性的副作用在多巴酚丁胺负荷中通常无症状表现，在双嘧达莫负荷中可表现出症状。由于多巴酚丁胺半衰期为 2 ~ 3 分钟，因此药物输注停止后副作用通常会消失。当症状或缺血持续存在时，可给予Ⅳ β 受体阻滞剂（通常给予短效药物艾司洛尔）。

患者和医生都应该了解多巴酚丁胺负荷期间可能会发生的主要并发症。荟萃分析、单中心经验、多中心研究、回顾性注册研究一致显示，每 300 ~ 350 例试验中会有一例发生严重危及生命的副作用（表 12-1）。

关于严重副作用的大量报道也有助于评估负荷试验的安全性。在多巴酚丁胺负荷试验期间，心脏破裂、心室颤动、难治性冠状动脉痉挛、心肌梗死、心脏停搏和急性Tako-tsubo综合征都已有报道。快速性心律失常是多巴酚丁胺负荷超声心动图中最常见的并发症。某些情况下，这些副作用在负荷试验后期会诱导心肌缺血，这与短暂的室壁运动异常有关。然而在许多情况下，室壁运动异常与局部缺血无关，并且可以在低多巴酚丁胺剂量的条件下产生。它们的发病机制可归因于多巴酚丁胺通过刺激心肌β受体直接引起的肾上腺素致心律失常作用，这在缺血性心脏病患者中尤为明显。输注多巴酚丁胺还可降低血钾水平，从而通过对细胞膜的去极化作用促成心室异位节律的发生（图12-3）。

有时伴有缓慢性心律失常（包括心脏停搏）的显著低血压，是多巴酚丁胺负荷超声心动图中另一种常见的不良反应。在某些情况下，这种现象归因于多巴酚丁胺的正性肌力作用引起的动力性心室间梗阻，尤其是在肥厚的心脏中。另一种可能的机制是由于过度收缩性刺激引起左心室机械感受器刺激（Bezold-Jarisch反射），从而引发血管减压反射。如果早期注射阿托品，这些反应几乎可以消除。

伴有持续性ST段抬高的晚期长期透壁心肌缺血，可能是由多巴酚丁胺的冠状动脉血管收缩作用导致，这种作用通过刺激α受体引起，有时可影响多个冠状动脉节段。此外，多巴酚丁胺可诱导血小板聚集增加，从而可能引起冠状动脉阻塞、心肌缺血时间延长和急性心肌梗死，这些都发生在负荷期间不能引起缺血的易损、可能为非临界斑块的基础上。

表 12-1　多巴酚丁胺负荷超声心动图的早期大型单中心经验、多中心研究和多中心注册研究中危及生命的并发症

作者，年份	患者	并发症
单中心经验		
Mertes et al.1993	1118	无[a]
Zahn et al.1996	1000	1 VF，1 LVF，1 痉挛
Secknus and Marwick 1997	3011	5 VT，1 AMI，1 长时间缺血，1 低血压
Bremer et al.1998	1035	1 VF，1 VT
Poldermans et al.1994	650	1 VF，3 持续 VT
Mathias et al.1999	4033	1 VFm 8 VT，1 MI；5 阿托品中毒
多中心注册研究		
Picano et al.（EDIC），1994	2949	2 VF，2 VT，2 AMI，1 长时间缺血，1 低血压
Pezzano et al.（RITED）1998	3041	2 VF，1 心脏停搏

续表

作者，年份	患者	并发症
Beckmann，1999	9354	324（2 VF）
Varga，2006	35 103	63（5 死亡）

AMI：急性心肌梗死；VT：室性心动过速；VF：心室纤颤；MI：心肌梗死

a 没有出现危及生命的并发症；然而，出现轻微和自限性的不良反应

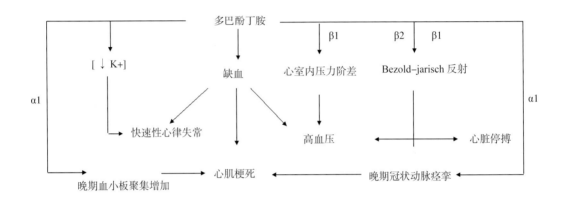

图 12-3 多巴酚丁胺负荷时缺血依赖性和非缺血依赖性的并发症机制

12.5 冠心病的相关检查结果

一项对超过 7900 名患者的 102 项研究的荟萃分析表明，血管造影检测评估冠心病的准确性很高，敏感性和特异性分别为 81% 和 84%。其诊断准确性与运动负荷超声心动图、双嘧达莫负荷超声心动图、负荷 SPECT 等其他形式的负荷试验相似。如两项包含对 435 名患者的 5 项研究的荟萃分析所示，尤其当两种负荷试验都采用最先进的方案时，其他负荷试验的敏感性和准确性与双嘧达莫负荷超声心动图相同（图 12-4）。

为了提高多巴酚丁胺负荷超声心动图的敏感性，其中一项策略是在负荷高峰时非高血压患者的阴性研究中，在负荷高峰状态下快速注射美托洛尔（5 mg，1 分钟），在多巴酚丁胺输注结束后最多 3 分钟时间内采集注射美托洛尔后的图像。该策略可以在不降低特异性的情况下将敏感性（主要在单支血管病患者中）提高至 92%（图 12-5）。其可能的机制是通过失活的 α- 肾上腺素受体介导冠状动脉血管痉挛解除。

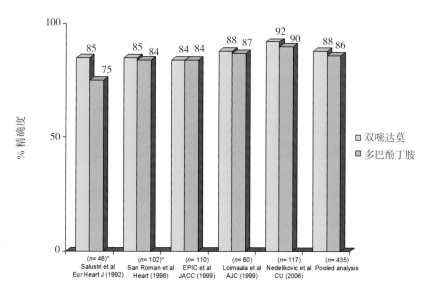

图 12-4　多巴酚丁胺负荷超声心动图与双嘧达莫负荷超声心动图（所有方案）以及最先进方案（联合阿托品大剂量或快速大剂量）的双嘧达莫负荷超声心动图在无创诊断冠心病的准确性的对比（引自 Noguchi 等和 Picano 等的 meta 分析）

12.6　心肌活性的鉴定

低剂量多巴酚丁胺对于识别心肌活性具有较高的特异性和良好的敏感性，并有着极好的诊断和预后价值。在保留整体左心室功能的患者中，心肌活性提示了急性心肌梗死后早期缺血和非致死性再梗死的后续发展风险。在静息状态下左心室功能严重不全的患者中，低剂量多巴酚丁胺超声心动图检测到大量存活心肌，提示更高的生存率。这一发现在急性心肌梗死患者早期药物治疗的研究（顿抑心肌模型）（图 12-6）和慢性心肌梗死患者血运重建的研究（冬眠心肌模型）中都得到了一致性的描述。大剂量多巴酚丁胺（高达 40 mcg）负荷试验确定的收缩储备，可提示患有扩张型心肌病的患者对药物治疗和心脏再同步治疗有更好的反应。

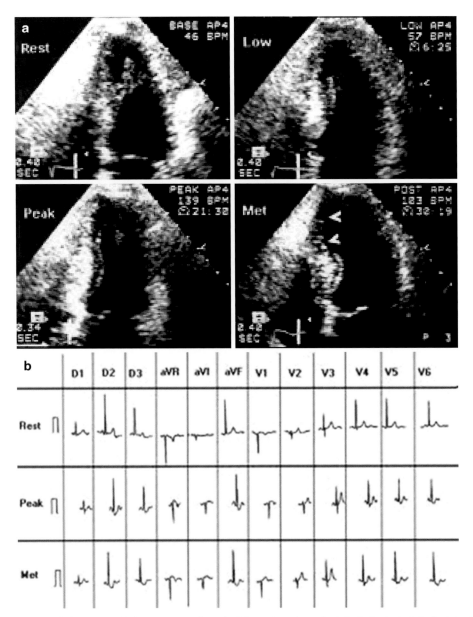

图 12-5 （a）一例左前降支 90% 狭窄但在美托洛尔注射后达到负荷峰值时没有出现新的室壁运动异常的患者。药物剂量较低时，收缩末期的心尖四腔心切面显示静息状态下室壁正常增厚（心率为 46 次 / 分，心率血压乘积为 6578 mmHg/min，左心室收缩末期容积指数为 15.7 mL/m²）。药物剂量达到峰值时，心率为 139 次 / 分，心率血压乘积为 20 850 mmHg/min，左心室收缩末期容积指数为 12.8 mL/m²。注射美托洛尔后（Met），心尖部室间隔增厚率减低（白色箭头）（心率为 103 次 / 分，心率血压乘积为 15 450 mmHg/min，左心室收缩末期容积指数为 33.3 mL/m²）。（b）（a）图患者的心电图示 D1、D2、aVF、V5、V6 导联 ST 段改变仅发生在注射美托洛尔后

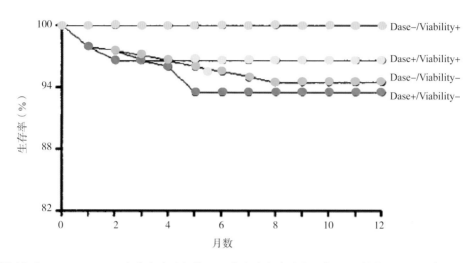

图 12-6　Kaplan-Meier 生存曲线（仅将死亡作为终点事件），根据小剂量和大剂量多巴酚丁胺负荷超声心动图评估的心肌活力情况和缺血与否进行分层。在小剂量药物且无诱导性缺血的患者中存活率最高，在没有心肌活力并伴有诱导性缺血的患者中存活率最低。Viability + 和 viability− 分别表明小剂量多巴酚丁胺时有和无心肌活力，Dase + 和 Dase − 分别表示大剂量多巴酚丁胺条件下有和无心肌缺血（来源于 Picano 等）

　　尽管 STICH（缺血性心力衰竭手术治疗）试验结果对多巴酚丁胺负荷超声心动图和其他影像检查方式在评估心肌活性方面的作用产生了质疑，但其结果仍然可以预测阳性结局。当将这些因素以及先前的研究考虑在内时，则治疗冠心病和左心室功能不全时，建议进行心肌活性评估是合理的。

12.7　预后价值

　　对 10 000 多名患者（包括患有或怀疑冠心病的患者，急性心肌梗死后的早期评估，以及接受重大非心脏血管手术的患者）的 50 多项研究表明，多巴酚丁胺诱导的室壁运动异常的出现、部位、时间、范围和严重程度对预后具有明显的影响。这些研究一致表明，基于并存的固定静息状态下室壁运动异常，诱导缺血所需的多巴酚丁胺剂量（图 12-7）和峰值室壁运动评分指数（图 12-8），多巴酚丁胺负荷超声心动图结果可预测以后死亡的可能性。多巴酚丁胺负荷超声心动图拥有独立的预后价值，是静息超声心动图和运动负荷心电图试验的补充，且价值与双嘧达莫负荷超声心动图和负荷 SPECT 相当。

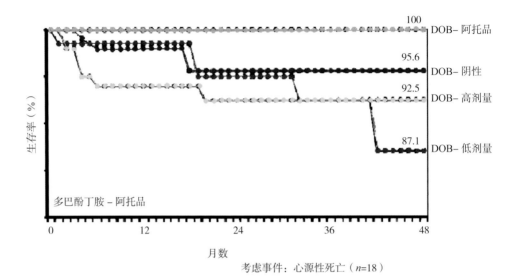

图 12-7 多巴酚丁胺（DOB）负荷超声心动图结果阴性和阳性患者无心源性死亡的 Kaplan-Meier 生存曲线。DOB 阳性患者的生存率更低。在 DOB 阳性患者中，生存率逐渐降低也被高剂量和低剂量阿托品负荷实验阳性所证实（引自 Pingitore 等）

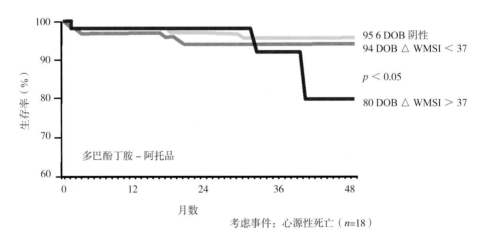

图 12-8 多巴酚丁胺（DOB）负荷超声心动图结果阴性和阳性患者无心源性死亡的 Kaplan-Meier 生存曲线。在 DOB 阳性患者中，逐渐恶化的生丰率被峰值室壁运动评分指数（WMSI）变化较大的患者所证实（引自 Pingitore 等）

12.8 误区

多巴酚丁胺负荷的局限性不仅与超声心动图解析的可行性、安全性、技术难度有关，也与结合冠状动脉血流储备和室壁运动信息后未达最佳效果的可能性，以及无法预测生理疗法引起的运动负荷结果变化有关。5% ～ 10% 的试验可发生轻微但有限制意义的副作用,这些次优结果限制了其诊断和预后能力。该试验不如其他药物负荷(如血管扩张剂)安全,尤其比运动负荷的安全性低很多,并且其危及生命的主要并发症的发生率比双嘧达莫高2~3倍,比运动负荷高4~5倍。多巴酚丁胺负荷期间的超声心动图图像衰减显著,但小于运动负荷,这是因为过快的心率和过大的收缩幅度使得室壁运动的分析更为困难。抗缺血治疗(尤其是β受体阻滞剂)对多巴酚丁胺负荷的影响与其对运动负荷的生理影响不同,因此该试验不能用于监测缺血性心脏病的药物干预。

12.9　适应证与禁忌证

大剂量多巴酚丁胺适用于药物负荷心动图检测冠心病,尤其当患者无法进行运动负荷或者运动负荷为禁忌证时,或静息状态图像质量处于基线水平时,这些情况的存在使技术上难度更高的运动负荷超声心动图更具挑战性(表12-2)。它也适用于接受选择性高危非心脏手术的中危患者。小剂量多巴酚丁胺是判断严重左心室功能不全患者心肌活性的首选方法,亦适用于在低流量、低压差主动脉瓣狭窄时辨别真性与假性主动脉瓣狭窄。在接受中度风险的非心脏手术的中危患者中,其适用性是不明确的。对于不能进行运动负荷的女性患者,多巴酚丁胺负荷超声心动图可能优于其他方式。有复杂房性心律失常(阵发性心房颤动、阵发性室上性心动过速)或室性心律失常(持续性室性心动过速或心室颤动)或中度至重度高血压病史的患者,可能不应进行多巴酚丁胺负荷试验,而应转做更安全的血管舒张负荷试验。

表 12-2　多巴酚丁胺负荷超声心动图的适应证与禁忌证

	适应证	不明确	禁忌证
无法运动患者的 CAD 诊断	√		
射血分数 < 35% 的心肌活性诊断	√		
中危患者的高危非心脏手术	√		
低流量、低压力阶差的主动脉狭窄	√		
需要评估抗心绞痛疗效		√	
中危患者的中危非心脏手术		√	
CRT 疗效预测		√	
可运动患者的一线试验			√
重度高血压、恶性心脏异形、急性心梗后早期下壁动脉瘤			√
低危患者的低危非心脏手术			√

CAD:冠状动脉疾病;CRT:心脏再同步化治疗

12.10　新兴的及有前景的技术

12.10.1　冠状动脉血流和微血管测量

多巴酚丁胺实现了室壁运动、冠状动脉血流储备与冠状动脉血流速度储备、心肌对比超声心动图及左心室功能的形变参数任意其一的组合双幅成像。最近的一项研究，在糖尿病患者中将 651 名应用多巴酚丁胺或双嘧达莫负荷超声心动图时室壁运动正常的患者的结果用以评估 CFVR。在左前降支冠状动脉的末梢区域同时计算 CFVR，结果表明糖尿病仅在 CFVR 异常（＜ 2.0）的患者中风险增加，且与所使用的药物负荷技术无关。有研究在 20 名患有 Tako-tsubo 心肌病（tako-tsubo cardiomyopathy，TTC）的患者中也评估了 CFVR 的使用。研究者证明，与急性期相比，恢复期充血性冠状动脉血流速度显著增加，从而使恢复后 CFVR 增加，并得出结论：血管舒张能力降低导致 TTC 急性期 CFR 一过性受损。使用实时心肌对比超声心动图也可检测 DASE 各阶段微循环血流的动态变化。检测各阶段 CAD 的最佳参数是 β 受体储备，它可以高度准确地区分该患者是否患有冠心病。

12.10.2　心肌功能和形变参数

对于分析负荷超声心动图更好的定量评估方式的需求取决于新型成像方式的发展。从多普勒超声测量或二维超声（应变和应变率）衍变而来的组织多普勒和心肌应变，被认为是能更好地量化静息或负荷状态局部收缩功能的重要方法。

组织多普勒在负荷试验中是可行的，但是受限于至少 140 帧 /s 的高帧率的需求，且有角度依赖性。这些约束限制了心尖节段形变的精确分析。

一般来说，心肌缺血被定义为在药物或运动负荷期间心肌增厚程度的短暂性降低。然而，心肌缺血也会导致收缩早期和晚期心肌增厚，遗憾的是由于其时间分辨率较差（30 帧 /s），人眼不能主观检测到这种情况，但较易通过二维斑点追踪测量。二维斑点追踪是一种能够定义形变参数，如与角度无关的应变（纤维缩短）和应变率（纤维缩短随时间变化）的技术，更适用于临床应用。尽管如第 23 章所述，二维斑点追踪存在一些局限性，但它在实验环境中的结果却非常完美，并且在临床领域也颇有前景。

多巴酚丁胺负荷实时三维超声心动图也被提出可用于评估 CAD 的存在与否，以及其严重程度，与多维模式相比，多层面模式具有良好的结果和更好的特异性。

本章参考病例动图：病例 8 ～病例 12（文前 P_8）、病例 32 ～病例 36（文前 P_{28}）。

（陶　佳译，张　冰校）

Chapter 13
双嘧达莫负荷超声心动图
Dipyridamole Stress Echocardiography

13.1 历史背景

双嘧达莫是第一种被用于诊断冠状动脉疾病的负荷药物，它率先在欧洲被提出可用于在 12 导联心电图中识别心肌缺血，随后在国外一些国家被 Lance Gould 用于充血负荷灌注成像。其主要的心脏成像应用源于两个基本特性，即冠状动脉血管扩张的同一病理生理过程的正反两面：充血效应和缺血效应。充血效应是心肌灌注成像的概念基础，通常用于放射性核素显像，但如今也用于心脏磁共振。缺血效应是功能成像的必要条件，通常应用于二维超声心动图（图 13-1），但现在也应用于磁共振。

充血负荷和缺血负荷密切相关，可以认为是同一现象的两个不同方面，需要内源性腺苷蓄积作为共同的生化途径（表 13-1）。

充血性或缺血性表现哪方占优势，取决于双嘧达莫的剂量（决定腺苷蓄积量）和冠状动脉解剖基础。使用相对低剂量的双嘧达莫静脉注射，在无或中度以下冠状动脉狭窄的情况下，充血效应占优势。而在中度至重度冠状动脉疾病的情况下，注射相对高剂量的双嘧达莫缺血效应将占主导地位。对于需要缺血作为强制终点的超声心动图成像，以相对较低的剂量（0.56 mg/kg，持续 4 分钟）开始试验（此方案灵敏度较低）。之后，注射更高的剂量（10 分钟内达到 0.84 mg/kg）。最后，与阿托品共同给药，或更简单地直接采用高剂量、短时间输注的方式（加速方案）给药，可克服对轻微冠状动脉病变，尤其是接受抗心绞痛治疗的患者的敏感性低于理想状况的局限性（图 13-2）。一些中心曾（1988 年）从一开始就在短时间内给予高剂量（注射器输注 0.84 mg / kg，速度为 0.21 mg · kg^{-1} · min^{-1}，持续 4 分钟），双嘧达莫具有非常好的灵敏度和特异度，并且副作用小。后来，一些研究用这些剂量进行重复试验，现在世界上大多数中心使用 4 ～ 6 分钟高剂量双嘧达莫，辅以阿托品。这在同时评估冠状动脉血流储备或使用造影剂进行超声心动图评估心肌灌注时，是非常实用的。

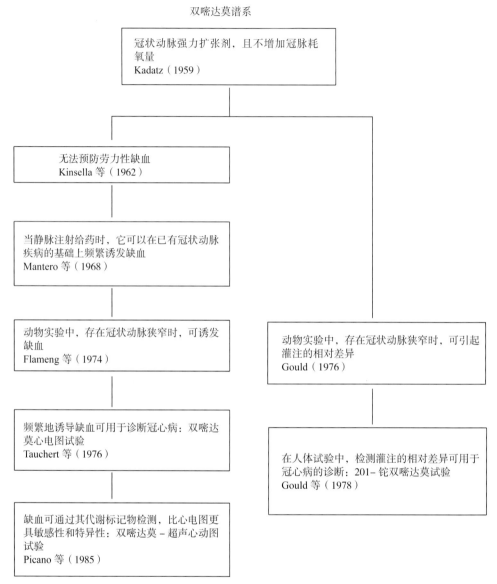

双嘧达莫谱系

冠状动脉强力扩张剂，且不增加冠脉耗氧量
Kadatz（1959）

无法预防劳力性缺血
Kinsella 等（1962）

当静脉注射给药时，它可以在已有冠状动脉疾病的基础上频繁诱发缺血
Mantero 等（1968）

动物实验中，存在冠状动脉狭窄时，可诱发缺血
Flameng 等（1974）

动物实验中，存在冠状动脉狭窄时，可引起灌注的相对差异
Gould（1976）

频繁地诱导缺血可用于诊断冠心病：双嘧达莫心电图试验
Tauchert 等（1976）

在人体试验中，检测灌注的相对差异可用于冠心病的诊断：201- 铊双嘧达莫试验
Gould 等（1978）

缺血可通过其代谢标记物检测，比心电图更具敏感性和特异性：双嘧达莫 – 超声心动图试验
Picano 等（1985）

图 13-1 双嘧达莫谱系左侧是"缺血臂"，右侧是"充血臂"。将双嘧达莫作为一项非运动负荷试验的先驱是德国心脏病学家 Martin Tauchert，他提出了双嘧达莫心电图。仅仅几年后，Lance Gould 就引入了血管扩张剂负荷成像的概念，理论上这并不需要通过有心肌缺血来判定是否为阳性结果。近年来，在对比超声心动图或左前降支的冠状动脉血流成像中，可以明确地将室壁运动信息理想地添加到灌注成像中。双嘧达莫负荷的两臂（充血和缺血）注定要与上一代的双重成像负荷超声心动图或负荷心脏磁共振成像结合应用（修改自 Picano）

表 13-1　双嘧达莫负荷的双重性

参数	充血成像	缺血成像
终点	血流异质性	室壁运动异常
缺血需求	否	是
主要技术	放射性核素闪烁显像	二维超声心动图
剂量 – 效应反应	超过 0.56 mg/kg	高达 0.84 mg/kg
最佳使用剂量	0.56 mg/kg	0.84 mg/kg

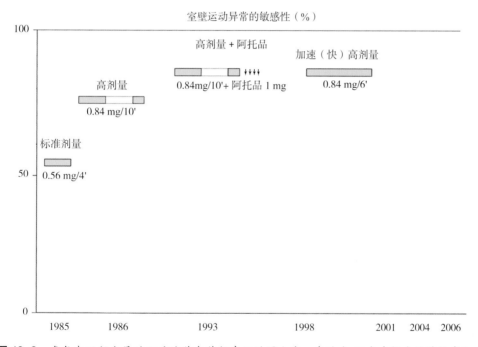

图 13-2　多年来不断发展的双嘧达莫负荷超声心动图方案。在过去 15 年中提出的最敏感和准确的方案是高剂量双嘧达莫（0.84 mg/kg，10 分钟内注射完成），联合使用高达 1 mg 阿托品（1998 年和 2007 年 ASE 指南推荐）或快速（或加速）注射高剂量双嘧达莫（0.84 mg/kg，4～6 分钟内注射完成）。后者由于成像时间较短，不需要多次给药，2008 年欧洲超声心动图协会建议其为最先进且首选方案

　　随着新一代成像技术（如超声心动图心肌造影和冠状动脉血流成像）的传播，功能评估（室壁运动）和流量成像（冠状动脉血流储备）这两条线在概念上和临床上注定要融合，这样便可在同一剂量和注射速度的条件下，同时评估血流灌注量和心脏功能，目前这一技术被欧洲超声心动图协会推荐为最先进的技术。快速大剂量双嘧达莫方案是实现"一石二鸟"的最佳选择，即在单一负荷（一石）下，即达到功能和血流灌注显像（两鸟）。这种方法明显比"两鸟两石"法（用小剂量腺苷或双嘧达莫单独检测灌注，用多巴酚丁

胺检测功能）简单。然而，你的"石头"（负荷）必须具有足够的分量（高累积剂量），并以足够的速度（快速输注率）输注，才能实现"一石二鸟"目标。

13.2 药理学与病理生理学

双嘧达莫负荷超声心动图是一种血管扩张试验，通过刺激存在于冠状动脉内皮细胞和平滑肌细胞上的 A2A 腺苷能受体，通过流量不均匀分配（窃血）现象减少心肌氧供应。间接地，双嘧达莫通过减少细胞再摄取和代谢来增加内源性腺苷水平。它作为前药，通过抑制腺苷的细胞摄取和抑制腺苷脱氨酶的分解来增加腺苷的间质水平。根据我们有关高剂量注射的经验，峰值在输注结束后 1～2 分钟，半衰期为 40 分钟，这表明即使在试验阴性的情况下，在负荷试验结束时也应常规给予阻断腺苷受体的解毒剂——氨茶碱。通常用于负荷超声心动图检查的双嘧达莫剂量（0.84 mg/kg），可导致正常人冠状动脉血流量比静息时增加 3～4 倍，静脉系统血腺苷浓度增加 3 倍。须考虑到，我们在实验室纳入的患者通常是老年人、高血压者、血脂异常者，并伴有一定程度的内皮功能障碍。因此，我们定义≥2 为阳性反应，如果未达到 2 倍的舒张期流速，则应怀疑对应区域的心外膜动脉有明显狭窄和/或微血管疾病。

尽管阿托品的联合应用也可能在一定程度上增加心肌氧需求，但双嘧达莫主要是通过窃血现象引起缺血。冠状动脉侧支循环是易于形成窃血的冠状动脉解剖学基础，可能提供了水平方向上（横向）窃血现象的形态学背景。在没有侧支循环的情况下，双嘧达莫引起的缺血最可能的机制是垂直（纵向）窃血。当双嘧达莫剂量从亚缺血增加到缺血时，引起缺血的血管中，局部冠状动脉血流保持不变，这表明缺血性功能障碍发展为透壁的血流再分布，导致心内膜下层心肌的低灌注。流量增加也被认为是重要的心肌存活的正性反应。事实上，冬眠心肌的冠状动脉血流储备的增加反映了在静息状态下具有节段性功能障碍的心肌储备能力。对存活心肌的心脏保护作用也可以通过非常低的亚剂量进行评估。三种效应，即心肌活性、充血和缺血，是通过剂量滴定在单次负荷期间一个接一个观察到的不同剂量递增而引起的，见图 13-3。易损心肌暴露于冠状动脉血流的"阳光"下，导致三个独立的或有时重叠的影响：存活效应的"冷光"、常规剂量充血的"加温"及大剂量缺血的"灼烧"。

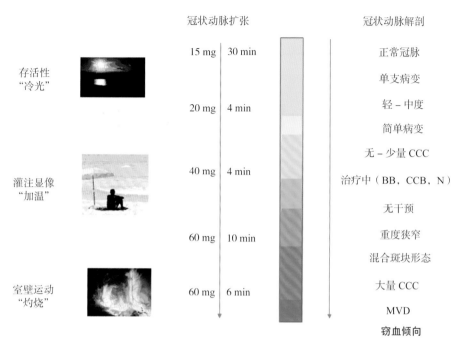

图 13-3　双嘧达莫在不同剂量窗口的病理生理效应，以及个体患者基础冠状动脉解剖的功能。在较高剂量下，缺血性心肌"灼烧"效应占主导地位；极低剂量的心脏保护，即"冷光"效应；中等剂量的"加温"充血效应（引自 Picano）

13.3　方法学

标准或常规双嘧达莫方案包括在 10 分钟内静脉输注 0.84 mg/kg 双嘧达莫，分两次输注：4 分钟内 0.56 mg/kg（标准剂量），随后 4 分钟不给药，如果仍为阴性，2 分钟内额外增加 0.28 mg/kg。如果无终点事件发生，则按照 ASE 指南推荐，加入阿托品（剂量为 0.25 mg，最多 1 mg）。同样总剂量 0.84 mg/kg 也可以在 6 分钟内给予，如欧洲超声心动图协会 2008 年所建议，或在我们许多实验室使用的 4 分钟内给予。如果出现不良的双嘧达莫相关事件，应立即使用氨茶碱（240 mg 静脉注射），并且无论结果如何，在试验结束时均应常规输注氨茶碱。

对于心肌活性的选择性评估，4 分钟内极低剂量的双嘧达莫（0.28 mg/kg）与低剂量多巴酚丁胺具有相同的诊断准确性。在需要对冠心病诊断具有高敏感性的特殊患者亚群中，大剂量双嘧达莫（0.84 mg/kg）注射之后可以进行最大限度的运动，或者安全性更低的大量多巴酚丁胺试验。若具备合适的技术和专业知识，建议结合室壁运动和冠状动脉血流储备（采用脉冲多普勒速度成像技术，对 LAD 评估）进行血管扩张剂负荷超声心动图双重成像（图 13-4）。

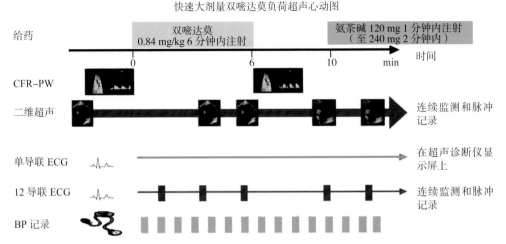

图 13-4 快速大剂量双嘧达莫超声心动图双重成像（室壁运动和冠脉血流储备对 LAD 冠状动脉评估）试验的最新方案

在试验前应禁食含咖啡因的食物（咖啡、茶、巧克力、香蕉和可乐饮料）至少 12 小时，停用含茶碱的药物（氨茶碱）至少 24 小时。

13.4 可行性与安全性

副作用轻微且局限，因副作用导致不能完成目标药物负荷的患者不到 5%。按发生率高低，依次是低血压和 / 或心动过缓、头痛、头晕和 / 或恶心。使用高剂量双嘧达莫方案研究的患者中约有三分之二经历过轻微的副作用，例如痉挛和头痛，这归因于药物的全身血管扩张作用。这些副作用通常在试验结束且给予氨茶碱后消失。在极少数情况下，双嘧达莫诱导的缺血会对氨茶碱产生抗药性。在这些情况下，由于缺血引发的交感神经兴奋性反射，导致试验期间速率 – 压力产物的晚期上升超过了缺血阈值，当通过给予氨茶碱逆转血液分布不均时，表现为持续缺血。此时，给予硝酸盐对于逆转缺血是必要的。在试验结束时，同样在阴性病例中也常规给予氨茶碱，但在少数情况下，它可能在约三分之一的变异型心绞痛患者中引发冠状动脉痉挛：短暂的 ST 段抬高是常见的表现，应立即给予硝酸盐（不是氨茶碱或 β 受体阻滞剂）以缓解痉挛。在试验期间服用阿托品，解毒剂氨茶碱经常造成心动过速，因为它只抑制双嘧达莫在诱导缺血的情况下造成的危险。因此，有必要快速注射心脏选择性 β 受体阻滞剂，逆转阿托品的心动过速效应。

主要危及生命的并发症有心肌梗死、Ⅲ度房室传导阻滞、心脏停搏、持续性室性心动过速或肺水肿。上述副作用在 1000 例中发生约 1 例，这是通过超过 35 000 名患者进行大剂量负荷超声心动图检查所得到的结果。试验引起的主要并发症比多巴酚丁胺少 3

倍（表 13-2）。

表 13-2　负荷超声心动图药物的安全性

	多巴酚丁胺	双嘧达莫
次极限量试验（%）	10	5
副作用	1/300	1/1000
VT、VF	++	+
高度房室传导阻滞	+	++
死亡	1/5000	1/10 000

VT：室性心动过速；VF：心室颤动

13.5　冠心病的相关检查结果

在 58 项研究的荟萃分析中（包括所有年代方案），血管造影评估的冠状动脉疾病检测的准确性一直表现为高度的敏感性和特异性（分别为 72% 和 95%）双嘧达莫负荷超声心动图的诊断准确性类似于其他形式的负荷试验，如运动负荷超声心动图或负荷 SPECT。当最先进的方案应用于双重负荷时，即快速（或阿托品强化）大剂量双嘧达莫试验，其敏感性、特异性和准确性与多巴酚丁胺负荷超声心动图相同（图 13-5 为对 435 名患者进行的 5 项研究的一项荟萃分析）。

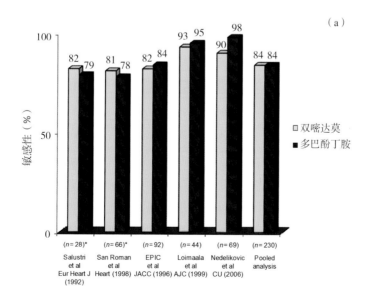

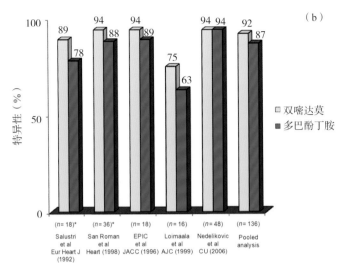

图 13-5　双嘧达莫和多巴酚丁胺负荷超声心动图对 5 项个体研究和累积分析的敏感性（a）和特异性（b）分析。星号（＊）表示快速双嘧达莫方案，无星号是大剂量加阿托品方案

13.6　心肌活性的鉴定

4 分钟内完成极低剂量（0.28 mg/kg）双嘧达莫注射，可判别心肌的存活性，具有高特异性（高于多巴酚丁胺）、良好的敏感性（低于多巴酚丁胺）和良好的预后价值（与多巴酚丁胺相当）（图 13-6）。

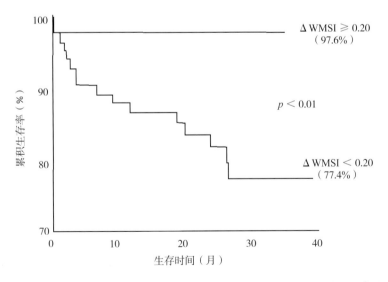

图 13-6　在接受冠状动脉血运重建术的患者中，Kaplan-Meier 生存曲线（终点事件仅为死亡）。心肌活性可以通过改善的节段的数量来区分，使用静息状态下室壁运动评分指数和设定为 0.20 的低剂量双嘧达莫室壁运动评分指数（ΔWMSI）之间的差值作为截断值。存活心肌量少与较高的心源性死亡的发生率有关（$p < 0.01$）（引自 Sicari 等）

13.7　预后价值

基于室壁运动异常的双嘧达莫负荷超声心动图，对慢性冠心病、近期心肌梗死或非心脏大血管外科的不同亚群患者的预后价值，已被广泛证明、证实和再次确认。其预后价值已在特殊患者亚群中得到广泛体现，包括老年患者、女性患者、门诊患者、高血压患者、左束支传导阻滞患者、右束支传导阻滞和 / 或左前分支阻滞的患者，以及单支病变和胸痛的患者。双嘧达莫负荷结果可以预测后续的心源性死亡，这主要基于两个参数：双嘧达莫时间（即试验开始至出现明显室壁运动不协调的时间间隔）和室壁运动评分指数（图 13-7）。

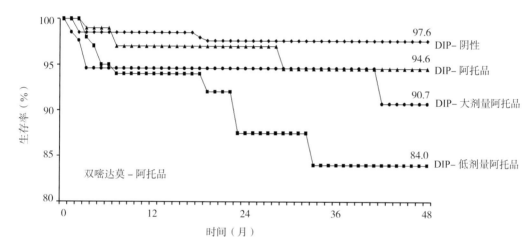

图 13-7　双嘧达莫负荷超声心动图（DIP）阴性和阳性患者无心源性死亡的 Kaplan- Meier 生存曲线。DIP 阳性患者的生存率较差。在 DIP 阳性的患者中，于大剂量和低剂量的阿托品试验显示，其存活率逐渐恶化。DIP- 低剂量阿托品 vs. DIP- 阴性，$p < 0.0001$。心源性死亡（$n = 18$），随访（38 ± 21）个月
（修改自 Pingitore 等）

双嘧达莫负荷超声心动图的预后价值独立于简单的临床和实验室数据，如静息超声心动图和运动心电图检查，并且已经通过前瞻性大规模多中心研究得到证实。试验时，正在进行的缺血性治疗不仅降低了诊断敏感性（这与对运动负荷试验的影响有些类似），而且还强有力地改变了药物负荷超声心动图的预后价值。在伴有抗缺血治疗的情况下，试验阳性者往往预后差，而试验阴性者也很少有好的预后。双嘧达莫负荷超声心动图的预后价值也已经与其他形式的负荷试验进行了直接的头对头比较评估，结果显示与多巴酚丁胺超声心动图结果相似，并可能优于灌注闪烁显像。

13.8 冠状动脉血流储备双重成像的附加价值

基于室壁运动（功能）成像的血管扩张剂负荷超声心动图提供的预后信息，最近已经通过具有联合室壁运动和冠状动脉血流储备评估的双重成像技术而得到扩展。使用冠状动脉血流储备作为独立的诊断标准有两个主要的局限：首先，并非总是能够从3个主要冠状动脉获得信息；其次，冠状动脉血流储备不能区分微血管和大血管冠心病。因此，评估常规室壁运动之外的附加价值以进行预后分层更有趣（且在临床上是可信的）。从病理生理学角度来看，室壁运动阳性需要缺血和心外膜动脉狭窄作为必要的先决条件，而冠状动脉血流储备只有在保持微血管完整性的情况下才能正常。结合室壁运动分析与二维超声心动图和运用脉冲多普勒测量 LAD 中远段血流量所反映的冠状动脉血流储备，已被证明可为已知或疑似冠心病、冠状动脉正常、糖尿病、高血压、左束支传导阻滞、特发性扩张型心肌病或肥厚型心肌病者提供额外的预测价值。冠状动脉血流储备减少是负荷超声心动图反映的风险分层中严重程度的附加参数，在双嘧达莫负荷超声检查时，室壁运动和冠状动脉血流储备试验阴性的患者预后良好（图13-8）。

类似的数据已经由更复杂、更昂贵但信息量更大的冠心病和扩张型心肌病患者的心肌造影超声心动图所获得，因为它可以评估所有冠状动脉供血区域，而不仅仅是 LAD 供血区。

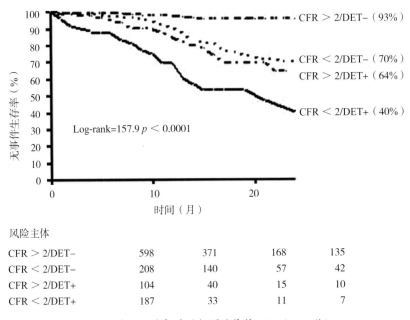

图 13-8 室壁运动和冠状动脉血流储备的附加预后价值（修改自 Rigo 等）

13.9   第三代负荷超声心动图

在不久的将来，我们可能会在每次的负荷超声心动图时，联合运用三种工具来评估三个不同的目标：二维超声心动图半定量评估局部室壁运动，常规检查即可实现；同时采用彩色脉冲多普勒对 LAD 的血流储备进行定性和主观分析；使用二维应变定量评价左心室纵向应变能力。所有的这一切只需要一次快速、安全、无辐射、客观、价格低廉且具有高度准确性的负荷超声检查即可实现。

在负荷超声时代，有三个重要时期：旧石器时代，即二维超声心动图时期；新石器时代，二维超声心动图与经胸超声心动图评估冠状动脉血流储备相结合；以及现在，随着通过先进技术系统进行室壁运动的定量评估，将获得的数据转化为数字并将其体现到牛眼图上（表 13-3）。这可能是未来几年超声心动图界的科学和临床前景。

该模型可用于任何负荷药物，但毫无疑问双嘧达莫负荷超声心动图是最合适的。

表 13-3   负荷超声心动图的三个时代

负荷时代	第一代	第二代	第三代
名称	旧石器	新石器	现代
工具	二维超声心动图	脉冲多普勒评估 LAD	二维应变
目标	室壁运动障碍	冠脉血流储备	纵向、径向和扭转应变
评价性质	定性	定量	定量
时期	80 年代早期	90 年代晚期	2010 年
所处阶段	临床试验	制定更先进的临床标准	验证过程中

13.10   适应证与禁忌证

快速、大剂量双嘧达莫负荷超声心动图是药物负荷超声心动图检测冠心病的合适选择，尤其对于无法运动或运动禁忌的患者，或静息状态下图像质量差的患者，运动超声心动图检查变得尤为困难。在技术上，它比运动或多巴酚丁胺更容易，因为心动过速、换气不畅、过度收缩对图像质量影响小。"从技术角度来看，在负荷超声领域，双嘧达莫相当于小学水平，多巴酚丁胺是中学，运动负荷超声心动图是大学"。与多巴酚丁胺负荷超声心动图相比，它同样准确，技术上更容易也更安全：正如 2008 年 EAE 建议中明确指出的那样，"运动比药物负荷更安全。在药物负荷试验中，双嘧达莫比多巴酚胺更安全"。患者主观上，双嘧达莫比腺苷更容易耐受。双嘧达莫负荷超声心动图也适用于接受选择性高风险非心脏手术的中危患者。在接受中度风险非心脏手术的中危患者中，其适用性是不确定的。为了确定低剂量多巴酚丁胺不安全或不耐受的患者的心肌存活率，低剂量双嘧达莫可能是一种有效的替代方案，尽管这一特定适应证的适用性受限于有限的经验。患有Ⅱ度或Ⅲ度房室传导阻滞或病态窦房结综合征的患者不应接受双嘧达莫试验（除非已安装起搏器）。此外，支气管哮喘或支气管痉挛倾向者不适用于双嘧达莫试验（表13-4）。

表 13-4 双嘧达莫负荷超声心动图的禁忌证

	绝对禁忌	相对禁忌
活动性支气管痉挛	√	
≥Ⅱ度 AV 传导阻滞	√	
SBP ＜ 90 mmHg	√	
使用甲基黄嘌呤		√
长期的气道反应性疾病		√
慢性双嘧达莫治疗，近期（＜ 12 小时）咖啡、茶、巧克力摄入		√

AV：房 - 室；SBP：收缩压

患有严重双侧颈动脉疾病并伴有未知 Willis 循环的患者，最好避免进行双嘧达莫负荷超声心动图检查，因为理论上这可能造成循环窃血，存在脑缺血的潜在风险，尽管据文献报道，这并不是常见的并发症。

使用双嘧达莫（可能还有新型口服抗血小板药替卡格雷）的患者在停药后至少 24 小时内不应进行腺苷检测，因为这些患者血液中的腺苷水平可能高得无法预测。长期服用茶碱或咖啡因至少需停药 24 小时，以使腺苷受体不被占用。

双嘧达莫和多巴酚丁胺负荷超声心动图的主要差异见表13-5。由于多种原因，肌松剂和血管扩张剂都应该用于负荷超声心动图试验中。基本上每个试验都有其不同的局限和特定的优点：两种试验的通用性使得能够根据患者个体来调整负荷量。无论实验室的首选是什么类型的负荷，在由于副作用的限制导致的亚极量结果的情况下，都应该使用第二种选择，以避免非诊断性亚极量试验的不准确。

表 13-5 用于检测冠状动脉狭窄的药物试验

	血管扩张剂	多巴酚丁胺
受体	A2A 腺苷	α-1，β-1，β-2 肾上腺素能受体
血流动力学	减少血液供给	增加氧气需求
作用的目标	冠状动脉	心肌
作用的细胞	平滑肌细胞	心肌细胞

续表

	血管扩张剂	多巴酚丁胺
解毒剂	氨茶碱	β- 受体阻滞剂
负荷	双嘧达莫（腺苷）	多巴酚丁胺
禁忌证	哮喘、缓慢性心律失常	快速性心律失常、未控制的高血压

13.11　误区

尽管双嘧达莫具有准确性高、安全性好、有充分的证据证明其可支持几类患者亚群的预后价值等优点，但在国外的药物负荷试验中，双嘧达莫的使用仍然相对不足。这可能是由于某些国家不易购买或药物的成本高，且在主流心脏病学知识体系中已成形的传统认知，即血管扩张剂几乎不造成心肌缺血，并且更适合灌注成像。尽管与多巴酚丁胺或运动负荷相比，高层且最先进的双嘧达莫试验方案敏感性与之无差异，特异性较其更好。

我们看到了双嘧达莫负荷超声心动图的一些优点，并建议将其作为首选药物（表13-6）用于需要优先考虑安全性的患者（如高血压、室性心律失常、心房颤动、心脏起搏器或在不能进行过度刺激的情况下），和伴有心脏病理改变的患者（完全性左束支传导阻滞、左心室肥厚），以及有血流动力学意义的动脉瓣下梗阻、已知血管痉挛，或需要评估各个节段的冠状动脉血流储备或与心肌造影相关的情况。另外，值得一提的是，它在基础设施较低的实验室中很有用，对于那些刚开始使用负荷超声心动图技术的人来说，它是理想的造影剂。

表 13-6　负荷超声心动图中药物的选择

双嘧达莫	多巴酚丁胺
优先考虑安全性的患者，包括： 高血压 心房颤动（伴中 – 快速心室反应） 室性心律失常	β 受体阻滞剂不能中断及冠状动脉储备不可评估的患者
起搏器患者（不能过度刺激）	可疑单支病变者
动脉瓣下动力性梗阻者	明显的心室功能不全（EF < 35%）
冠状动脉痉挛者	失代偿期重度 COPD、哮喘或支气管痉挛患者
当有必要对冠状动脉血流储备进行评估时	接受氨茶碱或其衍生物的患者
运用心肌造影时	低流量、低压力阶差的主动脉瓣狭窄患者
在基础设施较低且经验较少的实验室	

双嘧达莫相对于多巴酚丁胺（另一种主要负荷药物）的优点和缺点见表 13-7。

表 13-7　临床实践中最常用的两种负荷药物的相对特点

双嘧达莫	多巴酚丁胺
快速学习	更多生理学研究
在许多国家并不昂贵	在国外一些国家的文化环境中使用更广
需要更少的技术和经验	在许多实验室需要拥有更丰富的经验
更大的可行性	耐受性良好
降低并发症的发生率	对试验反应识别不足
卓越的专一性	适合心肌存活性研究
在不同的临床情况下具有非常好的预后价值	评估单支病变的敏感性更高
非常适合评估多血管冠状动脉血流储备	足以评估 LAD 供血区的冠状动脉血流储备

尽管如此，我们确信目前的超声心动图实验室应该具有使用所有负荷超声心动图模式的可能性，因为根据病理学以及每个特定患者的适应证和禁忌证，每个造影剂都有其一定的适用范围。此外，在不久的将来，药物负荷超声心动图操作模式可能会再次发生改变，我们将从目前的第二代血管扩张剂负荷超声（在一种模式中同时检查室壁运动和冠脉血流储备）转变为第三代负荷超声。一旦突破了当前技术的限制，也可同时进行定量室壁运动分析。

13.12　临床指导

双嘧达莫负荷超声心动图是评估无法运动的患者诱导性缺血的首选药理试验，特别是当多巴酚丁胺禁忌或产生亚极量、非诊断性结果时。当技术和专业知识允许在一站式负荷试验中同时评估冠状动脉血流和心肌功能时，便选择负荷超声试验。

本章参考病例动图：病例 1～病例 8（文前 P_1）、病例 13～病例 18（文前 P_{12}）。

（张　丽译，卫　青校）

Chapter 14
腺苷和瑞加德松负荷超声心动图

Adenosine and Regadenoson Stress Echocardiography

14.1 背景

药物负荷超声心动图试验所使用的激发药物目前已有多种选择，包括腺苷、双嘧达莫以及最近出现的瑞加德松。这些药物具有共同的作用机制，即通过选择性或非选择性激活血管的腺苷 A2A 受体使冠状动脉扩张。近 20 年来，腺苷和双嘧达莫一直是心肌灌注显像(myocardial perfusion imaging，MPI)所使用血管扩张剂的主流。心肌灌注显像方法，包括传统的放射性核素显像、正电子发射断层扫描和磁共振成像以及本章将讨论的，药物负荷超声心动图。腺苷负荷超声心动图试验，是指静脉注射腺苷，同时进行超声心动图检查，并监测患者的症状、血流动力学参数和心电图。第一代腺苷受体激动剂，双嘧达莫通过增加内源性腺苷水平而发挥作用（表 14-1）。腺苷是第二代腺苷受体激动剂腺苷负荷试验应用的主要领域是心脏的灌注显像。在国外一些国家，灌注显像研究 63% 使用腺苷、30% 使用双嘧达莫。2009 年 ASNC 发布了核素心肌显像操作指南更新，其中详细阐述了这些血管扩张剂的不同使用方案。

表 14-1 三代腺苷负荷试验药物

	药物	首次用于临床时间	作用中介	激动的受体	半衰期
第一代	双嘧达莫	1980	内源性腺苷	A1，A2A，A2B，A3	数小时
第二代	腺苷	1990	外源性腺苷	A1，A2A，A2B，A3	数秒
第三代	瑞加德松	2000	选择性腺苷激动剂	A2A（A1）	数分钟

常规药物负荷超声心动图基于功能成像，以节段性室壁运动异常作为提示心肌缺血存在的诊断标准。据文献报道，血管扩张剂负荷超声心动图，敏感性低于放射性核素心肌显像。加大血管扩张剂的剂量，可以提高诊断的敏感性。而联合应用超声对比剂，则

可使心内膜边界清晰度增加，从而提高负荷超声评价 RWMA 的准确性，负荷超声的方法亦可优化超声对比增强显像时的心肌灌注显像，对比剂还可改善多普勒冠状动脉血流显像。故目前指南推荐将对比增强显像与血管扩张剂负荷超声心动图的室壁运动评价相结合使用。通过应用适当的剂量，腺苷负荷超声心动图试验具有"一石二鸟"的潜能，即仅使用一种负荷试验药物一次性完成对室壁运动、心肌灌注和冠状动脉血流储备的综合评价。欧洲超声心动图协会推荐将这种方法用于稳定性冠心病的评估。

临床对于药物负荷超声心动图的需求，更多集中在第三代血管扩张剂的使用上，即选择性 A2A 腺苷受体激动剂，如瑞加德松、比诺地松和阿帕地松。后两者目前正处于三期临床试验阶段。瑞加德松（通用名代码：CVT-3146）是一种短效的第三代腺苷受体应激剂，它于 2008 年 4 月成为 FDA 批准的可用于核素心肌显像的第一个选择性腺苷受体激动剂（商品名：Lexiscan，Astellas Pharma US，Inc.，Deerfield，IL），至今已成为心肌灌注显像中最常用的药物，约 83% 的药物负荷试验均使用该药，仅在国外一些国家估计就要用到 2 ～ 3 百万次 / 年。同类药物 Rapidscan（Rapidscan Pharma Solutions EU Ltd，London，UK），于 2010 年获得欧洲委员会批准用于相同的适应证。瑞加德松与腺苷 A2A 受体的亲和力超过 A1 受体亲和力的 9 倍，与 A2B 受体和 A3 受体的亲和力极小。这种 A2A 受体激动剂的高选择性，使得它在药物负荷试验中具有较高的安全性和耐受性，尤其适用于哮喘患者。两项大型试验（腺苷与瑞加德松在心肌灌注显像中的对比研究 [ADVANCE-MPI 和 ADVANCE-MPI 2] 试验）证明了，在心肌缺血的评价方面，瑞加德松非劣效于腺苷，且瑞加德松的潮红、胸痛和呼吸困难等副反应症状总体较轻。

14.2 药理学与病理生理学

14.2.1 腺苷受体

腺苷是一种核苷，即一种与核糖结合的腺嘌呤，它通过位于细胞膜表面的特异性受体起作用。腺苷产生于细胞内，在浓度梯度的作用下扩散到细胞外间隙，激活其受体。诱导腺苷合成的化学信号，很可能是磷酸化潜能改变所引发的氧供需比的变化。实际上，在供氧不足时磷酸化电位降低，继而细胞质中游离的单磷酸腺苷（adenosine monophosphate，AMP）增加。AMP 可作为 5'- 核苷酸酶的底物。5'- 核苷酸酶的增加导致了腺苷生成的增加。腺苷受体可分为两种主要的亚型：A1 抑制型受体和 A2 激动型受体。在心肌细胞中 A1 受体占优势，而在冠状动脉内皮细胞和平滑肌细胞中被发现的是 A2 受体。A2A 受体在介导冠状动脉扩张及充血的过程中起到关键作用，若存在严重的冠状动脉狭窄，给予血管扩张剂可导致狭窄动脉和正常冠脉之间的血流异质性，从而通过水平和垂直方向的窃血现象，引起冠脉狭窄区域心内膜下的血流减少和节段性室壁运动异常。

人类腺苷 A2A 受体的基因，位于第 22 号染色体长臂上，已鉴定出其数种潜在的遗传多态性，这就部分解释了不同患者在负荷试验中冠状动脉血流变化的差异（图 14-1）。根据参与受体的不同，内源性腺苷可产生多种生理作用（表 14-2）。

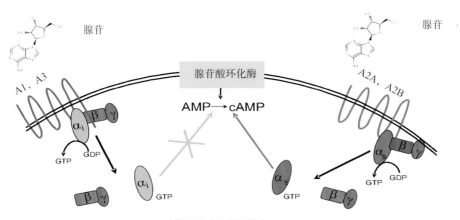

A1，A3 受体腺苷酸环化抑制酶
A2A，A2B 受体腺苷酸环化激活酶

图 14-1　腺苷受体的分子结构

表 14-2　腺苷受体：影像学观点

受体	生理作用	预期的诊断终点
A1	房室传导阻滞 心动过缓 缺血预适应	
A2A[a]		冠状动脉扩张
A2B[a]	肥大细胞脱颗粒现象所引起的支气管收缩	
A3	抗感染作用（外周血单核细胞）	

[a] Jacobson 等（参考文献第 24 篇）

其他刺激效果如下：A2B 和 A2A 引起外周血管扩张，A1 引起肾血管收缩，A2A 引起交感兴奋（颈动脉体）

14.2.2　腺苷的代谢

腺苷与磷酸盐结合而成的化合物为核苷酸，即 AMP、二磷酸腺苷（adenosine diphosphate，ADP）和三磷酸腺苷（adenosine triphosphate，ATP）。

其实腺苷生成的途径之一是核苷酸的降解，正常情况下心脏中的内源性腺苷仅 10%

由核苷酸降解而成，约 90% 由 S- 腺苷同型半胱氨酸水解酶途径生成。细胞外 AMP 的降解也会产生一定量的腺苷。细胞外的腺苷，通过易化扩散机制由细胞膜再摄取进入细胞内，并在短时间内被腺苷脱氨酶降解为肌苷而失活。此为心肌细胞中腺苷代谢的最后阶段。但血管内皮细胞中的腺苷代谢过程，肌苷再进一步降解为次黄嘌呤和尿酸。在生理浓度下，腺苷大部分被再摄取，通过腺苷酸激酶代谢为 5- 单磷酸腺苷。在较高浓度下，如给予诊断剂量后，腺苷则脱氨基成为肌苷。双嘧达莫阻断腺苷再摄取，导致细胞外间隙中腺苷的增加和受体活性的增强。茶碱和其他甲基黄嘌呤（如咖啡因）可阻断腺苷受体并具有剂量依赖性（参见第 5 章图 5-3）。那些使用腺苷（140 μg·kg⁻¹·min⁻¹）进行控制性降压的患者，当给予其临床剂量的双嘧达莫预处理（以减少腺苷的需求量）时，患者动脉血浆中的腺苷浓度达 2.5 μM，此为正常水平的 10 倍。

14.2.3 血流动力学效应

表 14-3 中列出的腺苷效应，阐释了表 14-4 中所列的腺苷可能的临床用途。心脏负荷成像是腺苷最重要的诊断用途。静脉注射腺苷可引起心率和心输出量的轻度增加，以及血压的轻度降低。尽管心肌的腺苷 A1 激动型受体具有直接的负性变时性和负性肌力作用，但仍会发生轻度心动过速；它是肾上腺素能激活的结果，通过直接刺激动脉的交感神经兴奋性化学感受器或间接通过全身血管舒张而发生。正常受试者，给予腺苷后冠状动脉血流量增加至基线值的 4～5 倍，与高剂量双嘧达莫的效应相当，高于运动或多巴酚丁胺的效应，后者可使冠状动脉血流量增加至基线值约 3 倍。腺苷给药后 2 分钟内达到最大冠状动脉扩张效应，并在输注停止后 2.5 分钟内效应迅速消失。只有在心肌缺血的情况下，腺苷才能诱导肺毛细血管楔压和 / 或左心室舒张末压的升高。较新的选择性 A2A 受体激动剂瑞加德松在增加冠状动脉血流方面显示出比腺苷强 100 倍的效果。瑞加德松和腺苷对平均动脉压的降低程度相似（分别为 13 mmHg 和 18 mmHg）。但瑞加德松使心率加快的作用高于腺苷。有人提出，A2A 受体介导的窦性心动过速与直接的交感神经兴奋有关，而与压力感受器反射调节相关性较少。

表 14-3　人体外源性腺苷静脉注射的心血管效应

低剂量时抑制迷走神经，心动过速
高剂量时抑制窦房结和房室传导，心动过缓，房室传导阻滞
抗肾上腺素效应
扩张除肾小球入球动脉以外的所有小动脉血管床，减少再灌注损伤
过度通气（与颈动脉化学感受器的相互作用）

表 14-4　腺苷的潜在临床用途

阵发性室上性心动过速的治疗
运动诱发的室性心动过速的治疗
颅内手术中控制性降压
充血性心力衰竭时降低心脏后负荷
抗血小板聚集（体外循环，血液透析）
减少再灌注损伤
冠心病的诊断和预后评价

　　腺苷和其他新型腺苷受体激动剂的冠状动脉扩张功效和时间进程如图 14-2 所示。

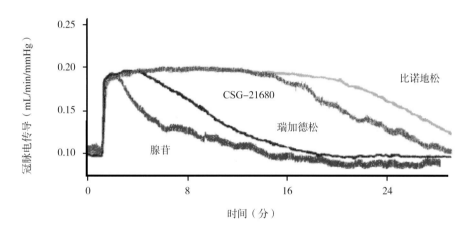

图 14-2　腺苷和新型选择性 A2A 受体激动剂的血管舒张作用（改编自 Zoghbi）

14.2.4　不同血管扩张剂的药理学比较（腺苷、双嘧达莫、瑞加德松）

　　表 14-5 列出了负荷试验所使用的三种血管扩张剂之间的药理学差异。瑞加德松在理论上近乎完美，具有诱人的特征，包括：快速起效，足够的效果持续时间允许进行图像采集，并且因其选择性刺激特异性 A2A 受体、引起冠状动脉扩张避免了 A1、A2B 和 A3 受体的不良反应（如呼吸困难、头痛和潮红），故副作用较少。事实上，与腺苷相比，这些副作用的发生率并没有显著降低，只是它们的严重程度降低了，这为肺部疾病患者提供了一种更安全的选择。

表 14-5　负荷试验用血管扩张剂的药理学特性比较

	腺苷	双嘧达莫	瑞加德松
商品名	腺苷 Adenoscan/Adenocard	潘生丁 Persantine	Lexiscan（US） Rapiscan（EU）
生产厂家	Astellas Pharma US，Inc. Deerfield，IL	Boehringer Ingelheim Pharmaceuticals，Inc Ridgefield，CT	Astellas Pharma US，Inc. Deerfield，IL/Rapidsca Pharma Solutions EU Ltd，London，UK
适应证	药物负荷试验 MPI 用于 PSVT 的治疗	药物负荷试验 MPI 口服双嘧达莫用于血栓前状态的治疗	药物负荷试验 MPI
分子式	内源性血管扩张剂，嘌呤衍生物 $C_{10}H_{13}NsC_4$	嘧啶衍生物 $C_{24}H_{40}N_8O_4$	嘌呤衍生物 $C_{15}H_{18}N_8O_5$
作用机制	非选择性激活 A2A 受体	抑制腺苷再摄取，增强腺苷受体活性	选择性 A2A 受体激动剂
实施	静脉滴注	静脉滴注	静脉注射
半衰期	＜10 秒	30～60 分钟	三相（2～4 分钟，30 分钟，120 分钟）
达峰时间	30 秒	7～15 分钟	1～4 分钟
排泄	细胞再摄取	葡萄糖醛酸苷与药物原型相结合经粪排泄	57% 以原型经尿排泄

MPI：心肌灌注显像；PSVT：阵发性室上性心动过速

14.3　方法学

进行负荷超声心动图检查时，腺苷剂量通常以 $100\ \mu g \cdot kg^{-1} \cdot min^{-1}$ 起始，逐渐增加至 140 ～ 200 μg·kg^{-1}·min^{-1} 的目标剂量（图 14-3）。当副作用无法忍受时，可降低剂量。一些作者建议输注腺苷的时间不应超过 90 秒，因为考虑到最明显的充血效应发生在开始给药后 30 ～ 60 秒时。这种短时间的腺苷输注似乎比标准方法更有效，更安全且耐受性更好，但其缺点是没有足够的时间来完成左室壁运动的完整评估。虽然没有推荐的标准化方案，2.5 mg 弹丸式注射的腺苷增加冠状动脉血流量的效应，与静脉输液 3 分钟的效应相似；然而，前者可能会导致强烈的气喘，使患者感到明显不适，并且可能没有足够的时间进行超声心动图的获取。

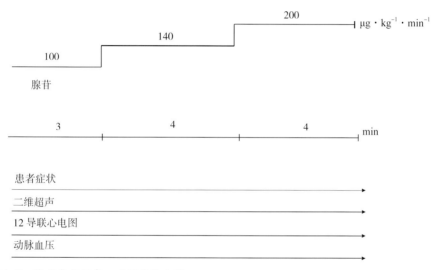

图 14-3　腺苷负荷超声心动图试验方案

与多巴酚丁胺相似，腺苷的给药需要使用输液泵，而双嘧达莫则可以用手持注射器注射。使用手柄可加强双嘧达莫负荷试验的敏感性，这种方法亦可用于腺苷或 ATP 的输注。

目前瑞加德松负荷超声心动图试验的实施方案为：5 mL 盐水中加入 0.4 mg 药物（并非基于体重的调整剂量）静脉推注，注射时间大于 10 秒，然后用 5 mL 生理盐水冲洗，以确保药物充分输送。心肌灌注显像的最佳图像采集时间是药物注射后的 2 ～ 10 分钟。瑞加德松负荷超声心动图试验可实现心肌灌注显像和室壁运动分析的结合。在没有冠状动脉狭窄的情况下，瑞加德松可使冠状动脉血流量增加 2 ～ 3 倍，并使室壁收缩增厚率增加。添加阿托品（方法如前所述，见腺苷和双嘧达莫负荷试验）可增强负荷。瑞加德松负荷超声心动图心肌灌注显像的建议方案如图 14-4 所示。

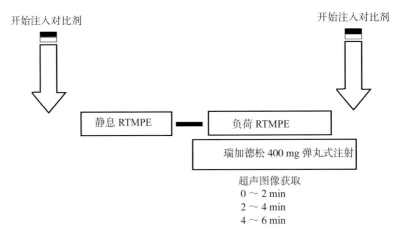

图 14-4 瑞加德松负荷超声心动图实时心肌灌注显像（RTMPE）方案（改编自 Porter 等）

14.4 耐受性与安全性

腺苷和瑞加德松的副作用并不罕见，并且可能发生在多达 20% 患者中，此药的副作用限制了其使用。然而，与双嘧达莫相比，腺苷和瑞加德松的副作用消失迅速，且很少引起明显的并发症，这是由于它们的半衰期很短。腺苷介导的血管扩张剂最常见的限制性副作用包括：高度房室传导阻滞、低血压、无法忍受的胸痛（有时与潜在的缺血无关，可能由直接刺激心肌 A1 腺苷受体所引发）、气促、潮红和头痛。所有副作用在终止腺苷输注后即消失。极少数情况下，需要输注氨茶碱进行拮抗。副作用的程度与双嘧达莫负荷试验相似，但这些副作用在腺苷负荷试验中更常见。尽管如此，严重的危及生命的并发症（如心肌梗死、室性心动过速和休克）发生率极低，约 10 000 例患者中仅有 1 例发生非致命性心肌梗死。心脏灌注显像在核心脏病学中所获得的大量经验表明，药物负荷试验时，腺苷可能是主观上耐受性最差的，但可能同时也是最安全的药物（表 14-6）。然而，与双嘧达莫相同，发生在腺苷负荷试验期间或之后的冠状动脉痉挛反应，如果未经识别，将导致非常严重的后果。

表 14-6 药物负荷试验的副作用

负荷试验方案	双嘧达莫 0.56 mg/kg	双嘧达莫 0.84 mg/kg	腺苷 140 mcg · kg^{-1} · min^{-1}	瑞加德松 400 mcg · 5 mL 弹丸式注射	多巴酚丁胺 40 mcg · kg^{-1} · min^{-1} ± 阿托品
参考文献	Lette 等[42]	Picano 等[43]	Cerqueira 等[41]	Iskandrian 等[17]	Picano 等[44]

续表

负荷试验方案	双嘧达莫 0.56 mg/kg	双嘧达莫 0.84 mg/kg	腺苷 140 mcg · kg^{-1} · min^{-1}	瑞加德松 400 mcg · 5 mL 弹丸式注射	多巴酚丁胺 40 mcg · kg^{-1} · min^{-1} ± 阿托品
病例数	73 806（9066 使用 0.75 mg/kg 或 0.84 mg/kg）	10 451	9256	784 < 0.10%	2949
主要副作用发生率	0.04%	0.07%	< 0.10%		0.40%
致死性 MI*	0.01%	0.01%	0	0	0
非致死性 MI[a]	0.02%	0.02%	0.01%	0	0.07%
VT/ VF	0.01%	0.01%	0	0	0.05%

MI：心肌梗死；VT：室性心动过速；VF：室颤

[a]2013 年 11 月，瑞加德松和腺苷致心肌梗死的病例被报道

　　尽管瑞加德松负荷试验理论上极具优势，但它仍存在与腺苷相似的副作用。大多数副反应在 30 分钟内消退。然而，与腺苷相比，这些副反应症状的严重程度较轻，所以瑞加德松负荷试验的耐受性评分更高。

　　依据上市后的使用经验，瑞加德松最常见的副作用包括：头痛（26%）、胸闷（13%）、恶心（6%）和腹痛（5%）；并有少于 1% 的患者被报道曾发生房室传导阻滞、晕厥和癫痫发作。关键是，瑞加德松为单次快速推注给药，而腺苷和双嘧达莫都需要在数分钟内输注。这一点对医生和患者具有重要启示。

　　2013 年 11 月，FDA 向医疗卫生专业人员发出警告，指出使用瑞加德松或腺苷都有罕见但严重的心血管事件及死亡风险。瑞加德松和腺苷可引起心肌缺血甚至心肌梗死，以其难以预测的对 A1 受体的相对较微弱但后果严重的影响——高度房室传导阻滞甚至心搏骤停。此外，上市后的使用经验发现，瑞加德松使癫痫的发作有所增加。因此，生产厂家更改了药品说明书，更新了关于避免将此药用于不稳定型心绞痛患者或血流动力学状态不稳定患者的建议，以及此药可能会降低癫痫发作阈值的提醒。

　　理论上，腺苷负荷试验应该具有更高的安全性，因为其可实时检测心肌缺血，且一旦达到诊断终点即可使用氨茶碱来终止试验效应。

14.5　适应证与禁忌证

　　与血管扩张剂原型双嘧达莫相比，腺苷和瑞加德松的优势和局限性如表 14-7 所示。

腺苷和瑞加德松的禁忌证与双嘧达莫相同（参见第 13 章表 13-4）。外源性腺苷比内源性腺苷具有更显著的负性变时性和负性肌力作用，这使得腺苷的高度房室传导阻滞发生率高于等效剂量的双嘧达莫。腺苷是双嘧达莫的直接替代品，双嘧达莫是负荷试验用血管扩张剂的原型。与双嘧达莫一样，抗心绞痛药物会降低腺苷负荷超声心动图试验的敏感性，而口服双嘧达莫会增强腺苷的心血管系统副作用。由于使用经验中较高的安全性和短半衰期的特点，腺苷尤其适用于严重主动脉瓣狭窄患者和老年患者，这些患者在双嘧达莫或多巴酚丁胺负荷试验中极易出现并发症。瑞加德松已在不同的领域得到越来越广泛的应用，包括用于曾为负荷试验禁忌证的中重度慢性阻塞性肺病患者，并且瑞加德松有望避免腺苷诱发性支气管痉挛和呼吸功能损伤，尽管此类患者使用多巴酚丁胺可能更合理。

表 14-7 药物负荷试验所用的血管扩张剂比较

	双嘧达莫	腺苷	瑞加德松
半衰期	数小时	数秒	数分钟
需要氨茶碱的频率	经常	偶尔	有时
超声心动图检查的困难程度	轻	中	轻
限制性副作用	5.00%	10% ~ 20%	5%
患者耐受性	好	一般	好
预后价值	广泛的	初步的	进行中

14.6 节段性室壁运动异常用于诊断冠心病及判断存活心肌的准确性

文献报道的药物负荷试验诊断敏感性高低不等，其中有些研究结果具有较高的价值，如来自专业诊疗中心的结果，以及研究对象为有心肌梗死史或多支血管病变的患者（表 14-8）。提高腺苷的剂量和 / 或使用手柄可在不损失特异性的同时增加本试验的敏感性。根据已发表的 11 项研究的荟萃分析，基于室壁运动异常判断的腺苷负荷超声心动图试验，与运动负荷、双嘧达莫负荷或多巴酚丁胺负荷超声心动图比较，具有相同的敏感性（79%）、特异性（91.5%）和准确性，较 SPECT 负荷显像具有更高的特异性。一些初步数据表明，腺苷输注可能对存在静息功能障碍的存活心肌有正性肌力作用，所以多巴酚丁胺可作为药物负荷试验识别存活心肌的替代方案。

表 14-8　腺苷负荷超声心动图中节段性室壁运动异常诊断冠心病的准确性

作者	参考文献	发表时间	病例数	给药剂量 （mcg·kg^{-1}·min^{-1}）	敏感性 （%）	特异性 （%）
Zoghbi 等	[9]	1991	73	100 ～ 140	85	92
Edlund 等	[51]	1991	54	60 ～ 200	89	Na
Martin 等	[52]	1992	37	140	76	60
Marwick 等	[54]	1993	97	180	86	71
Amanullah 等	[58]	1993	40	140	74	100
Heinle 等	[59]	1993	42	140	56	NA
Case 等	[53]	1994	26	140	96	100
Takeishi 等	[55]	1994	61	140	51	Na
Tawa 等	[34]	1995	67	180	64	91
Djordjevic 等	[10]	1996	58	200	92	88
Anthopoulos 等	[49]	1996	120	140	66	90

14.7　腺苷负荷超声心动图试验中心肌灌注显像的价值

负荷超声心动图结合超声对比剂的使用，被证明可提高负荷超声心动图诊断冠心病的准确性。在血管扩张剂负荷超声心动图试验中，使用对比剂进行心肌灌注显像（无论是视觉评估还是定量分析），比单纯用节段性室壁运动异常诊断冠心病具有更高的诊断效能。在血管扩张剂负荷超声心动图试验灌注心肌显像中，定性分析的诊断准确性如表14-9 所示。超声心动图心肌灌注显像定量分析 – 冠脉血流储备分析的诊断准确性如表14-10 所示。

表 14-9 腺苷负荷超声心动图心肌灌注显像定性分析研究

研究	病例数	负荷方法	诊断参考标准/截点值	冠心病检出率	诊断效能
Moir 等（2004）[61]	85	ESE- 双嘧达莫	CA [≥ 50 %]	42（51 %）	敏感性：WM：74%；MPE&WM：91%；特异性：WM：81%；MPE&WM：70%
Tsutsui 等（2005）[62]	36（16CA）	双嘧达莫	SPECT CA [≥ 50 %]	SPECT 20（56 %）CA 13（36 %）	MPE vs. SPECT：敏感性：70%；特异性：81%；MPE vs. CA：敏感性：67%；特异性：92%
Xie 等（2007）[63]	40	腺苷	SPECT CA [> 50 %]	29（72.5 %）	MPE vs. SPECT：敏感性：76%；特异性：94%；MPE vs. CA：敏感性：78%；特异性：86%
Abdelmoneim 等（2010）[64]	91（88 可进行分析）	腺苷	SPECT	42（46 %）	MPE vs. SPECT：敏感性：88%；特异性：85%；WM vs. SPECT：敏感性：62%；特异性：96%
Arnold 等 [65]	65	腺苷	CA [≥ 50 %] And MRI		MPE vs. CA：敏感性：82%；特异性：85%；MPE vs. MRI：敏感性：85%；特异性：74%

ESE：运动负荷超声心动图；MPE：心肌灌注超声心动图；MCA：微泡造影剂；MRI：磁共振成像；CAD：冠心病；CA：冠状动脉造影

表 14-10　已知或疑似冠心病患者行腺苷负荷超声心动图实时心肌灌注定量分析研究

研究特征	Korosoglou 等（2004）[66]	Malm 等（2006）[67]	Kowatsch 等（2007）[68]	Osorio 等（2007）[69]	Vogel 等（2008）[70]	Abdelmoneim 等（2010）[64]
对比剂	SonoVue[a]	Optison[b]	PESDA	PESDA	SonoVue[a]	DEFINITY[c]
病例数	47	53	54	71	48	79
参考诊断方法	SPECT 和 CA	CA	CA	CA	CA	SPECT
CAD 检出率(%[d])	62	44	46	35	77	48
MBF 储备的诊断准确性						
截点值	2.3	2.06	2.6	1.68	1.94	1.90
AUC	NA	0.780	0.780	NA	0.928	0.779
敏感性（%）	80	77	76	84	89	73
特异性（%）	78	69	67	87	92	72

AUC：受试者工作曲线的曲线下面积；CAD：冠心病；MBF：心肌血流量；NA：不适用；PESDA：全氟化碳暴露的超声波葡萄糖白蛋白；SPECT：单光子发射计算机断层扫描

[a] SonoVue（六氟化硫微泡）；Bracco 诊断；意大利米兰

[b] Optison（perflutren 蛋白 A 型微球）；GE 医疗，普林斯顿，新泽西州

[c] DEFINITY（全氟丙烷脂质微球）；Lantheus Medical Imaging，Inc，North Billerica，Massachusetts

[d] 根据参考试验所报道的患有该疾病的患者数计算疾病患病率

14.8　腺苷负荷超声心动图的预后价值

迄今为止关于腺苷负荷超声心动图试验预后价值的证据尚少，但与核素和心脏磁共振灌注显像的已有大样本研究所得的数据一致，并且腺苷负荷超声心动图试验中对节段性室壁运动异常的分析，可能具有预后价值。急性心肌梗死患者在急性期过后接受冠状动脉成形术，术后行负荷超声心动图检查，如静息状态下运动障碍的室壁节段在负荷试验中恢复了收缩运动，则提示存活心肌存在，并表明此为低危患者。在无症状的 2 型糖尿病患者中，冠状动脉血流储备减少与血糖控制不良和后续心血管事件风险增加有关。

使用不同血管扩张剂的负荷试验研究，均证实了负荷超声心动图心肌灌注显像的预后价值。一项由已知或疑似冠心病患者参与的双嘧达莫负荷超声心动图灌注显像和 SPECT 灌注显像的对比研究，平均随访 14 个月，超声心动图异常灌注，被视为心脏不良预后的独立预测因子（比值比 OR 23，95% 可信区间 6-201，$P < 0.001$），并且异常灌注比临床表现、左室收缩功能、节段性室壁运动异常和 SPECT 等指标具有更高的预后价值。此外，在已知或疑似冠心病的患者和静息状态下左心室功能正常的受试者中，由腺苷负荷超声心动图心肌灌注显像所检测到的冠状动脉血流储备减少，对不良心血管事件具有更高的独立预测价值，其预测价值高于临床表现和静息超声心动图。

14.9 瑞加德松负荷试验新兴的应用

自 2008 年获得批准以来，瑞加德松已在诸多患者群中成为非常成熟的负荷试验用药。瑞加德松在负荷超声心动图灌注显像（使用对比剂增强）领域的崭新应用也即将到来。Porter 等首次进行负荷超声心动图实时心肌灌注显像的研究，使用 DEFINITY 超声对比剂（Lantheus Medical Imaging，Inc），在瑞加德松弹丸式注射后不超过 6 分钟内每隔 2 分钟注射一次对比剂，其结果堪比冠状动脉造影的定量分析。使用负荷超声心动图心肌灌注显像定性分析检测显著冠状动脉狭窄（> 50% 直径的狭窄）的敏感性、特异性和准确性分别为 80%、74% 和 78%，而单用节段性室壁运动异常检测显著冠状动脉狭窄的敏感性、特异性和准确性分别为 60%、70% 和 66%，（两种方法的敏感性比较 $P <$ 0.001）如在瑞加德松给药后的 2 ～ 4 分钟内获取图像，则诊断的敏感性最高。进一步的应用包括心肌灌注超声心动图补充曲线的心肌血流量定量分析。如一项临床前研究对 10 例犬进行超声心动图心肌灌注显像（SonoVue，Bracco Diagnostics；意大利米兰）所示，瑞加德松介导的心肌血流增加被证实与冠状动脉狭窄的严重程度成反比，负荷超声心动图心肌灌注显像的最佳时间为瑞加德松推注后的 3 ～ 10 分钟。这一结果在临床研究中得到了证实，准确检出前降支的显著狭窄（检测冠状动脉> 70% 狭窄的诊断敏感性为 74%，特异性为 67%）。图 14-5 显示了一例瑞加德松负荷超声心动图心肌灌注显像中的灌注缺损。

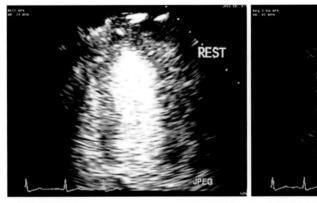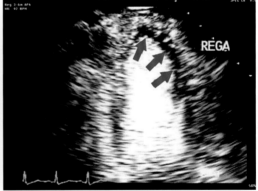

图 14-5 使用 Optison 对比剂进行实时心肌灌注超声心动图检测心肌灌注缺损，左图显示静息状态下心肌灌注正常，右图显示瑞加德松弹丸式注射后达峰值负荷量时前壁心尖段的充盈缺损（蓝色箭头）。此为收缩末期左室两腔心切面图

在最近的审批中，瑞加德松尚缺乏预后价值判断方面的数据；但是随着人们经验的积累增加，这些数据将很快可以获得。

14.10　实用问题

成本效益分析

负荷试验用血管扩张剂的选择，取决于患者特征、药物成本和医生偏好。在这方面，成本起着重要作用。在一些国家，腺苷的额外局限性在于其过高的成本：在国外一些国家，负荷试验用药物的成本为：腺苷 179 美元，双嘧达莫 95 美元，多巴酚丁胺 1 美元。一项卫生经济学研究显示，负荷试验用血管扩张剂的平均成本为腺苷 154 ± 127 美元，双嘧达莫（10 ± 2）美元（$P < 0.001$）。当包括不良反应和监测的成本增加时，腺苷和双嘧达莫的总费用分别上升至（160 ± 27）美元和（19 ± 3）美元（$P < 0.001$）。在欧洲，腺苷价格为 100 欧元，双嘧达莫价格为 3 欧元，多巴酚丁胺价格为 9 欧元。不过也可以从医院药房获得一种通用配方的腺苷，成本非常低仅为 1 欧元。

目前，没有对负荷试验用血管扩张剂瑞加德松的成本效益分析。然而，瑞加德松似乎具有一种理想的负荷药物所应具备的属性，方便的瑞加德松给药方法（固定推注剂量）也可简化试验流程，并且其不良反应轻微，提高患者的满意度和试验效果，所有这些都提高了成本效益。

一项研究发现，在腺苷、双嘧达莫和多巴酚丁胺中，患者最不喜欢的负荷试验药物是腺苷。

14.11　应用指南

ASE 的负荷超声指南阐释了血管扩张剂负荷超声心动图的基本原理，尽管这个检查在国外一些国家并不常见。同样，前欧洲超声心动图协会也颁布了血管扩张剂负荷超声心动图的临床价值。2013 年，欧洲心脏病学会的稳定型心绞痛指南肯定了对无法充分运动的患者进行药物负荷超声心动图检查的必要性。此外，他们建议在腺苷禁忌的情况下，使用瑞加德松或多巴酚丁胺作为替代药物进行负荷试验，特别是哮喘患者。同样，在 2013 年 ACC/ AHA 稳定型缺血性心脏病诊断和风险评估的影像学应用标准中，血管扩张剂负荷超声心动图的应用也得到了认可。

本章参考病例动图：病例 17 ～病例 18（文前 P_{15}）。

（赵　星译，牛丽莉校）

Chapter 15
起搏负荷超声心动图
Pacing Stress Echocardiography

15.1 历史背景

高速起搏是一种有效的负荷试验，可与超声心动图结合使用；它不依赖体力运动，不需要使用药物。在过去的 35 年的发展过程中，它已经从与电离成像技术如放射性核素心室造影相结合的侵入性（静脉内）右心房起搏模式，发展到与二维超声心动图相结合，经鼻 / 口置入导管行经食管左心房起搏的半侵入性模式，最终发展到对永久性右心房或右心室起搏器植入患者通过外部程控进行起搏的完全非侵入性模式。

15.2 病理生理学

起搏负荷的病理生理学原理显而易见，负荷由心率的可控性增加决定，而心率是心肌需氧量的一个主要决定因素，因此，当有显著血流动力学意义的冠状动脉病变存在时，心动过速可能超过固有的冠状动脉血流储备。在起搏过程中，心脏容积减少，血压没有显著变化，而心肌收缩力仅有微弱地增长（参见第 5 章图 5-4），这可能是由于鲍迪奇阶梯现象，即心率增加导致收缩力增加。心率增加时，由于存在冠脉狭窄且舒张期缩短，冠脉的血流量减少。当冠状动脉扩张到最大时，心率水平和心内膜下灌注呈负相关，因此心率是影响心肌跨壁血流分布和局部功能的一个主要因素。冠状动脉狭窄时，与快速心房起搏相关的心内膜下 / 心外膜下血流值的下降对心肌局部功能障碍的发生至关重要，这是因为局部室壁收缩增厚率与心内膜下血流（而不是跨壁血流）呈紧密线性相关。在实验犬模型中，通过负荷超声心动图判断显著冠状动脉狭窄时，起搏负荷显示出良好的敏感性，仅略低于大剂量多巴酚丁胺或双嘧达莫负荷。在永久右心室起搏的患者中，灌注缺损经常出现在下壁和心尖，这些部位也可能是右室心尖起搏下最早激动的部位。这些区域的优势冠状动脉可能出现冠状动脉血流储备受损，然而左前降支的冠脉血流储备通常是正常的。这种异常是负荷心肌核素显像低特异性的部分原因。在永久起搏器患者中，长期右心室起搏还会导致左心室壁的厚度不对称和左心室质量的重新分布。事实上，相对于心室壁晚期激动区，左心室的不同步电活动降低了心室壁早期激动区机械负荷。因此，长期右心室起搏引起左心室质量的重新分布，相对于晚期激动心肌，早期激动心肌变薄。右心室起搏期间的间隔运动可因激动部位和心率的不同而不同。可以观察到射血前室间隔呈鸟嘴样（运动），与其他由左束支传导阻滞或 B 型预激综合征引起的左心室激动相对延迟的患者的表现相似（参见第 4 章图 4-9）。射血前室间隔鸟嘴样（运动）不是由于室间隔的早期激活和非对抗性的收缩，而是跨室间隔压力梯度改变的结果。当起搏导致右心室先于左心室被激动时，收缩期右心室压力先于左心室增加，从而改变了正常的左右跨隔压力梯度。随着收缩早期右心室压力非对抗性的增加，室间隔突然向后向左心室移动。随后左心室收缩开始，左心室压力增加，正常的跨隔压力梯度恢复，室间隔朝前返回舒张末期的位置。在射血阶段，心室起搏的左心室可以表现呈正常的后向运动和增厚（右心室心尖起搏更常见）或呈平直或矛盾（前向）运动（从右心室流出道或右心室流入道起搏更常见）。第一种情况比第二种情况更容易解读，尤其是考虑到 30 % 的患者在每分钟 120 次以上的高速起搏下，正常或平直运动会变成矛盾运动。

15.3　方法学

表 15-1 总结了不同起搏技术的主要特点。起搏部位可以是心房或心室经食管起搏时，被起搏的是左心房，永久起搏器起搏时，被起搏的是右心房或右心室。

表 15-1　起搏负荷超声心动图中的起搏模式和收缩模式

	起搏位置	非侵入性	间隔运动	超声心动图解读难易程度
永久性心房模式	右心房	++	正常	++
永久性心室模式	右心室	++	矛盾运动(60%)	±
永久性双心室模式	右心室和左心室	++	正常	++
经食管	左房	±	正常	++
经静脉	右房	−	正常	++

++：很好；+：好；−：差

以上所有方法的诊断结果都很好。然而，经静脉心房起搏需要插入导管，这使得其在超声心动图室无法使用。由于近期技术的改进，经食管途径起搏应用于缺血负荷试验已经成为可能，它能够在相对较低的阈值下进行有效的心房捕获，它使用 10F 导管，减少了患者的不适和对口腔的刺激。既经报道的结果是好的，但其半侵入性大幅度限制了这种方法的适用范围。在临床上一个更可行的方法是，利用永久性起搏器的存在，通过起搏器程控增加频率，以完全无创的方式进行起搏负荷试验。在心房起搏模式下，起搏心腔是右心房，在心室起搏模式下，起搏心腔是右心室。双心室起搏的广泛应用也扩大了起搏负荷超声心动图的应用范围，因为这种起搏模式引起室间隔的生理性收缩，使得超声心动图的解读更容易。在解读时必须考虑到不同起搏模式对室间隔局部运动的不同影响（图 15-1）。

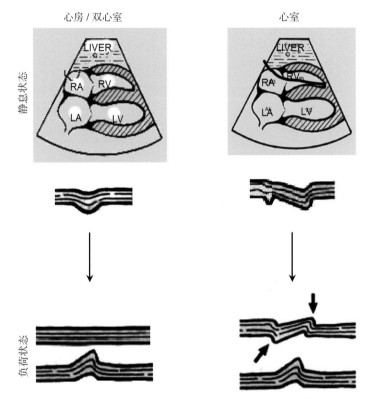

图 15-1 不同起搏模式（AAI / DDD 与 VVI）下，间隔的基线运动和负荷诱导缺血运动。RV：右心室；负荷状态，LA：左心房；LV：左心室；RA：右心房；AAI：心房起搏模式；VVI：心室起搏模式

在心房和双心室刺激模式下，正常的生理电激活序列被保留；因此，室间隔运动是正常的，没有特殊需要解释的问题。约三分之二的永久起搏器患者是右心室起搏模式。右心室起搏模式的患者中，约30%患者室间隔运动是正常的，但大多数患者，在基线时，室间隔收缩期呈前向运动（矛盾运动）。在这种情况下，需要关注室壁增厚而不是心内膜偏移，并关注左前降支支配的非间隔区域以识别左前降支是否狭窄，但是这是有难度的，尤其是在心率快的情况下。现在为了避免右室心尖起搏，心室导线更倾向于植入中段室间隔位置或右室流出道附近。起搏负荷超声心动图只能用于植入永久起搏器的患者，

在当今心脏病学实践中，这是一个庞大且不断扩大的人群。且这项测试对永久起搏器植入的患者尤其有用。事实上，在永久起搏器患者中，冠状动脉疾病的非侵入性诊断是一项极其困难的任务，因为右心室起搏诱发的心律使得心电图无法解读，而负荷核素显像受到大量假阳性结果的干扰。

在起搏器的外部程控中，起搏开始于 110 bpm，每 2 分钟增加 10 bpm，直到达到目标心率（男性为 220 岁减去年龄；女性为 200 岁减去年龄）的 85%（图 15-2）或其他标准的终点。同样的方案也可以以加速的方式进行，以更快的步骤（每个步骤 20～30 秒）达到目标心率。左心室节段收缩力也可以通过两步快速起搏评估，分别是在 100 bpm 的心率和最大年龄预测心率的 85% 时进行评估。

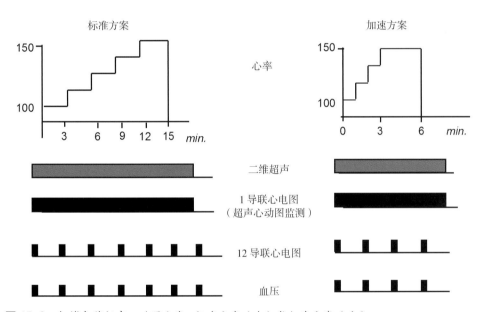

图 15-2　起搏负荷超声心动图方案：标准方案（左）或加速方案（右）

检查在患者仰卧或左侧卧位进行。在起搏前和整个负荷检查过程中采集二维超声心动图图像，最后一次采集是在以最高心率（通常为 150 bpm）或目标心率起搏 3 分钟后获得的。整个检查过程中监测血压和心电图。静止时、起搏期间和起搏中断后立即评估左室壁运动异常。

15.4　临床结果及与其他负荷超声心动图试验的比较

侵入性起搏负荷超声心动图有良好的诊断结果，具有良好的敏感性和特异性。与其他负荷超声心动图试验一样，阳性结果可以在时间和空间上被有效检出。在较低的起搏心率下即诱发缺血或起搏负荷导致较大范围的室壁运动异常，通常与较严重的潜在冠脉病变相关（图 15-3）。

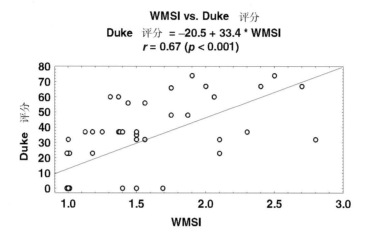

图 15-3 通过起搏负荷超声心动图期间的峰值室壁运动评分指数（WMSI）预测冠状动脉疾病的范围和严重程度（以预后验证的 Duke 评分表示）。

起搏诱发缺血也有助于已知或疑似冠心病患者的危险分层。

与传统诊断技术相比，无创起搏负荷超声心动图具有多项优势。无创起搏负荷超声心动图与药物负荷超声心动图相比的优点和局限性见表 15-2。

表 15-2　起搏负荷超声心动图与药物负荷超声心动图对比

	起搏负荷	药物负荷
患者耐受性	很高	高
负荷成像时间	5 ～ 10 分钟	10 ～ 20 分钟
安全性	很高	高
静脉通路	通常不需要	需要
临床经验	较少	丰富
适应性	永久起搏器患者	所有患者

起搏负荷试验安全性高，能够立即降低心率和终止负荷。起搏负荷超声心动图的操作快速，可在床旁进行，因此患者耐受性良好，医生也容易操作。与运动负荷相比，它不需要患者能运动；与药物负荷相比，它不需要静脉通路和额外的用药成本（和风险）。起搏负荷超声心动图成像质量高，成像时间短，加速方案下起搏负荷试验成像的中位时间少于10 分钟，而双嘧达莫负荷成像时间大约 10 分钟，多巴酚丁胺 – 阿托品负荷成像时间的 20分钟。在永久起搏器患者中，起搏期间的二维超声心动图是检测冠状动脉病变的有用工具。

15.5　误区

由于心房起搏负荷时心脏容量减小、血压变化不明显，心房起搏不能获得与运动时一样高的心肌耗氧量，因此在一些轻度冠状动脉疾病患者中，可能不会出现室壁运动异常。心率较快时，射血期内视频图像帧数更少，观察节段性室壁运动异常的时间更少。在心房起搏模式中，或在保留了正常生理性左室收缩顺序的双心室起搏模式中，只有一半的患者可以接受起搏负荷试验。对于长时间心室起搏的患者，特异性可能会降低。永久起搏器的体外程控简单快捷，但它需要技术（程控员）和专业知识，这些在超声心动图室不容易实现，还需要与起搏器程控室进行一定程度的合作和协调，这通常容易做到，但并不是总能做到，也不是在任何地方都能做到。在起搏负荷期间的灌注变化的诊断价值是有限的，因为它们主要存在于室间隔和心尖区，与非缺血性室壁运动异常相关的潜在冠状动脉狭窄无关。心房起搏期间，也可以用超声心动图无创评估舒张功能。

15.6　临床适应证

由于其安全性和可重复性，无创起搏负荷超声心动图，成为永久起搏器植入术后患者的首选负荷试验，尤其是可在最符合生理且技术挑战性较小的心房或双心室模式下进行起搏刺激时（表 15-3）。近期来自英国的"临床实践中的负荷超声心动图"调查显示，大量（40%）参与调查的超声心动图部门进行了起搏负荷超声心动图。

表 15-3　起搏负荷超声心动图适应证

	适用	不确定	不适用
植入起搏器患者（心房或双心室模式）	√		
植入起搏器患者（心室模式）		√	
未植入起搏器患者（经食管）			√

本章参考病例动图：病例 41（文前 P_{32}）。

（牛丽莉译，赵　星校）

Chapter 16
麦角新碱负荷超声心动图诊断血管痉挛型心绞痛

Ergonovine Stress Echocardiography for the Diagnosis of Vasospastic Angina

---

　　冠状动脉痉挛被认为是导致心外膜冠状动脉动态狭窄的主要机制之一，可引起急性心肌缺血。由冠状动脉痉挛引起的血管痉挛型心绞痛较多；其典型的临床表现之一是变异型心绞痛。冠状血管痉挛也被证明是发生不稳定型心绞痛或急性心肌梗死的原因。传统上，冠状动脉痉挛是在诊断性冠状动脉造影术中通过侵入性刺激被诊断的。在日常实践中，各种无创检查被用于诊断心外膜冠状动脉粥样硬化性狭窄（运动心电图、负荷超声心动图和核素检查），因此确立一种可靠、无创和安全的诊断方法来记录血管痉挛型心绞痛患者的冠状动脉痉挛将是有用的。

　　冠状动脉痉挛发作罕见，这一性质使得临床实践中很难记录到自发性冠状动脉痉挛。目前使用的无创负荷试验有麦角新碱、乙酰胆碱和过度换气引起的全身性碱中毒。其中，使用麦角新碱痉挛激发试验被认为是诊断冠状动脉痉挛的金标准，因为它具有高敏感性和特异性。乙酰胆碱似乎对冠状动脉内给药有类似的诊断效果，但由于人体血浆中丰富的拟胆碱酯酶，导致其半衰期短，静脉注射不足以激发痉挛。

16.1　基本注意事项

　　马来酸麦角新碱是一种重要的催产素生物碱，也是麦角碱组的成员，麦角酸的胺醇衍生物。这种药物可诱导已接受心脏移植的患者冠状动脉血管收缩，这表明它不通过中枢神经系统发挥作用。这种药物被认为会刺激 α 肾上腺素能受体和 5- 羟色胺（血管收缩素）受体。

　　静脉注射后，分布相半期在 1.8 ～ 3 分钟，消除相半衰期在 32 ～ 116 分钟。这种快速作用模式解释了为什么冠状动脉痉挛最常发生在注射后 2 ～ 4 分钟。通常建议以递增剂量使用麦角新碱，从静脉注射 0.05 ～ 0.1 mg 开始，然后以 5 分钟间隔小剂量递增 0.1 ～ 0.15 mg，直至最大累积剂量为 0.35 mg 或 0.4 mg。该指南的提出基于以下结论：累积剂量

（0.1 mg+0.2 mg+0.3 mg+0.4 mg）每间隔 5 分钟给药一次与单次给药 0.4 mg 具有相同的效果。在心导管室进行的麦角新碱激发试验具有高敏感性（98%）和高特异性（98.7%）。

16.2　方案

对于血管痉挛型心绞痛的诊断，通常通过运动负荷试验和 / 或药物负荷超声心动图来排除主要心外膜冠状动脉显著粥样硬化性狭窄的可能性。所有心脏活性药物（β 受体阻滞剂、钙通道拮抗剂和硝酸盐）应停止使用至少 5 个半衰期；然而，硝酸甘油可根据需要舌下给药。静息高血压通常使用血管紧张素转换酶抑制剂来控制；未控制高血压是该试验的禁忌证。

应该记住，一些药物，特别是长效钙通道拮抗剂，在停药后 2～3 周，可能会对冠状动脉血管舒缩功能产生持续影响。

图 16-1 显示了麦角新碱超声心动图的经典方案。每间隔 5 分钟静脉注射麦角新碱（50 μg），直到获得阳性反应或总剂量达到 0.35 mg。每次麦角新碱注射后记录 12 导联心电图，并持续监测左心室壁运动。试验的阳性标准包括 J 点后 0.08 s 出现大于 0.1 mV 的短暂 ST 段抬高或压低（心电图标准），或者二维超声心动图出现可逆性室壁运动异常（超声心动图标准）。试验终止的标准如下：根据心电图或超声心动图标准出现阳性结果，麦角新碱总累积剂量达到 0.35 mg，或出现明显心律失常或生命体征变化（收缩压＞200 mmHg 或＜ 90 mmHg）。一旦检测到异常反应，立即静脉快速注射硝酸甘油；舌下含服硝苯地平（10 mg）也被推荐来对抗麦角新碱可能出现的延迟效应。这些药物可以根据需要应用。方案可以修改以减少试验时间（图 16-1），每 5 分钟追加剂量为 50 μg、100 μg、100 μg 和 100 μg，累计剂量 350 μg。

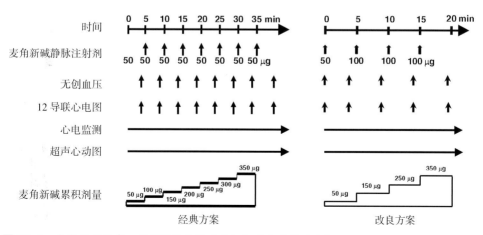

图 16-1　麦角新碱超声心动图经典方案（左）和改良方案（右）

16.3　冠状动脉痉挛的无创诊断：临床数据

据报道，床旁麦角新碱超声心动图是准确和安全的（图 16-2 和图 16-3）。超声心动图标准（检测可逆性节段性室壁运动异常）的敏感性高于 90%，远高于心电图标准（ST 段位移，40% ~ 50%）。麦角新碱试验期间，约三分之一的变异型心绞痛患者出现典型的 ST 段抬高；心电图标准灵敏度较低，部分原因可解释为：心肌缺血时，局部室壁不协调出现得更早，出现在心电图改变之前，所以此时心电图结果阴性并不是真正的假阴性。从安全角度来看，更高灵敏度的早期检测缺血的方法非常重要，因为缺血级联反应

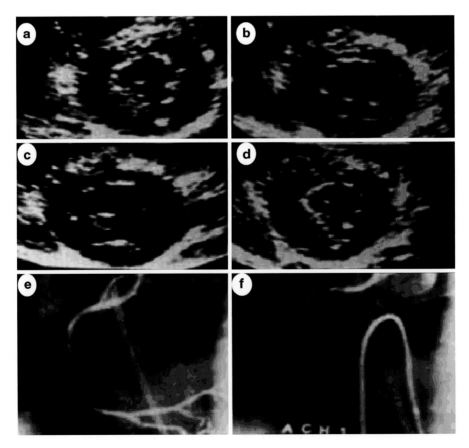

图 16-2　麦角新碱负荷超声心动图（a ~ d）和冠状动脉造影（e, f）的典型举例（患者为一名 53 岁男子，伴有清晨胸痛）。直到 Bruce 方案的第 4 阶段，平板试验结果是阴性的。患者进行了麦角新碱超声心动图检查。前四幅图显示胸骨旁短轴切面收缩末期左室壁运动。（a）基础状态；（b）注射 0.05 mg 麦角新碱后左室壁运动；（c）麦角新碱剂量为 0.1 mg，下壁中间段室壁收缩期增厚率减低；（d）应用硝酸甘油后，局部室壁运动异常得到恢复，这表明由于冠状血管痉挛，右冠状动脉供血区域出现心肌缺血；（e）2 天后患者进行冠状动脉造影，结果显示右冠状动脉正常；（f）冠状动脉内注射乙酰胆碱（ACH）引起近端右冠状动脉完全闭塞，符合冠状动脉痉挛（经允许，转自 Song 等）

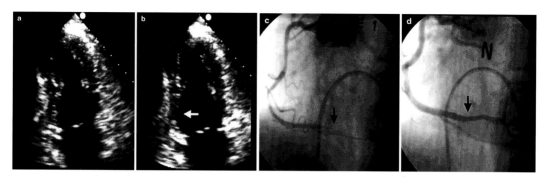

图 16-3　麦角新碱负荷超声心动图（a，b）和诊断性冠状动脉造影期间的侵入性痉挛激发试验（c，d）的典型举例（患者为一名 47 岁男子）。（a，b）显示心尖两腔心切面收缩末期左心室壁运动。与基础状态（a）相比，麦角新碱剂量为 0.15 mg 时，下壁收缩增厚明显减低（b，白色箭头标注），这与右冠状动脉区域冠状动脉痉挛引起的心肌缺血相一致。3 天后进行冠状动脉造影，显示冠状动脉无固定性狭窄。静脉注射麦角新碱（E1）引起右冠状动脉远端完全闭塞（c），注射硝酸甘油（N）后，血管造影显示右冠状动脉完全正常，完全闭塞缓解（d）（经允许，转自 Song 等）

的恶性循环可以提前终止，与长时间缺血相关的风险也可以降低。一项对 1372 名患者进行的麦角新碱超声心动图单中心报告显示，该试验具有非常高的可行性（99.1%）；1.9%（26/1372）的受试者发生短暂性心律失常——包括窦性心动过缓（$n=10$）、室性早搏（$n=10$）、短阵室性心动过速（$n=2$）和房室传导阻滞（$n=4$）。如前所述，所有这些心律失常都是短暂的，并且随着硝酸甘油和硝苯地平的应用迅速逆转。虽然这个方案中冠状动脉内应用硝酸甘油不能逆转冠状动脉痉挛，但是试验中没有出现严重的并发症，如心肌梗死或致死性心律失常。与检测冠状动脉粥样硬化性狭窄的其他负荷试验不同，这项试验灵敏度高，即使是在患有单血管痉挛的患者中也如此；冠状动脉痉挛引起的供血不足的透壁性质可以解释这种差异。由于本试验还显示了在冠状动脉造影前诊断冠状动脉痉挛的高特异性（＞90%），对于血管痉挛型心绞痛的诊断，可以避免侵入性冠状动脉造影和痉挛激发试验。

16.4　特殊安全注意事项

表 16-1 总结了痉挛激发试验的安全性问题。麦角新碱超声心动图试验，无论是在导管室还是在床旁进行，都具有风险和挑战性，要求操作者具有高水平技能。

表 16-1　导管室痉挛激发试验和床旁痉挛激发试验的潜在优缺点

	优点	缺点
血管造影激发试验	血管造影证实可逆性血管收缩	相对较晚且不敏感的缺血指标(胸痛、心电图改变)
	直接冠状动脉内注射硝酸甘油	侵入性,扰乱血管舒缩张力
	临时起搏器备用	冠状动脉循环注射造影剂
		不能连续监测整个缺血过程
床旁麦角新碱超声心动图	局部室壁运动异常的检测:心肌缺血的敏感和特异性指标,持续监测,早期发现和终止缺血级联反应	不能冠状动脉内注射硝酸甘油
	非侵入性,对血管舒缩张力无影响	临时起搏器不能备用
	可重复性和随访研究	依赖声窗

血管造影显示一条主要心外膜冠状动脉可逆的完全性闭塞,这本身就足以诊断冠状动脉痉挛。然而,如果血糖造影仅显示中度血管收缩(在激发试验的日常临床实践中更常见),则在做出冠状动脉痉挛的明确诊断之前,必须有心肌缺血的其他指标。在导管室,胸痛和心电图变化的出现(众所周知,胸痛和心电图改变在缺血级联反应中出现相对较晚)是心肌缺血的典型标志。在导管室没有对缺血级联进行敏感监测的情况下,重复血管造影前每次注射药物后通常等待的 3～4 分钟也可能导致手术的潜在危险。这是因为严重心律失常或心肌梗死的发生取决于痉挛激发心肌缺血的持续时间。

在严重缺血发作期间,除了担心导管干扰血管舒缩张力外,严重缺血期间将造影剂注射到冠状动脉循环中也可能会增加本试验的风险。一些医生提出,相比于血管造影而言,心肌成像是一种更敏感、更特异、更安全的鉴别冠状动脉痉挛的方法。据报道,对于舌下和静脉注射硝酸甘油不敏感的顽固性血管痉挛,冠状动脉内硝酸甘油对其逆转很重要,但是其他公开的研究表明冠状动脉内应用硝酸甘油不是痉挛激发试验的首要必备条件。

麦角新碱超声心动图最重要的优点是它能够检测节段性室壁运动异常,这是心肌缺血的敏感和特异性指标,甚至可以出现在胸痛或心电图改变之前。在麦角新碱超声心动图中,可以连续监测左室壁运动。根据检测局部室壁运动异常,早期终止心肌缺血,这是该试验的潜在优势和理论优势。在我们的研究中,不到一半的心肌运动异常患者表现出提示心肌缺血的心电图变化,这与上述内容是一致的。是否可以根据局部室壁运动异常及早发现和终止心肌缺血,从而完全避免临时起搏器的备用,还需要进一步多中心研究来确定。麦角新碱超声心动图期间,不间断地连续监测心室壁运动有助于检测包括左、右冠状动脉在内的多支冠状动脉痉挛。在导管室进行侵入性痉挛激发试验这几乎是不可能的，因为终止一个冠状动脉区域的痉挛是必要的。由于临床可行性低，同时对两个冠状动脉口进行导管插入，以显示潜在的多支血管痉挛不是一个常规操作。

16.5　潜在的临床影响

在常规临床实践中，无创麦角新碱负荷超声心动图是诊断冠状动脉痉挛的安全、有效方法，适用于门诊患者或以不稳定型心绞痛收入 CCU 的患者。尽管痉挛激发试验在西方国家的临床使用显著减少，痉挛激发试验亦不再是常规诊断方法，但一项结果研究显示，在冠状动脉造影接近正常的患者或冠状动脉重度狭窄但负荷试验结果阴性患者中，麦角新碱负荷超声心动图阳性结果的患者的死亡率和事件发生率明显较高（图 16-4）。这些结果证明了无创麦角新碱负荷超声心动图在日常实践中对胸痛综合征鉴别诊断的预后判断有很重要的意义。由于该检查为通过直接侵入性冠脉造影或非侵入性冠脉造影（64 排计算机断层扫描）或非侵入性负荷试验检查无明显固定冠状动脉狭窄证据的患者中存在可诱发心肌缺血的情况进行风险分层提供了一种有效和有力的手段，因此涉及胸痛综合征患者的各种临床情况，应鼓励使用麦角新碱负荷超声心电图，以完全鉴别诊断心肌缺血的机制，例如冠状动脉造影显示冠状动脉正常的患者和静息时有心绞痛病史的患者，猝死幸存者、一过性肺水肿或疑似左心室心尖部膨胀综合征。麦角新碱试验在监测抗心绞痛治疗效果方面的用途已有证据，但其临床价值仍不确定。对于临床病史已经确定诊断或血管造影证明有冠状动脉疾病伴随缺血的患者，可能不适合使用该试验。在患有未

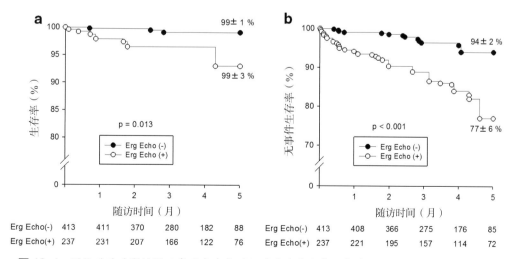

图 16-4　冠状动脉造影接近正常的患者或冠状动脉重度狭窄但负荷试验结果阴性患者中，麦角新碱负荷超声心动图（Erg Echo）不同结果的患者的生存率（a）和无事件生存率（b）。（−）：阴性试验；（＋）：阳性测试（转自 Song 等）

控制的高血压和有中风病史的患者中应用可能不太安全。考虑血管痉挛很重要（如果合适的话，需进行血管痉挛测试），在几个远离心脏病房的科室，当常规使用含麦角新碱或 5- 羟色胺激动剂的药物时，可能意外突发冠状动脉痉挛介导的灾难性心血管事件。产科诊所给予麦角新碱以减少子宫恢复期子宫出血，给予溴隐亭抑制泌乳；神经科给予舒马曲坦或麦角新碱用于偏头痛；氟尿嘧啶和卡培他滨（口服氟尿嘧啶前体药）用于癌症（乳尿癌和结直肠癌）的化疗；可卡因随着使用频率的增加是急诊室胸痛的原因。在所有的这些情况下，均有必要考虑血管痉挛，以便识别它。

16.6 误区

尽管文献中有相矛盾的证据，但人们对无创静脉注射麦角新碱激发试验的安全性表示担忧，并且根据 ESC2013 年指南，由于涉及多血管的长时间痉挛，静脉注射麦角新碱可能会出现致命并发症，因此优选冠状动脉内途径。

16.7 临床指南

冠状动脉解剖未知的患者和冠状动脉造影显示有重度狭窄的患者，不推荐使用静脉注射麦角新碱的激发试验。表 16-2 列出了可疑血管痉挛型心绞痛的诊断试验。

表 16-2　可疑冠状动脉血管痉挛诊断试验

建议	COR	LOE
如果有可能，推荐在心绞痛期间进行心电图检查	I	C
具有典型间歇性静息胸痛和 ST 段改变的患者，推荐冠状动脉造影，可以通过硝酸盐和 / 或钙拮抗剂来确定潜在的冠状动脉疾病的程度	I	C
推荐在心率没有增加的情况下动态监测 ST 段，以识别 ST 偏差	II a	C
对于冠状动脉造影正常或非梗阻性病变患者，推荐冠状动脉内激发试验，用于鉴别冠状动脉痉挛，识别冠状动脉痉挛临床图像，诊断痉挛部位和方式	II a	C

引自 Montalescot 等，ESC 指南 2013

COR：推荐等级；LOE：证据水平

在院外心脏骤停中，5%的患者没有心脏病的证据。其中，根据1997年的指南："建议在冠状动脉造影期间进行麦角新碱试验，但不是强制性的"。日本冠状动脉痉挛协会最近的数据显示，院外由心脏病引起心脏骤停幸存者的冠状动脉痉挛发生率为6%。这些心脏骤停幸存的患者，尽管接受了最大限度的药物治疗，但仍是高危人群，应该加以鉴别。这代表了负荷超声心动图室麦角新碱试验10%的适应证，但是需要更广泛的经验来将目前适应证外用途纳入指南。在日本循环学会冠状动脉痉挛性心绞痛诊断指南中，用麦角新碱（或乙酰胆碱）的药物诱导冠状动脉痉挛激发试验仅推荐在心导管检查期间进行侵入性评估，对于根据症状怀疑血管痉挛型心绞痛，但通过非侵入性评估（包括运动心电图试验、动态心电图和过度通气试验）未诊断出冠状动脉痉挛的患者，麦角新碱负荷试验是1级适应证。

本章参考病例动图：病例12～病例16（文前P_{11}）。

（牛丽莉译，赵　星校）

Chapter 17
过度通气、握力、冷加压和蹲踞负荷超声心动图

Hyperventilation, Handgrip, Cold Pressor, and Squatting Stress Echocardiography

---

17.1 过度通气试验

过度通气试验主要应用于临床，作为疑诊血管紧张性心绞痛的患者或有记录的血管紧张性心绞痛患者冠状动脉血管痉挛的激发试验。以此目的使用过度通气试验的理论依据是，在易感患者中，过度通气可触发伴有胸痛症状和缺血性心电图改变的心外膜主要冠状动脉的血管痉挛，与自发性心绞痛发作时类似。

长期、剧烈的过度呼吸使血浆氢离子浓度降低，导致代谢性碱中毒，可引发冠状动脉痉挛。过度通气结束时动脉血的 pH 增加达到峰值，ST 段抬高则通常发生在测试结束后的早期恢复阶段，此时动脉 pH 已经朝着基线下降，但与基础值相比仍显著升高。

在这种情况下可能发生冠状动脉痉挛的另一种机制，与钙离子竞争活性跨膜转运的氢离子浓度降低，随之细胞内钙离子浓度增加（图 17-1）。细胞内钙离子浓度的增加进而诱发易感的心外膜冠状动脉平滑肌细胞发生血管痉挛性收缩。

患者过度通气 5 分钟，同时增加呼吸频率（每分钟 30 次）和呼吸深度（图 17-2），阳性结果的时间窗通常发生在过度通气结束后 1 ～ 5 分钟，因此并不降低超声心动图成像的质量。

过度通气试验的敏感性明显受疾病自发活动的影响；当疾病发作频繁时，在超过 80% 的患者中可观察到对过度通气的阳性反应，而在疾病发作不甚频繁的患者中，该试验的敏感性降低到 50% 或以下。由于过度通气可能在血管痉挛时产生胸痛和假性缺血性改变，在试验过程中使用超声心动图监测，此时可提供帮助，可以显示正常的节段性室壁运动和增厚，从而排除血管痉挛性心肌缺血的诊断。在变异型心绞痛患者中，过度通气也可用于预测抗心绞痛药物预防自发性发作的能力，并选择有效的药物治疗方案；此外，如果在长期随访期间过度通气试验产生阴性结果，可能提示疾病的自发缓解。

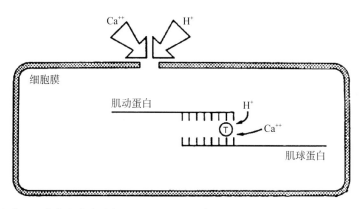

图17-1　平滑肌细胞中碱中毒引起收缩的机制。随着氢离子(H^+)浓度的降低,更多的钙离子(Ca^{++})从外部进入细胞,更多的细胞内钙离子到达调节肌钙蛋白位点,从而触发收缩（经许可修改自文献[5]）

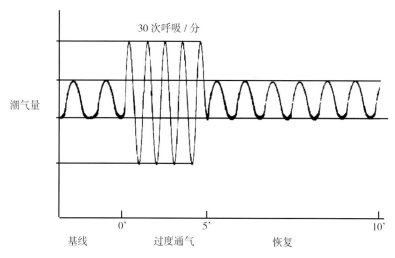

图17-2　过度通气负荷超声心动图试验方案

过度通气试验有着极佳的安全性和令人满意的可行性,对诊断血管痉挛性心绞痛有着良好的敏感性（略低于麦角新碱试验）和特异性（表17-1）。它被认为比麦角新碱试验略安全,因为一旦细胞内 pH 恢复正常,对血管痉挛的刺激就会减弱。然而,我们应该意识到,缺血的后果在很大程度与刺激的方式无关。过度通气试验的总时间（约10分钟）和成像时间均较麦角新碱试验（约20分钟）短（表17-1）。

表 17-1　冠状动脉痉挛试验

	过度通气	麦角新碱
敏感性	++	+++

续表

	过度通气	麦角新碱
特异性	+++	+++
安全性	+++	++（+）
成像时间	10分钟	20分钟
动脉高压	是	否
癫痫	否	是
既往卒中	是	否
身体不适	否	是

　　因此，过度通气试验有助于对门诊患者和具有麦角新碱禁忌证（如动脉高压或既往卒中）的患者进行血管痉挛性心绞痛的诊断（表17-1）。它可以揭示心绞痛晕厥患者的血管痉挛起源。既往报道一例胸痛及特发性反复肺水肿的女性患者，反复发作性交后过度换气诱发的冠状动脉痉挛，在性活动数分钟至数小时内发生，症状可经过度通气试验复制，使用钙拮抗剂及硝酸盐可缓解。然而，过度通气试验对于可能无法完成的患者会比较困难，并且在癫痫患者中是禁忌的。在具有典型症状的患者中，对过度通气有阳性反应具有诊断意义，因此避免了进行麦角新碱试验。由于过度通气试验对散发性症状患者的敏感性不甚理想且阴性反应不能排除血管痉挛性心绞痛的存在，对于过度通气有阴性反应或非诊断性反应，但症状提示血管痉挛性心绞痛的患者可进行麦角新碱试验。在日本循环学会诊断冠状动脉痉挛性心绞痛的指南中，对于怀疑有血管痉挛性心绞痛且发作频率低（Ⅱa级）或高（Ⅱb级）且并未通过无创性评估（包括运动心电图、Holter和过度通气试验）来诊断冠脉痉挛的患者，建议通过过度通气试验进行无创性冠状动脉痉挛激发试验。

　　过度通气试验也可以用来评估药物治疗的效果，如内皮保护性雌二醇补充治疗变异型心绞痛。

　　轻度的过度通气后进行运动或冷加压试验是提高检测血管痉挛敏感性的新颖且有前景的方法。从概念上讲，这种方法类似于用于诊断小型冠状动脉固定狭窄的联合负荷法。在后一种情况中，通过盗窃现象（双嘧达莫）给予一个减少心内膜下血流供应的血管扩张负荷，如果该负荷结果为阴性，则在前者的基础上给予具有不同作用机制的第二附加负荷源（运动或多巴酚丁胺），以提高心肌耗氧量。在冠状动脉痉挛的诊断中，负荷源效能测试分为几个层次，其中麦角新碱效能最强，过度通气居中，运动和冷加压最低（图17-3）。由于过度通气的作用方式与运动和寒冷不同，过度通气和冷加压或运动试验联合应用可显著增加血管痉挛的敏感性（图17-3）。

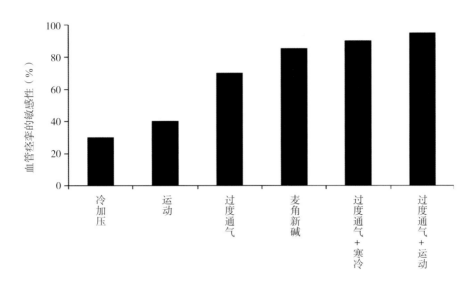

图 17-3　冠心病诊断试验敏感性的层次。麦角新碱诊断敏感性最高，过度通气诊断敏感性居中，运动和冷加压试验诊断敏感性最低

17.2　握力负荷超声心动图

握力（handgrip，HG）是一种等长运动负荷试验，对全身和冠状循环均有血流动力学影响。HG 诱导交感神经激活和儿茶酚胺释放，导致前负荷增加、心率增快和收缩末期室壁应力增高，伴有心肌耗氧量的适度增加。

在正常情况下，冠脉张力取决于 α 和 β 受体介导的血管收缩和血管舒张之间的平衡，以及内皮功能的完整性。相反，冠状动脉粥样硬化导致内皮功能障碍，β 受体血管舒张反应消失，α 受体介导的血管收缩效应占主导地位。

由于 HG 能够增加心脏负荷，增强粥样硬化的冠状动脉的血管收缩，因此 HG 已被建议用于检测已知或可疑冠状动脉狭窄患者的心肌缺血。然而，如果单独使用 HG，其对检测 CAD 的存在具有低的敏感性和特异性。除了传统的运动负荷试验之外，还建议进行等长运动，因为在超声心动图检查中容易进行。

目前，还没有拟定明确的或标准化的研究方案。大多数既往研究报道了将 HG 与多巴酚丁胺负荷超声心动图结合。首先，对患者的最大等长肌肉力量进行初步测量。受试者用待测手握住测力计，手臂呈直角，肘部位于身体一侧。如果有需要，测力计的手柄可以调整——底部应位于第一掌骨（手掌跟部）上，而手柄应位于四个手指的中间。当准备好时，受试者用最大等长力量挤压测力计，维持约 5 秒。不允许其他的身体活动。应该尽量鼓励受试者使出最大力量。多巴酚丁胺试验按照标准试验方案进行，每 3 分钟递增剂量为 $57\,\gamma \cdot kg^{-1} \cdot min^{-1}$、$10\,\gamma \cdot kg^{-1} \cdot min^{-1}$、$20\,\gamma \cdot kg^{-1} \cdot min^{-1}$、$30\,\gamma \cdot kg^{-1} \cdot min^{-1}$

和 40 γ・kg^{-1}・min^{-1}。多巴酚丁胺峰值剂量由达到目标心率（年龄校正后最大心率的 85%）或最大剂量 40 μg・kg^{-1}・min^{-1} 来确定。在峰值剂量持续 3 分钟后，以最大力量的 50% 进行 HG 1 分钟。在等长做功的开始和结束时监测临床症状、血压、心电图，通过超声心动图监测节段性室壁运动。随后，如果没有达到目标心率，则需要使用阿托品。如果出现新发的或恶化的室壁运动异常、显著的心律失常、低血压、严重高血压或不能忍受的症状，则认为试验是阳性的，并予以中断。

HG 是标准药理负荷方案的安全可行的附加试验，在日常临床实践中可能有助于提高诊断准确性，减少药物剂量和研究持续时间，以及避免阿托品与多巴酚丁胺、腺苷或双嘧达莫一起使用。如果考虑到阿托品在某些类型的患者（前列腺疾病或青光眼）中是禁忌的，并且与潜在的严重副作用相关，这可能是特别有利的。然而，还需要更大规模的研究来确认这些在相对小的队列中获得的数据的准确性。

17.3 冷加压负荷超声心动图

冷加压试验（cold pressor test，CPT）引起交感神经张力激活，伴有因疼痛感觉所致的心肌耗氧量增加。在正常情况下，儿茶酚胺的释放导致内皮依赖性（通过 β- 肾上腺素能受体激动）和非内皮依赖性（由平滑肌细胞层的 α2- 肾上腺素能活性介导）的血管扩张。同时还会发生继发于内皮一氧化氮释放增加的内皮依赖性血管舒张。

因内皮功能障碍致冠状动脉痉挛，且出现症状型变异型心绞痛的患者，血管内皮依赖性和血流介导的血管舒张受损，甚至矛盾性血管收缩均可以被 CPT 揭示出来。

对可疑变异型心绞痛患者的特定情况中，CPT 已被建议作为一种非侵入性诊断工具，联合标准经胸超声心动图用于评估室壁运动的异常。

测量基线血压后，进行 12 导联心电图和标准二维超声心动图检查。随后，患者将其右手（或左手）浸入冷水（3℃）中。4 分钟后 CPT 停止。在从冷水中收回手之前即刻获取血压测值和 12 导联心电图检查。在 CPT 期间和完成后的前 10 分钟连续进行超声心动图监测评估节段性室壁运动的变化。在试验过程中，每 2 分钟重复一次血压测量和 12 导联心电图检查。此外，通过经胸多普勒超声心动图对 LAD 进行的血流描记也可以无创性地评估 CPT 后即刻的冠状动脉血流储备。

然而，单独进行 CPT 对预测变异型心绞痛的敏感性较低。鉴于此原因，在 6 分钟的过度通气试验（如前所述）后，紧接着联合进行 2 分钟的 CPT，可以提高诊断准确性。该联合试验方法可诱发冠状动脉痉挛，引起节段性室壁运动异常，从而可以诊断血管痉挛性心绞痛，识别受累的冠状动脉。

虽然评估心肌灌注的试验显示出诊断冠状动脉痉挛性心绞痛更高的敏感性，但是

CPT 与过度通气负荷超声心动图相结合可能是一种有用的替代方法，因为它们显示出更高的特异性。这是由于它们具有诱发心脏机械运动功能障碍的能力。

对于变异型心绞痛冠状动脉痉挛的患者，冠状动脉血流储备的评价，而不是 CPT 后室壁运动的异常，已被提议作为一种替代性的诊断工具。值得注意的是，尽管存在内皮功能障碍，心电图变化或临床症状很少能被检测到。此外，冠状动脉血流储备的无创性评估避免了与血管造影相关的任何不良影响。在日本循环学会诊断冠脉痉挛性心绞痛的指南中，对于病情稳定并怀疑有冠状动脉痉挛的患者，推荐使用 CPT 进行无创性冠状动脉痉挛激发试验（Ⅱb 级）。

17.4 蹲踞负荷超声心动图

蹲踞试验是一种患者在蹲踞位进行的负荷超声心动图。患者被要求蹲踞 2 分钟。体重放在脚后跟上，胸部保持在接近垂直的位置。指示受试者保持正常呼吸，记录血压、心率和超声心动图。然后让患者站起来，再次记录上述参数。

蹲踞的动作使腿部静脉受压，导致右心的静脉血回流增加。此外，当受试者采取蹲踞位时，可以观察到由于股动脉扭曲导致的血压升高。这些血流动力学反应导致左心室增大和每搏量增加。由于增加后负荷和前负荷的能力被认为是心肌氧耗的主要决定因素，蹲踞负荷超声心动图已被提议作为有显著冠心病患者心肌缺血的激发性试验，并可能诱发超声心动图可检测到的室壁运动异常。但是迄今为止经验非常有限。

（万琳媛译，徐 楠校）

Chapter 18
缺血反应的分级
Grading of Ischemic Response

在传统的对检测结果的敏感性/特异性分析中，对激发试验（阳性或阴性）和冠状动脉造影（有或无疾病表现）的结果进行二分法分类（是或否）至少有三个重要的局限性：

1. 冠状动脉病变并不是全或无的情况；二分法分类需要任意指定阈值标准，并且在冠状动脉病变中创造人为的区别，而实际上冠状动脉病变的严重程度是呈连续性的。

2. 敏感性和特异性受研究人群疾病分布的影响；一个轻度病例高发的样本会集中分布在阈值附近，而在阈值附近病例呈散发，则更易降低敏感性和特异性。

3. 直径狭窄的百分比不是临床研究中狭窄严重程度的合适量化标准；在未经选择的人群中，该解剖学参数与冠状动脉血流储备的相关性很差。因此，冠状动脉病变是一个复杂的现象，不能用简单的正常与疾病范式来充分描述；事实上，病变的程度和范围方面存在显著差异，这对于治疗和预后都有重要意义。负荷试验不仅应该预测冠状动脉病变是否存在，而且还应对病变严重程度进行分层。负荷超声心动图对心肌缺血的诊断应以缺血的一个时空坐标来界定，包括缺血的范围（水平，x 轴）、缺血的透壁深度（垂直，y 轴）、无缺血负荷时间（即从负荷试验开始到出现缺血的时间，z 轴）（图 18-1）。

冠状动脉病变的解剖 - 功能病变程度与该三坐标轴系统所包括的面积有关。从理论上讲，负荷后成像（如运动后超声心动图）强调了运动异常程度的重要性。在连续监测负荷期间的图像且将室壁运动异常的出现作为绝对终点的药理学试验中，缺血出现的时间是更有用的信息；这通常导致不可能观察到比第一次引起缺血的冠脉狭窄程度更轻的狭窄。时间和空间这两个参数可以有效地结合起来描述试验的阳性结果：运动异常的程度反映冠脉病变的程度（图 18-2），而缺血出现的时间与造成缺血的血管狭窄程度关系更为密切。病变严重程度的另一个较少见的迹象是负荷中断后恢复缓慢和/或不完全，以及出现负荷诱发的心律失常。除了负荷时间短和恢复缓慢（解毒剂抵抗）外，病变严重程度的其他迹象包括运动障碍、多区域阳性（多冠状动脉区域）和左心室扩张。

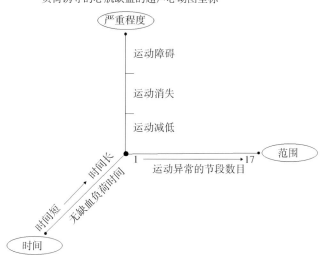

负荷诱导的心肌缺血的超声心动图坐标

图 18-1　负荷超声心动图中缺血反应的时空坐标：x 轴，左室壁运动异常的节段数；y 轴，与冠状动脉血流损伤程度相关运动异常的严重程度；z 轴，无缺血负荷时间

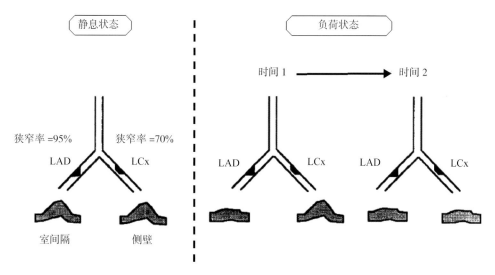

图 18-2　负荷诱导的运动异常与冠脉病变程度的关系。运动异常的程度最好地反映了病变的程度。负荷过程中更加严重的运动异常反映冠脉病变程度更为严重。LAD：左前降支；LCx：左回旋支

18.1　运动异常的程度

心内膜下低灌注的程度和缺血的跨壁效应，是通过节段性运动异常和运动减低的严重程度来反映的，与无运动和运动障碍相比，其缺血更为轻微和局限。

18.2　运动异常的范围

通过评估负荷过程中运动异常的节段数目，可以确定和量化风险区域的延伸范围。静息状态下和峰值负荷时的室壁运动评分指数代表了对运动异常的空间范围和严重程度的综合评估。它也与冠状动脉造影评估的冠状动脉病变的范围和严重程度，以及与同时用放射性核素显像评估的灌注缺损呈线性相关（图18-3）。既往心肌梗死的患者，在负荷期间出现同区域（坏死部位）的运动异常表明心梗相关血管存在严重的残余狭窄，而不同区域的运动异常则可确定存在冠状动脉多支病变。然而，低的室壁运动评分指数或同区域运动异常阳性并不能排除冠状动脉多支病变。这可能归因于在负荷超声心动图中采用的试验方案：为了防止发生严重或长期缺血的潜在并发症，试验方案选择将新发室壁运动异常作为负荷试验的绝对终点。

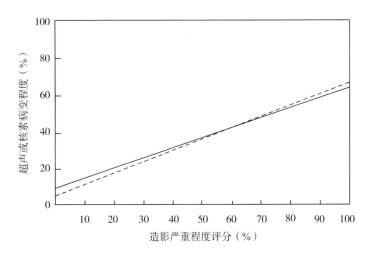

图 18-3　多巴酚丁胺负荷下，冠状动脉造影评价冠脉病变（x轴）与司他比锝闪烁显像显示灌注缺损或者实时超声心动图显示室壁运动异常的程度和严重性（y轴）之间的关系。（实线：闪烁显像；虚线：超声心动图评分）（经许可，引自 Marwick 等）

18.3　无缺血负荷时间

从运动试验中获取的最重要的诊断信息，是能够诱发心电图或超声心动图评估出的心肌缺血的心脏工作负荷。关于诱发的心肌缺血的特定范围和程度，可以通过与引起缺血所需的负荷水平相对应的运动时间，来识别出冠脉病变更严重、预后更差的患者。

基于无缺血负荷时间（即从负荷开始到超声心动图探查出缺血发作的时间间隔）的

阳性反应，也可以通过不依赖于运动的试验来进行分层。理论上来说，由心房起搏或给予标准剂量的药物引起的心率逐步增加代表一种分级的负荷，与多级运动负荷试验类似。足以诱发心肌缺血的负荷量（表示为药物剂量、心率、运动时间或所有负荷均适用的无缺血负荷时间）与冠状动脉病变严重程度呈负相关。与以较高剂量药物诱发的晚发阳性反应相比，以较低剂量药物诱发的早发阳性反应从解剖、功能和预后角度，均提示冠状动脉病变更为严重。在单支冠状动脉病变中，当负荷诱发的运动异常在试验过程中出现较早，冠脉狭窄程度和局部血流储备受损均更为严重（图 18-4）。在一项双嘧达莫超声心动图阳性研究中，局部冠脉血流储备（用动态正电子发射断层扫描检测）与双嘧达莫时间相关性好，但与峰值室壁运动评分指数无关（图 18-5）。对多巴酚丁胺负荷试验和运动负荷试验或起搏试验来说，无缺血负荷时间越短，引起缺血的潜在狭窄越严重。低剂量阳性的患者在将来也有更高的心脏事件风险（图 18-6）。

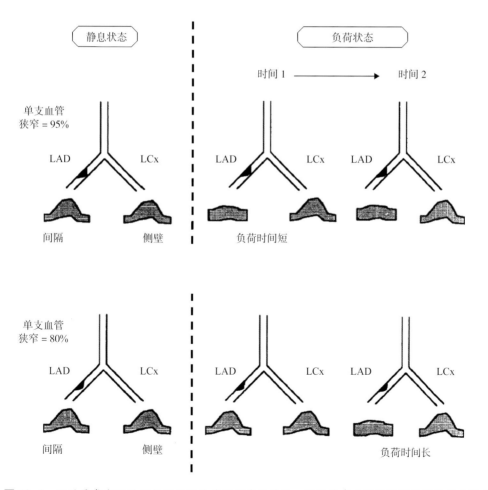

图 18-4　运动异常出现时间与冠状动脉病变程度的关系。运动异常出现的时间最好地反映了疾病的敏感性。在试验过程中异常运动较早出现反映了狭窄程度更重。LAD：左前降支；LCx：左旋支

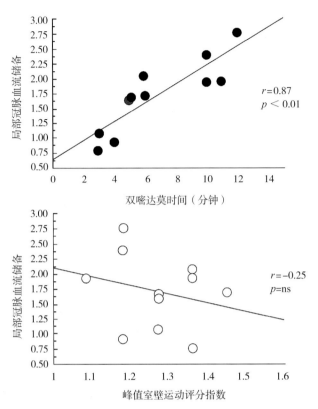

图18-5 冠心病患者局部冠状动脉血流储备（纵坐标）与双嘧达莫时间（横坐标，上图）或峰值室壁运动评分指数（横坐标，下图）及双嘧达莫超声心动图阳性试验的关系。表示仅与双嘧达莫时间有关（经许可，引自Picano等）

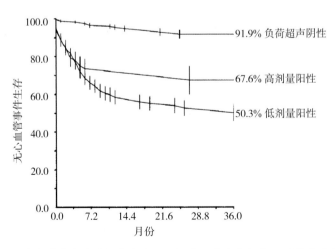

图18-6 无心脏事件患者的累积生存率。A组（双嘧达莫超声心动图试验阴性），B组（双嘧达莫超声心动图试验高剂量阳性，即无缺血负荷时间大于8分钟），C组（双嘧达莫超声心动图试验低剂量阳性）（经许可，引自Picano等）

显然，为了正确识别无缺血负荷时间，需要连续超声心动图监测以获得缺血负荷的动态影像表现。负荷后成像不能提供任何关于负荷期间运动异常时间的信息；在这种情况下，缺血的表现是静态影像而不是动态影像，实际上是对基线条件和负荷后的两个图像进行比较。时间坐标的缺乏减弱了由负荷试验提供的总体诊断信息。负荷时间也是用以评估抗心绞痛治疗和血运重建方案效果的有用参数。这些治疗后，先前呈阳性结果的试验可能被确定为完全阴性，但是当干预后试验结果仍为阳性时，可以根据峰值室壁运动评分指数的降低和无缺血负荷时间的延长来评估其潜在的有益影响。在运动负荷和药物负荷期间，超声心动图评估的室壁运动评分指数以及无缺血负荷时间可以对药物治疗或器械治疗进行客观评价。此外，利用负荷试验诱发的室壁运动异常的出现、时间、范围和严重程度，这些因素对重复试验中负荷超声心动图的反应进行系列评估，可以有效地分辨血管造影有进展者和无进展者。负荷超声心动图能比运动心电图更准确地预测血管造影的进展。

18.4　恢复缓慢或不完全

在 5% ~ 10% 的试验中，负荷的中断（停止运动或在药物试验中给予拮抗药物），并不能逆转诱导的缺血。较长的恢复时间（即从负荷结束到恢复基线功能的时间）表明更严重的冠状动脉病变。恢复缓慢的原因有可能是再灌注下缺血的延长，或者是冠脉病变的加重。从临床的角度来看，这种现象几乎总是与严重或广泛的冠状动脉病变有关。

18.5　负荷诱导的缺血严重程度的虚假朋友：心律失常与低血压

负荷可引起自身或继发于诱导性缺血的心律失常。例如，由于腺苷对心搏形成和传导的抑制作用，腺苷和双嘧达莫可以引起心房静止直至停搏（尽管很少见）。其他负荷，如多巴酚丁胺，具有与缺血无关的显著致心律失常作用，并可由神经介导的迷走反射诱导短暂性房室传导阻滞。这些原发性心律失常现象在评估冠状动脉病变中没有诊断价值；然而，它们可能是识别心律失常倾向的有用辅助标志物，这应由其他诊断证据（如Holter 监测或直立倾斜试验）来证实。例如，在多巴酚丁胺负荷试验阴性期间发生短暂性房室传导阻滞的患者抬头倾斜试验常常是阳性的。

负荷诱导的低血压对于运动负荷和药物负荷的意义是不同的：在运动负荷期间，血压的下降意味着发生急性心功能不全，并且常常与高度冠脉病变有关。相比之下，在药物负荷期间，诱导的低血压并不意味着泵衰竭，并且与冠脉病变的存在和严重程度无关。

在双嘧达莫负荷期间，低血压可能是由于对腺苷的负性变时效应（低血压和心动过缓）和 / 或对腺苷的外周血管舒张效应（孤立性低血压）的过度敏感所致。在多巴酚丁胺负荷期间，有两个主要的独立于缺血的机制，一是由于过度的肌力刺激，引起左心室机械感受器激动导致的血管减压反射；二是动态心室间压力阶差的发生，可由左室流出道速度增加来反映。多巴酚丁胺负荷期间轻微（20 mmHg）的低血压是常见的（20%），可能预后良好。多巴酚丁胺负荷期间严重的低血压（收缩压下降 > 50 mmHg）是罕见的（见于 3% 的病例），且与随后的心脏事件预后较差有关。

18.6　节段性室壁运动之外：冠状动脉血流与左心室收缩功能储备

基于图 18-1 所示的三个空间和时间坐标的经典分层的模型近年来得到了扩展，可根据阳性类型进行进一步的严重性分层：室壁运动异常之外的冠状动脉血流储备减少（或灌注改变）。近 10 年来，冠状动脉左前降支的血流储备已成为血管舒张负荷超声心动图临床应用的常规补充信息。通过这种方式，负荷超声心动图反应可以像在其他影像学技术如心血管磁共振中一样，根据缺血层级进行分层。在没有节段性室壁运动异常的情况下，冠状动脉血流储备的减少使得该室壁运动正常的预后不甚良性。在室壁运动异常阳性的情况下，冠状动脉血流储备的减少也使得该室壁运动异常的预后更趋恶性。这才在负荷超声心动图分层的坐标中引入了第四个维度（阳性的类型）。在运动或多巴酚丁胺负荷期间，冠状动脉血流储备的评估并不容易，左心室收缩功能储备的评估（参见第 4 章中描述的压力 – 容积关系中的休息 – 负荷变化）在技术上更容易实现，并且在概念上也更为合适。在基于室壁运动标准负荷超声试验阴性的患者中，左心室收缩功能储备减弱（< 2.0）确定了更高的风险子集。

总结

可诱导的室壁运动异常的存在（或不存在）可区分不同预后的患者。负荷超声心动图结果正常提示年风险为 0.4% ～ 0.9%。因此，对于可疑冠状动脉病变的患者，负荷超声心动图正常显示预后良好，可以避免进行冠状动脉造影。在负荷超声心动图、核素显像和 CMR 显像中，累及超过 10% 左室的中 – 重度缺血的标准具有一定的技术特异性，见第 22 章表 22-2。通过这些成像方式，确定了触发心肌血运重建（可以改变预后）的心肌临界质量阈值。

如果除了考虑节段性室壁运动之外，还考虑的简单变量的话，负荷超声心动图阳性结果预后更差（表 18-1），而负荷超声心动图阴性结果预后更佳（表 18-2）。对于负荷超声心动图结果阳性的患者，室壁运动异常的时间和程度可对预后风险进行有力地分层。对于负荷超声心动图结果阴性的患者，血管舒张负荷下冠脉血流储备的减少，或运动或多巴酚丁胺负荷下收缩反应的减弱，均有助于鉴别"披着羊皮的狼"。这种情况下尽管有貌似令人放心的室壁运动异常阴性，但预后欠佳。

表 18-1　阳性试验结果的负荷超声心动图危险分层

1 年危险（硬事件）	中危（1% ～ 3% 年）	高危（＞ 10% 年）
剂量／工作负荷	高	低
静息 EF	＞ 50%	＜ 40%
抗缺血治疗	无	有
冠状动脉区域	LCx/RCA	LAD
峰值 WMSI	低	高
恢复	快	慢
阳性或基线运动异常	同	不同
CFR	＞ 2.0	＜ 2.0

EF：射血分数；LAD：左前降支；LCx：左旋支；RCA：右冠状动脉；WMSI：室壁运动评分指数

表 18-2　阴性实验结果的负荷超声心动图危险分层

1 年危险（硬事件）	极低危（＜ 0.5% 年）	低危（1% ～ 3% 年）
负荷	极量	次极量
静息 EF	＞ 50%	＜ 40%
抗缺血治疗	无	有
CFR	＞ 2.0	＜ 2.0
PVR	＞ 2.0	＜ 2.0

EF：射血分数；CFR：冠状动脉血流储备；PVR：压力容积关系

（万琳媛译，徐　楠校）

Chapter 19
诊断结果和适应证
Diagnostic Results and Indications

　　激发试验与冠脉造影评估的冠状动脉疾病之间的关系，通常用灵敏度和特异度来表达，灵敏度指的是有冠脉病变的患者诊断试验为阳性的概率，特异度指的是没有冠脉病变的患者诊断试验为阴性的概率。在特定的病例中，灵敏度和特异度的值会受到一系列因素的影响（部分关系较大的因素概括在表 19-1 和表 19-2 中），这些因素与血管造影的标准、患者人群、负荷方法和解读标准有关。当存在较为严重和广泛的冠脉病变时，任何负荷超声检查都会显示出高灵敏度。在血管造影检查提示的复杂冠脉病变类型中（如管腔内充盈缺损和 / 或边缘不规则，提示存在血栓和 / 或溃疡），无论狭窄程度如何，用血管扩张药物负荷的灵敏度更高，而不是用正性肌力药物负荷。有丰富的冠脉侧支循环的患者，在血管扩张药物负荷中心肌更容易发生缺血，而运动或正性肌力药物负荷的结果与血管造影评估的侧支循环情况没有相关性。在既往发生过心肌梗死的患者中，所有的负荷试验都会有较高的灵敏度，而对于正在进行抗心绞痛治疗的心梗患者，无论运动还是药物负荷的灵敏度都低，但是在评估变异型心绞痛的患者时，灵敏度又会过高，因为运动或多巴酚丁胺负荷会引发血管痉挛，造成缺血，这与潜在的冠脉狭窄无关。负荷相关因素也非常重要。次极量负荷大大降低了检查的灵敏度（比灌注成像灵敏度降低得更多）。在运动负荷中，比如踏车试验，负荷峰值时采集图像所产生的结果比负荷后采集图像所得结果的灵敏度要高。负荷试验的激发程度越强，灵敏度越高，但是检查的耐受性就下降了。对于药物负荷，诊断的准确性和可行性之间的最佳平衡可能是：高剂量阿托品联合多巴酚丁胺，双嘧达莫剂量逐级增加的方案（图 19-1）。

表 19-1　影响负荷超声心动图灵敏度的因素

	提高灵敏度	降低灵敏度
既往心肌梗死	有	无
抗心绞痛治疗	无	有

续表

	提高灵敏度	降低灵敏度
狭窄严重程度	＞75％	50％～75％
狭窄范围	多支病变	单支病变
狭窄形态	复杂	单一
狭窄位置	LAD	LCx
负荷强度	极量	次极量
变异型心绞痛（血管痉挛）	是	否
超声心动图解读标准	缺乏运动增强	显著运动减低
超声心动图分析人员	专家	初学者

LAD：左冠状动脉前降支；LCx：左冠状动脉回旋支

表 19-2   影响负荷超声心动图特异度的因素

	提高特异度	降低特异度
静息状态下室壁运动异常	无	有
LVH，LBBB	无	有
负荷强度	次极量	极量
变异型心绞痛（血管痉挛）	否	是
超声心动图解读标准	显著运动减低	缺乏运动增强
解读下壁的基底段三分之一室壁	否	是
超声心动图分析人员	专家	初学者

LBBB：左束支传导阻滞；LVH：左室壁肥厚

解读标准的不同也会影响灵敏度。比起一过性局部室壁运动异常的更为特殊的标准，缺乏明显的室壁运动增强灵敏度较高。用顶级的仪器由专家解读高质量的二维超声图像将会明显提高诊断准确性。与录像带录制相比，数字采集功能不会提高准确性，但确实能使图像数据的读取更具可重复性。特异性也受许多因素的影响，其中一些与影响灵敏度的因素相同。通常，哪些因素增加了灵敏度就会相应地减低特异度。

19.1 负荷超声心动图与其他诊断试验

鉴于有诸多因素影响诊断的准确性，所以只有条件相同、患者数量足够的两两比较，才能准确获得不同检查的相对价值。在这些研究和荟萃分析的基础上，可以得出一些关于各种负荷试验的相对价值的结论。

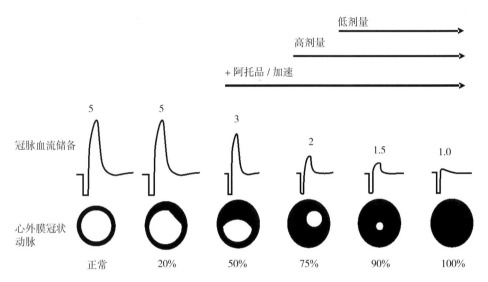

图 19-1 用于检测冠状动脉疾病（CAD）的药理学方案。根据各种方案对不同程度冠脉疾病的诊断能力进行排序，阿托品联合用药的高剂量测试方案灵敏度最高，高剂量方案（多巴酚丁胺 40 μg·kg^{-1}·min^{-1}，双嘧达莫 0.84 mg·kg^{-1}·min^{-1}）灵敏度中等，低剂量方案（多巴酚丁胺 20 μg·kg^{-1}·min^{-1}，双嘧达莫 0.56 mg·kg^{-1}·min^{-1}）灵敏度最低

与标准运动心电图检查相比，负荷超声心动图在灵敏度、特异度方面具有优势（尤其是特异度）。特别是对于有单支轻度病变（50% ～ 80% 狭窄）的患者，在抗心绞痛治疗的同时用次极量负荷评估，负荷超声心动图至少在诊断准确性上与核素灌注显像相差无几，有中等的灵敏度差别；实际上，这一灵敏度差别可由最先进的方案（阿托品联合给药）弥补，这在患有左心室肥厚、X综合征、高血压和肥厚型心肌病的人中显得尤为突出。在腺苷负荷方面（为了减少副作用，常常在次极量水平就停止了），超声和核素略有灵敏度的差异，因为在主观上，腺苷比双嘧达莫的耐受性差。核素显像充盈缺损的范围和严重程度与负荷检查期间室壁运动不协调的范围和严重程度是对等的，灌注和功能异常与血管造影评估的冠状动脉疾病的范围和严重程度相关。与负荷灌注闪烁扫描相比，运动负荷、双嘧达莫负荷和多巴酚丁胺负荷超声心动图整体来说具有相似的准确性。用双嘧达莫比用多巴酚丁胺具有更高的可行性（图 19-2）。对于多巴酚丁胺，最常发生的副作用是快速心律失常和高血压，而在双嘧达莫输注期间，常发生缓慢性心律失常和低血压。

用双嘧达莫负荷常有并发症状出现，而用多巴酚丁胺负荷则无。

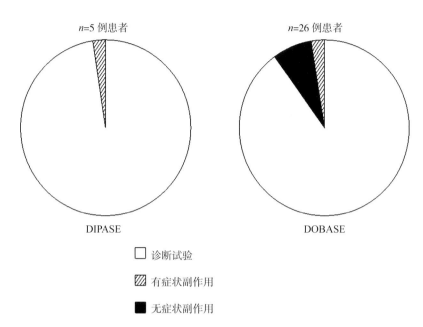

图 19-2 多巴酚丁胺 - 阿托品（DOBASE，右）与双嘧达莫 - 阿托品（DIPASE，左）的可行性比较。EPCI-EDCI 研究组（经许可，图来自 Pingitore 等）

　　双嘧达莫–阿托品和多巴酚丁胺–阿托品负荷超声心动图具有相似的灵敏度和特异度（图 19-3），并且根据无缺血负荷时间和峰值运动评分指数进行分层的能力也是相似的（图 19-4）。

　　双嘧达莫和多巴酚丁胺负荷超声的预后价值和识别心肌运动状况的水平相当。就主观耐受性而言，双嘧达莫和多巴酚丁胺相似，二者均明显优于腺苷。一些研究表明，由于超声本身采集图像有难度，对于这两种负荷方法来说，多巴酚丁胺负荷试验会导致心率过快、心肌收缩力过强，因此难度更高。另一个研究半定量地解决了负荷过程中图像质量下降的问题，并描述了在多巴酚丁胺负荷期间比在双嘧达莫负荷期间的这种图像质量下降更严重。此外，从识别心肌活力方面，预测自发性或血运重建后心肌功能的恢复，这两种负荷方式的诊断准确性都相当高，其中双嘧达莫负荷特异度略高，多巴酚丁胺灵敏度略高。多巴酚丁胺负荷是唯一被大规模验证并写入指南的。从实践来看，这两种负荷药物都应在做负荷超声心动图时用于完善诊断——有以下几个原因。每一位要求做负荷超声的患者都可能患有做负荷检查的相对或绝对禁忌证。例如，有严重高血压和 / 或有明显房性或室性心律失常病史的患者更适用双嘧达莫负荷超声，因为其没有致心律失常或高血压的作用，这与多巴酚丁胺负荷不同。相反，患有严重传导障碍或晚期哮喘的患者则应选择多巴酚丁胺负荷试验，因为腺苷具有负性变时和变力作用，也有收缩支气管的活性。服用黄嘌呤药物或含有咖啡因的饮料（茶、咖啡、可乐）的患者应该用多巴酚丁胺负荷。双嘧达莫和多巴酚丁胺的整体耐受性和可行性都非常好。然而，部分患者因出现副作用会仅用到次极量非诊断试验：不到 5% 的患者在输注双嘧达莫时和约 10%的患者在输注多巴酚丁胺时会出现副作用。显然，就像次极量试验一样，当达不到峰值剂量时，诊断和预后的阴性预测值标准要低得多。用到次极量药物负荷的患者应换成其他负荷试验。另外，为了能检测出微小的、局限性的冠状动脉疾病或微小的心肌运动变化，可能需要联合药物负荷。双嘧达莫和多巴酚丁胺负荷是诊断冠心病的好方法，双嘧达莫的可行性和安全性更好。选择哪一种负荷试验取决于患者的特征、临床问题、当地药物成本和医生的偏好。对所有负荷超声心动图室的医生而言，重要的是要熟悉这两种负荷方法，使诊断途径灵活多样，根据患者的个人情况，量身定制最佳的负荷方法。

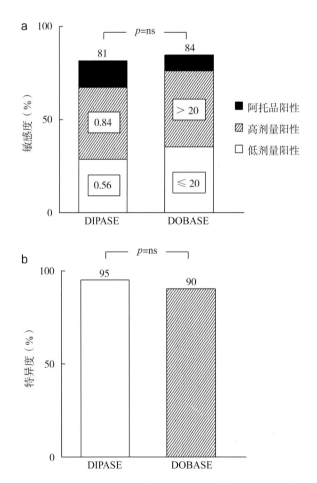

图 19-3 多巴酚丁胺 – 阿托品（DOBASE）试验与双嘧达莫 – 阿托品（DIPASE）试验的灵敏度（a）和特异度（b）比较。EPCI-EDCI 研究组。ns 无显著性差异（经许可，图来自 Pingitore 等）

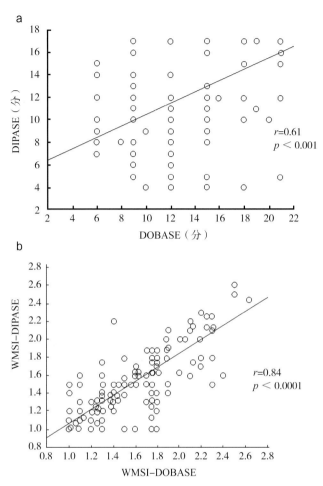

图 19-4 负荷超声心动图反映在时间域（a）和空间域（b）的分层。EPCI-EDCI 研究组。DOBASE：多巴酚丁胺－阿托品试验；DIPASE：双嘧达莫－阿托品试验；WMSI：室壁运动评分指数（经许可，图来自 Pingitore 等）

19.2 应用于负荷超声心动图诊断的新技术

19.2.1 心脏机械运动

在过去的十年里，侧重于复杂的心脏机械运动分析，超声心动图动态成像新技术得到了开发和应用。有些成像技术成为临床常规的一部分，而另一些仅限于研究和探索新的临床应用。多巴酚丁胺负荷超声心动图在心肌动态显像的发展和实践验证中发挥了突出作用。虽然有局限性，但因改良前景好，诊断心肌缺血或评估心肌运动活力的准确性高，临床上越来越接受用负荷超声心动图来评估心脏机械运动。

用两种不同的成像技术评估心脏机械运动：①基于多普勒的组织速度测量，通常称为组织多普勒成像或 TDI；②斑点追踪，基于对心肌"斑点"位移的直接测量，斑点是指心肌纤维的反向散射。两种类型的测量均可以推导出心肌功能的几个参数，即心肌速度、应变率、应变、旋转、扭曲和扭转。其中，应变和应变率较为重要。应变（ε）描述了心肌变形，定义为心肌节段长度的分数变化。应变是无单位的，通常表示为百分比。应变可以有正值或负值，分别反映延长或缩短；例如，将 1 厘米的绳子拉伸至 1.2 厘米就具有了 20% 的正应变。应变率（strain rate，SR）是应变的时间导数，反映瞬时应变的变化率，通常表示为 1/s 或 s^{-1}。用应变和应变率研究左心室节段功能，与多巴酚丁胺诱导的缺血实验模型中的超声测量和在标记的心脏 MRI 作为金标准的临床心肌机械运动评估，有良好的相关性。其他变量，如收缩后缩短或应变率达峰时间也是很好的缺血标志变量。TDI 的应变和应变率是由运动速度计算出来的，有角度依赖性，与其相反，二维斑点追踪不受超声波声束夹角的影响，有独特的优势，更准确，可重复，并且不同厂家的仪器的应变和 SR 计算差异不大（参见第 23 章）。因此，近年来，斑点追踪负荷超声似乎比组织多普勒负荷超声更可靠，并且被更多负荷超声室接受（图 19-5 和图 19-6）。

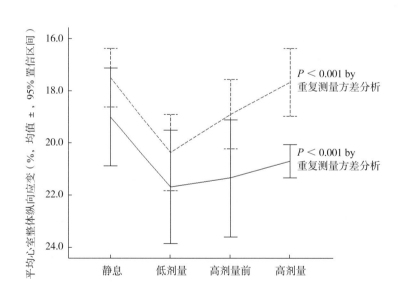

多巴胺负荷超声试验的阶段在多巴胺负荷超
声试验的各个阶段整体纵向应变的值

	静息	低剂量	高剂量前	高剂量
—— 无显著冠心病	−19.0 ± 2.8	−21.7 ± 3.3[*]	−21.3 ± 2.9[*†]	−20.7 ± 0.8[†]
--- 显著冠心病	−17.5 ± 2.4	−20.4 ± 3.1[*]	−18.9 ± 2.8[*]	−17.7 ± 2.7

图 19-5 在有显著冠脉病变和没有显著冠脉病变的患者中，多巴酚丁胺输注期间心室整体纵向应变的表现（心尖四腔、两腔和三腔切面心肌各节段的纵向应变）。注意冠脉造影提示有显著冠脉病变的患者在低剂量负荷时室壁运动的改善（经许可，图来自 Hanekom 等）

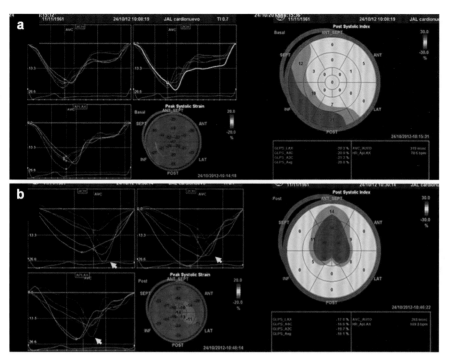

图 19-6 在多巴酚丁胺负荷期间获得的超声心动图，进行二维斑点追踪数据后处理。在心尖四腔、两腔和三腔观获得整个心动周期的应变参数，图（a）显示静息时（心率 70 次/分），图（b）显示达到负荷顶点时（心率 106 次/分）。红色牛眼图表示心肌节段的纵向应变，蓝色牛眼图显示时间－峰值应变。注意前壁心尖段在到达负荷顶点时的应变值减低和峰值应变时间的延迟。这种延迟与电收缩之后缺血节段的峰值应变降低一致（收缩后缩短；黄色短箭头）（由 J Lowenstein 教授提供，Buenos Aires，Argentina）

　　多巴酚丁胺负荷超声心动图的室壁运动分析已被列为冠心病诊断的评估内容。通过组织多普勒成像，检测局部心肌收缩后缩短和应变率变化将使诊断灵敏度从 81% 提高到 82%，特异度从 86% 增加到 90%。组织多普勒和斑点追踪诊断冠心病的准确度约为 70%。尽管如此，室壁运动评分指数（运动不协调的定性评估）结合二维斑点追踪的纵向应变（定量评估区域功能），显示多巴酚丁胺负荷超声心动图诊断准确性明显增加，灵敏度为 100%，特异度为 87.5%，准确度为 96.3%（图 19-7）。在中等剂量多巴酚丁胺负荷时，可用应变和应变率显像检测心肌功能障碍，能检测出当时微小的节段性室壁运动异常或变化，这样就能在负荷试验的早期诊断冠脉病变，避免因早期试验中断或不耐受负荷导致这类患者无法明确诊断。

　　当结合应变和应变率显像定量分析室壁节段功能时，低剂量多巴酚丁胺负荷超声心动图评估心肌活力也很好。结合整体纵向收缩末期应变和收缩期峰值应变率，可提高低剂量多巴酚丁胺负荷在室壁运动分析中的价值，当加上室壁收缩运动指数，整体准确度为 79%（增加 5%），并与微循环阻力指数相关，这一指数可以准确测出冠状动脉微血管功能障碍。运动与三维成像相结合在药物负荷过程中评估室壁节段收缩异常是目前比较有前景的新进展。

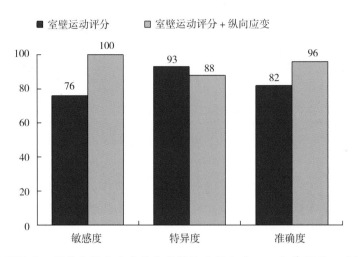

图 19-7　条形图示：用整体纵向应变结合室壁运动评分（WMS）诊断冠心病的价值较单独用 WMS 诊断的价值高（改编自 Hanekom 等）

19.2.2　负荷超声心动图中造影剂的价值

超声中使用的造影剂由包裹高密度气体的微泡组成（参见第 24 章表 24-1）。当超声波与微泡相互作用时，它们产生的反向散射会产生强烈的超声心动图信号，这些信号与血容量成正比。造影剂注入后心内首次显影使左室腔变得不透明，这增强了心内膜边界，从而更好地评估节段收缩，从而更准确地定量左室体积和射血分数。后来，通过改进造影剂和超声技术（即荧光成像采集和参数算法）使评估心肌微循环和灌注成为可能。

由于识别节段性室壁运动异常是负荷超声心动图诊断冠心病的基础，造影剂技术的进展有助于诊断心内膜边界不清楚的病例，即所谓的声窗差的患者，在负荷超声室检查的患者中，这类患者比例高达 30%。因负荷所致的心动过速，多巴酚丁胺负荷超声心动图本身就会有图像质量不佳，故在多巴酚丁胺负荷超声心动图检查中应用造影剂，能使 95% 的患者负荷峰值时心内膜边界分辨率得到改善，这一点非常重要。正如预期，造影剂使左室显影，减少了观察者间的差异。值得注意的是，基底心内膜边界清晰度差的患者获益最多。

对于从基础超声心动图来看不适合做负荷超声检查的患者，除了约 20% 的患者负荷超声结果可信，还需加用造影剂以准确诊断这类患者的冠脉病变。OPTIMIZE 试验表明，在多巴酚丁胺负荷超声中使用造影剂可以大大提高分析室壁运动的范围，分析范围从 36% 提高到 74%。在研究中使用造影剂，室壁运动都能进行分析（未使用造影剂增强的仅 8%）。在未使用造影剂增强的多巴酚丁胺负荷超声心动图研究中，诊断冠心病的灵敏度和特异度分别为 75% 和 51%。通过使用造影剂，灵敏度和特异度分别增加到 80% 和 55%。在声窗差的患者中，灵敏度、特异度、准确性和一致性的增加更为显著，与声窗好的患者未用造影剂增强的负荷超声心动图水平相当。负荷超声检测出的冠脉病变与冠脉造影显示的冠脉病变进行总体一致性比较，加用声学造影剂对于低可信度的负荷超声影响最大（68% vs.36%）。如果所有 17 个节段都显像良好，则使用造影剂是毫无作用的。此外，对于具有＞2 个以上节段图像不清楚的患者，使用造影剂增强则有显著作用（图 19-8）。因此，通常在负荷试验研究开始时决定是否使用造影剂，关键在于图像质量（不确定的解读和 / 或＞2 个节段图像不清）。当图像质量在基线尚好但在负荷期间降低（心率依赖性图像质量下降）时，通常有机会在给药负荷期间加用造影剂，即在负荷峰值时使用造影剂。

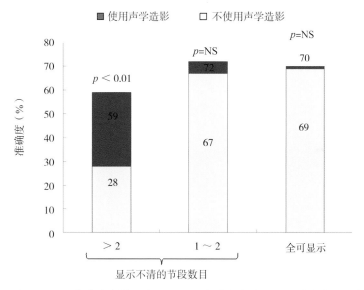

图 19-8　柱状图示：加用声学造影剂后多巴酚丁胺负荷超声诊断冠心病的准确性提高。注意当两个节段（心内膜边界）以上图像显示不清时为最大权重

　　近年来，使用心肌声学造影来评估心肌灌注获得了极大关注。将心肌声学造影与多巴酚丁胺负荷超声心动图相结合的最大潜力，在于其可以取代需要使用同位素的灌注显像技术，从而避免患者接触辐射。简而言之，心肌声学造影灌注显像的基本原理如下。首先，当连续输注声学造影剂微泡，心肌整体完全显影时，信号强度表示毛细血管血容量。由于高声功率信号的短暂闪烁，心肌毛细血管中的微泡破坏或消耗，并且在低强度信号下，可以观察到心肌内造影剂的补充。然后，心肌完全充盈需要 5 秒。任何心肌血流量（myocardial blood flow，MBF）的减少都会延长补充时间，与心肌血流量的减少程度成比例。由于峰值微泡强度（代表心肌血容量）和它们的出现率（代表血流速度）等于心

肌血流量，因此可以用心肌声学造影定量心肌内血流量。使用专用软件，在基线和多巴酚丁胺、双嘧达莫或腺苷等药物负荷后显示心肌血流量曲线（或参数），显示由于冠状动脉明显狭窄导致的灌注减少的区域；而且心肌血流量差异也可以用 17 个心肌节段的直观颜色的牛眼图来表示。

心肌声学造影主要应用于诊断冠心病。初步的研究报告令人振奋，认为其诊断性能高，结果与核素心肌灌注显像类似（灵敏度为 84% vs. 82%，特异度为 56% vs. 52%，一致性为 0.73）。然而，不同实验室之间的可重复性差，成为限制该技术广泛普及的重要因素。如果以冠状动脉造影为定量标准技术诊断冠心病，最新且一致的证据表明，与单光子发射计算机断层扫描相比，心肌声学造影双嘧达莫负荷超声的灵敏度更高（75% vs. 49%），但特异度显著降低了（52% vs. 81%）。

结论是，即使配以高水平的训练和专业人员操作，以目前能达到的最高水平来说，心肌声学造影负荷超声心动图也很难在临床上常规应用。

19.2.3 三维负荷超声心动图

三维超声心动图是心脏成像中最卓越的进展之一，三维技术如此迅速地应用于负荷超声不足为奇。虽然由于时间分辨率低于二维超声心动图（最新三维的容积率为 30 ～ 40，而二维的帧频为 80 ～ 90），但三维负荷超声心动图有一些优势：图像采集时间短，后处理超声图像信息并能以新颖的方式显示图像，即从阶段（基础、低剂量、高剂量和恢复）分组的同步短轴观或从基部到顶点的切割视图的网格显示，甚至是未来融合了三维超声图像的多模式成像，可以全容积显示各节段同时缩短、局部的应变或应变率，以及通过无创冠状动脉造影和多层计算机断层扫描获得的冠状动脉束。然而，实时三维超声处理数据耗时长，与二维超声的短时间获取图像的能力相比，失去一些优势。

引入矩阵阵列换能器的第一种三维方法是开发多平面成像（图 19-9）。这是一种快速采集，不需要探头移动，即可显示心尖四腔、两腔和三腔观图像。在一项比较二维多巴酚丁胺负荷超声心动图和三维多平面采集（三心尖切面）的研究中，使用三维，总有效采集时间明显缩短（55 vs.137 秒）。对于两种方法，数据的置信度相似（二维：98% vs. 三维：97%）。两种方法的总体灵敏度（93%）、特异度（75%）和准确度（89%）相同。在节段分析上，结果相似。最短的采集图像时间为实施运动负荷超声心动图提供了机会，在运动高峰时或运动后迅即检查患者时获得的数据灵敏度最高。使用自行车测力计的初步结果比平板跑步机的结果更好，用跑步机灵敏度较低。

其他三维检查方式逐步发展并实践应用。于是，全容积（金字塔）采集出现了。全容积仍具有较低时间分辨率（低容积率）的限制。有些人在全容积三维负荷超声心动图技术中增加了声学造影，但是他们报告的结果不确定，导致该技术未能被广泛应用。尽管声学造影三维多巴酚丁胺负荷超声在大多数患者中是可行的，但是与标准二维方案仅有中度一致性（以患者为单位是 69%，以节段为单位是 88%）。这种局限性是因为三维探头容积有限导致前侧壁节段显示不清，且三维多巴酚丁胺负荷超声心动图帧频低导致错误诊断了运动不协调。

幸运的是，三维超声心动图的进展非常快。最新进展使得三维的容积率越来越高，从而提高了检查的可靠性和诊断准确性。明确地说，三维的获取时间较短，并且由于软件的进步，后处理和分析克服了以前的限制，现在总时间（采集加处理／读取）比二维超声标准技术少（二维的总时间为 241 秒，三维总时间仅为 121 秒，减少了 50%）。在接受冠状动脉造影的患者中，三维双嘧达莫负荷超声心动图的总体准确性与二维相似（敏感度：80% vs.78%；特异度：87% vs.91%）。使用最新三维技术在其他的研究中心也得出了类似的结果：二维超声检测冠脉病变（以冠状动脉造影作为标准）灵敏度和特异度分别为 80% 和 82%，三维负荷超声心动图的则分别为 82% 和 64%，分别来说每个节段的分析，二维相应百分比为 88% 和 64%，三维为 90% 和 73%。使用最新技术的三维和二维负荷超声心动图的一致性非常好（表 19-3）。

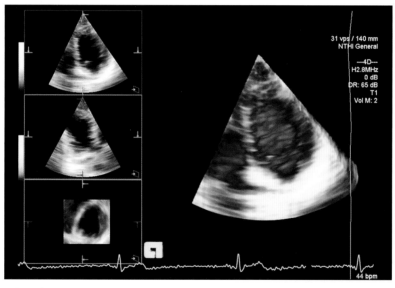

图 19-9　采用单一心动周期技术的实时三维超声心动图采集（Siemens AG，Munich，Germany）。右侧：显示了全容积冠状面四腔心。左侧：展示了切割单一心动周期全容积金字塔形图像的同一心动周期的多平面二维图像。从顶部到底部：心尖四腔观、心尖两腔观和左室中部短轴横截面观。一个心动周期采集不需要使用心电图门控进行迭代重建，以避免由于呼吸、期前收缩或心房颤动引起的阶梯性伪像，并且能够达到可接受的容积率（约 30 vol./ 秒）

声窗受限时对比增强（造影增强）可能会有用，我们殷切期待下一次的心血管影像协会负荷超声工作组能在负荷超声方面重点突出实时三维的作用。

表 19-3　对左室壁运动的半定量评估，三维超声与标准二维超声的比较

室壁运动	基线超声	负荷峰值超声
三维 – 正常 / 二维 – 正常	68%	71%
三维 – 不正常 – 缺血 / 二维 – 不正常 – 缺血	21%	20%
三维 – 不正常 – 缺血 / 二维 – 正常 [a]	8%	8%
三维 – 正常 / 二维 – 不正常 – 缺血 [a]	3%	1.5%
一致性（*kappa* 检验）	0.71	0.74

（经许可，来自 Badano 等）

Kappa 值：表示两种技术的高度一致性

a：不一致的评估值

19.3　负荷超声心动图与药物治疗的影响

　　患者在检查时可能正在接受各种形式的抗心绞痛治疗，这对于负荷超声心动图检查来说既有利又不利。缺点是抗心绞痛治疗降低了灵敏度，因为负荷所致室壁运动异常是由心肌缺血的发展引起的。优点是可以用客观的主要缺血终点事件评估治疗效果，例如负荷诱导的室壁运动异常的变化。有无缺血可以根据无缺血负荷时间和诱导出的运动不协调的严重程度进行判断。各种形式的负荷会受到各种不同形式治疗的影响（表 19-4）。与降低血管扩张剂负荷试验灵敏度一样，抗心绞痛治疗降低了运动负荷超声的灵敏度。双嘧达莫负荷和运动负荷评估治疗的有效性在时间上的变化是平行的，因此非运动负荷评估药物疗效是可能的（图 19-10）。有意思的是，β 受体阻滞剂对双嘧达莫负荷的有效作用在很大程度上与对心率的影响无关，可能是直接的反窃取效应。单用钙拮抗剂或硝酸盐治疗也可以保护患者免于发生双嘧达莫诱导的缺血。血管紧张素转换酶抑制剂对双嘧达莫负荷超声心动图结果没有影响。双嘧达莫诱导的缺血可以被氨茶碱明显弱化，而同时口服双嘧达莫治疗则可能会被强化。同时用 β 受体阻滞剂治疗严重影响多巴酚丁胺的灵敏度。除非使用阿托品，否则 β 受体阻滞剂会使多巴酚丁胺的剂量 – 反应曲线右移，并大大降低测试灵敏度。钙拮抗剂和 / 或硝酸盐仅轻度降低多巴酚丁胺负荷的灵敏度，并且与运动耐量诱导的变化无关。在负荷试验时伴随的抗缺血治疗严重影响了药物负荷超声心动图的预后价值。在伴随的抗缺血治疗的情况下，阳性结果在预后上更提示严重缺血，阴性结果不代表良性预后。然而，为了让患者做负荷试验而停用 β 受体阻滞剂治疗应该个体化判断，并且应该谨慎进行，以避免潜在的血流动力学反弹效应，导致心绞痛或高血压加重。

表 19-4　口服药对负荷试验灵敏度的影响

	运动负荷	双嘧达莫	多巴酚丁胺
β- 受体阻滞剂	↓	↓	↓↓
钙通道拮抗剂	↓	↓	↓ ↔
硝酸盐	↓	↓	↓ ↔
ACE 抑制剂	↔	↔	↔
氨茶碱	↓ ↔	↓↓	↔

ACE：血管紧张素转换酶；↓：灵敏度下降；↓↓：灵敏度明显下降；↔：不影响灵敏度；↓ ↔：灵敏度轻微下降

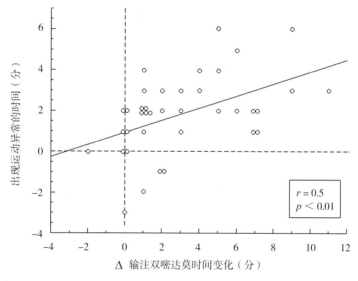

图 19-10　双嘧达莫负荷在时间上的变化（即双嘧达莫输注开始至出现明显的运动不协调的时间）与运动负荷在时间上变化（即从运动开始至 0.1 mV 的 ST 段压低）的相关性，38 例患者在两个试验停止治疗时的结果都是阳性的。Δ：变化（经许可，图来自 Lattanzi 等）

19.4　负荷试验的禁忌证

表 19-5 总结了负荷试验的绝对和相对禁忌证。显然，如果声窗太差，任何形式的负荷超声心动图都不可行。然而，静息超声心动图不清晰，在运动负荷期间也很可能无法获得肯定的研究结果，这就表明需要使用操作手法要求较低的药物负荷超声心动图。双嘧达莫（或腺苷）超声心动图的特殊禁忌证包括严重的传导异常，因为腺苷可导致房室结的短暂阻滞，也可导致需要长期黄嘌呤治疗的严重支气管肺病，后者是因为腺苷是一

种强大的支气管收缩剂。静息收缩压低于 100 mmHg 的患者通常不应选用多巴酚丁胺或双嘧达莫负荷。多巴酚丁胺可以使大多数患者的收缩压升高，但也可导致少数患者的收缩压显著降低。

表 19-5　负荷试验的绝对和相对禁忌证

	所有类型的负荷试验		负荷超声心动图	负荷运动试验	多巴酚丁胺	双嘧达莫	阿托品
	绝对禁忌	相对禁忌					
急性心肌梗死（＜2 天）	√						
不稳定性心绞痛发作	√						
未能控制的心律失常	√						
重度主动脉瓣狭窄	√						
未能控制的有症状的心力衰竭	√						
急性肺栓塞	√						
急性心肌炎或心包炎	√						
急性主动脉夹层	√						
冠状动脉左主干狭窄		√					
中度主动脉瓣狭窄		√					
电解质异常		√					
严重高血压（SAP＞200；DAP 110 mmHg）		√					
心动过速或心动过缓		√					
高度房室传导阻滞		√					
声窗差（肥胖）			√				
无法完成运动				√			
中度高血压，心室异位					√		
Ⅱ-Ⅲ度房室传导阻滞						√	
相对低血压					√	√	
不稳定的颈动脉疾病					√	√	√
青光眼，严重的前列腺疾病							√

SAP：动脉收缩压；DAP：动脉舒张压

双嘧达莫通常会使收缩压适度降低 10 ～ 20 mmHg，但偶尔会导致明显降低。有不稳定颈动脉疾病的患者，腺苷是首选，因为它半衰期快（＜ 10 秒）。这些患者应避免出现明显高血压和持续性低血压，因而首选腺苷。单用多巴酚丁胺不能达到目标心率或仅用双嘧达莫诱导缺血不达标的患者，通常给予阿托品。在这种情况下使用阿托品仅对闭角型青光眼患者（少数青光眼患者）有风险。如果出现眼痛，患者应在当天告知眼科医生。严重的前列腺疾病也是使用阿托品的禁忌证。

19.5　负荷试验的适应证

负荷超声心动图的适应证类别非常广泛，最终可以包括绝大多数患者：冠状动脉疾病的诊断、预后和危险分层，例如心肌梗死后；评估术前风险；评估劳力性呼吸困难的心源性病因；血运重建后的评估；局部缺血。通常，运动心电图检查所能提供的信息量越少，实施负荷超声心动图的指征就越强。有研究报道，在五名患者中，一名患者无法运动，一名患者次极量运动，另一名患者全量运动，但心电图无法解释。药物负荷超声心动图的三个主要特殊适应证可归纳如下：

1. 运动负荷试验禁忌的患者（如严重动脉高血压患者）。
2. 运动负荷试验不可行的患者（如间歇性跛行患者）。
3. 运动负荷试验无法诊断或给出不确定诊断的患者：无法达到目标心率，在没有明显心电图改变的情况下出现胸痛，以及伴有一些情况降低了心电图提示缺血的可信度（女性、动脉高血压、静息条件下或过度通气后心电图复极异常，以及需要继续使用引起 ST 段和 T 波改变的药物，如洋地黄或抗心律失常药等）。

这一领域发表的研究证据正在迅速增加，可能会使目前的一些适应证在不久的将来发生改变。一般来说，评估诊断试验的临床效用远比评估治疗干预的效果困难，因为诊断试验不能对患者的存活或恢复有直接影响。此外，没有双盲随机研究证明该技术在特定情况下的有用性。与以往一样，制定恰当的适应证需在公布的证据、个人经验、可用资源，以及常识之间找到平衡点。

19.6　负荷试验的合理及优化使用

无论使用何种负荷试验，都应考虑负荷试验适应证和 / 或解读中的一些常见规则。

1. 在解读试验结果时，应考虑所有可用信息（临床、负荷和影像数据）。在贝叶斯分析中，患者在测试前患有疾病的概率称作先验（预测试）可能性，可以通过回顾性观察来估计（表19-6）。贝叶斯定理指出，在试验后患者患病的概率是试验前患病概率和试验提供真实结果的概率的乘积。在测试之后，患有该疾病的患者的概率的新值多半是后测值。例如，阳性运动心电图检查显示典型心绞痛患者有冠状动脉疾病的概率为90%，非典型胸痛患者为80%，无症状患者为35%。临床医生通常凭直觉判断，例如，当患有非典型心绞痛的30岁女性得出异常的运动试验结果（低预测概率）时，医生怀疑结果是错误的；对于一名患有典型心绞痛（高预测概率）的60岁男性，具有相同的异常运动试验结果，医生就认为是真阳性结果。

表 19-6　按年龄、性别和症状预测冠状动脉疾病的概率

年龄（岁）	性别	典型/确定的心绞痛	不典型/疑似心绞痛	非心绞痛的胸痛	无症状
30～39	男	中	中	低	极低
	女	中	极低	极低	极低
40～49	男	高	中	中	低
	女	中	低	极低	极低
50～59	男	中	中	中	低
	女	中	中	低	极低
60～69	男	中	中	中	低
	女	中	中	中	低

改编自 Gibbons 等

典型或明确的心绞痛可定义为：①胸骨下胸痛或不适；②由劳累或情绪压力引起；③通过休息和/或含服硝酸甘油缓解。非典型或疑似的心绞痛可以定义为胸痛或不适，并缺乏明确或典型心绞痛的三种特征之一。

2. 静息心电图正常或接近正常，且能够充分运动的患者，大多数应进行标准的运动平板试验，而不是运动或药物成像。目前，标准运动平板心电图试验未得到充分利用，而是选择了更昂贵的影像测试。然而，在心电图正常的患者中，运动心电图的阴性预测值几乎与负荷成像检查的阴性预测值一样好。运动平板心电图应该是这些患者的一线检查。所有形式的负荷超声心动图（或负荷成像）试验均不适合用作一线检查代替运动平板心电图。例如，筛查无症状患者时，对患病可能性低的人和/或对血运重建后的无症状患者进行常规评估。

3. 选择哪种负荷成像应该由处方医师决定。为患者个体化选择特定检查方式的最重要因素是得具备各种成像的专业知识。如果在临床机构中有多种成像技术可用，那么通

常应该选准确度最高的技术。

4. 应避免无用的检查。每项检查都有成本和风险。如果无论检查结果如何，医生的决定都是相同的，则不应预约检查。如果医生无论如何都会进行血管造影，依据解剖引导血运重建，则成像检查无效。与平板运动试验相比，负荷超声心动图的费用至少高出 2.1 倍，负荷单光子发射计算机断层扫描心肌显像高出 5.7 倍，冠状动脉造影高出 21.7 倍。特别是，在筛查心血管疾病概率低的无症状成人时，鉴别出未确诊冠心病的潜在益处应与筛查成本（运动心电图为 155 美元；负荷超声检查为 371 美元；心肌灌注显像为 709 美元）和筛查的危害 [包括运动或药物负荷期间的死亡或重大不良事件、电离测试的辐射暴露、假阳性结果（导致焦虑和额外的不必要的检查和治疗）、贴上疾病的标签（健康保险的拒保或保险费增加），以及由于后续检查和干预造成的后续伤害] 相平衡。ACP 关于高价值护理的建议摘要中写道"临床医生不应该对无症状、低患病风险的成人进行静息或运动心电图、负荷超声或负荷心肌灌注显像的心脏病筛查"。

5. 在所有其他因素相同的情况下，当能通过非电离检查获得所需信息且准确性相当时，应避免涉及有辐射的检查。如果您选取利用电离辐射的检查，请选择剂量最低的一种并了解调节人剂量的许多因素，始终记录实际给予的剂量并记在患者的病历中。教育、道理和优化是提高医学成像辐射安全性的基石。应当使用不断扩展的技术方式，达到较低辐射暴露的高质量成像，以实现更安全的成像。

6. 尽管有令人鼓舞的结果和具有进一步短期技术改进的潜力，但目前还没有哪种定量负荷超声技术（包括实时三维和二维应变）可以在临床上不受限制地应用。

（孙　欣译，吴伟春校）

Chapter 20
心肌活性
Myocardial Viability

20.1 历史背景

在面对危险环境时，大多数动物会产生并激活交感肾上腺素，而其他一些物种，例如负鼠，体内迷走交感神经会产生抑制性放电，或做出假死反应，从而避免可能的食肉动物攻击，心肌对危险情况的反应同负鼠的行为相似。在几种不同的心肌状态（缺血、冬眠、顿抑）下，当心肌细胞的局部供需平衡受到严重威胁时，心肌细胞会最大限度地减少心肌收缩力的能量消耗，此时能量消耗大约占细胞代谢产生的高能磷酸盐能量的60%，同时心肌细胞利用剩余的能量来维持细胞的完整性。这种细胞水平的改变的超声心动图，表现为存活节段的局部运动不协调，存活和坏死的节段都表现出静息功能减低，但是存活节段的功能紊乱通过适当的正性肌力药物治疗会很快得到改善或正常化。从病理生理和实验角度来看，顿抑和冬眠是完全不同的（表20-1）。完全可逆的缺血与坏死性现象相关的、持续时间大于15～20分钟的缺血之间，存在一个模糊的过渡区，在这个灰色区域内，短时间的局部缺血不会引起心肌坏死，但是足够引起心肌顿抑：在血流复流之后，持续性收缩紊乱会持续几小时、几天，甚至几周。

顿抑心肌不同于冬眠心肌（表20-1）。在冬眠心肌中，尽管心肌灌注长期减少（数月或数年），会抑制心肌功能，但是其仍维持在临界阈值以上以保持组织活性。而在顿抑心肌中，代谢改变会引起能量供给和消耗的失衡，冬眠心肌细胞能使自身适应长期的能量供应不足，其存活由收缩功能降低或消失来保证。Rahimtoola称冬眠心脏为"聪明的心脏"，为了保证心肌细胞在解剖和生理完整性的长期存活，会适当下调自己的生物化学和生理性活动，作为自我保护行为。当前，冬眠并不被认为是缺氧的简单后果，而是在血流减少或血流储备严重减少的情况下，维持心肌细胞活性的适应性反应。钙离子反应性降低和肾上腺素受体密度改变，被认为是心肌收缩力下降的机制。从形态学上来说，冬眠心肌表现出去分化的特征，心肌细胞和肌纤维损失缺失，线粒体变小和退化，伴随间质纤维增生。

表 20-1　改变的心肌状态

	顿抑	冬眠
静息功能	抑制	抑制
血流	正常 / 增加	减少 / 正常
冠状动脉解剖	任意	严重狭窄或堵塞
持续时间	数小时到数天	数天到数个月
恢复	自发	血运重建后
临床意义	预后	治疗
临床模型	急性心肌梗死	缺血性心肌病

　　持续但可逆的缺血后功能障碍是 Heyndrickx 最先通过实验观察描述的，之后 Braunwald 在 1982 年用名词"心肌顿抑"使之普及化。相反，心肌冬眠是一个临床假设——由心脏外科医生 Rahimtoola 提出——描述了心脏在术前静息状态下功能严重降低，血运重建后显著恢复。心肌顿抑可能是研究临床表现的一种实验现象，而心肌冬眠似乎是寻找好的实验模型的一种临床情况。虽然，从概念和病理生理观点来看，两者的区别是明确的，但是，在临床上顿抑和冬眠有时是难以分辨的。在空间（岛状的冬眠和顿抑的组织散布在坏死和 / 或正常的心肌细胞之间）和时间（早期的急性顿抑现象逐步导致慢性冬眠，这种情况可能发生在当急性心肌梗死后，伴有梗死相关动脉的严重残余狭窄时）上，它们可能并存于同一患者。临床上重点是区分不协调的存活心肌和不协调的坏死节段（表 20-2）。

表 20-2　存活和坏死心肌之间的区别

	存活的	坏死的
心肌细胞	正常到改变	不存在
纤维化	正常	增加
冠状动脉血流储备	通常存在	不存在
正性肌力反应	通常存在	不存在
恢复	通常存在	不存在
Th，MIBI，FDG 摄取	是	否
舒张末期厚度	正常	正常到降低
微血管完整性	存在	不存在

Th：铊闪烁检查；MIBI：TC^{99m}- 甲氧异丁基异腈；FDG：氟代脱氧葡萄糖

20.2 心肌存活性影像学评价背后的病理生理学意义

临床心脏病学家能够用各种各样影像技术，包括核医学、磁共振、超声的方法来评价心肌活性。明显的运动功能减退和无运动区域，是我们诊断心肌存活的目标，心肌损伤会有一个从轻度到不可逆的连续损伤谱（表 20-3）。不同的诊断方法针对不同的存活心肌类型。如果某个功能是细胞存活必不可少的，如细胞膜完整性，那么，它只有在晚期和接近不可逆损伤级别时才会丧失（图 20-1）。相反，其他功能，如对正性肌力刺激的功能性反应丧失，表明损伤是有限的，这一节段极有可能会恢复。冬眠有不同的深度，与睡眠阶段相似，相当于增加心肌损伤的水平和降低血运重建后功能恢复的机会（表20-3）。功能障碍的初期，可能是由慢性顿抑引起的，这个阶段的特点是静息状态下灌注正常但血流储备降低，轻微的心肌细胞改变，细胞膜保持完整（允许转运铊和葡萄糖），保留对正性肌力刺激的反应性，很少或无组织纤维化。血运重建后，功能恢复可能快速而完全。换句话说，更严重的功能障碍很可能相当于慢性冬眠，它们通常与静息状态灌注减少、组织纤维化增加、更严重的心肌细胞改变（变性、凋亡）和对正性肌力刺激的反应能力降低有关。尽管如此，膜功能和葡萄糖代谢仍可以保持很长一段时间。血运重建后，功能如果还残存，恢复起来很可能会大大延迟，并且通常是不完全恢复。冬眠心肌存在正性肌力储备恢复的可能性看似有些矛盾。传统的观念是静息冠状动脉血流减少，表明冠状动脉血管舒张储备被耗尽。而冬眠节段有一些血管舒张储备，这是通过收缩储备来反映的。冬眠心肌的作用，就像莎士比亚笔下的李尔王：由于存在严重的冠状动脉狭窄，曾经冠状动脉供血丰富，现在供血不足，即使在静息状态下也不能发挥正常的心肌功能。然而，实际上大多数顿抑或冬眠的心肌，在适当的药物刺激下能够恢复血流储备。"哦！不需要理由：最低贱的乞丐身上也有不值钱的身外物"（莎士比亚，李尔王，Ⅱ，Ⅳ，262-263）。血流的增加将会引起功能的增加，因为心脏在生理上是一个"勃起"的器官，而且在低血流量范围内，血流的增加是平行的——不仅在硬度上增加，在功能上也相应增加，这种情况在实验用动物和人体都可观察到。正如 Salisbury 在 1960 年最初描述中所阐释的，引用韦伯斯特完整的语句来描述，即"生理上的勃起表示血液充盈而变得或变得坚硬和肿胀"，而心肌满足这些要求。从生理学的角度来说，血管扩张（主要通过腺苷实现，其次是多巴酚丁胺）是对存活但冬眠心肌的"伟哥测试"。

表 20-3 活体级联

损坏级别	DOB	铊，FDG	DE-CMR（%）	恢复可能性	活体心肌细胞（%）
轻度	+	+	25	高	> 75
中等	+-	+	25 ~ 75	中等	25 ~ 75
严重	–	–	> 75	低	< 25

DE-CMR：延迟增强心脏磁共振；DOB：多巴酚丁胺；FDG：氟代脱氧葡萄糖

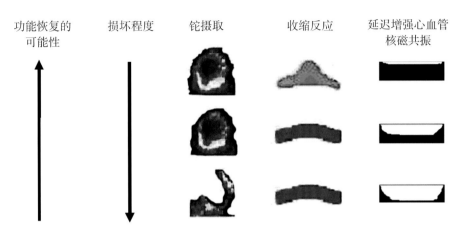

功能恢复的　　损坏程度　　铊摄取　　　收缩反应　　延迟增强心血管
可能性　　　　　　　　　　　　　　　　　　　　　　核磁共振

图 20-1　活性级联。随着细胞损伤程度的增加，细胞功能逐渐丧失。轻微损伤与对正性肌力刺激的反应性和铊摄取相关。当对正性肌力刺激的反应减低或者丧失，而铊摄取保留时，可以被识别为中等程度损伤。严重的坏死前损伤表现为对正性肌力刺激的反应性丧失、无铊摄取和透壁瘢痕

20.3　核医学和磁共振技术用于识别心肌活性

核医学在诊断心肌存活性中长期处于垄断地位。存活的心肌细胞不运动，但仍维持一系列生化和代谢活动，这些活动对细胞存活至关重要，是临床上应用核医学技术识别心肌存活非常有用的标志物（图 20-2）。存活的细胞有残留的冠状动脉血流，可以用示踪剂，如锝（发射 γ 射线，通过 γ 摄像机可以探测）或者铷（发射正电子，通过正电子成像技术可以探测）等显示。存活细胞具有膜完整性和完整的离子泵功能，因此，能够摄取 201- 铊（一种钾离子类似物）并储存在细胞内。活细胞也能代谢葡萄糖，用氟脱氧葡萄糖（一种正电子发射葡萄糖类似物）可以追踪到葡萄糖。它通过细胞己糖激酶途径竞争细胞内磷酸化作用。磷酸化的氟脱氧葡萄糖不能被细胞进一步代谢，并且留存在细胞内作为存活标志物。CMR 通过完全不同的方法，采用延迟钆增强（delayed gadolinium enhancement，DE）技术，在 T1 加权图像中直接将心肌瘢痕显示为高增强区域。因为组织的再分配阶段（而非血管的首过效应）是诊断的靶点，因此，成像研究要在静息（无需应力）和注射造影剂数分钟后进行。总结存活性诊断标记的多种功能，我们可以把它比为活性植物，DE-CMR 评价结构根，心肌声学造影（或闪烁扫描）评价枝干，负荷超声心动图评价果实（功能性反应）。如果果实存在，根（正常结构）和枝干（微循环完整性）一定存在；如果根被破坏掉（壁厚＜ 6 mm，或延迟增强＞壁厚的 50%），那么枝干和果实通常也将不存在。

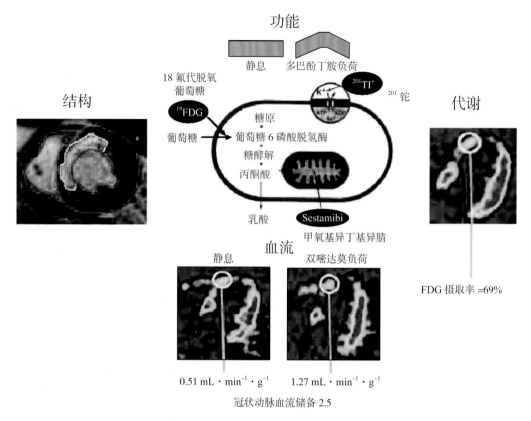

图 20-2 超声心动图、核医学、磁共振心肌存活标志物。细胞活性能够用 201- 铊辨别，它是一种需离子泵完整的钾类似物；也可用锝辨别，它在细胞内捕获；也可通过氟代脱氧葡萄糖（FDG）摄取，它能够反应糖分解路径（中间图）。利用超声心动图（上图），活性通过收缩血流储备的功能性果实来反映。利用磁共振（左图），心肌结构通过瘢痕透壁范围的根部成像，用延迟增强技术显示：瘢痕组织明亮

20.4 静息超声心动图

超声心动图能够利用不同技术，如静息超声心动图、心肌声学造影、组织表征、心肌速度成像和药物负荷超声心动图（表 20-4）等获得的参数对心肌活性提供相当准确的检测。

这些技术均可检测静息状态节段心肌功能异常，即结缔组织增加、微血管完整性、壁内功能和收缩性储备。超声心动图表现为心室壁明显变薄，舒张末期厚度小于 6 mm 且超声回声明显增强，可能有血栓黏附于无运动室壁，这是敏感性低但特异性高的坏死标志物，由于心肌细胞被纤维组织广泛替代，决定了室壁变薄和亮度增加（图 20-3）。

表 20-4 存活心肌的超声评估

	静息二维超声心动图	药物负荷超声心动图	心肌声学造影	心肌速度
征象	运动障碍、变薄的、强回声区域	功能提高	浊化	心内膜下心肌应变保留
生理活性	坏死的透壁程度	收缩性储备	微血管完整性	肌节缩短
优点	简单	快速	同步的血流-功能评价	无须介入
限制	不敏感	负荷超声专业技术要求高	冠脉注射需要导管，静脉注射证据不足	没有足够的令人满意的临床应用证据
临床价值	小	极好	不令人满意	不令人满意

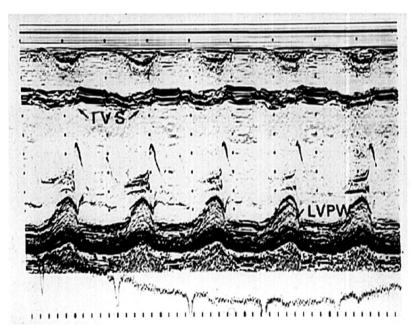

图 20-3 既往陈旧前间隔心肌梗死的 M 型静息超声心动图，显示无存活心肌。后壁显示正常厚度、分层、运动幅度和增厚，而坏死的间隔变薄，回声增强，无主动的收缩期增厚。由于相邻正常收缩心肌的牵拉，存在轻微的被动收缩运动。IVS：室间隔；LVPW：左心室后（下侧）壁

20.5 心肌声学造影

用心肌声学造影检测心肌活性的先决条件，是微血管的完整性。存心肌活性与梗死区域内侧支循环的存在有关，而且这种残存灌注可以通过冠脉内和静脉声学造影检测。超声造影阴性总是与对多巴酚丁胺无反应和功能无恢复相关，而超声造影阳性可以在多

巴酚丁胺诱导和未诱导反应的情况下发现。正性肌力反应和超声造影信息的结合可能有助于衡量损伤的敏感性，轻度损伤（有增强且对多巴酚丁胺有反应）与快速恢复相关；中等程度损伤（有增强但对多巴酚丁胺无反应）可能但未必会恢复；严重损伤（没有增强且对多巴酚丁胺无反应）几乎不会恢复，是不可逆微血管和肌细胞损伤的特异性标志物。在活性级联中（表 20-3），微血管完整性丧失和接近于不可逆损伤相对应。如果活性植物没有了枝干，寻找收缩性储备的果实也是无用的。枝干（微循环完整性）还在，没有功能完整的果实也是可以的：这种情况下，心肌区域可以显示心肌声学造影阳性，血运重建后没有改善。

20.6　组织定征与心肌速度成像

心室壁回声在心动周期中不稳定，显示出生理性的收缩 - 舒张周期性变化。收缩时心肌回声密度减低。该定量参数可转换为更熟悉的灰度编码：正常室壁的影像在收缩末期较暗，在舒张末期较亮。由于室壁增厚和壁内的功能，收缩 - 舒张回声密度，以一种非常复杂的方式发生偏移。在缺血后几分钟，收缩 - 舒张变异就消失了，但在保留壁内功能的有效再灌注下迅速恢复，这时，节段性室壁运动仍然受累。这个指标的有用性已经在研究和临床得到证实。坏死节段不表现出周期性的灰阶变化，灰阶变化在不稳定但仍存活的节段中是保留的。采用一种概念上相似的方法，在心肌梗死时，梗死区瘢痕分布的透壁程度和收缩功能减低成比例相关，心肌收缩功能用径向跨壁速度阶差，或应变率成像，或斑点追踪技术测量的峰值径向应变来测量。

20.7　多巴酚丁胺负荷超声心动图

在 Rahimtoola 描述冬眠心肌的 10 年前，一些临床和试验研究已经认识到，正性肌力储备是心导管置入术（暂时休眠）血运重建后可逆性心肌功能障碍的标志物。在心室造影时评估节段性室壁运动，正性肌力刺激是指期外收缩后搏动或肾上腺素。很多年以后，同样的机制被应用到通过药物负荷超声识别存活心肌。无协同作用但仍存活的心肌保留了收缩储备，这可能是由适当刺激（白马王子的吻）唤醒看似死亡的心肌所诱发。功能的恢复可能发生在原发的正性肌力刺激（决定继发的血流增加，以满足代谢需求的增加），或者通过原发的血管舒张刺激（决定节段功能的增加）。心肌存活性评估的正性肌力刺激的原型，是低剂量多巴酚丁胺，最初由 Luc Pierard 于 1990 年提出，也是当今应用负荷超声心动图识别存活心肌的参考标准。多巴酚丁胺通常被用作缺血应激，所用剂量为

$5 \sim 40\ \mu g \cdot kg^{-1} \cdot min^{-1}$。存活性评估通常以 $5 \sim 15\ \mu g \cdot kg^{-1} \cdot min^{-1}$ 的剂量进行。实际上，很低剂量的多巴酚丁胺就能够获得对心肌受体的作用，且不会引起心率或血压的大幅度增加，从而通过外在的机制改善局部功能。

继 Pierard 等首先观察到之后，几个研究组已经确认低剂量多巴酚丁胺能够辨认急性心肌梗死后早期（顿抑）和慢性冠状动脉疾病（冬眠）中的存活心肌。多巴酚丁胺诱导功能恢复与其他更复杂的成像技术，包括氟代脱氧葡萄糖摄取 PET 或 SPECT 和铊闪烁扫描技术，存在良好的相关性。在不协调的节段中，铊摄取比多巴酚丁胺诱导反应出现的更频繁。铊证明了心肌通过发生在细胞膜水平的活动过程，来摄取阳离子的能力。负荷超声心动图评估心肌在正性肌力刺激下，增加其收缩的能力，这要求细胞收缩机制的完整性。这些不同的细胞功能，并不是同时和均等地存在于存活的心肌中，而是根据活性级联的序列分层排序（图 20-1），从概念上来说与众所周知的缺血级联反应相似。在活性级联中，对多巴酚丁胺的正性肌力刺激反应保留，代表损伤处于轻微的水平，血运重建后功能通常会迅速恢复（表 20-3）。对更严重的损伤，心肌节段可能对正性肌力刺激没有反应，但仍能够摄取足够量的铊。这可能与更高水平的细胞损伤相符合，即只有对细胞存活十分必要的细胞功能（如膜的完整性）被保留了下来。从可获得的研究成果的综合分析来看，将血运重建后功能恢复作为金标准，铊与负荷超声心动图相比，敏感性更佳，但特异性更低，整体准确性相似（图 20-4）。因此，大量的基线收缩功能不全的心肌节段，尽管铊摄取保留，但在应用多巴酚丁胺之后会显著缺乏正性肌力储备。仅仅有一少部分对多巴酚丁胺无反应和铊摄取节段，能够在血运重建后恢复。

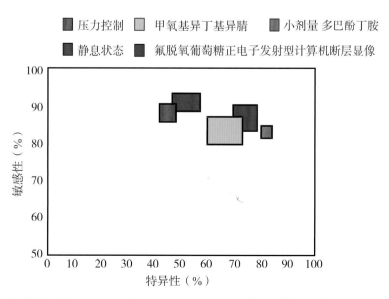

图 20-4 核技术和多巴酚丁胺超声心动图，预测功能恢复的敏感性和特异性（来自 Bax 等进行的荟萃分析）。小剂量多巴酚丁胺超声心动图特异性较好，敏感性略低于核技术

一般来说，PET 和多巴酚丁胺超声心动图之间存在很好地相关性。与多巴酚丁胺超声心动图相比，PET 的灵敏度增加，但功能恢复的特异性较低。在定量方面，多巴酚丁胺反应阳性证实的收缩储备要求在特定节段至少有 50 % 的存活心肌细胞，而闪烁法利用较少的存活肌细胞也能识别节段。以闪烁显像阳性和多巴酚丁胺负荷超声心动图阴性为特征的低水平活性，经常不能转化为功能性恢复，但可能有助于血运重建后运动能力的改善，PET 与存活程度的相关性优于多巴酚丁胺超声心动图。应该记住的是，心内膜对总增厚的相对贡献远远超过心外膜。如果心肌阶段的心内膜一半坏死，则血运重建之后静息状态下的心肌可能仍然不协调，但是被抢救的这一半心肌外膜，可恢复运动期间引起的收缩储备。与 DE-CMR 相比，多巴酚丁胺负荷超声心动图具有相似的总体准确性，尽管对于瘢痕小于 25% 的区域，多巴酚丁胺可能提供比 DE-CMR 更高的阳性预测值。多巴酚丁胺超声心动图和 DE-CMR 均需要静脉通路，但后者不需要输注负荷药物。因此，DE-CMR 更安全，要求较少的加强监测，也更容易说明。但是 DE-CMR 更昂贵，应用不太广泛，不能在床旁完成。对于超声成像质量欠佳的患者，多巴酚丁胺试验可以和 CMR 结合使用。多巴酚丁胺超声心动图的一个优势，是采用低剂量和高剂量的多巴酚丁胺能够区分出可能的顿抑心肌，或冬眠心肌。在急性冠状动脉综合征，持续的改善对应于顿抑的心肌——改善共济失调节段的收缩力，直到峰值剂量而不恶化——可以在没有血运重建的情况下逐渐恢复其功能。在慢性冠状动脉疾病，持续的改善意味着存在非透壁的坏死和冠脉血流储备保留。双相的反应，即在低剂量多巴酚丁胺时收缩力最初改善，随后在高剂量多巴酚丁胺时恶化，意味着心肌有活性但是由于血流储备减少。在这种情况下需要及时的血运重建。过早的超声心动图随访，可能会低估正在持续功能改善的程度。

20.8 替代的负荷超声心动图方法

多巴酚丁胺广泛用于评估急性和慢性心肌梗死患者的心肌存活性，但是，它有其局限性：

1. 对于一定数量的患者，即使很低的剂量，多巴酚丁胺也会引起心肌缺血，使心肌活性识别不清。据报道这一部分患者尤其和心脏搭桥手术前评估的慢性冠状动脉患者相一致。如果静息心率过高，排除了收缩储备的早期阶段，就会发生这种情况。试验研究表明，伊伐布雷定可诱导心率降低并增强正性肌力药物刺激。然而，对于一些患者来说，为了不立即诱发缺血，需要选择性更强的负荷。

2. 如果同时接受 β- 受体阻滞剂治疗，会降低心肌对低剂量多巴酚丁胺的收缩反应性。虽然报道称在主要接受 β- 受体阻滞剂治疗的人群中获得了好的结果，但是 β- 受体阻滞剂可能会改变在低剂量试验中，其检测收缩性储备的能力。这个问题变得具有临床意义，因为急性心肌梗死或慢性冠状动脉疾病患者，很大程度上依赖于 β– 受体阻滞剂治疗，而停药可能不切实际，并可能有危险。

3. 即使被选择者处于理想情况，没有诱发缺血和停止治疗，多巴酚丁胺预测恢复的敏感性也不理想。如果多巴酚丁胺能改善节段的室壁运动，则该节段可能是存活的，血运重建后会运动的更好，但是即使用了多巴酚丁胺显示室壁运动没有改善，该节段也仍然可能是存活的。

这些限制促成了寻找可替代的负荷药物，来引起存活节段的正性肌力反应。依诺昔酮是一种磷酸二酯酶抑制剂，可独立于 β– 受体活化而增加环磷酸腺苷（cyclic adenosine monophosphate，cAMP）浓度。双嘧达莫通过对 A2 – 腺苷受体的刺激，引起血管舒张，尽管也提示了由于直接刺激 A1– 肌细胞腺苷受体，而引起血流非依赖性效应。这些负荷比低剂量多巴酚丁胺，具有更低的诱发缺血潜能，并且不受 β– 受体阻滞剂的影响。低剂量双嘧达莫负荷（0.28 mg /kg，4 分钟内完成），对于预测自发和血运重建诱导的功能恢复，其诊断准确性与多巴酚丁胺的相当。另外，低剂量的双嘧达莫，能够与低剂量多巴酚丁胺联合，用于恢复能够摄取铊、对多巴酚丁胺无反应，且血运重建后肯定会恢复的节段的正性肌力储备。它在识别重度左心室功能不全患者（可从血运重建中获益更多）方面，具有很好的预测价值。同样，低水平运动也能够通过产生内生的儿茶酚胺，来恢复存活心肌的收缩储备，具有和低剂量多巴酚丁胺相当的准确性，其准确性与低剂量多巴酚丁胺相当。连续监测局部功能的运动试验也可识别双相反应。

20.9　心肌存活性的临床价值：关键信息，还是奢侈的信息？

心肌存活能力的识别，与急性心肌梗死后早期患者的不稳定型心绞痛发生率较高相关。

如果考虑到患者有严重的静息功能障碍，那么无论是急性心肌梗死后药物治疗（图 20-5），还是进行血运重建的慢性冠状动脉疾病患者（图 20-6），心肌存活都与更好的存活率相关。对于缺血性心肌病（表 20-5）、临床表现以心衰症状为主（图 20-7）、冠状动脉解剖适合于血运重建、没有自发和可诱发缺血的患者，探索心肌存活性对其自身的预后和治疗都有至关重要的作用。对于有严重左心室功能不全，但心肌存活，且冠状动脉解剖合适的患者，血运重建的指征更强。当存活仅仅局限于某些冠状动脉区域时，可以进行选择性血运重建（通常使用血管成形术），目标是供血但无疼痛、但仍有活性的狭窄冠状动脉区域。对于有明显的静息功能减退（射血分数＜ 35%）和慢性冠状动脉疾病的患者，负荷超声心动图证实存在心肌存活的，采用再血管化治疗比采用药物治疗死亡率更低。在临界冠状动脉狭窄的下游，没有存活心肌，缺乏可诱发的缺血，这就大大削弱了血运重建的指征，则临床决策指向药物治疗，或者如果可能的话，进行心脏移植。

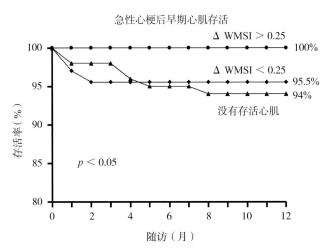

图 20-5　无和有心肌存活的患者的 Kaplan-Meier 生存曲线（仅以死亡作为终点）。通过使用任意的临界值，将静息 WMSI（室壁运动评分指数）和低剂量多巴酚丁胺 WMSI 之差，也就是 Δ WMSI，设置为 0.25，大于 0.25 说明室壁运动有改善，从而将具有心肌活性的患者区别开来。无心肌存活与更高的心源性死亡率（$p < 0.05$）相关。存活心肌极少的患者生存率，与无存活心肌的患者相当（引自 Picano 等）

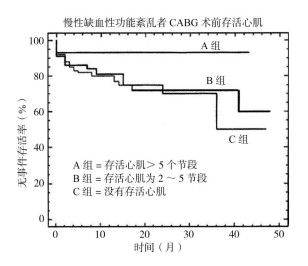

图 20-6　Kaplan-Meier 曲线显示 A 组（心肌存活超过 5 个节段）、B 组（心肌存活少于 5 个节段）和 C 组（没有存活心肌）患者无心脏事件（包括死亡、非致命性心肌梗死、需要住院的不稳定型心绞痛和需要住院的心衰）的生存者。A 组中的无事件生存率显著优于 B 组和 C 组，均为 $p < 0.05$（引自 Meluzin 等）

表 20-5　心肌存活的临床相关性

	奢侈信息	关键信息
总体左心室功能	保留的	受损的
典型病史	单一近期梗死	多处陈旧梗死
存活的预后意义	预测心绞痛	预测死亡
占主导地位的病理生理基质	顿抑	冬眠
选择方法	缺血和存活的负荷（高剂量药物负荷超声心动图）	心肌存活的选择性评估（低剂量药物负荷超声心动图）

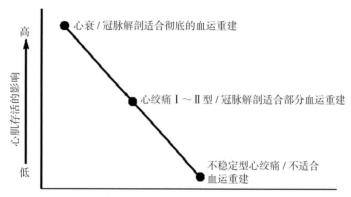

图 20-7　临床和造影的结果决定了心肌存活试验的临床意义，在有心力衰竭症状、很少或没有心绞痛症状、冠状动脉解剖结构适合完全血运重建的患者中，心肌存活试验的临床意义更高

这些结论适用于识别心肌活性的几乎所有的方法，包括铊灌注成像、氟代脱氧葡萄糖代谢成像，或多巴酚丁胺负荷超声心动图，这三种方法在预测血运重建获益方面，没有明显差异。对于有心肌存活的患者，左心室功能不全的严重性和血运重建获益的受益程度直接相关。

20.10　心肌存活的预后价值：月光小夜曲

存活信息对于预后，犹如一轮明月对于天空：在白天，左室整体功能保留（射血分数＞ 35 %），因为有阳光，即使月亮也在天空中，也不会发出额外的预后的光。而缺血犹如乌云，预后与之有关，乌云遮挡了静息功能保留的光。在射血分数大于 35% 的良好心室中，缺血的证据预示着应该进行血运重建，这是以生理性试验的结果为导向的。在左心室功能降低（射血分数＜ 35 %）的预后，犹如在夜晚的光线下，缺血对预后的不利影响被放大，而缺血本身就需要血运重建。对于任何给定的可诱导缺血水平，预后随着左心室功能的恶化而变得恶化。对于任意水平的可诱发的缺血，预后随着左室功能的减低变差。证实存在大量存活心肌可以降低再血管化治疗的风险，并且以心肌活性为导向的再血管化治疗与药物治疗的患者相比，存活率更高。但重要的是，只有存在数量可观的存活心肌时，才能指导心脏病学专家。与缺血相似的，存活性反应也应当评估。存活性不是二元、二分的反应，而是一个连续的反应，应该有不同的灰阶分层。只有当存活心肌超过至少 4 个节段，或整个左室的 20% 的临界阈值时，才能显示存活心肌的预后保护作用。存活心肌对生存的有益影响，在血运重建和药物治疗的患者中都可以观察到（图 20-8 ）。

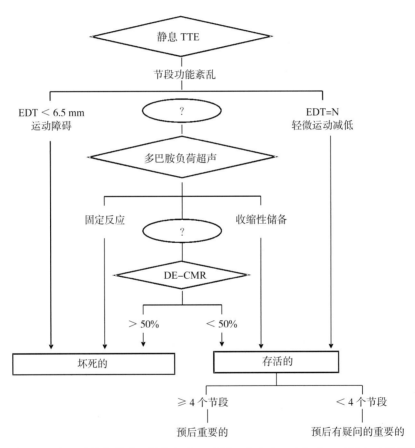

图 20-8　心肌存活的诊断算法。静息超声心动图、多巴酚丁胺超声心动图和延迟增强心脏磁共振的连续应用以非常合理的成本提供了非常准确的心肌存活性诊断，并且没有闪烁照相和正电子发射断层扫描辐射负荷导致的长期风险。EDT：舒张末期厚度；DE-CMR：延迟增强心脏磁共振；TTE：经胸超声心动图

20.11　心肌活性的背景

目前，各种各样的问题增加了临床评价心肌存活性和基于心肌存活性识别而做出临

床决策的困难。我们从预测功能恢复的能力方面，评价了各种诊断检测，因为功能恢复是最佳可用的金标准。但是，就我们所知，并非所有预测会恢复的节段，都会在血运重建后早期恢复。还有一部分存活的节段根本不会恢复。另外，即使没有可挽救心肌的情况下，正性肌力刺激期间，也可发生功能性改善：

• 并非所有注定恢复的节段都会在数天或数周内恢复。在几个研究中，功能性恢复被频繁用于对比不同的诊断技术对心肌存活的判断。此外，它也是评价各种诊断技术判断心肌存活敏感性和特异性的金标准。实际上，心室的功能性恢复依赖因素有很多，包括血运重建的质量、围术期的心肌缺血、自体或移植血管有无再发梗阻。恢复的时程变异很大，因为心室功能的恢复，依赖血运重建的完全性和重建质量，以及组织学异常的严重程度：心肌细胞的去分化程度越高，恢复需要的时间越长。在冬眠的后期，细胞内糖原聚集，肌纤维细胞脱落，这对输注的低剂量多巴酚丁胺反应减少，或无反应，提供了形态学基础。因此，恢复的时程有很大变异。过早评价可能低估功能性改善的发生率和程度。

• 即使有存活心肌，后期功能也可能没有改进。即使术前组织存活、血运重建彻底、随访时间长度合适，心肌仍然可能功能不全，与此同时，血流恢复仍可能产生有利的临床疗效。实际上，收缩期增厚主要是心内膜下增厚的结果。由于跨壁的牵拉作用，存在于心室壁外层的存活心肌，在正性肌力刺激下可能增加增厚的程度。灌注，可能实际上改善了大量心内膜下心肌层之外的存活心肌，但这可能并不一定转化成静息功能的改善。然而，其有益作用可能延伸到功能性恢复之上。存活的、灌注良好的组织可能发挥抗重塑作用，通过防止梗死扩大和随后的心衰来维持左心室形状和大小。对于急性心肌梗死和缺血性心肌病的患者，大量的存活心肌，可防止血运重建后的左心室重塑，同时与症状的持续改善和更好的结局相关。即使没有功能性恢复，随着灌注改善可能有抗心律失常作用，心律失常可能发生改变，运动能力可能会有改善。

• 即使没有存活心肌，在收缩性负荷下也可以发生功能性改善。即使没有明显的存活心肌，收缩性负荷也能够诱导功能不全的节段，发生功能性改善；这是因为非透壁梗死时，跨壁的或水平的牵拉作用所致。当正性肌力刺激同样作用于正常心肌，且当该刺激为中到显著程度的刺激时，这种效应更加显著。这可以解释随着多巴酚丁胺剂量增加，收缩性运动的特征性降低。尽管存在这些理论上的、病理生理的和临床的局限性，药物负荷超声心动图目前被认为是用于识别心肌存活的首选诊断技术。其主要优点是能够实时观察静息功能（决定活性的总体临床关联性）和心肌缺血（整合活性对预后的影响），并且能够在高剂量的药物负荷下进行评价。这项技术准确性高，能够与闪烁扫描技术和CMR技术相媲美（表20-5），但是花费更低，同时与CMR相似的是没有增加远期癌症风险的辐射剂量和生物学负担。这对于接受高累积辐射暴露多次成像检查的心脏病患者尤其重要，而心脏病学专家和患者都没有完全意识到这些。目前，尚没有提出用于临床导向的新技术（包括造影超声心动图或心肌速率成像）（表 20-6）。

表 20-6　评估心肌存活的方法

	相对费用	辐射剂量（mSv）	每次检查的患癌风险	准确性
负荷超声心动图	1	0	0	++
DE-CMR	5.5	0	0	++
MIBI 闪烁扫描术	5.5	10	1/1000	++
铊闪烁扫描术	3.5	20	1/500	++
PET-FDG	14	5	1/2000	++

DE－CMR：延迟增强 CMR；MIBI Tc：^{99m}－甲氧基异丁基异腈；PET－FDG：氟代脱氧葡萄糖正电子断层显像

　　然而，当现代的药物治疗用于稳定性缺血，并伴随射血分数降低的 CAD 患者时，我们的历史悠久的血运重建影像学的适应证，可能面临前瞻性和随机试验的挑战。STICH（缺血性心力衰竭的外科治疗）试验的结果证明：与无存活心肌的患者相比，有存活心肌（用多巴酚丁胺负荷超声或 SPECT 评估）的患者死亡率更低，存活心肌改善了左心室功能不全和稳定冠状动脉疾病患者的预后，这种改善是独立于治疗的（药物治疗或冠状动脉血运重建）（图 20-9）。这些数据反驳了普遍的观点，即心肌存活本身是血运重建的指征，

存活心肌的预后价值：STICH 试验

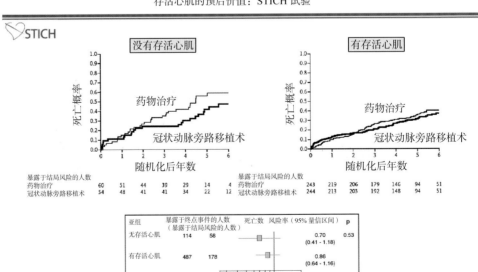

图 20-9　STICH（缺血性心力衰竭的外科治疗）试验结果。根据心肌存活状态和治疗显示的死亡概率（引自 Bonow 等，STICH 试验研究员）

但这些数据与大量药物治疗的证据一致，尤其是 β- 受体阻滞剂，即药物治疗可以改善有存活心肌患者的左心室功能。虽然 STICH 试验是前瞻性的、随机的，但仍有一些限制：存活性被定义成一个是或否的现象，对持续改善和双相反应没有做出区别，而且没有存活心肌的患者的数量很少。

20.12　临床指南

表 20-7 总结了目前可接受的、合适的、心肌存活性的临床检查适应证。指南对心肌存活性测试结果的解释不同。ESC 的推荐（级别Ⅲ）是没有心绞痛和没有存活心肌的患者，不应该进行 CABG。ACCF/AHA 指南，推荐缺血性心脏病、严重左室收缩功能紊乱且冠脉解剖可操作的患者，不论是否有存活心肌都可进行 CABG（级别ⅡB）。这表明 ACCF/AHA 指南似乎极大可能引用了 STICH 的结果，即通过影像评估心肌存活和可逆性缺血，对确定哪些患者在 CABG 后将有更多改善没有太大帮助。

表 20-7　最频繁的测试伴有心衰的 CAD 患者的心肌存活的指征

	推荐级别	证据水平	参考
非侵入性的影像心肌缺血和心肌存活	Ⅱ a	C	ACCF/AHA 2013
有 CAD 的心衰患者在血运重建之前评估心肌存活是合理的	Ⅱ a	B	ACCF/AHA 2013

引自 Yancy 等

CAD：冠状动脉疾病；HF：心力衰竭

（梁　玉译，权　欣校）

Chapter 21
诊断流程图
Diagnostic Flowcharts

CAD 的诊断仍然主要依靠临床，但是，因为早期及准确的诊断与 CAD 的最佳管理密切相关，因此仍然需要一项检测方法帮助确定潜在疾病的诊断和危险分层。无创心脏成像已成为 CAD 评价的核心工具。CAD 也可以通过运动心电图功能检查或负荷成像试验来协助诊断。这些检查方法提供了关于心肌缺血与患者症状发生之间因果关系的重要信息。应用无创方法评估心肌灌注及冠状动脉造影的新兴技术，包括心脏计算机断层扫描、心脏磁共振成像和正电子发射断层扫描。指南通常建议优化诊断流程的路径（尽量减少假阳性和假阴性检查的数量）。基于患者的预测试概率，指南建议使用不同的负荷试验方法。选择无创负荷实验的第一步必须考虑患者的特点和该检查方法的可用性。一项合适的检查方法的选择原则是基于改善患者症状和生活质量，并尽可能减少负性心血管事件。但是，一项能提供更多信息的检查方法并不意味着它是最合适的检查方法，这也是不争的事实。从所选检查方法中得到的信息必须有助于改善患者的护理，因此第一步应该根据患者特征、合并症和生活质量来选择合适的检查方法。选择合适的检查方法时应考虑一些一般性原则：第一，没有一项单独的检查方法或策略被证明是整体优越的；第二，所有已发表的研究均证明应用核素显像和超声心动图进行的负荷实验比单独的运动心电图提供的信息多；第三，不管使用哪种检查方法，正常的检查结果都不能保证患者没有冠状动脉疾病或不存在发生心血管事件的风险。合理的诊断方法可被分为连续的几步，从临床表现到运动心电图再到负荷成像试验。针对高度选择的病例，也可以考虑进行冠状动脉痉挛检查。

21.1 第一步：临床表现

在对患者进行临床病史收集和病情评估、胸痛发作期间或紧随发作之后进行 12 导联心电图、静息超声心动图以及心脏标志物检查后，进行风险分层。所有这些步骤将有助于估计预测试概率。高危患者是冠脉造影的合适人群；此外，在某些情况下，如出现心肌梗死后缺血、机械或心律失常并发症，对最大剂量药物治疗无反应的不稳定型心绞痛患者，或者恶性心律失常患者应当直接进行冠状动脉造影术（表 21-1）。冠状动脉造影术是诊断心外膜缺血的金标准，但是无法诊断微血管功能障碍。重点在于只有当检查方法所得到的信息将显著影响患者的管理，并且患者已经充分考虑和理解检查方法所带来的风险和受益时，冠状动脉造影术才是合适的。在进行任何检查之前，必须评估患者的总体健康状况、合并症和生活质量（表 21-1）。

AHA 和 ACC 的指南一致指出运动心电图检查是对有中等风险、心电图可解释和至少中等身体机能患者合适的首选检查方法。在能够进行日常活动的患者中，运动检查是首选的，因为它们具有更强的辨别缺血的能力。对静息心电图显示预激（Wolff-Parkinson-White）综合征、电起搏室性心律、静息状态 ST 段抬高 1 mm 及以上、完全左束支传导阻滞或者 QRS 间期大于 120 ms 的任何心室间传导缺陷的患者，应避免进行运动检查。负荷成像试验是上述这些患者的第一选择，另外对于有严重运动受限或左心功能障碍的患者也同样适用。

表 21-1　取决于临床表现的第一步选择

冠状动脉造影术	运动心电图	负荷成像（首选运动负荷，次选药物负荷）
高预测试概率	中预测试概率	中预测试概率
有并发症的心肌梗死	无并发症的心肌梗死	有意义的心电图基线异常 电起搏的心室节律
最大化治疗后的不稳定冠脉综合征	中预测试概率的稳定胸痛综合征	静息心电图时 ST 段压低 ≤ 1 mm
夭折、猝死等	能够运动	严重的运动受限
	无运动检查禁忌	左心室功能障碍（< 50%）危急存活
	可解释 ECG	中重度冠脉病变评估功能状态

改编自 AHA、ACC、ACP、ASIM 制定的相关指南

21.2　第二步：运动心电图负荷试验

是否成像的负荷试验的主要目的是识别可能受益于早期冠脉造影检查的高危患者，并考虑进行血运重建以提高患者的预后。运动试验的目的是针对已排除梗死性 CAD 的阴性心电图患者，通过其进行高水平的运动，记录心电图改变的严重程度及给定负荷下心绞痛程度以预测潜在重大或严重 CAD 的可能性。当考虑给定的其他非心电图因素，如运动持续时间、心脏变时功能不全、心绞痛、室性心律失常、心率恢复时间和运动的血流动力学反应，或者应用组合评分系统（如 Duke 评分或 Lauer 评分），诊断准确率将显著提高。运动心电图检查的优点是它检测功能容量（这是一个有效的死亡率预测指标）的

能力、广泛的可用性、安全性、易于管理以及相对较低的成本。需要避免仅仅依靠心电图改变来解释运动检查的结果是阳性还是阴性。运动实验的其他重要的信息包括患者对运动试验产生的反应，如患者的症状、运动能力以及血流动力学变化（如血压和心率）。在运动试验中发生致命事件（心肌梗死或死亡）的风险约为 1/2500。在静息心功能正常患者中，运动心电图检查结果为阴性者的 5 年随访生存率为 99.3%。只有陈旧心肌梗死患者的生存率略减低。因此，如果患者能够胜任运动负荷，并有可解释的心电图，那么运动心电图应该是诊断流程的第一步，同时在最大负荷下，心电图诊断标准及胸痛均是阴性的患者，也应选择运动心电图。

运动心电图测试也可以显示出高风险反应（图 21-1），包括以下至少一个迹象：

（1）早期阳性（运动时间小于 4 分钟）；

（2）缓慢恢复，持续阳性（＞8 分钟）；

（3）显著阳性（在无静息 Q 波时出现 ST 段压低或抬高＞3 mm）；

（4）ST 段整体改变；

（5）相关联的低血压，相比潜在的左心室功能不全，可能预示左主干或进展的三支血管病变；

（6）复发性恶性心律失常。

当患者出现上述情况或其他预后不良的标志物时，血管造影术是必要的，而不需要其他任何进一步的成像检查方法（图 21-1）。

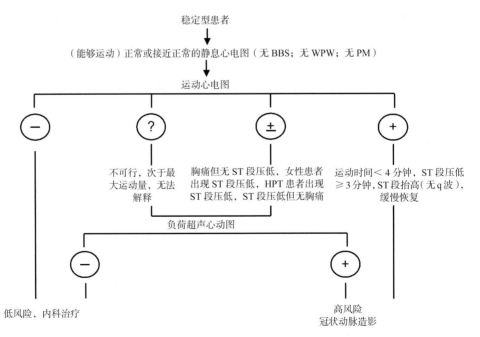

图 21-1 基于预测试概率的稳定型可疑 CAD 患者的决策链。HPT：高血压；LBBB：左束支传导阻滞；PM：起搏器；WPW：Wolff-Parkinson-White 综合征

21.3　第三步：负荷成像实验

当具备负荷成像相关的专业知识并且可以实现时，负荷成像实验被推荐为决策链中的第一选项。如果有可能的话，患者首选低中程度的预测试负荷成像，如超声心动图、心脏磁共振或者核素成像。负荷超声心动图是 CAD 诊断和预后分层的一种确定方法。最近，已经有数据支持了负荷超声心动图对不同程度收缩功能障碍、舒张功能异常及瓣膜性心脏病患者的预测能力。当需要一个可行的、一致的且有生命体征监测的方案来对CAD 进行恰当的危险分层和诊断时，负荷超声心动图是可选择的。必须将最大限度、症状限制的负荷作为目标。尽可能去选择更符合生理的运动负荷超声心动图。但是，五分之一的检查达不到所需的负荷水平。对于那些不能通过运动来评估心肌存活的患者，首选拟交感神经药物（如多巴酚丁胺）或血管扩张剂（如双嘧达莫、腺苷）进行药物负荷超声心动图。物理负荷成像具有比药物负荷成像稍好的敏感性和特异性，但是血管舒张剂负荷超声比肌力负荷超声具有更高的特异性。这项技术安全、通用、非离子化并且价格低廉，可在有经验的医生中快速执行，但需要长的学习曲线。尽管如此，这项技术具有明显的成像质量依赖性、不同检查者间的相对变异性等缺点，这降低了对多血管疾病的敏感性。高负荷下运动心电图阳性、次高负荷下阴性，或者胸痛时阴性，这种情况下应该行负荷超声心动图检查。后者应建立具有较高可靠性的缺血诊断，并确定其严重程度。此外，对正确的患者选择正确的负荷超声心动图非常重要。表 21-2 和图 21-2 根据循证医学证据总结了每种主要负荷的适应证与禁忌证，已在第 19 章中将对此进行了更广泛的讨论。

表 21-2　依据患者特征的负荷超声心动图指征

患者特点	运动	双嘧达莫	多巴酚丁胺
接受茶碱治疗	1	3	1
高血压、女性、ECG 基线改变等患者 EET 阳性≤ 6 分钟	1	2	2
相对低血压	1	3	3
2 ～ 3 度 AV 传导阻滞	1	3	2
恶性心室异位	1	1	3
抗缺血治疗有效性评价	1	1	2
控制良好的高血压	2	1	2
严重高血压	3	1	3
次优声窗	3	1	2
无法运动	3	1	1

患者特点	运动	双嘧达莫	多巴酚丁胺
运动禁忌	3	1	1
哮喘患者	2	3	1
不稳定颈动脉疾病	2	2	2
永久起搏器	起搏器负荷超声心动图		

1：显著指征；2：相对禁忌；3：禁忌证；EET：运动心电图；ECG：心电图；AV：房室

　　如前所述，当中间预测试概率患者条件合适时，运动超声心动图是最佳选择。另外，它也应该是心电图无法解释患者的首选测试，如左束支传导阻滞、W-P-W 综合征或 ST 段基线异常患者（图 21-2）。对于工作负荷下运动心电图检查结果 ≤ 6 分钟结果模棱两可的患者，选择运动超声心动图而不选择药物负荷超声心动图可能是明智的选择。这类患者（通常是 ST 段在峰值压力下 20 000 压低的中年高血压女性）冠脉造影可能显示正常冠脉或者严重的冠脉病变。日常实践中应避免不必要的检查。负荷超声心动图检查结果阴性可以合理地避免冠状动脉造影检查，从而产生非常好的临床结果。负荷超声心动图检查结果阳性的患者可进一步分为主要临床事件中危（1% ～ 3%/ 年）和高危（＞ 3%/ 年），并且这些患者应该行冠状动脉造影术（图 21-1）。然而，正如前面所讨论的（参见第 17 章），运动血流动力学反应评估的缺血严重程度、诱导性室壁运动异常的恢复、负荷诱导的心电图表现、运动能力、负荷下患者症状、基线超声心动图参数、抗缺血治疗及临床风险因子将共同完成临床预后的评估（表 21-3）。负荷超声心动图检查冠状动脉显著狭窄的准确性在 80% ～ 90%，这比运动心电图检查的准确性要高，并且与核素负荷成像的准确性相当。另一方面，核素灌注成像在四种基本情形下仍然是一种可行的替代方案，这与环境、患者或者负荷的使用有关。与所有的负荷成像技术一样，SPECT 灌注成像比运动心电图检查更能敏感的预测 CAD 的存在。短暂的缺血扩张和负荷后射血分数减低是严重 CAD 非灌注预测的重要指标。在不能充分运动、作为运动负荷替代或负荷成像结果不是明显阳性的患者中，用灌注闪烁显像来进行的药物负荷实验是适用的。这种情况可以尽量减少，但不能完全消除，因此高质量的核素检查仍然是临床心脏病学家重要诊断资源（参见第 38 章）。心脏磁共振缺血评估被证明在诊断和预测准确性方面是一种具有成本效益的选择，因此它是负荷超声心动图的一种替代选择（参见第 40 章）。心脏磁共振具有较高的时间和空间分辨率，相对较少的禁忌证，并且无电离辐射等优点。

表 21-3　负荷超声心动图危险分层

危险	低（2%/ 年）	高（20%/ 年）
剂量 / 工作量	高	低
静息 EF	> 50 %	< 40 %
抗缺血治疗	无	有
冠状动脉病变范围	LCx/RCA	LAD
WMSI 峰值	低	高
恢复	快	慢
基线协同作用阳性	同质的	异质的
峰值负荷 ESV 增加	无	有

EF：射血分数；WMSI：室壁运动评分指数；ESV：收缩末期容积；LCx：左回旋支；RCA：右冠状动脉；
LAD：左前降支

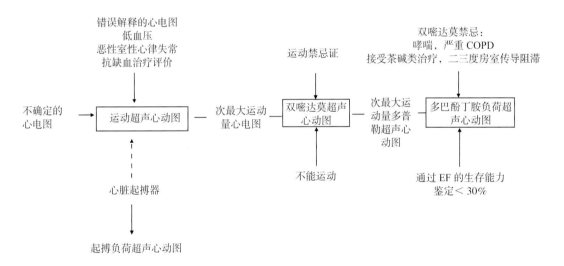

图 21-2　负荷超声心动图类型（运动、双嘧达莫、多巴酚丁胺或起搏负荷超声心动图），根据不同的临床、静息心电图、静息超声心动图和运动心电图测试变量

21.4　第四步：血管痉挛实验

　　冠状动脉痉挛常常被忽视。变异型心绞痛的特点包括与一过性 ST 段抬高和相对运动耐量相关的复发和自发心绞痛发作。诊断也必须考虑合并晕厥甚至心脏骤停的复发静息心绞痛患者。大多数发作发生在半夜和清晨，这时患者出现前驱症状但具有良好的功

能状态。他们往往受到 β 受体阻滞剂、昼夜节律和年周期变化的影响。另外，一些环境因素如吸烟、代谢异常和饮酒也可能是致病因素。此外，某些药物如化疗药 5- 氟尿嘧啶、舒马曲坦、麦角新碱或溴隐亭也可引发心绞痛。在所有这些病例中，医生只有在非常规心脏病诊断时考虑到，诊断（和治疗）才是容易的（并且可能是救命的）。

这种情况以前被认为是低风险的，但现代文献报告表明其与心律失常、猝死和急性冠脉事件相关，预后甚至比冠状动脉狭窄更差。当胸痛是持续的并且经过最大运动负荷实验（只有大约一半的患者出现 ST 段抬高）或负荷显像，结果阴性时，应当考虑血管痉挛引起的胸痛（参见第 16 章）。无创性评估包括：12 导联心电图、动态心电图监测、运动实验和过度通气实验。在条件适当的患者中，血管痉挛实验（无论是麦角新碱还是过度通气）都可以在心导管手术室外被安全的实施。血管痉挛实验是诊断血管痉挛的唯一的诊断方法，而这些往往被传统的检查方法、负荷成像甚至是冠状动脉造影所忽视。如果胸痛持续存在并且冠脉造影结果阴性，血管痉挛实验是最后的诊断手段。血管造影被推荐用于这部分患者，并且麦角新碱和乙酰胆碱实验具有类似的诊断结果。尽管冠脉痉挛可能与严重的冠脉狭窄共存，但如果冠状动脉正常或接近正常，就应该怀疑诊断冠脉痉挛（图 21-3）。

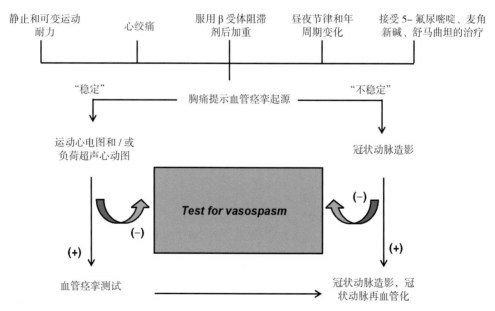

图 21-3 在负荷超声心动图室冠脉痉挛测试的指征

只要不拘泥于传统的心脏病诊断流程，冠脉痉挛的诊断（和治疗）是容易的（并且可能是救命的）。在选择适当的患者中，血管痉挛检查（无论是麦角新碱还是过度通气）

都可以在心导管手术室外被安全的实施。血管痉挛实验是唯一的诊断方法，而这些往往被传统的检查、负荷成像甚至是冠状动脉造影所忽视。影响变异型心绞痛被识别准确率的最重要的一个因素是医生认识到它的存在。

（齐红霞译，李　慧校）

Chapter 22
预后
Prognosis

Maseri 认为："鉴别低风险的缺血性心脏病患者很重要，第一，它让患者放心；第二，在这样的一组患者中，任何诊断试验的预后准确性都很低；第三，当后者并没有明显减少时，很难证明即使是最积极的治疗也能提高预期寿命"。

超声心动图是鉴别这些患者最有用的技术。事实上，静息状态下左心室功能、心肌存活能力和应激性缺血在进行超声心动图检查前显示了它们对预后的影响，这些影响是通过不同的手段诱导心肌缺血评估的，例如：心室功能放射性同位素技术、氟脱氧葡萄糖摄取活力、运动心电图和心肌显像。只有超声心动图才能将以前分散在几种诊断技术中的片段信息以一种概括的方式组合在一起。

22.1　左心室功能

随着心室收缩功能的降低，风险呈双曲增加，但是射血分数在 50% ～ 30% 的死亡率增加幅度相对较小，显著增加幅度低于 30%（图 22-1）。在曲线陡峭部分，射血分数减少 10%（从 30% 降至 20%），6 个月时死亡率增加 8% ～ 16%；在曲线平缓部分，射血分数同样减少 10%（从 60% 降至 50%），死亡率从 1% 上升至 1.5%，死亡率无显著增加。非易感区可能是可行的，因此可恢复正常功能（参见第 20 章）。

22.2　存活心肌

有良好心室收缩功能的患者（图 22-1 中的虚线）生存能力基本上是中性的，只有根据所致缺血的范围和严重程度才能预测心脏死亡；然而，低剂量多巴酚丁胺检测心肌存活率与不稳定型心绞痛和非致命性再梗死有关（图 22-2）。在冠状动脉疾病和严重的慢性左心室功能障碍患者中（图 22-1 中的实线），血管重建与积极内科治疗患者的心肌存活率好，后者与生存率密切相关（图 22-3）。对于接受 β 受体阻滞剂治疗的缺血性及非缺血性扩张型心肌病患者的生存获益也很明显。此外，在急性心肌梗死后早期评估严重左心室功能不全的患者，心肌存活率与血管重建和内科治疗患者的存活率相关。

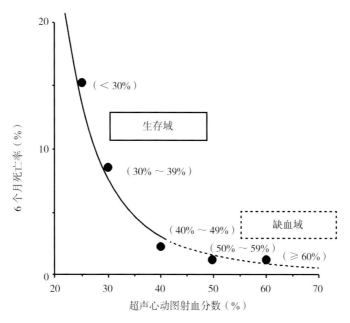

图 22-1　急性心肌梗死恢复期患者 6 个月死亡率与射血分数的双曲线图。射血分数超过 40% 为曲线的"平坦"段，射血分数对生存能力的影响最小，即射血分数增加幅度增加，死亡率仅有轻微下降。射血分数低于 40% 为曲线的"陡峭"段，射血分数是生存能力影响的关键，即射血分数变化轻微时死亡率都有显著变化（重绘和修改经 Volpi 等许可）

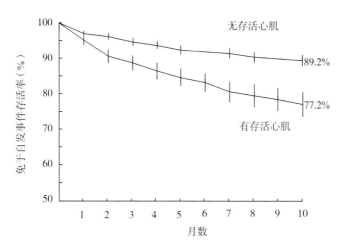

图 22-2　在无（顶部曲线）和有（底部曲线）存活心肌患者中免于自发事件（包括死亡、再发心肌梗死和不稳定型心绞痛）的累积生存率，存活心肌定义为小剂量多巴酚丁胺实验后静息室壁运动异常出现一个节段的功能改善。存活心肌的出现与更高的事件发生率相关（$p < 0.05$）（经许可，引自 Sicari 等）

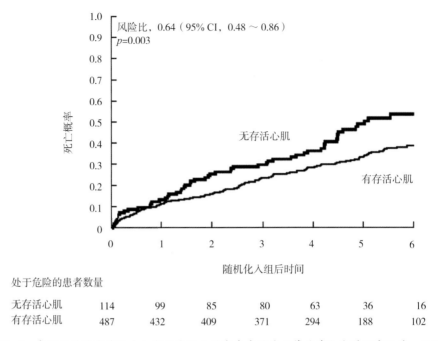

图 22-3 在冠状动脉疾病和左心室功能不全的患者中接受血管重建和内科保守治疗，心肌存活率与更好的生存率相关（引自 Bonow R 等，STICH 试验研究者）

22.3 诱导缺血

诱导缺血的检查，如运动心电图和负荷闪烁成像，当结果在空间和 / 或时间领域得到满意分层时，可以得到更准确的预后信息。在运动心电图检查中，最有用的预后信息就是缺血负荷量，即诱发诊断所必要的负荷时间。对于负荷闪烁成像而言，灌注缺失的严重程度和范围是最重要的信息。负荷超声心动图则在时间（缺血负荷）和空间（非协调收缩的范围和严重程度）领域均提供重要信息。诱发室壁运动异常的时间、范围和严重程度是负荷超声心动图阳性结果对预后影响的主要决定因素（表 18-1）。随着静息状态下心功能严重程度的减低，诱导性缺血危险度随之增加。无缺血负荷时间越短，室壁运动评分指数越高，生存率越低（图 22-4）。

诱导性缺血的预后效应与静息状态左室功能密切相关（图 22-5）。

然而，预后并不是最终的结局，自然病史可能被生理检查结果指导下的血运重建干预而显著改变。事实上，在负荷超声结果阳性的患者中，缺血引导下的血运重建可将死亡风险降低 11 倍，而重要的是，这种死亡风险是未进行负荷实验和解剖引导下的血运重建患者的 3 倍（图 22-6）。

对于药物负荷超声心动图，已经进行了大规模、多中心、前瞻性、观察性设计的有效性研究（表 22-1）。双嘧达莫国际超声合作（echo persantine international cooperative，EPIC）和多巴酚丁胺国际超声合作（echo dobutamine international cooperative，EDIC）非学术目的组织的试验招募了数千名患者，主要纳入的是初级心脏保健中心日常诊断工作中使用的负荷超声心动图，由于这些大型而简单的临床试验是由工作在初级保健中心的心脏专家设计、实施和解释的，最有可能与真实的患者、医生和临床问题打交道，它们的结果似乎更可能提供与临床时间实践相关的数据。

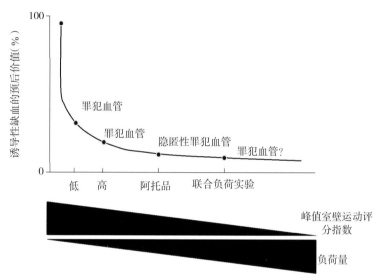

图 22-4 诱导性缺血的预后影响随着峰值室壁运动评分指数的增长和引起缺血所需负荷量的减低而呈双曲线性上升。室壁运动评分指数越高，缺血负荷量越低，则预后越差

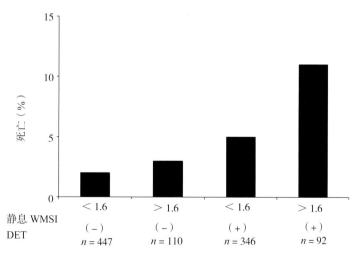

图 22-5 静息功能和诱导性缺血（负荷超声心动图）对梗死后早期（急性心肌梗死后 10 天）死亡率的联合影响。随访，14.6±10.2 个月。WMSI：室壁运动评分指数；DET：双嘧达莫负荷超声实验。EPIC 更新（*n*=995）（EPIC 数据，经许可，引自 Picano 等）

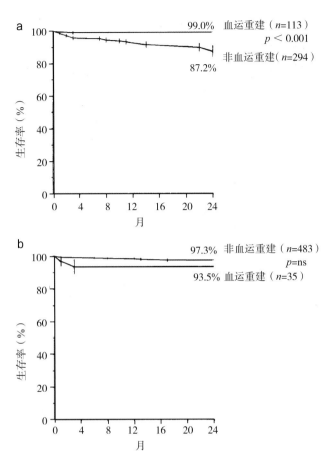

图 22-6 血运重建对死亡率的影响。（a）血运重建对负荷超声心动图检查为缺血的患者具有很高的正面影响（死亡率降低 11 倍）。（b）血运重建对负荷超声心动图检查结果阴性的患者具有反作用（死亡率增加 3 倍）（EPIC 数据，经许可，引自 Picano 等）

表 22-1　单中心与大规模设计在预后研究中的对比

设计	小规模	大规模
入组中心	单中心	多中心
患者规模	数十（数百）	数千
主要事件	再血管化	心源性死亡
开展中心	三级转诊机构	初级保健机构
超声心动图解读	集中的	周围的（质量控制）
应用领域	虚拟现实	真实生活

22.4　不同事件的病理生理异质性

在风险分层的评估中，完全不同的事件由于统计学的原因经常被合并在一起，如冠状动脉血运重建、心绞痛复发、非致死性再梗死和心源性死亡等。另外，这些事件具有非常异质性的病理生理机制和不同的临床意义。具有足够事件数量的大样本临床研究已经表明，"风险预测因子"的广泛定义与风险种类繁多有关。心肌梗死后早期，心肌存活率能够识别再发不稳定心绞痛的高风险患者，但是这些患者具有较低的心源性死亡风险，因为与残余不稳定缺血相关事件的负面影响被功能恢复的有益影响所抵消。静息功能是心源性死亡的一个很好的预测指标，但因为在更严重的功能障碍时心绞痛很少发生，因此它不能预测心绞痛的复发。另一方面，诱导性缺血可以有效地预测心绞痛复发（相对风险为 3∶1）和心源性死亡（相对风险为 4∶1），但是它对非致死性边缘再梗死的预测能力微弱（相对风险为 2∶1）。这些数据可能与逐渐恶化的斑块到静息心绞痛再到完全闭塞的心肌梗死的经典理论相矛盾。实际上，从病理生理的角度来看，心绞痛和再梗死是本质上不同的两个事件。就再梗死来说，严重的斑块阻塞在大约 50% 的患者中是无症状的，这通常是一个造影诊断，而不是一个临床事件（图 22-7）。冠脉严重狭窄所致的闭塞能够解释 15% 的心肌梗死患者，在这些患者中，检查的预测能力可能非常高，但是它被剩下的 85% 再梗死患者所稀释，这些患者以前没有严重的狭窄（任何负荷实验均阴性）。在病理生理一致的前提下，再梗死事件（80% 的发生与显著性狭窄无关）被负荷超声心动图所预测的相对风险为 2.0。在出现负荷结果阳性的时候，致死性再梗死与非致死性再梗死的比值更高。尽管大多数心肌梗死都发生在负荷检查 1 年内已经被确定为缺血的区域，诱发缺血（通过负荷超声心动图显示短暂性协同失调的危险区域）的方式来确定未来再梗死部位仍具有不一致性。当把梗死部位的预测作为参考的时候，负荷超声心动图的结果十例中有四例是错误的（再梗死发生在既往检查阴性的患者中），四例是正确的（再梗死发生在之前负荷实验确定的缺血区域），剩下 2 例对梗死预测是准确的，但梗死部位的预测是错误的（在负荷实验时梗死区域不同于被识别的危险的缺血区域）。因为斑块的大小限制了冠脉血流储备并且决定了负荷超声心动图的结果，所以后如果斑块破裂、炎症和栓塞很大程度上独立于斑块大小而发生，那么负荷超声的结果将不仅仅受斑块大小的影响，这些预测差异性就不那么让人惊讶了。易损斑块在血管造影时往往是不可见的，并且在先前血管造影中冠脉正常或轻度狭窄中出现了相当数量的栓塞事件。即使是第三代（阿托品）负荷超声心动图检查对这些易损但血流动力学亚临界状态的斑块的识别仍然是遥不可及的。

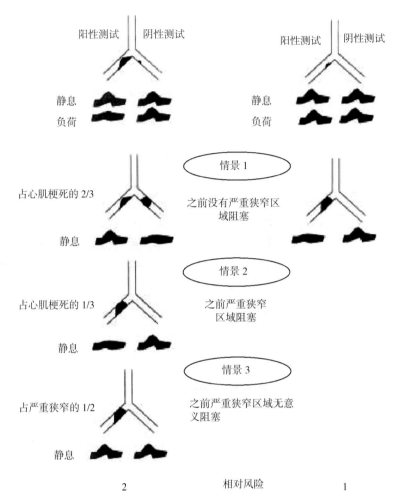

图 22-7 再梗死可能机制。根据这种理论模型，负荷超声心动图的指数试验阳性与更广泛的冠状动脉疾病相关，冠状动脉的严重狭窄与负荷诱导的协失调心肌区域相关（左上区），在负荷实验阴性的患者中冠状动脉疾病往往不严重（右上区）。与血管造影数据相一致，三个梗死灶中有两个与先前不能在负荷状态下诱发缺血的非严重狭窄闭塞有关；在检查阳性的患者（情景 1，左侧区），不同于导致缺血的狭窄的冠状动脉可能会被阻塞，梗死发生在一个不同于负荷实验时所识别的危险区域。此外，在负荷超声心动图检查阴性的患者中，冠状动脉闭塞会在负荷实验时没有诱导缺血的区域引起梗死（情景 1，右侧区）。第二种可能性（占心肌梗死的 1/3）是在之前负荷实验时严重狭窄能够诱发缺血区域的冠状动脉闭塞；这种临床和病理模型更频繁地发生在指尖负荷实验阳性的患者（情景 2）。产生严重缺血的冠状动脉狭窄的另外一种可能结果就是没有心肌梗死或区域功能障碍临床征象的闭塞（情景 3）；冠状动脉闭塞的心肌区域保持正常收缩

22.5 实际意义

临床评估很容易确定高危患者，即合并急性心肌梗死并发症的患者（心律失常、机

械性或缺血性并发症），达到最大治疗剂量的不稳定型心绞痛患者及广泛多支冠脉病变导致心绞痛期间出现缺血重构的患者。在这些情形中，一个好的心脏病学专家很少需要帮助。另一方面，对于大多数患者来说，即使是最好的临床医生也需要工具支持来进行适当的危险分层（图22-8）。静息超声心动图有助于识别严重基线功能障碍的高风险患者，

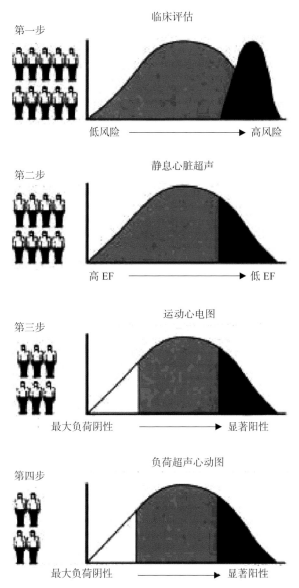

图22-8 四步预测法则，从临床评估开始（第一步）到静息超声心动图（第二步）、运动心电图（第三步），如果需要的话，再行负荷超声心动图（第四步）。黑色：高风险；灰色：中风险；白色：低风险；EF：射血分数

在这些患者中寻找存活心肌变得至关重要。运动心电图是接下来的负荷实验。它的敏感度与可行性比负荷超声心动图稍差，但是最大强度检查的阴性预测值很高，最大负荷运动心电图检查与良好的超声心动图功能相结合，可以识别一大组低风险患者，这组低风险患者每年的死亡率为 1% ～ 2%，而其他任何的成像检查均很难再提供更多的信息。运动心电图检查结果显著阳性则确定了一组高危人群，对他们进行成像检查可能是多余和危险的，这些患者必须积极治疗。其余的中至高负荷下结果阳性、模棱两可或者出现次最大负荷结果的患者，由静息和药物负荷超声心动图联合所提供的综合信息，能够从整体出发提供决定预后的重要因素（静息功能和缺血），而这些因素能够区分不同预后的患者，从每年死亡风险约 1%（良好的静息功能，无诱导缺血）至 20%（严重的静息功能障碍，低剂量下广泛的诱导缺血）。高风险表明需要更多的有创干预。在心肌梗死后的早期阶段，如果对没有可诱导缺血（解剖指示依据）的患者进行血运重建将增加死亡风险，血运重建可显著降低诱导性缺血患者的死亡风险。在预后不良的患者中，血运重建必须基于冠状动脉造影。一般说来，医疗治疗控制组的年生存率下降越大，血运重建的益处则越大。

22.6　有创与无创方法对比

在预后分层的领域中，在缺少严格控制的临床研究的情况下，目前任何选择策略反映的是哲学而不是基于科学的方法。支持有创方法的哲学认为冠状动脉造影是唯一且必要的工具；而无创策略则是在临床稳定患者中使用，以指导哪些患者需要心导管检查。在有创途径中，负荷超声心动图被认为是打开胸痛恶性循环（冠状动脉造影并血运重建）的一种潜在检查。而在无创途径中，它被认为能够确切的提供决定生存的主要因素（如功能、心肌活力和缺血）。当使用心导管检查设备进行检查受到限制时，有必要使用无创检查策略。但是当冠状动脉造影的使用不受阻止时，无创策略仍然是一个值得怀疑的选择。当可以进行有创检查时，问题则来了：所有的患者是否应该接受心导管检查，所有的狭窄是否应该再血管化（"对所有患者进行血管造影，并且扩张所能扩张的狭窄"）；或者出行一个简单的负荷实验更好，可以避免任何额外操作所带来的进一步风险与不适（"无创负荷实验，安全回家"）。首先进行无创检查可以积极地（昂贵的）或者以一种低廉的方式进行危险分层，并且在所有负荷实验查结果阴性的患者中进行内科治疗。只有以负荷超声心动图为中心的无创分层策略才被认为是一种节约资源的方法，更重要的是为患者提供更好的治疗。观察性研究表明，无创方法不仅节省金钱，而且可能会延长实际生存时间。随机试验显示，与缺血引导的再血管化患者相比，解剖引导的再血管化患者预后更差。在慢性稳定型心绞痛患者中，解剖驱动的再血管化不会增加预期寿命和/或生活质量，虽然这可能在药物洗脱支架的时代发生改变。然而，只有9%近期心肌梗死患者在冠脉介入治疗之前接受负荷实验，超过40%的患者则在接受溶栓治疗后进行血管成形术。尽管积累了很多指南证据和推荐，然而危险分层策略依旧是代价很大的哲学意见的结果，而不是基于循证医学行为的结果。

22.7　临床指南的危险分层

在负荷超声心动图、核素成像和磁共振成像中，左心室中重度缺血＞10%的标准有一定的技术特异性，这些标准列于表22-2中。通过不同的成像方式，确定了缺血心肌质量阈值，这个阈值可触发血管重建并改变预后（图22-9）。在可疑CAD且有症状的患者中，一开始就行CTA检查与负荷超声心动图进行功能检查相比，并没有改善临床结果，并且与较高的辐射暴露有关。

表 22-2　各种检查的危险定义

定义	低风险	中风险	高风险
CV 死亡率	＜1%/年	1%～3%/年	＞3%/年
SE	阴性	1～2段	≥3段
SPECT	阴性	1%～10%左室	＞10%左室
负荷 CMR			
功能	阴性	1～2段	≥3段
灌注	阴性	1%～10%左室	＞10%左室
CTA	正常冠状动脉或仅有斑块	无高风险的CAD	3支病变，或左主干狭窄或LAD近段狭窄

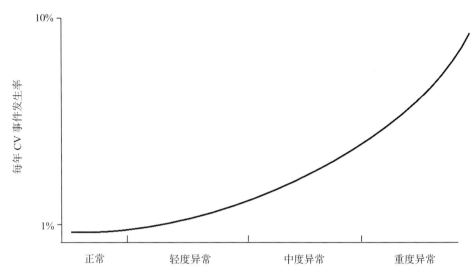

图 22-9 在负荷成像中，随着缺血程度的增加，风险呈双曲线样上升（引自参考文献 [37]）

　　值得注意的是，这种方法忽略了几种辅助缺血指标在严重程度分层中的可能贡献，如严重的二尖瓣关闭不全、左室扩张或负荷时的 B 线。然而，这些辅助指标是罕见的，并没有被完全验证，当出现的时候，在制定个体患者风险描述时是有用的。在负荷实验出现高风险的患者适合入选由 NIH/NHLBI 赞助的 ISCHEMIA（International Study of Comparative Health Effectiveness With Medical and Invasive Approaches）试验。ISCHEMIA 试验的主要目的是：验证在负荷成像检查中诊断出来的（检出的）中重度缺血患者，采取早期常规行冠状动脉造影并辅以合适的再血管化和内科治疗的有创策略，优于早期单纯内科保守治疗，只对内科治疗失败的患者进行冠状动脉造影和血运重建的策略。这项试验的结果在 2018 年公布。

（齐红霞　译，李慧　校）

第三部分

新技术和新的诊断目标

Chapter 23
超声新技术定量评估左心室功能
New Ultrasound Technologies for Quantitative Assessment of Left Ventricular Function

应用负荷超声心动图诊断罹患或疑似冠心病患者并进行风险分层是确凿的主流方法。虽然负荷超声心动图技术的总体准确性较高，但这一方法本身受到图像判读的主观性、目测方法和熟练程度的限制，医疗机构间的诊断结果差异相对较大，除非通过共识预先制定出读取图像的标准。此外，负荷超声诊断基于对室壁收缩期增厚和心内膜运动的视觉评估，估测的是心肌径向运动，理论上径向运动对缺血的敏感性低于纵向和周向运动。电激动紊乱（如左束支传导阻滞或右心室起搏）、血流动力学状况（如右室容量负荷过重）或心外因素（如心脏手术或心包缩窄）可能独立于心肌缺血而影响室壁运动，仅可凭借收缩期室壁的增厚率来评价心肌缺血。心动过速和血压升高可诱导出现类似心肌缺血的表现，常呈室壁整体运动和增厚率减低，偶发节段性室壁运动异常。相反，由于运动幅度增加和室壁应力较低，心室容量骤减（例如，由二尖瓣关闭不全导致）可能掩盖缺血性室壁运动异常。当前，我们对心肌缺血的评估，主要是在透壁的心肌缺血基础上进行主观评分，并没有评估心内膜下心肌的功能，而心内膜对局部缺血比心外膜层更敏感。再者，目前负荷超声心动图的应用肯定是"智能的"（可提供很多有价值的临床信息），但是其图像不容易被简化为"美观的"图形显示，不能使非影像专家一目了然。如果能开发一种客观、量化的室壁运动分析方法，用于负荷超声检查，将克服这些局限性，使对诱发室壁运动异常的定性判断转化为定量判断（表 23-1）。

开发超声新技术将会提高负荷超声诊断的准确性，缩短学习时间，使临床医生更好的理解负荷超声报告，最终使该技术能更好地应用于当前的临床和科研工作中。此外，左心室收缩时相的定量分析可以更全面地评估左心室功能的复杂生理学特性，仅仅在舒张末期和收缩末期的单一时相分析心内膜运动和室壁增厚，从而简单评估心肌径向运动，无法充分描述左心室复杂的运动特性。

表 23-1　负荷超声心动图的当前及远景

	当前	未来
局部功能	厚度、运动	应变
心室功能	径向	纵向及周向

续表

	当前	未来
节段功能	透壁	心内膜下
图形显示	"智能化"	"美观"
操作者依赖性	高	低
学习曲线	长	短
诊断金标准	专家意见	数字自动化识别

在过去的 30 年里，生物工程师、工业和研究人员为达到定量评价心室功能做出了极大的努力。层出不穷的超声新技术纷纷自命能克服常规超声心动图的局限性，如 M 型超声测量 MAPSE 以评价纵向收缩功能、解剖 M 型、组织定征、彩色室壁运动（color kinesis，CK）、TDE、组织多普勒应变率成像、二维斑点追踪成像，及实时三维超声心动图等。各类方法可广泛分布用于五代超声技术：M 型、二维、斑点追踪、组织多普勒和三维超声（表 23-2）。许多用于局部和整体收缩性评估的定量超声心动图技术开始时似乎大有可为，但迄今为止均未纳入标准实践中。

表 23-2　五种定量分析的方法

	M- 型	二维	二维斑点	多普勒	实时三维
生物特性	二尖瓣	灰阶 B- 型	心肌形变	组织多普勒	节段容积
多样性	瓣环位移	心内膜运动	负荷	心肌运动速度	局部 EF
主要功能	纵向	径向（周长）	纵向（周向）	纵向	综合
角度依赖性	无	无	无	有	无
目测效果	+++	+++	+++	−	+++
图形显示	单一	精美	精美	复杂	直观
各节段	±	++	++	−	+++
第一代	MAPSE	中心线	二维斑点	TDI	3D 后期成像
第二代	自动 M- 型	彩色室壁运动	三维斑点	SRI	实时三维
图像 / 分析时间	几秒钟	几分钟	几分钟	许多分钟	几分钟

MAPSE：二尖瓣环位移；TDE：组织多普勒超声；SRI：应变率成像

271

23.1 左心室收缩在时间和空间上的差异

心脏的收缩是一个复杂的现象，涉及三个方向的形变（应变）：径向增厚（向心性运动）、纵向缩短（从基底至心尖方向的缩短）和周向缩短（与扭曲性扭转有关）（图23-1）。应变没有单位，正常志愿者收缩末期左室中段的径向、纵向和周向应变的值分别约为0.35、-0.18和-0.20，心血管磁共振、组织跟踪和定量超声心动图技术之间具有良好的一致性。在静息状态和应激状态下，在受试者不同左心室节段中观察到的空间和时间的差异进一步加剧了心脏收缩运动的复杂性。从心尖方向观察左心室旋转，当基底段呈顺时针方向旋转时，心尖段则呈逆时针方向旋转，因而产生扭曲或扭转运动。在接近收缩末期时，可能是由于收缩期累积的弹性能量释放，心肌开始出现负扭转或解旋。收缩期旋转作为扭转的组成部分，使心肌像弹簧一样缠绕，预备在舒张早期回弹。在每个节段内，也存在明显的垂直（透壁）梯度，心内膜下心肌贡献了大部分收缩期增厚（径向功能）、纵向缩短和节段性扭曲。可通过实验评估这一生理现象，但很难在临床上进行所有数值的测量。目前，最可行的测量是整体纵向应变，测量局部应变——尤其是径向应变——的可重复性有限。

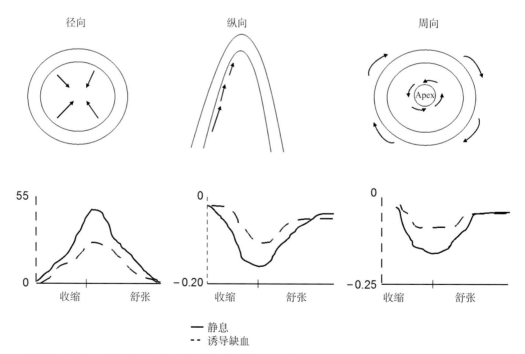

图 23-1 左心室收缩的三个方向坐标的示意图：径向、纵向和周向（上图）。注意左室收缩的生理性差异（用箭头长度表示）。左室前壁和室间隔的径向增厚高于下壁及侧壁。纵向缩短在室壁基底段最高，在心尖段最低。周向缩短在基底段最高（顺时针），在心尖部为逆时针方向（右图）。在负荷诱导的缺血的情况下（下图），三者均可发生改变，从而引起受累节段收缩减弱和收缩延迟（非同步）

　　仅通过研究心肌径向、局部室壁增厚和运动，可能无法充分获得心脏在心动周期中复杂的三维形变。负荷诱导心肌缺血后可减低（并可能消除）形变的三个组分，径向、纵向和周向的运动（图 23-1），但不是所有运动改变均同时发生。在实验中，总收缩期增厚（径向功能的指标）的减少并不是局部缺血最敏感的表现。而局部缺血的表现为：贡献心室长轴功能的心内膜下纤维比贡献正常心肌径向增厚的周向纤维对缺血更敏感（图 23-2）。在心力衰竭早期也是如此，初始阶段当心肌纵向运动减弱时由径向运动补偿，射血分数尚正常。这与收缩期增厚率的相关性较弱，而与周向应变密切相关。如上所述，当心内膜下功能已经明显受损时，室壁节段的收缩期增厚和运动在初始阶段可以是正常的。

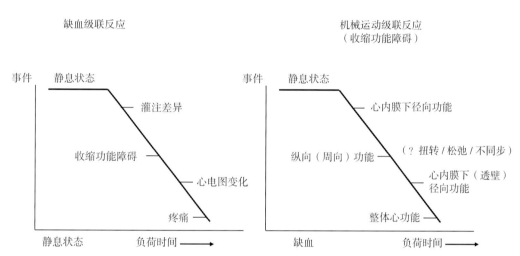

图 23-2　左侧，缺血级联反应具有明确的事件序列，其中灌注差异是局部收缩功能障碍的早期标志，基于节段壁增厚进行评估。右侧，机械级联显示出其复杂性和差异性。节段功能指标（显示在级联的右侧）往往早于整体功能指标出现异常，心内膜下功能障碍比心外膜下功能障碍更早出现且更突出。在整体功能指标中，纵向（可能是周向）参数异常发生在径向参数之前。射血分数减少只能出现在级联反应的后期，因为在初期，纵向功能的早期抑制可被正常的代偿性径向功能增强所掩盖

　　在临床超声心动图检查中，我们通常依赖射血分数（整体心功能指标）和收缩期增厚率（局部心功能指标）进行心功能评价。局部射血分数可被看作局部室壁对射血的贡献的复合测量，由心内膜的运动和形变（周向和纵向）增加决定。局部射血分数从基底段到心尖段呈显著增加，值得注意的是，在正常心脏，射血分数最高的区域显示室壁增厚最小。在简单的病理生理学基础上，如果我们同时评估心肌整体纵向功能和局部心内膜下功能，可能对细微的早期心肌疾病达到更好的诊断灵敏度。对于评价缺血性或级联心肌病变的左室功能异常，可以在级联反应的早期用常规超声评价整体和局部运动的经典、传统指标采样留图。不同的超声评估技术侧重于左室功能差异的不同方面（表 23-2）。

23.2 M 型超声心动图和纵向功能

纵向功能评估不仅可以通过第一代超声技术获得，还可以通过简单的 M 型超声心动图测得的收缩期二尖瓣环位移（表 23–2）获得，还可能具有更好的可重复性。二尖瓣环回声振幅较高，在大多数患者中可以获取图像。M 型超声心动图的技术基础简单且应用广泛，可以留取图像直接测量，不用建立共识的统一标准（图 23–3）。测量值大于 25 mm 为正常，小于 20 mm 为左室功能异常。尽管与标准方法的程度不同，环绕房室瓣环周围的不同部位的测量可以定位诱导的局部缺血。该技术可检测正常心脏纵向功能的生理性差异，负荷期间缺血诱导的纵向功能改变，以及心肌病左心室功能的早期变化，其准确性与组织多普勒或二维应变相似。但是没有彩色，没有三维重建，也没有斑点追踪的支持来阐释结果。目前，普遍认为该技术在某些方面已过时。然而，根据 Derek Gibson 的观点，应不断审视旧的技术，因为将它们重新融入当前主流往往会带来出乎意料的效果。

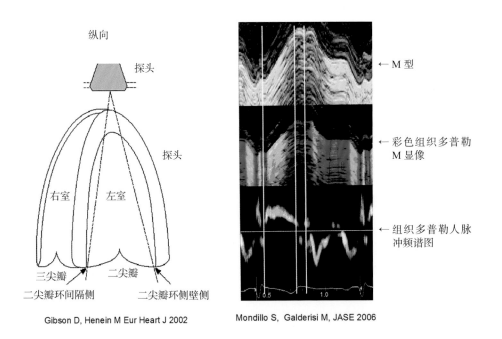

Gibson D, Henein M Eur Heart J 2002   Mondillo S, Galderisi M, JASE 2006

图 23-3　心室基底段朝向探头的运动可以用二尖瓣环平面收缩期位移（左）成像来显示。右图，通过 M 型（上图）、彩色组织多普勒 M 型（中图）和组织多普勒脉冲频谱成像（下图）同步分析纵向功能

特别是在负荷的应用方面，负荷下左室长轴方向的运动证实了心内膜下心肌的机械活动。该层心肌纤维纵向排列，起源于心尖部并环绕插入二尖瓣和三尖瓣的环周。收缩期，当该层心肌纤维收缩时，使插入部位（二尖瓣和三尖瓣环）朝向其起源（心尖）方向运

动、舒张期，则向反方向移动，在舒张早期使瓣环返回心房方向，在舒张晚期，在心房收缩期间使环再次向心房方向运动。该技术具有记录瓣环（纤维标记）长轴运动的能力，测量具有较高的可重复性。同样的方法可用于研究右心室游离壁功能，这是其他负荷技术无法评估的。在负荷期间，正常心室的振幅、速度及长轴功能增加，而在冠状动脉狭窄的情况下，振幅降低，达峰时间延迟，应激时出现一定程度的运动不协调。二尖瓣环前段和间隔段的异常代表冠状动脉左前降支病变。左侧节段运动异常代表冠状动脉回旋支病变，后壁和右心室游离壁代表右冠状动脉病变。该技术不止用于诊断冠状动脉疾病，例如，在因大动脉转位接受 Mustard 手术的儿童。在这些患者中，体循环右心室的右心室长轴收缩储备反映了心室的运动能力。

毫无疑问，这种简单的方法遭受了误解，认为它在某种程度上过时了。然而，这项技术的确存在一些问题。在房室环周围不同部位可能探测到诱发缺血的效果有限，但瓣环位移反映的是整个室壁的运动。从心肌的心尖段到基底段，左心室的六个室壁中有四个室壁由不同的冠状动脉供血，一个区域的缺血可被其他区域的运动增强所掩盖。此外，在识别心肌缺血时，收缩的时程和瓣环位移一样重要（可能更重要）。

23.3　解剖 M 型

M 型超声心动图无疑非常适合评估左室局部收缩功能。有以下几个原因：第一，能客观地显示心肌节段的运动；第二，能同时评价心内膜的位移及心肌增厚；第三，便于测量室壁的运动及增厚，以便定量分析功能。然而，尽管具有这些优点，目前传统的 M 型超声心动图并没有用于临床负荷超声心动图，因为仅部分左室壁可以应用，即胸骨旁长轴和短轴切面中的前间隔和后壁。事实上，超声波束只垂直通过这两部分室壁，M 型可以正确的显示它们的运动。解剖 M 型是二维超声图像的后处理技术，旨在克服传统 M 型超声的局限性（表 23-2），无论超声波束的方向如何，在二维扇形图像内，解剖 M 型的分析取样线均可自由定向。这样，所有心肌节段都能以 M 型超声的形式重建和显示，并对其运动和增厚进行测量。

目前，利用数字超声扫描仪可以提供极高的数据处理速度和二维帧频，可以实时获得 M 型重建，具有较高的时间分辨率，并且可以多个心肌节段同时分析。具体而言，解剖 M 型超声可用于侧壁和心尖部室壁节段的功能评估，而对于传统 M 型超声来说，这些节段是不在垂直取样范围内的。在短轴切面研究的六个心肌节段中，正常个体的室壁收缩增厚率及收缩达峰时间也不同，左室下壁、前间隔及左室前壁收缩达峰时间稍早。在负荷超声心动图研究中，已证明解剖 M 型超声可以精确量化心肌缺血的程度，该方法测量心内膜的位移并识别室壁运动异常和不协调更容易。然而，由于多种原因，该技术的应用受到限制。首先，M 型超声的优点和局限性同样适用于解剖 M 型，收缩期和舒张期室壁的心内膜和心外膜需清晰可见，才能测量收缩期的增厚。其次，最好的帧频在轴向而不是垂向（250 fps，如传统 M 型）和横向（100 fps），这导致分辨率较差，例如，在心尖四腔切面测量左室侧壁图像质量差，特别是在负荷期间心率增加时。第三，解剖 M 型的图像没有令人耳目一新的显示，与以往标准的老式 M 型超声图像没有太大的不同。

23.4　组织定征

在负荷超声心动图中对超声组织定征的研究兴趣源于实验研究，实验表明一过性心肌缺血与心肌背向散射积分增加和生理性收缩 – 舒张转化迟钝有关，其运动幅度反映了心内膜下心肌功能。根据实验背景，在冠脉介入、麦角新碱、双嘧达莫、运动或起搏诱导的几种短暂性急性心肌缺血模型中观察到心肌的声密度增加（通过常规采集图像的简单视频密度分析可检测到）。在局部运动失同步前可检测到局部灰阶振幅增大，灰阶的变化（或背向散射）减弱。组织定征的周期性变异幅度作为心肌缺血的辅助标志物具有重要的潜在意义，因为它受到局部室壁增厚的对称影响，并且与室壁运动分析相比，对操作者的依赖性少，因此更易定量。周期性变异与运动异常无关，在某些条件下可能会干扰局部室壁运动的评价，如左束支传导阻滞或心脏手术后。在运动不同步但存活的心肌中也可保留周期性变异，为识别缺血性心肌病的存活节段提供线索。

尽管是有前景的实验，初步临床结果也很好，但该技术从未在临床应用。原因有以下几点：首先，周期性变异只能在超声束垂直的一些心肌区域观察到，如胸骨短轴的室间隔及下侧壁（以前称为后壁）。其次，该技术对伪像很敏感，所以在图像获取和分析中需要非常小心才能获取稳定的数据。最后，对于各种不同病情，从心肌缺血到纤维化到心肌肥厚，组织定征数据均以相同的方式单一调节，即回声密度增加和周期性变异的转化，并且受到心率变化的影响较大，负荷试验期间出现心动过速，使得这些参数难以达到有效的评估。

23.5　彩色室壁运动技术

CK 是一种从声学定量技术演变而来的方法，使用超声背向散射积分实时跟踪心内膜运动并生成信噪比改善的图像。CK 不仅像声学定量技术一样提供整体功能的客观和自动评估，还提供局部功能的客观和自动评估。用户自定义阈值，基于背向散射或信号强度的差异实时检测出血液和组织之间的像素变换，也可以逐帧自动检测和实时跟踪心内膜边界，然后进行彩色编码。每种颜色代表射血期内不同的时间间隔（33 毫秒）。彩色带的厚度代表该收缩时间间隔内的心内膜位移程度。因此，在收缩末期的一帧可见收缩期室壁运动幅度和时间的综合显示（表 23-2）。从定性上讲，运动减低的节段表现为受累区域色带变薄（参见第 24 章图 24-10）。与其他更耗时的检查方法相比，每次超声心动图分析 CK 图像耗时不到 2 分钟。

在静息和负荷状态下，常规和对比增强的 CK 显像已被有效地用于检测的局部室壁运动异常，可以同时评估心肌功能和灌注。虽然组织多普勒成像和 CK 均可提供局部室壁运动幅度的定量信息，但 CK 还可以探查心尖功能（组织多普勒速度过低），并且增加关于收缩和舒张期心内膜运动时间的信息，也可能在评估局部舒张功能方面发挥作用。运动负荷诱导心肌缺血，使左心室局部外膜运动延迟或舒张期顿抑可在负荷后持续超过 1 小时，此时局部收缩功能完全恢复。然而，在心率增加期间，图像质量显著降低，因为图像质量影响数据质量，因此需要最佳的图像信号条件。该方法的总体准确性和技术变异性可与专家解读的传统标准灰阶图像相当。由于心动周期中心脏的平移和图像质量随呼吸变化，CK 图像在不同心动周期有一定程度的变异。留取图像时仔细调整侧向和时间增益可以提高跟踪心内膜的灵敏度，这高度依赖于技术人员的经验。与标准的黑白格式和灰阶图像相比，CK 除了在显像上比较引人注目以外，没有明显的优势。

23.6　组织多普勒成像

组织多普勒成像主要用于心肌显像，其色彩反映的是组织速度而不是血液速度。心肌速度（0 ～ 30 cm/s）远低于血流速度，但超声心动图信号的振幅大约比血流的振幅大 40 分贝。信号处理类似于彩色血流成像，但是绕过了杂波滤波器，因此不会移除运动相对较慢的心肌组织的信号。成像参数的优化不同，组织多普勒成像的脉冲重复频率低于彩色血流成像，因为与血液相比，组织中的速度较低。因此，彩色组织多普勒成像是一种新的心脏超声技术，以其目前的高帧频模式（>120 帧 s-1）可以沿其扫描线分辨所有心肌的平均运动速度。彩色组织多普勒成像技术评价左室纵向功能，而不是解剖 M 型所评价的径向功能。尽管基底段也受到整体收缩功能变化的影响，梗死和缺血导致的基本异常反映在相应室壁的峰值速度 S 峰（收缩期）的降低。收缩期峰值速度这个指标是反映长轴功能的重要变量，二尖瓣环收缩期位移这一旧指标也可以较好地反映长轴功能。因为长轴功能主要受心内膜下缺血的影响，因而它是缺血的潜在敏感标志物（表 23-2）。

除了能研究左心室纵向功能的生理学内在机制外，组织多普勒的优势还包括显示、量化和局部室壁评估。一些实验结果证实组织多普勒成像可在整个心动周期内对心肌功能进行细微的节段评估，与超声声学造影等参考方法对比是准确的，并且对正性肌力刺激和缺血性激发敏感。临床研究显示了组织应变的可行性，但该方法的可重复性不是很理想，准确性超不过专家目视读图，并且左心室中间段较难行局部评估，左室心尖部无法评估。

临床数据明确提示生理学家和生物工程师，组织多普勒仅在探查局部心肌速度方面就有很大的缺陷。首先，与任何多普勒衍生方法一样，速度测量具有角度依赖性，使得心尖部的测量受限。角度问题可以通过缩小扇区和采用单一室壁节段成像来规避。图像采集是在标准二维图像基础上再叠加组织多普勒模式。这些问题使组织多普勒的应用具有挑战性且耗时，继而限制了广泛应用。另外，在心尖部的纵向收缩室壁运动极小，因此心肌速度太低且易变，无法可靠地检测心尖部室壁运动异常。由于室壁运动速度存在从基底段到心尖的生理梯度，需要不同的区域临界值，可在超声心动图仪器的软件中实现。组织多普勒进一步受到心脏平移和旋转的限制，这可能使所探查的心肌节段偏离多普勒取样容积。为了减少平移的影响，已经通过估计心肌速度的空间梯度来开发应变率成像，换言之，即形变的速率或速度。

23.7　应变率成像

应变和应变成像技术是衍生自彩色编码的组织多普勒。应变和应变率（缩短率）成像测量心肌变形率，在区分心肌的主动和被动运动方面具有优势。应变和应变率比组织多普勒成像限制少，角度依赖性小，并且可以更好地评估心肌收缩，不同节段内的数值较均匀。这对于广泛心肌梗死和瘢痕形成区域发生的被动运动来说尤为重要。从应变速率曲线中可以提取局部应变值。使用心尖切面可以测量所有左心室节段的纵向应变。但是，径向和周向应变只能在某些节段中进行评估，例如，在胸骨旁短轴切面评估后壁的径向应变和侧壁的周向应变（表 23-2）。实验研究表明，从应变率成像中得到的参数有助于识别和量化缺血诱导的心肌异常，并有助于识别存活心肌，应用多巴酚丁胺或双嘧达莫负荷后顿抑区域心肌应变率恢复正常。这些研究还表明，在评估局部心肌功能时，形变参数（应变和应变率）优于位移参数（心肌速度），因为它们可避免速度测量的缺陷（受整体心脏运动、相邻节段的影响）等。遗憾的是，实验研究提出的这些明显优势并没有在临床研究中得到证实，临床研究提示应变率和组织速度成像诊断冠心病和心肌存活的价值相当，并且准确性与专家目测读图诊断的相当，现已证明只有对应变和应变率值、收缩后缩短现象（在负荷状态下并不总是病理性的），及局部舒张起始时间一起进行精密分析，才能准确判断有无缺血。应变和解剖 M 型的组合可能是一种有前途的替代技术，具有预后诊断的价值。这一组合将应变率显示为幅度（彩色编码图像，而不是复杂且不太稳定的波形）、位置（心尖 – 基底段方向）和时间。

与组织多普勒一样，组织应变的主要局限是多普勒血流夹角会影响速度和应变参数的峰值以及某种程度的时相。操作者尝试对准使超声波束与室壁平行也并不总能奏效，这限制了对心尖部的成像。该技术在很大程度上依赖于超声医师的专业知识，即使在专家手中参数的可重复性也有限：心率快、图像质量下降而使参数不稳定，并且心尖节段无法成像（左室 17 个节段中的 5 个）。即使选择条件较好的患者以及在技术和专业知识的理想条件下，准确性也与专家目测读图诊断的结果相当。更笼统地说，组织应变和组织多普勒成像相对令人不太满意的诊断能力可能根源于该技术的生物物理基础。事实上，"组织多普勒"可谓用词不当，因为它给人的印象是只研究心肌组织。恰当的术语是"低速多普勒"。组织多普勒可检测到低速范围内的任何运动，心肌组织运动只是其中之一。在心脏运动中，存在平移、旋转和变形运动。此外，心脏附近的许多组织由于传播的心脏运动、血管搏动、呼吸运动和不自主的肌肉运动而移动，这些组织进一步与心脏运动相互作用并导致多普勒频移误差。速度是矢量，因此在一个点的多普勒测量值将是所有这些运动速度经角度校正后投射在多普勒波束上的合成速度。相同地，在特定的点存在多个轴的运动，我们无法预测和合成向量。即使已知由于方向偏差的固有问题，只有所测区域运动方向与多普勒波束平行时才会准确地记录结果。

23.8　斑点追踪和速度向量成像

二维斑点追踪（也用于速度向量成像）基于二维灰阶成像，与角度无关，与组织多普勒和应变率成像不同。因此，它们可以用于其他器官检查，而并非仅应用于心脏成像。斑点是天然的声学标记，在常规灰阶超声图像中显示为小而明亮的元素。斑点是超声能量与组织相互作用产生的独特声学模式。可在心动周期内自动跟踪这些斑点，从而提供关于心肌的特定区域的运动和位移的信息。从多个感兴趣区同时测量所选斑点之间的距离，可直接测量心肌形变，用于推导心动周期内的心肌应变。可以评估径向应变（左室向心运动时的心肌增厚率）、纵向应变（当左室基底部向心尖方向移动时，收缩期心肌长度减少的百分比）和周向应变（沿圆周周长的长度变化率）。除了测量应变和应变率，斑点追踪还评估心脏的旋转、扭转和扭曲。旋转定义为心脏相对于左心室室腔中心轴的从心尖到基底段的运动。扭转是心尖和基底旋转之间的差值。扭曲定义为用左室腔长度标化的扭转（扭转除以心尖和基底部之间的心室距离）。斑点追踪在负荷超声成像中具有明显的优势。二维图像可以和常规临床工作一样采集，因此不必重复采集图像。该技术没有多普勒的角度依赖性。这种二维的、由非多普勒方法衍生而来的应变成像还有一些其他的优点，包括可重复性强，以及自动跟踪能力（这对缺乏经验的观察者尤其重要）。

它可以评价左心室的纵向和周向应力，以及一定程度的径向应力，与主要评估纵向功能的组织多普勒和应变率成像不同。斑点追踪得出的应变参数已经通过实验验证，结果极佳，尤其是纵向应变的灵敏度和可重复性。第一次临床研究（图 23-4）就显示出可行性强和准确性良好，尤其是纵向应变，具有极好的可重复性，但与传统的目测室壁运动分析相比，缺乏更多的诊断价值。

斑点追踪的缺点是：与组织多普勒相比帧频较低，受到图像质量的影响，检测的是应变而非应变率，减少了与对比超声的联合以增强检测心内膜边界的机会。另外，斑点追踪可测量收缩期应变率，而不是舒张期应变率，舒张期应变率是由组织多普勒技术评估的，理论上可以检测心肌缺血。二维斑点追踪的一个主要限制问题是供应商之间的差异，这是因为斑点追踪显像是对以专有扫描线（极性）格式存储的数据进行的处理，而其他供应商的软件无法对其进行分析，缺乏不同仪器供应商间的可互换性。

基础整体应变：19.2%　　　　　　　　峰值剂量整体应变：6.9%

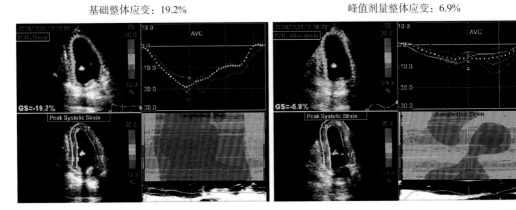

图 23-4　静息状态正常左室的二维斑点追踪图像（左图），显示峰值剂量时收缩减弱（右图）。通过整体应变定量评估的速度和方向有助于以综合和定量的方式描述运动信息（由 Jorge Lowenstein 博士提供）

23.9　三维超声心动图

使用实时三维超声心动图可以非常准确地评估心室容量和左室射血分数，这在理论上和实践上都优于标准二维超声心动图。实时三维超声是过去 10 年中超声心动图的一项重大发展，从缓慢而费力的连续重建发展到实时容积成像。与传统的二维超声心动图相比主要优势是提高了心腔容积评价的准确性，这是通过消除几何建模的需要和缩短视图引起的误差来实现的。实时三维超声的另一优势是利用了全部有竞争和互补关系的成像技术的共同语言，从而在患者、影像学专家及整个心脏病学界进行有效的沟通。您不需要成为专业的影像医师就可以通过多层螺旋计算机断层显像或磁共振了解心脏的三维图像，但必须得是一名专业的超声心动图医师才能了解组织多普勒和组织应变成像。最终，新技术的学习速度加快，更容易实现，并且在判读超声图像中更少依赖于操作员，同时这些也基于具备一个强大的定量测量包，包括位移、同步性、形状和体积。

可采用全容积和多平面两种成像模式采集和分析负荷超声心动图。两种模式都有其特殊的优点和局限性。多平面模式适用于节段性室壁运动分析，因为局部功能可以表示为时间的函数，并且获得一系列图表，代表整个心动周期中室壁每个节段的体积变化。

当存在心肌缺血，室壁每个节段达到最小体积的时间不同，缺血节段的收缩末期局部体积更大（图 23-5）。

基础射血分数 67%　　　　低剂量：射血分数 59%　　　　高剂量：射血分数 59%

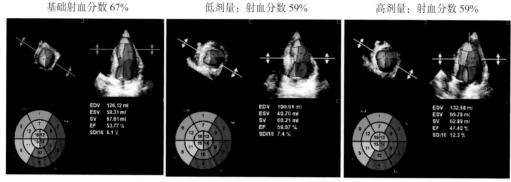

图 23-5　三维负荷超声心动图阳性检查结果。阳性结果的特征为与静息（左图）、低剂量负荷（中图）相比，峰值负荷时的局部及整体射血分数降低（右图）。在每个时段都可以对左心室容量和每搏输出量进行定量评估（由 Jorge Lowenstein 博士提供）

与二维超声心动图相比，完整的三维心脏超声图像采集可以在更短的时间内获得，这一优势很有价值，特别是在负荷期间对儿童和成人进行成像时。已经开发了显示局部收缩的时间和程度的参数极坐标图（二维数据），以简化结果分析。与负荷超声的阴性结果相比，负荷超声心动图阳性结果的特征是不同步性更高、差异性和收缩末期容积更大（图 23-6）。

基础收缩不同步指数 6%　　　　　　　　　高剂量：收缩不同步指数 12%

低剂量：收缩不同步指数 7.4%

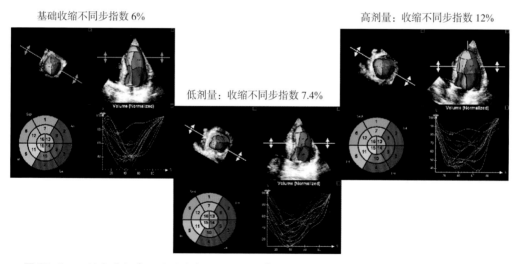

图 23-6　三维负荷超声心动图检查阳性与不同步评估。阳性结果的特征为：与静息（左图）和低剂量（中图）相比，在峰值负荷（右图）时节段运动不同步区域更大。在缺血时，不同节段在不同时间点达到收缩峰值（由 Jorge Lowenstein 博士提供）

　　然而，尽管有这些激动人心的潜力，负荷三维超声心动图的总体准确性并未优于二维超声心动图，并且可行性明显更低。三维超声的空间分辨率低于二维，当需要了解更多信息，如负荷期间心率增快时，分辨率会变得更差（因为三维超声心动图的帧频为40 fps，二维超声则为100 fps）。然而，三维超声评估容积时（加上心率和血压的标准评估）非常适合定量和准确计算一组参数，从而可以全面的评估心血管血流动力学（包括心输出量和全身血管阻力）、左心室弹性（左心室收缩力的指数，明显影响射血分数，理论上与后负荷和前负荷变化无关）、动脉弹性（对表现主动脉瓣上动脉血管的远端阻力至关重要）、心室 - 动脉耦联（正常和病理状态下净心血管性能的核心决定因素）、舒张功能（通过舒张期平均充盈率）。所有这些参数以前都无法获得或是不准确，但是现在原则上在负荷超声心动图实验室中可用，因为所有这些参数都需要准确估计左心室容积和每搏输出量，两者都很容易从三维超声得出（表23-3）。

表23-3　实时三维超声心动图的心血管血流动力学

参数	实时三维原始数据	公式	正常值（静息）	正常值（负荷）	意义
心脏指数	SV（EDV–ESV）	SV × HR	2.5 L · min^{-1} · m^{-2}	×2（ex） ×2（dob） ×1.5（dip）	心脏泵功能
体循环血管阻力	SV	80 ×（MAP-5）/ CO	900-1，300（dyne × sec）cm^{-5}	–30%（ex） –40%（dip）	血管阻力
全身动脉顺应性	SV	SVi/PP	0.50 mL · m^{-2} · mmHg	–30%（ex） +20%（dip）	动脉顺应性
心室弹性	ESV	ESP/ESV	7 mmHg · mL^{-1} · m^{-2}	×2（ex） ×1.2（dip） ×1.5（pac）	左室收缩功能
动脉弹性	SV	ESP/SV	4 mmHg · mL^{-1} · m^{-2}	×1.5（ex） ×0.9（dip） ×1.5（pac）	综合动脉阻力、顺应性及心率
心室 - 血管耦联	SV 和 ESV	SV/ESV 心室弹性 / 动脉弹性	≥ 1.5	×1.5（ex） ×1.3（dip） ×1.0（pac）	心室弹性 / 动脉弹性
平均舒张充盈率	SV	SV/ 舒张时间	100 mL m^{-2} · s^{-1}	×3（ex） ×1.5（dip）	舒张功能

ESP（收缩末期压力）= SPA×0.90。在全身血管阻力的公式中，5是右心房压力的近似值。舒张期可以通过心音图或二维超声心动图计算得出；随着心率增快，舒张时间比收缩时间缩短得多。MAP：平均动脉压；PP：脉压差（动脉收缩压 – 舒张压）；CO：心输出量；DIP：双嘧达莫；DOB：多巴酚丁胺；EX：运动；HR：心率；PAC：起搏；SAP：血压计动脉收缩压；SV：每搏输出量

预计当前技术的关键领域将得到改善，例如需要更高频率，机器尺寸更小，多普勒的功能更全面，更高帧频的探头，这对于负荷超声心动图的应用尤其重要。

23.10　误区

有时，主要期刊和会议上新技术所占的篇幅和日常实践中较少的报道不相匹配。在一定程度上，如果要对新技术进行充分的试验，以了解其益处和局限性，这是不可避免的。尽管如此，它也有鼓励技术崇拜的风险——作为临床心脏病学家、研究人员和科学家，我们所有人都偏爱支持新技术。我们需要确保的是，医学技术经过科学检验，应用时有与成本和获益相关的数据支持，并且由患者需求决定而不是市场力量驱动。应将有效性研究视为"种子"，通常由专门的人员（通常是全职）在纯科研的环境中对严格选择的典型患者进行评价，在该环境中，通常由技术生产商提供资源。这一阶段——虽然对新技术的发展至关重要——之后应该进行有效性研究，临床医生应该能够从中辨别，相对于更简单和更便宜的检测手段，该技术是否能够提供额外有益的临床相关信息。在当前的经济和文化环境中，在理想条件下获得的有效"种子"不应该被误认为是有效性的"果实"——实际应用时的技术价值（表23-4）。

表23-4　新技术的有效性和效率

	有效性	可行性
定义	理想条件	该领域的开展
责任医师	培训研究员	智能
科学价值	提出	缺乏
患者	研究的部分	主角
技术	正在验证中	已经验证的
结果	出版，但真实性？	真实，但没有出版
经济	提出	缺乏

任何新出现的生物标志物都应该像新药一样，在产生临床影响之前经受一系列验证。对于新技术，就像新药，在接受市场营销部门推广前，需要积累大规模的临床试验。新技术的其他优点应该根据既定的和更容易获得的方法进行权衡，并且根据其他竞争性成像工具进行评估（图23-7）。

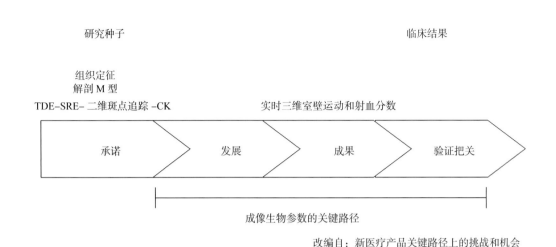

研究种子　　　　　　　　　　　　　　　　　　临床结果

组织定征
解剖 M 型
TDE–SRE– 二维斑点追踪 –CK　　　　　　实时三维室壁运动和射血分数

| 承诺 | 发展 | 成果 | 验证把关 |

成像生物参数的关键路径

改编自：新医疗产品关键路径上的挑战和机会
FDA
报告，2004

图 23-7　*新技术的自然历史，从最初的效果种子到已确立的有效成果（改编自：新医疗产品关键路径上的挑战和机遇。FDA 报告，2004）*

只有这样，将引人入胜的科技小装置转化为医学进展，工程学上的创新才能在生理学方面奏效，才能承诺为患者的诊断提供帮助。除了负荷超声心动图，一些这样的科学技术已经在临床应用中展现明确的角色定位。其中一些技术在负荷超声心动图中应用之外已经具有明确的临床作用。组织定征可用于超声显示临床相关的"软"（更脆弱，富含脂质）斑块与"硬"（纤维钙化）斑块。组织速度成像有助于通过测量计算 E/e' 评价舒张功能。舒张功能的评价并非单凭 E/e' 一个指标，需要综合评价。对射血分数正常的心脏病或舒张性心力衰竭的患者，二维斑点追踪技术可以显示存在局部室壁运动异常和室壁应变减低。实时三维超声目前是临床左心室质量和体积计算的金标准，对复杂先天性心脏病和瓣膜病非常有帮助。然而，当我们讨论到负荷超声心动图的临床实践时，正如欧洲等地区的指南一致所述，目前没有任何技术在负荷超声的临床实践中有用。临床心脏病学家和超声医师面对制造商每年提出的大量新技术保持批判态度至关重要。关于互联网的言论可能会得到那些与新技术斗争的超声医师的回应：探索现在开始，但这并不是营销专家们说的那种探索，而是你亲手建造的。如何进行呢？首先，学习使用新机器。第二，当心那些说他们会为你铺路的人。第三，避开陷阱和隐患，明确路线。自力更生。

23.11　临床指南

正如一些超声心动图学会联合小组（如欧洲超声心动图学会联合小组）所撰写那样，"超声心动图亟待从主观的图像判读转变为一套客观的诊断工具，超声心动图新技术显著促进了这一转变过程"，但是"这些新技术尚未准备好用于临床常规使用"。特别是，有两种技术可能很快就会进入负荷超声心动图的临床医疗设备：二维斑点追踪和实时三维超声。尽管有广泛的研究证据表明整体纵向应变可以检测到局部心肌功能的细微异常，而无法检测射血分数或进行局部室壁运动分析。在临床接受二维斑点追踪之前必须解决三个重要问题：①不同品牌的超声仪器对应变的采集、分析和数值需统一标准化，以确保现实世界情况和负荷下的参数可再现（当图像质量下降时）；②需要用随机、前瞻、多中心及基于结局的临床研究来评估新技术优于传统技术；③新参数对诊断治疗决策和成本效益的影响。实时三维超声也在准确性和可重复性方面具有优势，但仍然耗时，并阻碍了最佳的临床工作流程。一旦开发出能在采集图像时立即使用的自动量化工具，对负荷超声而言则至关重要。

（孙　欣译，田　月校）

Chapter 24
声学造影负荷超声心动图
Contrast Stress Echocardiography

24.1 历史背景

超声造影剂的应用是超声心动图临床实践中的一个重要进步。最初的应用尝试是为了更好地识别心内膜边界，使用的造影剂是生理盐水、吲哚菁绿染料或放射造影剂。心肌声学造影（myocardial contrast echocardiography，MCE）始于1968年，当时在血管造影检查期间，意外在升主动脉注射生理盐水，引起微泡的产生，使主动脉和心室腔产生较好的回声信号。但其主要的局限是气泡较大且直径可变，不能通过肺循环，所以不能用于左心声学造影。20世纪90年代初，空气或气体填充的微泡制剂取得了很好的商业发展，其大小与分布类似于血流的红细胞。令人激动的报道描述了超声造影在以下方面的应用前景：冠心病的诊断，判断急性心肌梗死时心肌受累区域，溶栓治疗后梗死动脉开放程度，微血管的完整性，心肌活力和冠状动脉血流储备。在2000年，有三种造影剂获得批准上市，另外至少有13个造影剂正在审核中。当时，全世界花费了超过10亿美元开发这些造影剂并将其推向市场。

虽然声学造影超声心动图有许多重要的应用，但最重要的应用和获益是在负荷超声心动图方面。负荷超声心动图期间使用声学造影能够提供更多信息且应用极其广泛：从改进边界的识别（图24-1a）到心肌灌注（图24-1b），从增强冠状动脉血流以便于速度测量（图24-1c）到增强三尖瓣反流信号，并测量三尖瓣反流速度，以估测肺动脉收缩压（图24-1d）。对比度的增加可以改善所有情况下的图像质量；然而，它仅在评估心肌灌注方面具有极高的潜在价值，但遗憾的是，在临床领域中，这一点尚未得到足够的认可。

因此，与其巨大的潜在价值极不匹配的，是现在超声声学造影剂灌注方面的研究，仅局限于负荷超声方面，且仅有少数研究。声学造影的主要临床应用是左心室心内膜边界的描记，以提高以下情况下的诊断质量：不能提供足够诊断信息，尤其是在肥胖患者和肺病患者中。目前，三种被许可用于左心室心内膜描记的声学造影剂是：SonoVue（Bracco，意大利），Definity（在欧洲，商品名称是Luminity，Lantheus Medical Imaging，其前身是Bristol-Myers Squibb，纽约市），Optison（通用电气，费尔菲尔德，康涅狄格州）。20年来，负荷超声心肌造影，仍处于是否被临床广泛接受的门槛上，仍然处于成功与失败的十字路口。通过发布安全警告，FDA于2007年10月对造影剂的安全性提出了挑战，随后，一系列相关文献的发表，进一步强调了造影剂的安全性，目前已经取得共识，认为恰当地使用造影剂具有高的收益风险比。

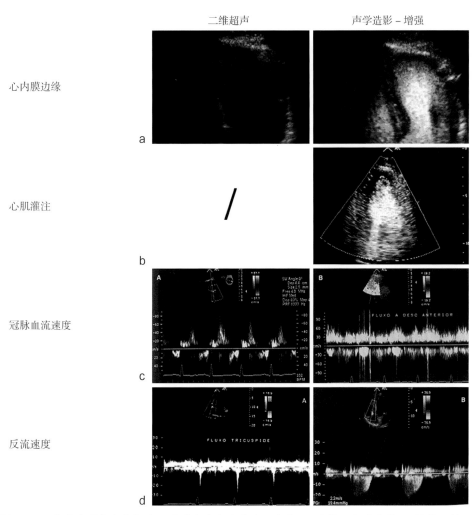

图24-1　声学造影在负荷超声心动图中的主要潜在临床应用：改善心内膜边界识别（第一排，a组）、心肌灌注（第二排，b图）、冠状动脉左前降支脉冲多普勒信号增强（第三排，c组）和三尖瓣反流速度的增强，用于分析肺动脉收缩压（最后一排，d组）。对于每一组，左侧为非声学造影二维图像；右侧为声学造影增强图像。心肌灌注成像仅在声学造影情况下可以完成（Ana Cristina Camorazano博士供图）

24.2 MCE 的病理生理学

MCE 的病理生理学原理，简单而有力。心肌节段灌注是可以作为心肌缺血诊断和预后判断的标志。心肌缺血导致了一系列典型的事件，这些不同的标记在严格限定的时间序列上分级排列。血流异质性（血流变异性），尤其是心内膜下和心外膜下的血流异质性灌注，是缺血的先兆，随后出现局部收缩功能障碍，之后，出现相应的心电图变化和心绞痛（图 24-2）。揭开灌注缺损的最佳方法，是使用心肌灌注负荷超声。心外膜冠状动脉狭窄，使相应区域最大的血流量减少，尽管在静息状态下，血供可以与正常冠状动脉供应的血量相等。在狭窄的冠状动脉充血期间，随着供应区域血液流量的降低，即使在没有局部缺血的情况下，也会发生灌注异质性（图 24-3）。阳性的标准是左心室的不同区域之间，或者左心室相同区域在休息和负荷的情况下比较，灌注信号减少（血流追踪器检测）。超声心动图出色的空间分辨率，使之成为理想的工具，甚至能够发现心内膜下微小的灌注缺损。使用 MCE 与简单地基于室壁运动异常相比，将提高无创性诊断冠心病的灵敏度。此外，它还将提高预后分层的能力，因为长期以来结合其他成像方法的经验（包括 CMR 负荷，以及负荷超声心动图，用脉冲多普勒成像评估 LAD 的 CFR）证明了负荷诱导的室壁运动异常与短期预后不良相关。然而，孤立的冠状动脉血流储备减少，无室壁运动异常发生，可能与远期预后较差有关。在这些患者中，存在潜在的冠状动脉解剖异常。例如，心外膜冠状动脉轻度到中度的病变（通常情况下，由于抗缺血治疗掩盖了部分患者的冠状动脉缺血），或者心外膜冠状动脉正常，但是存在比较严重

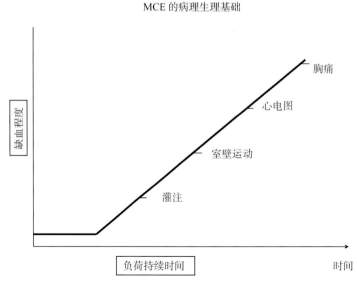

图 24-2 缺血事件序列。灌注异常先于室壁运动异常出现，理论上支持 MCE 作为一个更敏感诊断指标，比负荷超声心动图时观察室壁收缩期增厚更敏感

的微血管病变。这些已经预测到微血管病变的患者，通常见于 X 综合征、高血压、糖尿病，还有心肌病和心脏移植排异者。一些研究表明，与单纯依靠室壁运动异常相比，负荷超声心动图检查时，行心肌造影检查阳性可以提供更多的预后信息。很明显，依据 MCE 病理生理学基础可以得到有用的临床信息，前提是心肌灌注造影足够灵敏、重复性高、安全，并且不容易受到伪像影响。同时应当注意，心肌灌注显像不应作为"独立"的标准，而应与室壁运动评估相结合。事实上，灌注显像本身（或应用多普勒冠状动脉血流速度法，对冠状动脉血流储备进行评估）无法区分心外膜冠状动脉病变和冠状动脉微血管病变，单独使用灌注显像会受到大量假阳性结果的困扰。

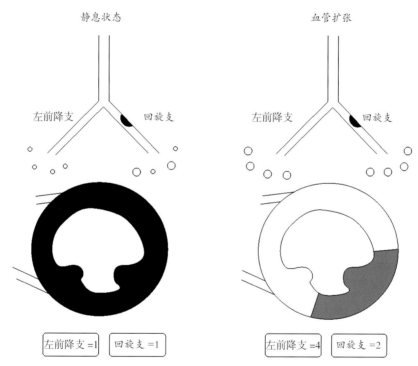

图 24-3　心肌灌注成像诊断冠状动脉疾病的原理示意图。静息状态下，心肌灌注均匀，正常冠状动脉（左前降支）与病变的冠状动脉区域（左回旋支，80% 狭窄）之间没有明显差异。静息状态下，血流图像（如用铊 -201 扫描或声学造影超声心动图获得）未显示不同区域间的区别。然而，狭窄冠状动脉供血区域的灌注，是以部分消耗冠状动脉储备和扩张血管床为代价来维持的，心外膜冠状动脉下游的较大圆圈，代表扩张的血管床。正常张力的小动脉由较小的圆圈表示（通常是收缩的小动脉）。在代谢刺激下，如运动或药物刺激，如双嘧达莫，小动脉张力消失，导致正常冠状动脉（在整个小动脉区都存在张力储备）血流的增加比狭窄的冠状动脉（冠状动脉血流储备较低）更大。灌注成像会显示冠状动脉狭窄，与正常血供区域相比，血流示踪剂在相对狭窄的区域集中的浓度较低。相比之下，间隔和前壁看起来更亮（由于更高的超声造影剂浓度），下后壁回声较暗（较低的造影剂浓度）

24.3 微泡的物理特点和管理

目前，超声造影剂可以是医院生产，或商业公司生产。我们现在有了第三代商业造影剂（表 24-1）。在医院生产的造影剂，用于右心声学造影，由含有气泡的手振盐水溶液组成，经静脉注射。右心造影令人印象深刻，但空气很快就溶解在血液中（图 24-4，第一行）。更小的、能够穿过肺毛细血管床的气泡，其存活时间较短，不足以对左心进行成像，因为其可迅速消散到血液中。在商业造影剂中，使用不可渗透的外壳，或相对不溶于血液、更高密度的封装气体，来实现持久性（表 24-2）。事实上，气体成分是维持循环中微泡尺寸的重要因素之一。第一代商业制剂（如 Levovist）是含有 78 % 氮气的室内空气；由于氮在血液中迅速扩散，这些微泡只能维持几秒钟。为了克服这个问题，将缓慢扩散的、不溶的气体（如八氟丙酸酯）掺入到第二代微泡中，以提供更大的稳定性和更长的造影持续时间。

表 24-1 超声心动图造影剂的特征

生产	组成	用途	临床用途
手振，零代	生理盐水 / 凝胶与室内空气混合	增强多普勒（三尖瓣反流）信号	常规
商业，第一代	多糖 + 空气	一过性	废弃
商业，第二代	脂质 + 八氟丙烷	稳定，持续时间久	增强心内膜边界
	白蛋白或多糖壳和六氟化硫气体		心肌灌注
商业，第三代	配体作为微泡壳	细胞与分子水平成像	研究中
商业，第四代	基因或药物载体	靶向治疗	研究中
商业，第五代	纳米技术	被动和主动的靶向输送	研究中

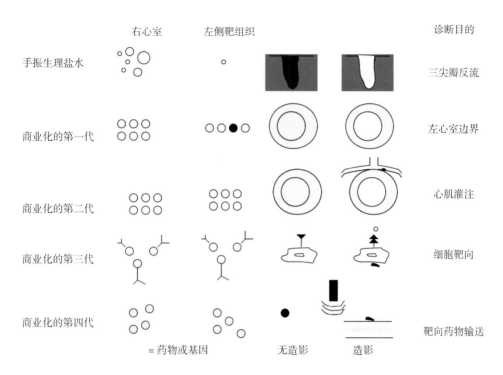

图 24-4　五代造影剂。手振造影剂仍然具有以下作用：例如，右心增强，增强三尖瓣反流信号估测肺动脉收缩压（运动负荷时估测原发性肺动脉高压患者肺动脉收缩压）。商业化的第一代造影剂，气泡尺寸更均匀，并可通过肺循环，增强左心室边界识别。第二代造影剂稳定性和同质性均提高，用于心肌灌注成像。随着第三代试剂"智能"气泡的出现，其针对特定抗原，理论上可以实现细胞或受体成像。在第四代药物中，治疗性的微泡具有特洛伊木马似的能力，其携带药物和基因，这些药物和基因可以通过外部超声波辐射释放于靶器官

表 24-2　第二代超声微泡造影剂

	SonaVue	Optison	Luminity
气体	六氟化硫全氟丙烷	全氟丙烷	全氟丙烷
壳成分	主要是磷脂	人白蛋白	主要是磷脂
气泡尺寸（μm）	2～8	3.0～4.5	1.1～2.5
副作用发生率（%）	11	17	8
主要的副作用	头痛、胸痛	头痛、恶心	头痛、背痛
厂商	Bracco	Bracco	Lantheus Medical Imaging

摘自参考文献 [17]

另一个新兴的应用，是化学重塑气泡外壳，使气泡变得有活性，其具有智能配体，能够选择性结合特异性抗原或细胞。这可以与阳性分子或细胞成像一起使用，例如，对动脉粥样硬化或凋亡细胞成像。通过对外壳进行修饰，使其能够负载药物或基因，这种微泡工程，获得了令人振奋的进一步发展。这匹"特洛伊木马"，是通过外部超声波破坏靶器官内的微泡而卸载的。

造影剂可以通过推注或连续输注给药。推注需要的剂量小，且操作简单。然而，它们经常导致图像在短暂时间内衰减，此时在短暂的衰减时间窗内，造影剂浓度适合分析心肌血容量。造影剂的输注给药管理更复杂，需要更大量的造影剂。然而，在负荷试验期间，需要较少的操作者参与，这样更容易调整输注速率来优化心肌成像，并减少不必要的衰减。恒定的造影剂浓度更适合于定量分析心肌血流和三维超声心动图图像采集，这需要在几个连续的心动周期中进行。

微泡增强了超声心动图的图像质量，因为它们在声压下，以一种非常奇特的方式振荡。在低功率超声波下，微泡线性振荡，以声纳频率（基频）反射超声波。在中等功率超声波下，引起微泡的非线性振荡，产生基频以外的频率（基频的数倍，谐波）。在高强度声波下（用于诊断成像的能量范围内），微泡被破坏。虽然心脏组织产生谐波频率，但强度较微泡要低得多。因此，成像技术可以选择性接受来自微泡的信号，而不是心脏组织。

24.4　MCE 使用方法

MCE 成像技术试图检测心肌中出现的极少量造影剂微泡，同时抑制心肌组织信号。三种主要的技术方法详见表 24-3。总之，我们可以使用具有破坏性的高功率超声波（高机械指数，MI）技术，这种技术对造影剂非常敏感，但不提供实时的室壁运动信息。或者，我们可以使用低功率实时成像技术，这种成像对心肌造影剂不太敏感，但可提供室壁运动信息和出色的左心室造影成像。实时的灌注成像有许多潜在的优点。该技术相对容易使用，可以避免许多伪像，并且可以获得室壁运动信息。因此，这项技术在负荷超声心动图检查中特别有价值。在过去 10 年中，几乎所有的超声仪器，均可使用实时性低机械指数技术（MI < 0.1）。极低 MI 成像技术（脉冲反转多普勒、功率可调、造影脉冲序列）是组织消除技术，在没有造影剂的情况下，可消除或减少心肌和瓣膜信号。该技术已经在多项临床研究中，用于心肌灌注检查和提高心肌缺血检测的能力。

心肌灌注可进行半定量和定量评估。一般采用半定量造影评分：0 = 无增强，1= 斑片状增强，2= 均匀增强（图 24-5）。造影评分指数，可以通过将每个节段的造影分数之和除以分析的节段数来计算。当使用实时成像技术时，心肌灌注减少，可能代表与正常节段相比，整个过程中造影强度都降低和 / 或造影剂延迟出现，或者在负荷期间，造影剂出现时间＞2s。定量分析软件可脱机绘制再灌注曲线。一旦注射了心肌造影剂，在几秒钟内，该造影剂将出现在心肌毛细血管内，一旦达到稳定状态，信号强度代表心肌血容量（A）。高 MI 脉冲（冲刷）可用于破坏心肌中的微泡，然后补充微泡（图 24-6）。用几个高能脉冲破坏微泡后，造影剂充填的增加率代表红细胞速度（β），A×β 的乘积与心肌血流量成比例（图 24-7）。专用软件可以自动计算心肌造影剂峰值浓度 A，造影剂充填曲线的斜率代表微泡平均速率，β 储备，则可以计算心肌血流量。然后，冠状动脉血流储备（即负荷时心肌血流量 / 静止心肌血流量）可以从由三条冠状动脉中的任意一个灌注节段中的感兴趣区域来计算。

表 24-3　造影剂成像技术

方法	别称	输出能量（MI）	微泡破坏	左心室内膜界限	室壁运动
能量谐波多普勒	血管能量成像技术	高（＞0.5）	+	-	-
灰度谐波	功率脉冲反转；超谐波	低（0.2～0.5）	+	+	-
实时造影成像	功率可调；功率反转；造影脉冲序列	极低（＜0.1）	-	+	+

MI：机械指数

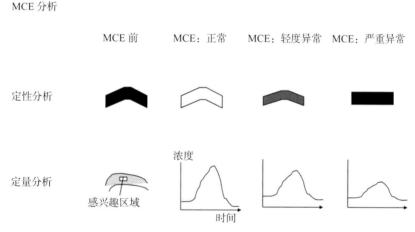

图 24-5　MCE 信号的两种分析类型：定性（上一行）或定量（下一行）。定性分析侧重于造影信号的出现和均匀性。定量分析根据心脏中感兴趣区域的造影剂再灌注曲线，并根据造影剂信号充填曲线的斜率和振幅，来估计血流（较丰富的血流由更陡的上升斜率和更亮的强度来标识）

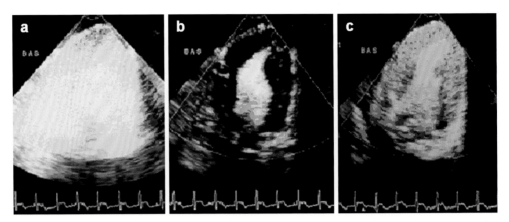

图 24-6 实时心肌灌注成像技术。（a）高机械指数脉冲（冲刷）导致微泡完全破坏。（b）冲刷后没有立即出现心肌灌注。（c）正常灌注时，心肌所有节段出现微泡填充

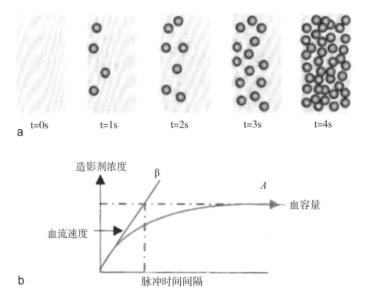

图 24-7 （a）在静息状态和无明显狭窄的情况下，用气泡填充心肌的时间；（b）血容量和流速之间的关系，以及定量估测心肌血流，通过结合 β（速度）和 A（血容量）

　　使用 MCE 进行负荷试验，需要考虑负荷方式的选择。理想情况下，这项技术需要大量血管舒张刺激，来扩大正常灌注区和低灌注区之间的动态分化范围。与多巴酚丁胺和运动相比，显然血管扩张剂更具有优势，血管扩张剂可使冠状动脉血流储备增加 3 ～ 4 倍，而多巴酚丁胺或即使最大运动量，也仅仅使冠状动脉血流储备增加 2 倍或者 3 倍（图 24-8）。负荷药物吸收后，应同时进行室壁运动评估，以评估缺血的可能，因此需要大剂量的血管扩张剂。血管扩张剂负荷还有一个明显的优势，那就是对图像质量的影响程度最低，然后是多巴酚丁胺，对图像质量影响最大的是运动负荷试验。这在负荷超声心

动图中始终很重要，因为图像质量是试验准确性和重复性的主要决定因素。由于衰减、超声扫描平面多变和心率增加，这种技术对伪影非常敏感，因此，负荷超声声学造影更为重要。负荷检查期间，局部室壁运动异常伴随短暂灌注缺损，可明确定位心肌缺血（图24-9）。药物负荷超声声学造影具有更优的图像质量，适用于室壁运动、心肌灌注，以及一些定量分析的新技术，如彩色室壁运动（图24-10）、三维或斑点追踪，所有这些技术要求良好的信噪比，因为负荷检查期间，心内膜边界识别要求非常明确。

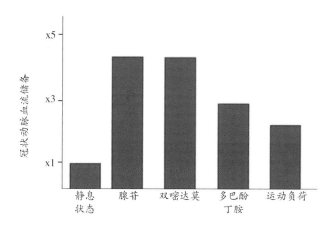

图 24-8　四种不同应激方法（x轴）时血管舒张作用（纵坐标，休息状态下的血流量＝1）。血管扩张剂（腺苷或双嘧达莫，双嘧达莫可以逐渐增加内源性腺苷）比运动或多巴酚丁胺更强烈（由 Iskandrian 修改）

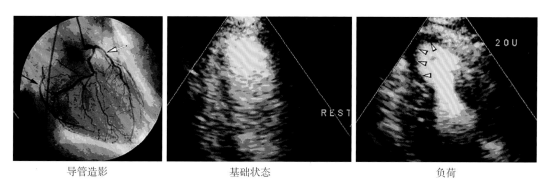

导管造影　　　　　　　基础状态　　　　　　　　负荷

图 24-9　多巴酚丁胺负荷超声心动图，在 0.3 mL Optison 静脉推注后，诱导出了心尖心肌灌注缺损（箭头所示）。这些图像是以超过 25 Hz 的帧频和脉冲反转多普勒实时获得的。随后的冠状动脉造影（左主干造影）显示，由于右冠状动脉 100% 狭窄，右冠状动脉由左冠状动脉供血。此外，还有一段很长的左前降支狭窄（箭头所示）（Thomas Porter 博士供图）

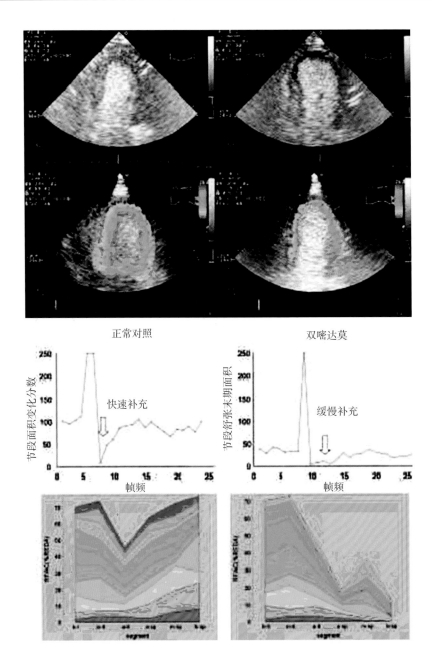

图 24-10 腺苷负荷试验，同时定量评估急性心肌梗死时的心肌灌注和心肌功能。左上：心肌内造影剂均匀增强，表示正常的心肌灌注，并且 CK 色带厚度均匀，可定性地说明静息状态下心肌功能正常。右上：心尖心肌内造影剂浓度减弱，伴相同节段 CK 色带的变薄，定性地表明双嘧达莫诱导的心尖部灌注缺损和室壁运动异常。下图：视频强度曲线和从上述图像中获得的 CK 直方图。左：静息状态下，定量评估正常心肌的灌注和功能。视频强度曲线显示在高能超声脉冲后，心肌内快速的造影剂补充，而 CK 直方图显示所有心肌节段的正常节段面积变化分数（regional fractional area change，RFAC）。右：双嘧达莫诱导心尖心肌灌注缺损，伴有相应的心尖和间隔运动减退。节段视频强度曲线显示，在高能超声脉冲后心肌内缓慢的造影剂补充，反映灌注异常。下面的对照直方图，量化心尖和间隔 RFAC 减少百分比（Roberto Lang 博士提供）

24.5　误区

尽管有大量文献支持 MCE 的使用，但其在临床实践中的应用率仍然很低，只有 10% 的单位开展了该技术。开展不足有技术、经济和监管等方面的问题。需要静脉置管、建立足够的通道，对于优化负荷造影检查很重要。优化心肌造影检查的增益设置，可能与室壁运动所用的增益设置不同，如果用于评价室壁运动的设置用于造影检查，则检测灌注异常的能力可能会降低。为了克服这个问题，推荐应用非常低的 MI 技术，但是对于大多数实验室来说，仍然不熟悉该项设置。人们认识到，MCE 在检测静息状态下的心肌灌注缺损方面非常敏感。然而，由于基底段和左心室侧壁伪影影响，特异性会降低。如果出现这种情况，增加室壁运动分析可能会提高特异性，因为静息状态下心肌灌注缺损，应该与心肌节段性室壁运动异常相关。在 MCE 过程中，另一个可能的假象是左心室心尖部出现旋涡或造影剂浓度降低。克服这些伪影的方法，是增加造影剂输注速率或降低 MI。我们也可以暂时将焦点移到近场，以便更好地评估左心室心尖部。

目前，FDA 或 EMA 没有批准造影剂用于心肌灌注评估，以此目的使用的造影剂仍然"不合格"。灌注成像非常适合与血管扩张剂负荷搭配使用，但是与运动或多巴酚丁胺相比，灌注成像仍未得到充分利用，在运动或多巴酚丁胺期间，由于心动过速和呼吸困难的影响，灌注成像更为困难。与所有造影剂一样，超声造影并不完全安全。FDA 在 2007 年最初的警告中明显夸大了这些风险；然而，危及生命的反应罕见，发生率 < 1/10 000。目前 FDA 标签警告称，大多数严重反应，发生在给药后 30 分钟内，并建议始终备用随时可用的复苏设备，并且配备训练有素的人员，但是这也是负荷超声实验室标配（参见第 10 章）使用或不使用造影剂的一般规则。最后，超声造影检查费用各不相同，在欧洲大约是 50 欧元，在国外一些国家大约是 100 美元。而且在一些州可以报销部分检查费用，但在其他州却不能报销。在大多数国家的报销机制，是不单独报销负荷和造影检查的，这使得如果加上造影检查，负荷超声心动图（获得 150 ~ 400 欧元的统一报销）会不太经济。

24.6　临床适应证

超声造影剂适用于静息状态下超声心动图图像不佳的患者，用于改善左心室腔和心内膜边缘识别。ACCF/AHA 2011 和 ESC 2013 指南都建议在静息状态下，2 个或多个连续节段（17 节段 LV 模型）显示不佳时，使用造影剂。在心脏负荷超声检查过程中，使用造影剂不仅可以提高图像质量，还提高了医生的信心，提高了 CAD 检测的准确性。MCE 允许在药物负荷检查期间，评估心肌灌注，但是，无论是专业建议还是普通心脏病学指南，都不推荐临床使用（表 24-4）。数个报道表明，与单一分析室壁运动异常相比，运用不同方式（运动、多巴酚丁胺、血管扩张剂）进行 MCE，在负荷试验期间能够提高更多有用的信息，有助于提高血管造影显示冠状动脉显著病变患者的 CAD 诊断，尽管方案仍然不一致。与单独分析室壁运动异常相比，MCE 的一个潜在优势是能够检测具有治疗意义的、更大的缺血负荷，尤其是在 MVD 患者中。在一项涉及 11 项研究和 674 名患者的荟萃分析中，MCE 已经被证明检测冠心病的敏感性，稍高于心肌核素显像，特异性方面相似。在另一项大型多中心研究中，对于 CAD 的检测，MCE 比 SPECT 更敏感。因此，相比之下，对于其他成像方式，MCE 是一种易于操作且安全的床旁心肌灌注评估技术。更重要的是，负荷 MCE 期间，灌注缺损预测死亡和非致死性心肌梗死的预后价值，已经得到证实。最后，一项前瞻性研究展示了 MCE 在临床领域的作用。在生理学和药理学临床负荷超声心动图研究期间，进行心肌声学造影，心肌灌注的价值被分为有益的（细分为室壁运动的增量受益或室壁运动的更大受益）或无益的。尽管需要多个操作者，应用运动或药物负荷，以及存在临床护理的时间限制，但是将 MCE 应用到临床检查中是可行的。在大多数情况下，MCE 被证明是室壁运动分析的增量受益，或者是室壁运动分析的附加受益。总之，尽管室壁运动分析仍然是负荷超声心动图检查中缺血检测的基石，但是 MCE 可以被纳入临床应用中，以进一步提高负荷超声心动图的诊断准确性。

表 24-4　负荷超声心动图检查过程中造影剂的正确和不当使用

	A	M	R
＞ 2 个连续节段不清晰显示	√		
脉冲多普勒 CFR 速率，灌注成像			√
＜ 2 个连续节段不清晰显示			√

负荷 MCE 也可用于评估急诊科怀疑急性冠状动脉综合征，但没有持续缺血证据的患者（图 24-11）。在急性心肌梗死的情况下，静息时 MCE 可以提供风险区域的大小、侧支血流的存在和数量、心外膜冠状动脉再通后心肌血运重建的状况，以及无复流的血管数量等信息。MCE 还可以提供关于心肌梗死后早期，或慢性缺血性左心室功能不全患者心肌存活的有用信息。MCE 良好的空间分辨率，允许评估透壁性心肌梗死，这与预测心肌收缩功能储备的多巴酚丁胺负荷延迟钆增强 CMR 成像良好相关。

最后，CFR 和微血管血流储备，也被确定为判断 CAD 以外其他心血管疾病患者预后的重要预测因子。定量 MCE 有可能提供更准确的心肌血流量估计，因为造影剂是一种微血管示踪剂，因此，似乎能更好地反映微循环病理生理。这种技术优于其他方法，因为它可以提供所有左心室冠状动脉分布区域的组织灌注和心肌血流速度和容积信息。

血管扩张剂诱导的 MCE，对于评估药物治疗后心肌血流储备的改善有价值，以更好地控制代谢异常，如糖尿病和血脂异常。对于心力衰竭和左心室功能不全的患者，在有监测条件的医院环境中进行运动训练，可使微血管储备显著增加，双嘧达莫负荷定量 MCE 证明了这一点。此外，微血管储备已被证明是扩张型心肌病患者死亡和移植需求的独立预测因素（图 24-12）。

尽管令人关注，但是要强调的是，这些都是单中心研究的结果。超声灌注成像的声学、医学和经济优势将是巨大的。然而，多中心研究和更强有力证据来证明 MCE 有益并将其纳入临床实践仍然是必要的。目前，其他令人兴奋的应用，比如细胞或分子造影成像，以及药物或基因传递方面，仍处于研究阶段。

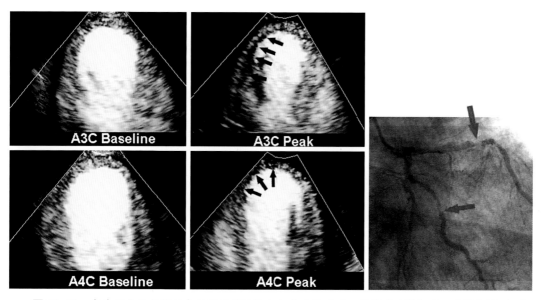

图 24-11　急诊室收治的疑似急性冠状动脉综合征患者的实时心肌灌注造影超声心动图实例。左图：静息状态下，心尖三腔心（A3C）和四腔心（A4C）正常均匀心肌灌注显像。多巴酚丁胺负荷峰值时，后壁（A3C峰值）和室间隔心尖段（A4C峰值）出现灌注缺损。冠状动脉造影显示左前降支和左回旋支有明显病变（箭头，右图）（经 Senior 等许可转载）

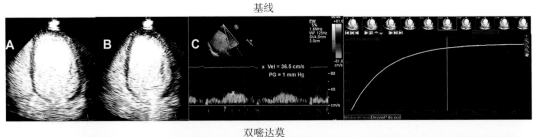

基线

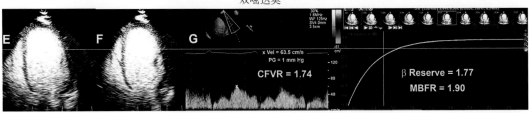

双嘧达莫

图24-12 一名患有查加斯病的49岁男子的基线(上图)和双嘧达莫负荷(下图)的超声心动图图像。实时心肌声学造影心尖四腔心切面显示，舒张期（A）左心室扩大，收缩期（B）射血分数为15%，左心房增大。在双嘧达莫负荷时，室壁运动分析，未观察到变化（E和F）。在双嘧达莫负荷试验时，左前降支远端舒张期流速没有显著增加（C和G），导致冠状动脉血流速度储备（CFVR）为1.74。造影量化曲线显示基线（D）和双嘧达莫负荷（H）时，β 储备降低(1.77)，心肌血流储备降低（MBFR=1.90）。该患者在双嘧达莫负荷试验6个月后死亡（经 Lima 等人许可转载）

本章参考病例动图：病例6（文前 P_7）、病例26～病例28（文前 P_{22}）。

（肖明虎 译，王晴金 校）

Chapter 25
舒张功能负荷超声心动图
Diastolic Stress Echocardiography

25.1 背景

左心室（left ventricular，LV）充盈压（left ventricular filling pressure，LVFP）升高，独立于左心室射血分数（ejection fraction，EF），是呼吸困难（气短），甚至慢性心力衰竭患者预后的重要决定性因素。传统上，LVFP的评估是通过有创的右心导管方法获得的，该方法可以直接测量肺毛细血管楔压（pulmonary capillary wedge pressure，PCWP），虽然间接评估左房（left atrial，LA）压力，但是很准确。现在，LVFP可以通过完全无创的多普勒超声心动图方法进行评估。目前指南鼓励应用脉冲组织多普勒，计算舒张早期前负荷依赖二尖瓣峰值流速（E）与二尖瓣环间隔侧与侧壁侧的平均运动速度（e'）的比值。这个平均速度很大程度反映了心肌松弛的速度，不依赖于血液压力梯度。E/e'除了简便易行、容易取得之外，还能够预测急性心肌梗死、心力衰竭、高血压以及监护病房中机械通气患者的预后，还可应用于临床实践，以推动慢性心力衰竭患者的医疗治疗和心脏药物的滴定。

一个健康个体有足够的心脏储备来支持运动和应激导致的需求量增加，但是当存在明显的LV舒张功能异常时，正常心脏储备明显降低，从而可产生气短。专为评估这个储备功能而设计的负荷试验可以很好地发现降低了的"舒张"储备能力。

左心室舒张功能异常患者在静息时血流动力学[心输出量（cardiac output，CO）和LVFP]与舒张功能正常的健康人相似。然而，在运动情况下，健康人能够在不明显升高LVEP的情况下提高CO，这是因为心肌松弛能力提高，导致舒张早期在最低限度的左心室舒张压的情况下仍可以有效地抽吸血液入左心室。心肌松弛能力降低是左心室机械功能降低的最早期表现之一。所有形式的心肌疾病都会很大程度上影响心肌舒张性能，包括心肌缺血、高血压性心脏病、肥厚性心肌病、射血分数正常的心力衰竭（heart failure with preserved ejection fraction，HFpEF）。众所周知，健康人运动时心肌松弛能力会正常幅度地提高，而LV舒张功能异常患者没有上述现象。这样LV舒张功能异常患者不得不以升高 LVFP 为代价获得需要的功能，因为在舒张早期正常 LV 充盈压情况下无法获得足够的抽吸血液的功能。基于此，舒张功能负荷超声心动图对于静息时 LV 收缩功能正常（EF 正常）和 LVFP 正常患者无法解释的呼吸困难尤其有诊断价值。

25.2　舒张功能负荷超声心动图应用 E/e' 的基本原理

在心动周期早期，心肌松弛发生在 LV 舒张早期充盈之前，而 LV 射血发生在收缩期。当心肌松弛性能正常时，大部分 LV 充盈发生在舒张早期，余下的部分发生在左房收缩时（舒张晚期）。当心肌松弛性能降低而 LVFP 仍正常时，大部分 LV 充盈发生在左房收缩期。如果心肌松弛性能降低而 LVFP 升高，升高的压力对 LV 充盈起主要作用而左房收缩对 LV 充盈的贡献降低。二尖瓣环舒张早期运动速度（e'）与有创获得的松弛指数 Tau 有很好的负相关性。

因为舒张早期二尖瓣血流速度（E）对前负荷敏感（因此随着 LVFP 的升高而升高）以及 e'（在所有不同形式的 LV 舒张功能异常患者中都降低）相对于前负荷不敏感，所以推测无论在静息状态还是运动状态下，E/e' 与有创 LVFP 测值都有着精确的相关性。

25.3　运动后 E/e' 正常截点值

健康人（平均年龄 59 岁）最大运动量（平均心率 153 bpm）踏车试验后（表 25-1），二尖瓣峰值流速 E 和二尖瓣环组织多普勒运动速度 e' 等会相应升高，E/e' 没有明显变化。

表 25-1　健康人二尖瓣血流和组织多普勒间隔速度在运动中的变化

测值	基础	运动后
E 峰速度（cm/s）	73 ± 19	90 ± 25
A 峰速度（cm/s）	69 ± 17	87 ± 22
DT（ms）	192 ± 40	176 ± 42
e'（cm/s）	12 ± 4	15 ± 5
E/e' 比值	6.7 ± 2.2	6.6 ± 2.5

Nagueh 等修正（2009）

尽管年轻人二尖瓣峰值流速（E）和二尖瓣环运动速度（e'）速度值都较高，但是 E/e' 在健康人（年轻或年长）中几乎一样。因此，这个相似的 E/e' 值（< 10 作为 LV 充盈压正常值，e' 使用平均值）可以独立于年龄因素来无创性评估所有个体的 LVFP。另一方面，在 LV 松弛延迟的个体，运动状态下的 e' 升高幅度较 E 升高幅度小得多，因此，E/e' 升高。

总的来说，个人对运动可以表现出以下三种形式（图 25-1）：

1. 正常（静息）—正常（运动后）：E/e' 无明显变化（图 25-2）。

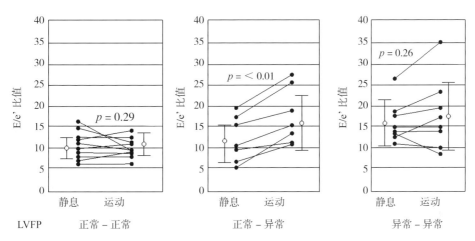

图 25-1 踏车试验后早期 E/e' 三种变化形式（Ha 等修正）

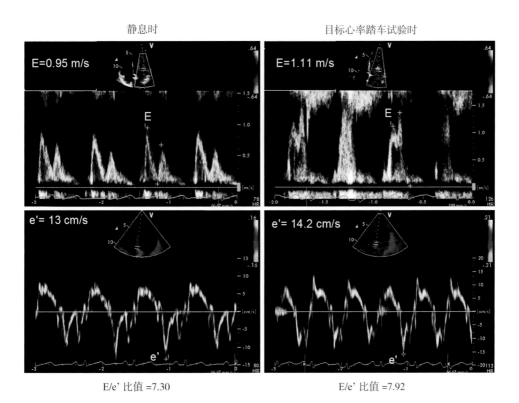

图 25-2 典型正常（静息）—正常（运动后）反应

2. 异常（静息）—异常（运动后）：E/e' 静息时异常升高，运动后依然保持升高。

3. 正常（静息）—异常（运动后）：E/e' 静息时正常，但是运动后异常升高

（图 25-3）。

负荷后的第三种反应对解释 LV 舒张功能异常和心力衰竭的机制很重要，尤其当患者存在难以解释的气短时。

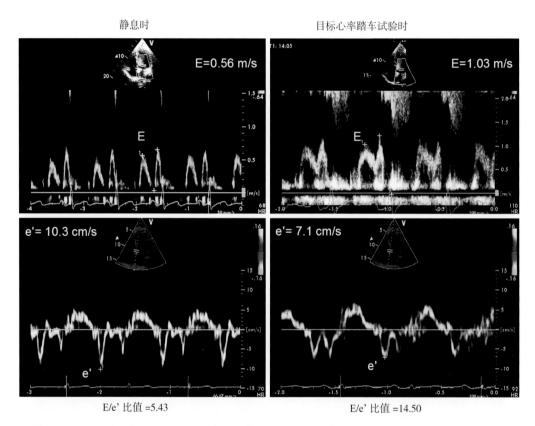

图 25-3 典型难以解释呼吸困难患者的正常（静息）—异常（运动后）反应

25.4 舒张功能负荷超声心动图评估的其他参数

此外，三尖瓣反流的连续多普勒信号可定量提供运动状态下升高的 PASP。PASP 的正常上限值：静息时是 30 mmHg，运动状态下是 40 mmHg。运动诱发的肺动脉高压（定义为 PAPs ≥ 50 mmHg）预示长期随访预后不良，尤其在伴有 LV 充盈压升高时。

25.5 为什么运动是舒张功能负荷超声心动图的最佳负荷形式

肾上腺素负荷（或者运动负荷）的正性松弛作用（提高 LV 松弛性）可以在更短的

时间更好地诱导 LV 松弛，所以任何心脏的负荷，包括简单的窦性心动过速，都是舒张功能有力的负荷。显而易见，运动负荷是舒张功能最好的负荷形式。事实上，运动负荷的正常舒张功能反应包括最初阶段的 LV 舒张末期容量增加和 LV 收缩末期容积减少（＝增加的收缩性），这是高应激状态介导的稳定状态，直到 LV 舒张储备耗竭而 LV 充盈下降。在 LV 舒张功能异常的情况下，这个下降点发生在心率比较低的时候：舒张期 LV 充盈压越低，每搏输出量越低，对于任何给定水平的 LV 收缩功能异常，其预后都更差。

运动负荷超声心动图包括卧位自行车或者踏车试验，为获得更佳的图像质量，首选前者。应在静息和运动结束即刻定量评估 E/e' 和 PAPs。运动负荷结束后进行这项评估的理论依据是：研究发现心脏病患者运动负荷后峰值流速 E 峰可以维持稳定升高状态几分钟，这种跨二尖瓣的延迟模式避免了快速心率（比如最大运动量）E 峰和 A 峰融合容易困扰的情况下难辨 E 峰的问题。

尽管许多研究已经证实多巴酚丁胺在冠心病伴有气短的患者中的诊断作用，注射多巴酚丁胺亦可用来做舒张功能负荷超声心动图，但是其结果在心力衰竭患者中是有争议的。另有研究表明多巴酚丁胺的持续限制性 LV 充盈模式与缺血性心肌病长期不良预后相关。总的来说，多巴酚丁胺评估 LV 舒张功能异常不是非常敏感，因为 LV 舒张压可能因注入多巴酚丁胺而降低。

近来，前负荷负荷超声心动图通过测量可操纵增加前负荷装置腿部正加压（leg-positive pressure，LPP）下跨二尖瓣血流模式（transmitral flow pattern，TFP）的变化，来评估 LV 舒张末期压力 – 容积关系。LPP 是通过能保持腿部周围持续负荷加压 5 分钟的腿部按摩机来实现的。通过这种方法，可以加压到 90 mmHg，这个压力值对心率和收缩压都没有显著影响。根据 TFP，LV 舒张功能异常可以分为以下三种情况：

1. 休息时限制型或伪正常型（PN=E/A 比值 1.0 ～ 1.5 ＋E 峰值减速度时间＜ 200 ms）。

2. 休息时松弛受损（impaired relaxation，IR）或 LPP 下松弛受损（稳定 IR）（IR=E/A 比值＜ 1 ＋E 峰值减速度时间＞ 240 ms）。

3. 休息时 IR 伴 LPP 下 PN（不稳定 IR）。

值得注意的是，不稳定 IR 的无事件生存明显比稳定 IR 低，而且不稳定 IR 是全因死亡率的独立预测因素。然而，这种方法已被初步评估，并因缺乏验证队列而受到限制。要将 LPP 引入临床实践，还需进行大型中心研究。

25.6　舒张功能负荷超声心动图的适应证

舒张功能期负荷超声心动图最强烈的适应证是无法解释的呼吸困难，尤其是劳累性的，这在老年人群中是非常普遍的现象。尽管劳力性呼吸困难也许等同于心绞痛，但是在劳力性呼吸困难患者中应激诱导心肌缺血的发生率很低。相反地，表现为呼吸困难的患者远期预后较那些表现为胸痛的患者要差得多。

舒张功能负荷超声心动图的另一个重要作用是准确诊断舒张性心力衰竭或者 HFpEF。应用 ESC 标准发现 148 名临床怀疑 HFpEF 患者中，少于一半患者的静息和 / 或运动状态下左室充盈压 E/e' 是升高的。

舒张功能期负荷试验也可以应用于发现亚临床舒张功能不全，预测远期预后。Holland 等人发现运动时升高的左室充盈压（E/e' > 13）是很有力的临床预测参数。

25.7 舒张功能负荷超声心动图的禁忌证

舒张功能期负荷超声心动图的潜在限制包括：左室节段性功能障碍、二尖瓣疾病（伴钙化的二尖瓣反流和狭窄）、机械瓣、心房颤动。

在左室区域性功能障碍的患者，测量二尖瓣环 4 个点（前部、下部、间隔、侧壁）的平均值将会提高检查的准确性。在二尖瓣疾病和机械瓣置换的患者中静息时，E/e' 的比值一直有争议。心房颤动时，E/e' 比值在静息时可以准确评估 LVFP，但是由于心动过速和 RR 间期不等，在负荷超声心动图中 E/e' 无法获得。

25.8 启示

在所有运动负荷超声心动图检查中，都应该测量二尖瓣前向血流速度、组织多普勒二尖瓣环速度以及三尖瓣反流梯度和反流阶差等评估舒张功能的指标。这些测量不应该看作在浪费时间，因为操作用不了几分钟。这些测量可以在评估室壁运动之后、紧跟运动结束之后进行，此时心率开始下降，而二尖瓣前向血流 E 峰和 A 峰开始分离。如果运动时舒张期充盈压升高，并持续数分钟，这就保证了在运动负荷恢复之前有足够的时间评估舒张功能。

舒张功能负荷超声心动图的可靠性依赖准确测量左室舒张功能参数。主要技术之一就是通过准确定位取样容积和正确调整组织多普勒增益，以获得正确的二尖瓣环速度。

本章参考病例动图：病例 29（文前 P$_{26}$）。

（郑 平译，江 勇校）

Chapter 26
负荷超声心动图关于内皮功能的研究

Endothelial Function in the Stress Echocardiography Laboratory

26.1 介绍

内皮功能障碍是动脉粥样硬化疾病的早期阶段，以 NO 释放减少为主要特征。动脉粥样硬化的早期阶段，虽然没有结构性损伤，但是功能改变可导致心脏水平出现中间阶段的冠脉血流储备异常，再发展为晚期可致负荷诱导的功能障碍（图 26-1）。因为 NO 半衰期极短，直接评估内皮功能几乎不可能，但模拟内皮生理学，在血管反应试验中，通过无药物或药物刺激物促进 NO 释放，即诱发内皮依赖性血管舒张模式，已发展出不同技术来评估人类内皮功能，包括有创的和无创的，来探索不同区域的内皮功能。其中一些技术，比如血流调节血管扩张（flow-mediated dilation，FMD），采用了基础的超声心动图中负荷超声心动图试验的硬件。对于一位没有心血管超声技能训练的高血压学专家或者心脏病学专家来说，完成这项技术所需要的额外技术和知识背景是很高难的，而对于一位已有心血管超声技术经验的心脏病学专家来说，完成这项技术就容易。内皮功

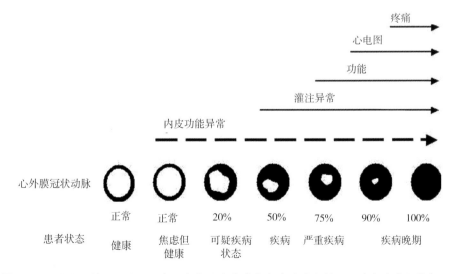

图 26-1 动脉粥样硬化的时间线。内皮功能异常发生在动脉粥样硬化的自然病程早期

能研究很吸引心脏病学专家，因为它可以补充病理生理学、诊断学、预后信息等目前我们非侵入性检查常常遗漏的信息。内皮功能异常不仅是动脉粥样硬化、高血压、心力衰竭的启动和发展的关键因素，还能够帮助寻找连接动脉粥样硬化血流动力学异常和临床事件发生的桥梁。负荷超声心动图的生理学盲点在于仅检测冠脉狭窄的功能性或者血流动力学影响，但是不能评估许多灾难性心血管事件发生的内皮功能状态。

内皮功能障碍还是动脉粥样硬化的主要生物标记。在 2001 年，NIH 对生物标记的定义标准化，即能够被客观地检测和证明的常规生物病理过程、病因过程或者治疗干预中的药理学反应的指示剂。生物标记可以通过生物样品（如血液检测：易损血液生物标记 D- 二聚体）或者通过影像学检查（如易损心肌的超声心动图检查）。理解生物标记最简单的方法（包括内皮功能异常）是把它看作疾病特征（危险因素或者危险标记）、疾病状态（亚临床或者临床）、发病率（进展）的指示剂。生物标记也可以是替代终点。尽管在这一观点上共识有限，替代终点代替对感兴趣点的检测，作为临床试验的结果来评估治疗方法的安全性和有效性，替代终点（如高血压患者的内皮功能异常代替主要心血管事件）与需要大量临床试验评估的发病率和死亡率相比，具有以下临床特点：收集时间短、费用低的特点。生物标记具备准确的、在标准化模式下可重复获得、针对所反映的临床结果具有高度的敏感性和特异性、能够独立于已有预测因子（评估动脉粥样硬化的弗明汉心脏研究风险评分）合理解释部分临床结果、对患者来说可以接受、对临床医生来说容易理解解释，才可称为具有临床价值。在目前技术和知识水平下，作为动脉粥样硬化的生物标记，肱动脉超声所评估的内皮功能异常仅符合上述标准的一部分（表26-1），貌似简单的方法和完美的病理生理学技术可能掩盖了大量的不准确的信息。

表 26-1　识别易感人群的超声生物标记物

	方法标准化	方法可行性 / 简便性	与疾病发展的关联	FHS 危险评分的依赖性	病程追踪
动脉易感性					
结构性标记（颈动脉 IMT）	++	+	++	+	+
功能性标记（内皮功能异常）	+	+	+	?	++
心肌易感性					
结构性标记（LVH，LV 功能异常）	++	++	++	?	++
功能性标记（负荷超声心动图）	++	++	++	++	++

LVH：左心室肥大；LV：左心室；FHS：弗明汉心脏研究；++：有力证据；+：一些证据；？：未知或模棱两可的数据（Vasan 提供和修正）

26.2　历史背景

内皮总面积达 27 000 m², 铺开来类似一个足球场大小, 是人体最大上皮表面积。长期以来, 根据青霉素诺贝尔奖得主 Florey 的定义, 内皮面积被认为 "和一张有核的玻璃纸差不多"。实际上, 内皮细胞不仅作为物质进出血液的无血栓形成的扩散阻挡层, 也作为最大和最活跃的人体旁分泌器官, 分泌有效血管活性、抗凝、促凝血和纤溶物质。1977 年, Murad 博士 (弗吉尼亚大学) 首次发现 NO 的生物学作用, 他演示了硝酸盐化合物因释放 NO 所产生的舒张血管作用。1980 年 Furchgott 博士 (纽约大学) 领导的独立小组发现, 在离体兔主动脉, 乙酰胆碱诱发的血管舒张仅在内皮完好无损的情况下发生, 释放内皮源舒张因子, 1986 年此物质被 Ignarro (UCLA) 博士证实为 NO。1998 年, Furchgott, Ignarro 和 Murad 因其关于 NO 生物学作用的发现获得了诺贝尔医学奖。在 1992 年, 《Science》杂志应用 NO 作为封面页, 把它称为年度分子。同年, Celermajer 提出了一个崭新的完全无创的, 通过超声评估前臂缺血后充血来评估内皮功能的方法。这种缺血后 FMD 大部分由 NO 调节。临床评估内皮功能的方法从几所主要针对高血压和临床药理感兴趣的研究中心机构采用的静脉闭塞体积描记法, 转向应用广泛的心脏超声实验室, 后者被心脏病学专家所推崇, 他们希望从这项技术中获得相关的临床信息。体积描记法复杂、耗时、技术要求高、有创、要求技术熟练的专家, 并且需要动脉内定量应用乙酰胆碱 (评价内皮功能) 和硝普盐 (评估非内皮依赖性舒张)。超声技术很快显示了更广阔的应用前景, 可反复评估, 应用于大规模诊断和预后验证。体积描记法和超声技术都可以评估肱动脉内皮功能。借助侵入性心内导管, 通过冠脉内应用乙酰胆碱检测血管收缩反应直接评估冠状动脉节段的内皮功能 (表 26-2)。事实上, 通过这种技术, 取得了人类内皮功能异常的第一次示范。内皮功能异常是一个系统化过程, 所以在冠状动脉和周围循环中都可以进行评估。冠脉内和肱动脉内给予血管活性药物提供血管对 NO 的直接定量反应, 被看作内皮功能试验的金标准。然而, 这些方法是有创的, 不适合床旁评估。

表 26-2　评估人类内皮功能的方法

	冠状动脉内血管造影术	肱动脉超声	静脉闭塞体积描记术
靶内皮	冠状动脉	系统 (全身)	系统 (全身)
动脉导管插入术	是 (冠状动脉)	否	是 (肱动脉)
辐射暴露	是	否	否
动脉内应用乙酰胆碱	是 (冠状动脉内)	否	是 (肱动脉内)
内皮依赖性刺激物	药物 (乙酰胆碱)	物理 (缺血后充血)	药物 (乙酰胆碱)

	冠状动脉内血管造影术	肱动脉超声	静脉闭塞体积描记术
动脉内硝酸盐类药物	是（冠状动脉内）	否	是（肱动脉内）
非内皮依赖性刺激物	冠状动脉硝酸盐	舌下硝酸盐	动脉内硝普钠
风险	有	无	无
专用软件	无	有	有
费用	很高	低	高
耗时	数小时	数分钟	数小时
关键参数	冠状动脉内径	肱动脉直径	前臂血流量
环境	导管室	心脏超声室	临床药理实验室
兴趣点	病理生理学	临床和病理生理学	病理生理学

26.3 正常内皮细胞的生理功能

内皮细胞位于管腔和平滑肌之间（图26-2）。尽管厚度只有一层细胞，仍可敏感地感受到血流动力学变化、膜受体机制的血流信号，并应答合成理化因素，释放多种血管活性和血栓调节因子或生长因子。这些因子被分泌到管腔或者管壁平滑肌，影响血管张力和生长（图26-2）。内皮除了普遍性功能之外，可能还具有不同于身体其他器官的特异性功能（比如，通过冠脉或心内膜内皮控制心肌收缩性）。由于所在的特殊位置，内皮细胞主要承受三个主要的机械力：压力，来自血管内血液的流体静力学力；圆周拉伸力或张力，来自血管舒缩运动时内皮细胞连接间产生的纵向力；剪切力，来自血液流动产生的拖曳摩擦力。在这些力中，剪切力具有特别重要的血流动力学意义，因为它刺激产生血管活性物质（包括NO）、改变基因表达、影响细胞新陈代谢和细胞形态（图26-3）。很多血管对血流量增加，更精确地说对剪切力的反应，是扩张（图26-3），这种现象被定义为血流介导舒张，它的主要介质是通过内皮一氧化氮合酶（eNOS）产生的内皮源性NO。NO也可以在其他激动剂（乙酰胆碱、缓激肽等）的刺激下产生，作用于特异的内皮细胞受体，如上所述，这些特性被其他血管反应试验所利用。在NO缺乏的情况下，其他介质，比如内皮依赖性类前列腺素或者普遍认定存在的内皮源超极化因子可使血管舒张。在生理条件下，内皮功能依赖内皮细胞物理和功能的完整性，后者可以通过抑制血小板激活、血管收缩、有丝分裂来调节和保护血管自我平衡。自平衡是通过保持保护性因子（主要是NO，还有其他因子，如环前列腺素和内皮源超极化因子）和危

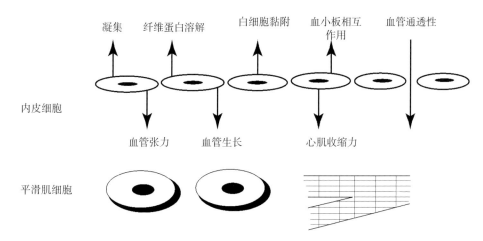

图 26-2 内皮细胞的多种功能。分泌入管腔的因子（向上的箭头）包括影响血液凝结的环前列腺素、t-PA。细胞表面黏附分子（如细胞间黏附分子 -1、ICAM-1）和血管细胞黏附分子（VCAM-1）调节白细胞黏附。分泌到管腔外的因子（朝向平滑肌细胞，向下的箭头）可以影响血管张力和生长。冠状动脉和心内膜内皮细胞还可以影响心肌收缩性（经许可，引自 Celermajer）

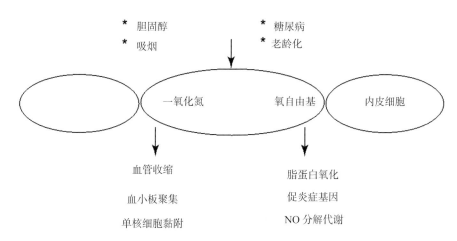

图 26-3 内皮功能异常的当代观点。一定危险因素存在的情况下，内皮细胞生成 NO 减少，或者生成更多的氧自由基（如 O_2^-），或者两者都有。这将导致多种促缺血或者促动脉粥样硬化作用（经许可，引自 Celermajer）

险因子（如血管紧张素 II、内皮素 I、血栓素和其他前列腺素）之间的平衡来实现的。内皮损伤和动脉粥样硬化之间的生物联系可能与动脉 NO 的生物利用度减低有关。因为 NO 的半衰期，所以 NO 的生物活性严重受活性氧（reactive oxygen species，ROS）存在的影响，如过氧化物，这个自由基很快与 NO 反应生成极为活跃的中介物质过氧亚硝酸盐（$ONOO^-$）。亚硝基化合物形成有许多负面作用：降低 NO 可利用度、直接收缩血管、细胞毒性，影响前列环素合酶和一氧化氮合酶的活性。其他活性氧，如过氧化双氧水和次氯酸的歧化产物，虽然不能看作自由基，但是有很强的氧化能力，可进一步助长血管组织中的氧应激反应。在老龄化和心血管危险因素中，ROS 导致的 NO 破坏是 NO 利用度降低的最主要原因，而 NO 生成量降低仅是次要原因。心血管疾病中增加的氧应激主要来源是烟酰胺磷酸二核苷酸（nicotinamide dinucleotide phosphate，NADPH）氧化酶、黄嘌呤氧化酶、线粒体，在某些特定条件下，甚至是 eNOS 本身。这些反应会导致一定程度的促缺血或促动脉粥样硬化作用（图 26-4）。

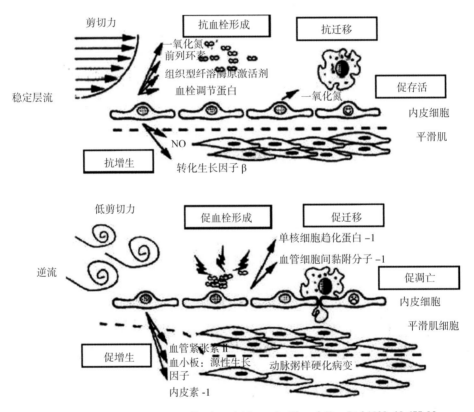

Traub et al Atheroscler Thromb Vasc Biol 1998; 18:677-85

图 26-4　内皮细胞生物学和剪切力。稳定层流剪切力促进内皮细胞释放抑制凝结、白细胞迁移和平滑肌增生的因子，同时也促进内皮细胞存活。相反，低剪切力和逆流会产生相反的作用，因此促进动脉粥样硬化的发展（经许可，引自 Celermajer）

26.4　方法学

由于超声技术的无创性和可重复性好，所以在评估内皮功能方面颇受瞩目。尽管如此，超声技术仍具有技术性和解释性限制。直至近期，由于缺乏如何收集和解释数据的方法流程，这项技术的临床不稳定性被放大。当评估内皮功能，需要考虑这些重要因素：学科准备、方案、技术和分析模式。

在 2002 年，国际肱动脉反应工作队发表的指南取得了这座方法论上的宝塔，指南旨在化小因患者、设备和解析而产生的易变性的来源（图 26-5）。后来，指南更新包含了近期技术发展和生理学发现。因为肱动脉管径变化的数量级是一毫米的一小部分，所以这项技术在方法学上要求极为精确。根据该指南，患者应在持续一段时间（至少 6 小时）中尽量避免运动、咖啡、酒精、毒品、兴奋剂，以及药物治疗；详细记录用药史；对于绝经期前妇女，应考虑所处月经循环阶段；重复检查应在一天中的同一时间完成；实验室设备对取得好的重复率也至关重要。基础设备包括：房间应安静、控制室温、立体定向探头支架和分析每次心跳图像的专用软件。最小频率是 7 MHz 的线阵换能器，可以为后续分析提供足够分辨率的图像，并可连续和实时测量多普勒信号，目的是计算剪切速率和肱动脉直径变化。在纵断面，肘窝上方采集肱动脉图像，选择腔与血管壁之间前、后壁内膜界面清晰的节段。采集基础静息状态的图像后，在动脉上方进行袖口充气实现动脉闭塞，通常充气压力为收缩压加 50 mmHg 或者 250 mmHg，持续 5 分钟。无论是从生理学原因（低位动脉阻断的 NO^- 依赖性较高位动脉阻断强），还是从技术性原因（随着时间推移和重复操作，图像稳定性更高），均首选低位动脉闭塞。有趣的是，这两种方法针对心血管事件的预测用作是相似的。外源性 NO 供体，比如舌下含服硝酸甘油低剂量（25 ~ 50 mcg）或者高剂量（0.4 mg），常用来测试平滑肌功能。硝酸甘油应用3 ~ 4 分钟后血管舒张达到最大程度。临床上显著心动过缓、低血压、慢性亚硝酸盐治疗的患者不能使用硝酸甘油。目前通过计算机边缘检测算法这一技术可连续自动得到动脉直径，因此可观察到肱动脉直径和血流速度对反应性充血的变化全过程（图 26-6）。因为这种方案大大提高了该技术的可重复性，因此在目前此方案是强制性的。

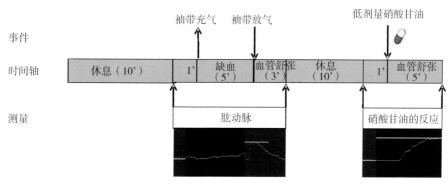

图 26-5　肱动脉超声图像的示意图。上行：事件的时间轴；中间行：肱动脉超声图像；下行：袖带和探头位置（经许可，引自 Roman 等）

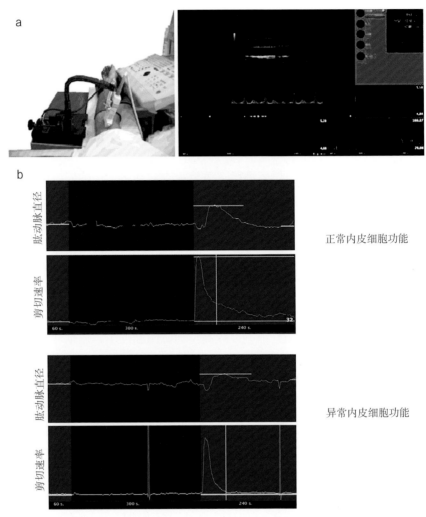

图 26-6 （a）图显示自动边缘检测系统，可以在线观察反馈所检测信号的质量。肱动脉血流调节血管舒张功能是应用不依赖操作者、自动软件来测量肱动脉直径得到的（Quipusrl；Pisa，Italy）。（b）图显示两个病例，正常（上行）和异常（下行）内皮功能

26.5 内皮功能异常对发现冠心病的诊断价值

负荷试验实验室研究的内皮功能完整性已提供了一些临床相关信息。实际上，负荷试验中心电图缺血性改变可高度预测系统性内皮功能障碍。内皮功能异常可以发生在狭窄（图 26-7）或者正常的冠状动脉（图 26-8）。

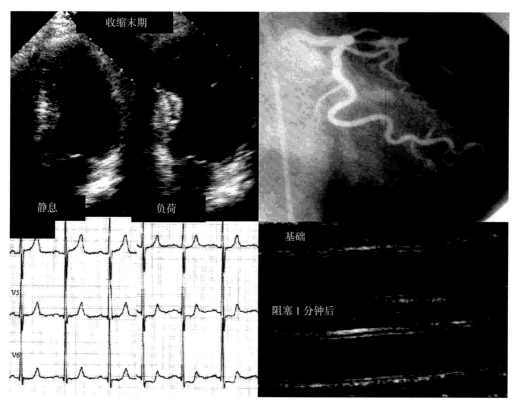

图 26-7　左前降支近端明显狭窄患者的典型试验结果（右上图）。运动负荷超声心动图（标记"收缩末期"框）显示间隔心尖段运动异常（左上图）和在峰值负荷时明显 ST 段压低（左下图）；降低的肱动脉 FMD 显示在右下图（经许可，引自 Palinkas）

　　和冠脉造影标准相比，心电图信息会出现假阳性结果；而生理学相关金标准如内皮功能异常，则结果呈真阳性。有运动诱导的心肌缺血（201-TI SPECT 发现）而无血流动力学意义的心外膜动脉狭窄患者，冠脉内皮功能异常更加明显。在顽固性高血压患者中，FMD 降低是双嘧达莫心肌灌注显像阳性的独立预测因素。而且，在绝经后妇女队列研究中，FMD 与冠状动脉疾病的解剖学测量存在横断面和纵断面相关。尽管如此，在临床实践中，内皮功能异常非创伤性地预测冠状动脉疾病的诊断准确性似乎还不充分（图 26-9）。

　　这并不奇怪，因为 FMD 这一方法是有缺陷的：独立于基础冠状动脉疾病，患者同时存在冠脉危险因素，比如高脂血症、高血压、吸烟、糖尿病、高同型半胱氨酸血症、老龄化。除此之外，降脂治疗、抗氧化剂、雌激素替代治疗和血管紧张素抑制酶等方法均可改善 FMD 反应，但是并不能从解剖学上显著影响冠状动脉疾病。

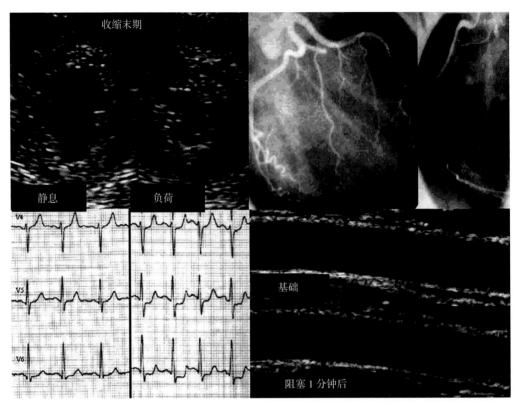

图 26-8 　有心绞痛综合征且冠状动脉造影正常患者的典型试验结果（右上图）。双嘧达莫负荷超声心动图（标记"收缩末期"框）在负荷峰值发现室壁过度运动（左上图）伴明显 ST 段压低（左下图）；肱动脉 FMD 证实存在系统性内皮功能异常（右下图）（经许可，引自 Palinkas 等）

26.6　内皮功能异常的预后价值

　　内皮功能异常的预后价值建立在强大的病理生理学基础上，目前被更多低风险患者、已知或可疑冠状动脉疾病患者的临床证据所支持。从病理生理学角度，内皮功能障碍导致心脏事件的机制是多方面的。一种可能机制是，心肌缺血继发于内皮功能障碍，甚至在没有阻塞性冠状动脉病的情况下。冠状动脉内皮功能异常的患者负荷灌注心肌显像结果常为阳性。另一种可能机制是通过加速冠状动脉粥样硬化，由阻塞性冠状动脉疾病进展可见。在心脏移植患者也观察到同样的现象，冠状动脉内皮功能异常发生在冠状动脉粥样硬化形成之前。大量的研究调查了肱动脉 FMD 对后续心血管事件风险的预测价值，其中 32 个研究已经被纳入 2014 年 15 000 多人的荟萃分析，结果明确表明，无论是否存在已证实的心血管疾病，肱动脉 FMD 均是患者心血管事件和全因死亡的独立预测因子（图 26-10）。尤其是，在调整多变量分析中，无论是低风险还是高风险人群，FMD 较基线升高 1%，相对应心血管事件发生率减少 13%。一份比较预测心血管事件的不同动脉粥样硬化影像生物标志物的系统综述，与测量、分辨力、重分类等标准化评估相比，发现 FMD 的应用价值有限。尽管如此，这篇综述提及的两项研究，和现有标准相比，其 FMD 可重复性很低，从而导致其也不可能在当时情况下得出有力的结论。因此，FMD 是否是心血管事件有意义的预测因子依然是争论的问题。

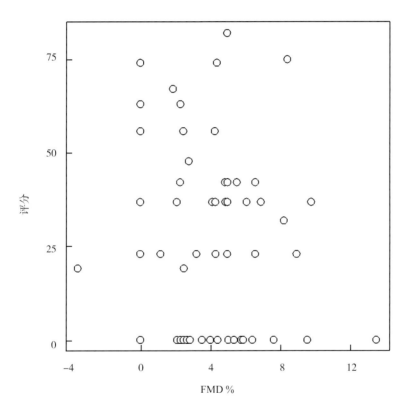

图 26-9　冠状动脉造影 Duck 评分（x 轴）和血流调节血管舒张百分数（FMD%，y 轴）的散点图没有发现二者之间有统计学意义的相关性（经许可，引自 Palinkas 等）

很明显，充血诱发的剪切力和速度变化与心血管危险因素存在的相关性都比 FMD 更强。在 FATE 研究中，1574 名低心血管危险因素的中年健康男性，肱动脉的充血速度独立于弗明汉危险评分，与未来临床事件相关。如上所述，血流速度测量可以在经典 FMD 方法中同时得到，可提供附加信息。低血流量介导的血管收缩也是一个新的测量方法，探测静息剪切力水平，接受不同于 NO 的内皮衍生因子调节，可潜在地应用于心血管危险因素分层，是 FMD 的补充。

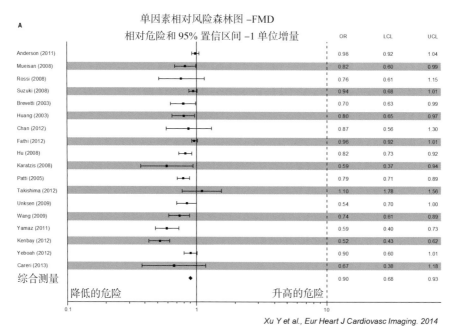

单因素相对风险森林图 –FMD
相对危险和 95% 置信区间 –1 单位增量

图 26-10 2014 年的荟萃分析，显示内皮功能异常预测未来心血管事件的能力。圆括号内，纳入每项研究的人数（引自 Xu Y 等）

26.7 血流调节血管扩张的其他临床应用

大多数药物和非药物用来降低心血管危险因素和事件的干预手段，也能够改善内皮功能。干预试验中内皮功能评估作为替代终点的主要优势与很多已证实的动脉粥样硬化标记物（如动脉内膜中层厚度）不同，它对治疗反应迅速，可以帮助快速选择新药或者其他生物活性物质。

内皮功能评估的另一潜在临床应用也值得重视。缺乏内皮修复功能即常规治疗下发现的"无应答"患者亚群，适合于进一步加强或者新的治疗方案。在一项新诊断稳定型冠状动脉疾病并发内皮功能异常的 251 名日本男性患者中，在完成 6 个月的最佳化个人治疗方案后复测 FMD。那些 FMD 持续受损的患者在随访 31 个月以上事件发生率（26%）明显高于 FMD 正常者（10%）。在一个相似的研究中，测量 400 名绝经后高血压但无冠状动脉疾病证据的患者基础和 6 个月有效高血压治疗后的 FMD。结果发现，那些 FMD 没有改善的女性，在平均时长 6 ～ 7 个月的随访中，心血管事件增加近 7 倍。

26.8 注意事项

这项技术需要技术精良的超声检测师、高标准的检查条件（包括检查时间、温度、药物应用），以及配备高分辨率、专用自动图像分析软件的合适超声机。检测方法的技术难题导致检测有相当大的变异性，这甚至在几个有经验的实验室也存在；然而，经过30年的研究，无创内皮功能评估终于有了实体标准化和很好的可重复性。最吸引人的未来发展是基于血流调节血管扩张可能有助于发现常规治疗不充分的亚组患者。但至目前为止，尚无公开发表周围内皮功能异常的患者进行特殊治疗后临床效果的研究。

26.9 临床应用指南

由于无症状器官损害作为血管疾病发生过程的中间阶段的重要性（图 26-11），并作为全部心血管危险因素的决定因素，所以需要用相应的技术认真寻求有提示的器官受累的征象，如高血压患者。

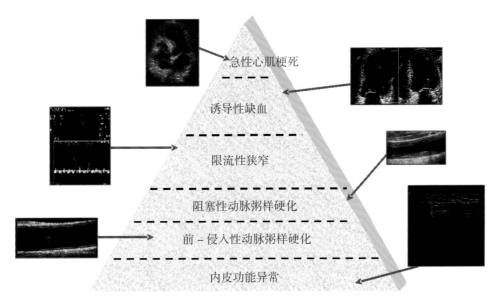

图 26-11 动脉粥样硬化金字塔和其每一阶段使用的超声影像工具：从无症状，临床沉默的金字塔大基底部（肱动脉超声发现的内皮功能异常）到临床有明显症状的金字塔尖部，表现为基础的节段性左心室功能异常

因此，测量颈动脉内膜中层厚度或者主动脉僵硬度来发现具有高危心血管危险因素的高血压患者是合理的。其他方法，例如内皮功能异常"不能支持临床应用"，原因是

数据匮乏、测量内皮细胞对各种刺激反应的方法费力费时（表 26-3）。为期不远，应努力在临床危重区研究内皮功能，例如冠状动脉、脑部、肺循环。尽管我们的方法不是最理想的，但与导致负荷超声心动图阳性、引起限流和缺血的斑块相比，内皮功能异常更容易逆转。尽管内皮功能测量还没有列入预防无症状患者心血管疾病的指南中，应用无创方法的上述近期研究和改善后的标准化无创方法为内皮功能测量进入心血管预防和疾病的常规评估提供了可能。

表 26-3　无临床症状的成年人心血管危险因素评估

	A	M	R	COR	LOE
无临床症状成年人不推荐使用周围动脉血流调节血管舒张（FMD）试验来评估心血管危险因素			√	Ⅲ	B

A：恰当的；M：可能是恰当的；R：很少合适；COR：推荐类别；LOE：证据水平（来自 Mancia 等）

（郑　平译，江　勇校）

第四部分

不同患者亚组中的临床应用

Chapter 27
冠脉造影定义下的特殊亚组患者：正常冠状动脉、单支病变、左主干病变、行血运重建者

Special Subsets of Angiographically Defined Patients: Normal Coronary Arteries, Single-Vessel Disease, Left Main Coronary Artery Disease, Patients Undergoing Coronary Revascularization

27.1 正常冠状动脉

因胸痛行冠脉造影的患者中，有10%～20%的患者结果正常或接近正常。一般来说，无明显心外膜冠脉疾病的患者预后良好，但不是所有无意义狭窄病变的患者预后都一样，虽然冠脉事件在动脉造影显示血管光滑、正常的患者中罕见，但在血管轻度狭窄（0～20%）患者中发生率增加6倍以上，在血管中度狭窄病变（20%～40%，仍然无显著意义）患者中增加15倍以上。甚至在最保守的文献标准，血管造影无显著意义的冠脉疾病患者中负荷超声心动图阳性发生率为10%～20%。动脉造影显示轻度病变、无显著意义冠脉异常的患者负荷超声心动图阳性率是动脉造影完全正常患者的4倍。在长期（9年）随访中，恶性事件在负荷超声心动图结果阳性患者较结果阴性患者更易发生（图27-1，左侧）。在以室壁运动为标准的负荷超声心动图结果阴性的低危亚组患者中，血流计评估左前降支血流储备减低的患者危险因素更高一些（图27-1，右侧）。

负荷超声心动图的"固有谎言"，例如，无意义冠脉疾病患者出现了假阳性，当进行长期随访时表现出"真实的预后"。冠脉造影正常的患者可以出现轻度区域性血流储备降低和/或冠脉微循环异常，从而出现阳性心肌灌注显像，如交替性缺血级联反应中所描述的一样（参见第3章图3-5）。冠脉血流储备进一步降低会导致心内膜下灌注不足，超过阈值必然会触发严重的缺血导致短暂的功能不全。负荷超声心动图阳性的先决条件是真性心肌缺血。

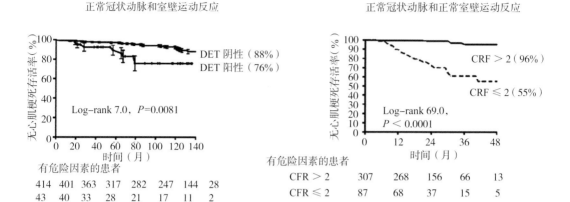

图 27-1 正常冠状动脉患者无恶性心脏事件（死亡和非致命性心肌梗死）的累积生存率。10% 诱导室壁运动异常患者的预后较差（左图）。在室壁运动未见异常的低危亚组患者中，30% 冠状动脉血流储备降低者预后较差（右图）。DET：双嘧达莫负荷超声心动图；CRF：冠状动脉血流储备（Sicari 等修正）

27.2　心肌桥

从造影上，心肌桥定义为正常心外膜冠状动脉的心肌内某一节段在收缩期管腔狭窄 > 50%（挤奶征）。心肌桥患者常常无临床症状，但是这种变异可能与劳累性心绞痛、急性冠脉综合征、心律失常、昏厥、猝死有关。

尽管心肌桥历来通过有创性冠脉造影方法诊断，但是这项技术敏感性低。心脏断层扫描不仅可成像冠状动脉管腔，还可成像血管壁和邻近心肌，所以是优选的无创影像诊断方法。血管内冠状动脉超声可以观察收缩期（≥ 10% 心动周期）和肌桥下隧道样血管特征性的"半月"无回声区。冠状动脉内或者经胸多普勒发现肌桥段血管特殊的"指尖样"血流现象，即血流速度舒张早期陡然升高伴随后的快速下降及随后的缓慢下降期。这些血流模式如舒张期手指现象伴收缩期无血流或低速血流，是因为肌桥段血管收缩期受压，而在舒张早期血管腔解除压力。舒张早期尖峰形成很可能是由于顺流冠脉血流遇到了仍然受压（延迟舒张）的狭窄肌桥段血管。随后冠脉流速迅速下降是由于解除受压和血管腔扩张。压力解除后，肌桥段血管管腔在舒张期后半时段保持不变，所以这一时期流速下降缓慢形成平台期。由于收缩期肌桥段血管受挤压，这一时期可能出现逆向血流。

心绞痛症状可能在运动、步行、多巴酚丁胺或双嘧达莫使用时出现。负荷超声心动图评估这些异常对功能的影响很有用——并不总是有临床意义。表现为 ST 段压低和劳力性心绞痛的有症状的肌桥患者，在双嘧达莫负荷超声心动图检查中表现为高发、可逆性灌注缺损。LAD 区域有肌桥的患者中 1/3 病例负荷试验因真性室壁运动异常出现灌注改变，在亚组患者中，可表现为特征性间隔室壁运动异常，而心尖部室壁运动正常。

这与心肌桥患者的功能反应谱一致，可以从室壁运动和灌注完全正常（大多数病例）到孤立的灌注缺损（30%的病例），再到更多的严重功能性室壁运动异常。诱导性缺血的资料从病理学角度看是很有趣的，因为通常认为心肌桥主要在收缩期起作用而不影响舒张期血流，从而不会引起心肌缺血，大部分心内膜下灌注是在舒张期完成的。尽管如此，当心率增快时，舒张期缩短，收缩期冠状动脉血流灌注量明显增加。间隔的局限性功能异常提示局部存在血流动力学异常，即局部有心肌桥导致的缺血，至少累及心肌桥节段中的一根间隔分支血管，认为文丘里效应是最可能的血流动力学机制。随着明显的收缩，尤其是血流高速状态（与运动、多巴酚丁胺、双嘧达莫的使用有关），冠状动脉血流速度增加，狭窄的心肌桥区域灌注压降低，导致局部缺血和间隔偏曲。负荷超声心动图常常观察到心尖部未受累及，这与文丘里效应一致，因为在肌桥的远端，管腔面积增加，血流速度降低，灌注压恢复，保证左前降支肌桥后方供血区域的心肌功能。很明显，这是负荷超声心动图的典型模式，但也有变异发生，因为所有肌桥内心肌收缩不一定是统一模式，可以随着时间变化，并受药物调节（β受体阻滞剂和钙通道阻滞剂降低收缩，硝酸盐加强收缩）和随其时间变化。

负荷超声心动图的结果可以从理论上指导患者的治疗。事实上，无症状或缺少症状的患者没有灌注缺损或者室壁运动异常，是不需要治疗的。对于有症状的患者，药物治疗（β受体阻滞剂或者钙通道阻滞剂）的效果可以通过负荷超声心动图的反应变化预测。尤其注意这些患者要特别谨慎使用血管扩张剂如硝酸甘油，因为这些药物可以加强心肌桥节段血管收缩期紧缩，扩张肌桥近端血管并引起其反流，从而降低心肌缺血区域的血供。药物难治性灌注缺损患者，尤其是最大量或者相应的药物治疗后依然室壁运动改变的患者，需要行外科治疗（基于PCI治疗的效果不理想）：冠状动脉上肌切开术或者冠状动脉旁路移植术。尽管如此，没有随机数据，根据负荷超声心动图多样的反应（从正常到局限性灌注缺损，再到室壁运动异常），如果有可能的话，大型注册机构可以根据负荷超声引导治疗方案选择来进行随机试验，可为内科难治性肌桥患者提供预后效果和治疗策略选择的线索。

27.3　单支病变

单支病变患者的自然病史通常预后良好，但其表现多种多样。内科无创治疗的患者中，负荷超声心动图结果阴性的患者4年无心梗存活率高于结果阳性的患者（图27-2）。不过，在负荷超声心动图结果阳性的患者中，有创治疗比药物治疗的4年无心梗存活率明显升高。负荷超声心动图结果的预后预测能力比所谓的强预后预测因子如狭窄的程度（50%、75%、90%或100%）和病变位置（左前降支、左回旋支或者右冠状动脉）的预测能力好。

这些数据与仅基于冠状动脉解剖结果而不是根据无创负荷试验结果来进行冠状动脉重建术的这一惯例相矛盾。这种做法是一种非常频繁和特别令人不安的治疗选择,使卫生保健系统超负荷,并与欧洲心脏病协会 / 欧洲心胸外科协会指南相冲突。根据这些指南,术前了解心肌缺血情况是必要的,到目前为止,没有证据表明单支病变患者行冠状动脉重建术可有效减少死亡率或者继发心肌梗死。

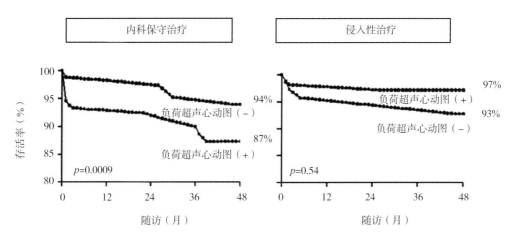

图 27-2　内科保守或侵入性治疗的单支病变患者无恶性事件(死亡和非致命性心肌梗死)累积生存率。患者行药物负荷超声心动图,双嘧达莫(*n*=576)或者多巴酚丁胺(*n*=178)。在内科保守治疗的患者中,药物负荷超声心动图结果阳性者的无事件生存率较结果阴性者差,这表明了药物负荷超声心动图在血管造影良性亚组患者中进行危险分层的作用。行侵入性治疗的患者,无论负荷超声心动图结果阴性或阳性,其生存率均没有显著性差异,这表明缺血引导的血管重建可以在这些患者中发挥最大的预后有益效果(Cortigiani 等修正)

27.4　冠状动脉左主干病变

有意义的左主干狭窄是影响预后最主要的冠状动脉单支病变。有左主干病变的患者,不管是否伴随症状,外科手术较保守治疗能够明显提高存活率。左主干病变是任何形式负荷超声心动图的正式禁忌证(参见第 19 章表 19-5)。尽管如此,因为负荷试验常常在冠状动脉造影之前完成,所以有系列这类亚组患者负荷超声心动图结果的报道。总的来说,药物(双嘧达莫、多巴酚丁胺)负荷试验或者运动负荷试验均相当安全,尽管没有发现左主干病变特征性表现,但这类负荷试验模式在时空上以负荷时间短、运动不协调的程度和严重性加深、更常见的治疗药物抗性、恢复时间延长为特点。所有这些表现均应高度怀疑左主干病变,行紧急冠状动脉造影。

27.5 行冠状动脉重建术的患者

冠状动脉重建术包括经皮冠状动脉介入治疗术和冠状动脉旁路移植术，对于恰当选择适应证的冠心病患者是有效的治疗措施。为选择和评估有效治疗策略，必须行狭窄病变的功能估测。在血管成形术时代的起初，Gruntzig 就声明："导管术后影像学检查可以评估病变的生理意义和决定扩张对远端灌注的潜在效果。"另外，血管成形术前影像学检查为无创评估血管成形术是否成功提供基线标准。

对于行冠状动脉旁路移植术的患者，主观症状通常是很好的指导，但是对于纵向评估治疗方法不够充分。负荷超声心动图评估血管重建术的实际影响表现在对冠状动脉旁路移植术和冠状动脉成形术的评估。

血管重建术后患者行生理测试的主要任务总结如下：

1. 对病变和其所处位置的解剖学认定。在多支病变中进行中间狭窄水平病变的生理评估，以及认定靶病变。

2. 就生存而言，进行危险分层以使无临床症状患者更能从血管重建术中获益（表27-1）。

3. 从静息时局限性运动不协调心肌中识别存活心肌。

4. 血管重建术后随访，识别再狭窄、移植血管闭塞或疾病进展，检查结果异常预示并发症的发生。

根据图 18-1 列出的概念框架，评估血管重建术的结果很简单，有可能是完全成功（无诱导缺血发生；图 27-3）或者部分成功（可持续诱导缺血；图 27-4）。

表 27-1　为改善预后，最佳药物治疗下的稳定性 CAD 患者应用负荷影像学检查筛选血管重建术

证明大面积	分级	证据水平	Ref
缺血（> 10% 的 LV）	I	B	ESC 2013
呼吸困难 / 心衰伴 > 10% 的 LV 缺血 / 存活心肌接受狭窄 > 50% 血管供血	II	B	ESC 2013

在不同研究中，血管成形术后负荷超声心动图检查的时间差异很大，从术后 24 小时到 1 周不等。所有研究都显示负荷超声心动图阳性率有相当程度的降低，从血管成形术前的 70% ～ 100% 到术后的 10% ～ 30%。经皮冠状动脉成形术后早期行负荷超声心动图，似乎并没有受特异性降低的影响，而心肌灌注负荷显像的应用因此受到限制。特异性降低可能与可逆性微血管损伤引起的一过性冠状动脉血流储备减低相关联。

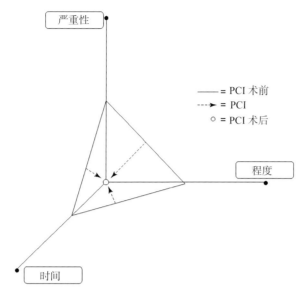

图 27-3　完全成功的经皮冠状动脉介入治疗。通过治疗干预，负荷超声心动图结果完全阴性，支架恰好放置在负荷诱导缺血位置坐标系的始动位置。PCI：经皮冠状动脉介入治疗

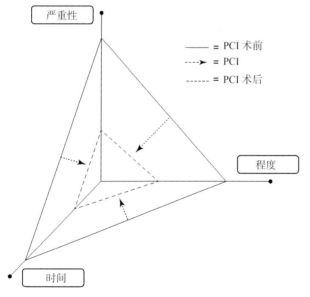

图 27-4　部分成功的经皮冠状动脉介入治疗。缺血反应的严重程度和三角形的面积成比例，其顶点在缺血坐标系上。在治疗干预后，面积明显缩小，但是负荷试验仍为阳性，提示初始失败、不完全的血管重建术，或者早期的再狭窄。PCI：经皮冠状动脉介入治疗

血管重建术改善区域性冠状动脉血流储备这一生理效益，可很好地解释术后负荷超声心动图的结果。血管成形术后负荷超声心动图持续阳性提示预后不良，患者列入症状复发高危亚组，正如 5000 名患者 7 个负荷超声心动图研究的荟萃分析结果所示。

　　造影显示冠状动脉成形术成功，但是负荷超声心动图的结果改善有限，甚至可能没有改善，这一情况有几种解释。残余狭窄有解剖学意义，血流动力学上很重要，因为管腔内减容率与血流储备减少相关性很差，尤其是在血管成形术后的极早期。血管成形术后造影不易发现再狭窄，这是由继发于造影剂外渗到斑块的裂痕和缝隙中而导致的血管面积扩大造成的。

　　冠状动脉重建术后的负荷超声心动图应用的当前适应证总结如表 27-2 所示。

表 27-2　冠状动脉重建术（PCI 或者 CABG）后的负荷超声心动图适应证

	适应证	可能适应证	不恰当
伴随临床症状			
缺血当量的评估	√		
无临床症状			
CABG 术后 5 年（含）以上		√	
PCI 术后 2 年（含）以上		√	
PCI 术后不足 2 年			√
CABG 术后不足 5 年			√

　　PCI：经皮冠状动脉介入治疗；CABG：冠状动脉旁路移植术

（郑　平译，江　勇校）

Chapter 28
特殊类型的心电图异常患者：左束支传导阻滞、右束支传导阻滞和心房颤动

Special Subsets of Electrocardiographically Defined Patients: Left Bundle Branch Block, Right Bundle Branch Block, and Atrial Fibrillation

28.1 左束支传导阻滞

左束支传导阻滞病因种类繁多，是一种临床上具有挑战性和诊断难度的常见疾病。大约 2% 行心脏负荷超声检查的患者被发现有持续或间歇性左束支传导阻滞。尽管左束支传导阻滞被认为是心脏不良预后的预测因子，但其预后主要取决于心脏的基础病变，包括冠心病、高血压、特发性扩张型心肌病和主动脉瓣狭窄。左束支传导阻滞会增加心电图判断有无心肌缺血的难度，因此，负荷超声检查是必要的。左束支传导阻滞导致的左心室电活动激动顺序的异常，使冠状动脉舒张期血管外阻力增加（图 28-1）、血流量减低、速度减慢，这些是临床上此类疾病患者冠状动脉血流储备减少的原因。左束支传导阻滞的患者，尽管冠状动脉正常，但在灌注成像时通常能观察到负荷诱导的心肌灌注缺损，这种病理生理过程是常见的。

心电激活的改变也影响室间隔运动，其范围可能在正常运动和矛盾运动之间（图 4-8）。在心电激活异常程度小（QRS 持续时间 < 150 ms）且收缩能力的正常情况下，室壁正常增厚（图 28-2）。

心电激活明显异常（QRS > 150 ms）和 / 或室间隔纤维化时，可观察到更频繁的室壁矛盾运动。

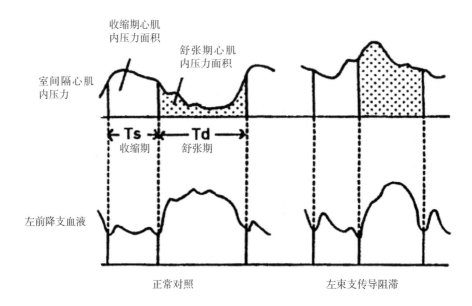

图 28-1 通过心肌内压力监测和左前降支血流流量计在动物实验（狗）中获得的数据。在心电正常传导时（左图），冠状动脉血流主要存在于舒张期，血管外阻力（由心肌内压力表示）处于心动周期最低时。左束支传导阻滞诱导舒张期阻力增加并使冠状动脉血流减少（修改自 camerieri A 等）

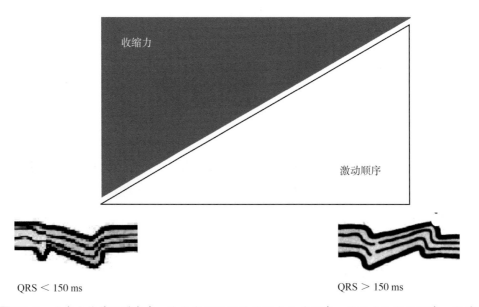

图 28-2 左束支传导阻滞患者，决定室间隔运动的两个主要因素：收缩力和激活顺序。室壁矛盾运动更常见于宽 QRS 和 / 或室间隔纤维化。两种收缩模式都可出现收缩早期室间隔"鸟嘴征"

　　尽管异常的室壁运动会影响诊断，但负荷超声心动图是诊断冠心病的最佳选择。其特异性比心肌灌注显像好，除了存在室间隔运动障碍的情况下，基线超声心动图对前降支供血区域的诊断灵敏度会降低，其他情况的负荷超声心动图的灵敏度都很好（图 28-3）。与临床指标和静息状态的超声心动图指标相比，负荷超声心动图的预后价值非常好，尤其是在既往无心肌梗死的患者中。结合超声造影和增强心脏磁共振评估，左前降支的 CFR 和心肌灌注，可以大大提高负荷超声心动图的诊断和预后价值。实际上，在 10 例左束支传导阻滞患者中，有 2 例患者出现了负荷诱导的室壁运动异常，另外 3 例患者仅有 CFR 降低（无壁运动异常）（图 28-4）。

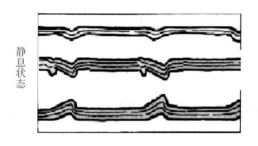

静息状态

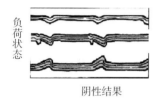

负荷状态

阴性结果

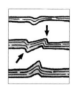

室间隔阳性结果

图 28-3　左束支传导阻滞患者在负荷期间不同类型的室壁运动反应（下图），静息状态下收缩早期室间隔正常的向下运动或正常室壁运动的"鸟嘴征"（上图）。在负荷状态下，室间隔运动和增厚正常，结果是阴性（左下图）。负荷会引起室间隔的缺血（右图）：在这种情况下，室壁运动和增厚均减低

CFR ＜ 2 可单独对无室壁运动异常的患者进行有效的风险分层，特别是接受药物治疗的情况下，与 CFR ＞ 2 相比，其预测年死亡率增加了近 8 倍，年事件率增加了 10 倍（图 28-5）。

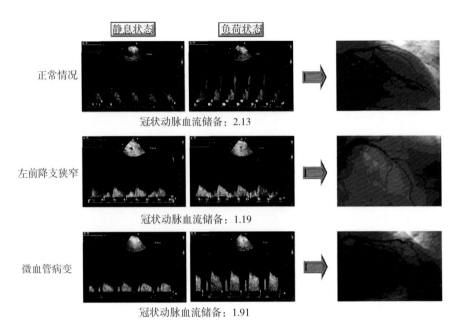

图 28-4 经胸多普勒超声评估左前降支中远段的冠状动脉血流储备的例子。冠状动脉血流储备的计算方法是负荷充血时冠状动脉舒张期血流峰值速度与其静息状态下的数值之比。在冠状动脉造影正常的人中，超声 CFR > 2（上图）。在左前降支明显狭窄的情况下，CFR ≤ 2（中图）。在冠状动脉解剖正常的情况下，CFR ≤ 2，表明冠状动脉存在微血管病变（下图）

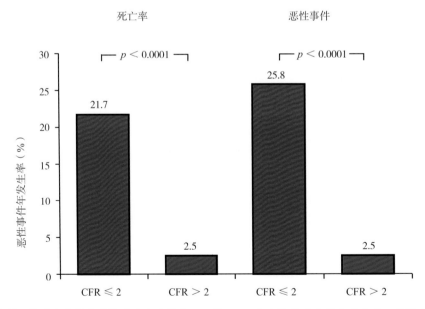

图 28-5 基于左前降支冠状动脉血流储备 ≤ 2 或 > 2，患者的年死亡率和死亡或心肌梗死发生率。

CFR：冠状动脉血流储备

表 28-1 概述了目前的指南推荐。

表 28-1　左束支传导阻滞负荷超声心动的推荐

	推荐级别	证据水平	参考文献
左束支传导阻滞患者应进行药物负荷超声心动图或 SPECT 检查	Ⅱa	B	欧洲心脏病学会，2013

28.2　右束支传导阻滞

右束支传导阻滞存在于 2% 的慢性冠状动脉疾病患者和 3% 的接受非侵入性冠状动脉疾病评估的受试者中。尽管患有右束支传导阻滞且无心血管疾病临床证据的患者通常具有良好的预后，但在患有慢性冠状动脉疾病的患者中，右束支传导阻滞预示着更严重的左心室功能障碍，严重的冠状动脉疾病，且死亡率增加 2 倍。右束支传导阻滞不影响局部室壁运动，所以负荷超声心动图是一种非常好的诊断选择。此外，负荷超声心动同时结合简单的静息心电图参数，如左前分支阻滞，提供了有效的预后分层。在药物负荷超声心动图测试的人群中，存在右束支传导阻滞的患者，根据负荷超声心动图结果和左前分支传导阻滞的存在与否，确定了三种风险水平：低危，在无缺血和无左前分支传导阻滞的情况下（几乎占整个人群的 50%）；中危，仅存在缺血或左前分支传导阻滞；高危：缺血和左前分支传导阻滞同时存在（图 28-6）。

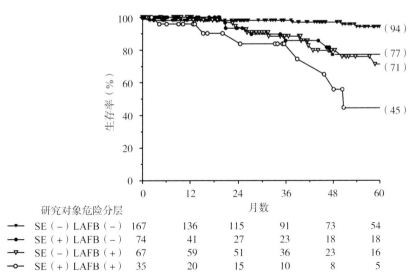

研究对象危险分层					
─▼─ SE（−）LAFB（−）	167	136	115	91	73	54
─●─ SE（+）LAFB（−）	74	41	27	23	18	18
─▽─ SE（−）LAFB（+）	67	59	51	36	23	16
─○─ SE（+）LAFB（+）	35	20	15	10	8	5

图 28-6　根据负荷超声心动图（SE）上在心肌缺血（−）或有心肌缺血（+），以及静息心电图上显示无左前分支传导阻滞（LAFB）（−）或有左前分支传导阻滞（+），绘制 Kaplan-Meier 生存曲线。所有患者都有右束支传导阻滞（修改自 Cortigiani L 等）

28.3 心房颤动

心房颤动的患病率随着人群年龄的增长而增加，60 岁以下的人群不到 1%，70 岁以上的人群超过 5%。大约 70% 的心房颤动患者年龄在 65 ～ 85 岁。冠心病是与心房颤动相关的最常见的心血管疾病之一，存在于 18% 的慢性病例中。虽然运动负荷心电图试验是无创诊断技术的基石，但在心房颤动的情况下，具有一定局限性。特别是高龄和其他限制身体机能的一些临床状况（包括心力衰竭和支气管肺疾病），会降低心房颤动患者运动试验的可行性。此外，心房颤动通常与某些因素相关，如高血压、左心室肥厚和洋地黄治疗，这些因素降低了运动诱发心电图改变的特异性。

心房颤动在运动试验期间产生假阳性，是因为过短的舒张间期使心内膜下心肌在舒张期灌注减少。对于心房颤动患者，负荷超声心动图是有效的检查方法。尽管有明显的变时反应（因此给药的剂量应更低），多巴酚丁胺负荷超声心动图为这些患者提供了有用的诊断和预后信息。此外，负荷超声心动用于评价房颤和窦性心律患者的预后价值相当。在目前报道中，多巴酚丁胺负荷试验在房颤患者中的安全性仍有争议。虽然在一项涉及 92 例患者的研究中，没有观察到多巴酚丁胺诱导的不良反应，但与窦性心律对照相比，69 例心房颤动患者中心律失常的发生率显著增加。目前还没有关于在心房颤动中使用血管扩张剂的负荷超声心动图的数据。

心房颤动也可能是负荷超声心动图的并发症，多巴酚丁胺更为常见，在此期间 1% 的患者会出现心房颤动。有房颤病史、左心房内径增大、右束支传导阻滞、心率降低或高血压的患者发生房颤的风险更高（高达 10 %）。大多数患者在 1 小时内自行恢复窦性心律。除非出现心率控制不佳、低血压、显著症状或负荷超声发现明显异常，否则持续心房颤动的患者可在 24 小时内安全地从超声心动图室中离开，并进行门诊随访。

（王晴金 译，肖明虎 校）

Chapter 29
特定类型的临床患者：老年人、女性、门诊患者、胸痛中心、非心脏手术、癌症
Special Subsets of Clinically Defined Patients: Elderly, Women, Outpatients, Chest Pain Unit, Noncardiac Surgery, Cancer

29.1 老年患者

  65 岁以上的人占国外一些国家总人口的 12%，是 20 年前的两倍。预计这一群体的数量在未来 10 年将增长 20%，预计到 2030 年将占人口的 20% 以上。此外，目前欧盟成员国 80 岁及以上的人口比例占总人口的 4.7%，预计 2060 年将增至 12.1%。冠心病（CAD）的患病率和严重程度随着年龄增长而显著增加，因此对老年人和高龄（＞ 80 岁）患者的风险评估在未来将变得越来越重要。遗憾的是在这些患者中，检查的预测值可能会受到预期寿命缩短的负面影响。另外，由于 CAD 在老年患者中发生率高，阴性的检查结果很可能是假阴性的。运动负荷心电图试验在高龄患者中的可行性受限，主要是由于老年人的神经肌肉无力；体力下降；或神经、骨骼、外周血管或呼吸限制。此外，检查的特异性随着年龄的增长而下降，因为高血压、左心室肥厚、使用地高辛会引起静息心电图出现复极异常。负荷超声心动图可对老年人提供有价值的预后信息。药物负荷超声心动图为 65 岁以上的患者提供了有用的预后信息。然而，它的预后价值随着年龄的增加而降低（图 29-1）。尤其对 80 岁以上患者来说，负荷超声诱导的缺血不能增加预后价值，也不能预测死亡率（图 29-2）。分层策略应该根据患者的情况个体化分析和制定。在 80 岁以上的患者中，负荷超声心动图不能添加预后的信息。与总体人群相比，高龄因素常常指导医生在治疗策略中的决定，而这即时的决定可能带来负面结果，因为以生理测试结果为指导的有针对性干预措施就可以在自然病程中带来巨大变化。负荷超声心动图结果为阳性的老年患者倾向于较少接受冠状动脉造影和血管重建手术。随着外科技术和术中心肌保护的最新进展，患有多支血管病变甚至严重基础疾病的老年患者，可以接受冠状动脉旁路移植手术，且手术住院死亡率低，短期生存率高。在这种情况下，负荷超声心动图是一种合适而有效的风险分层工具。

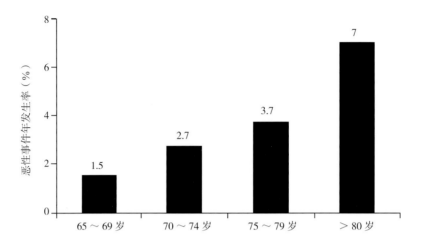

图 29-1 检查结果正常的不同年龄组患者恶性事件年发生率（引自 Cortigiani 等）

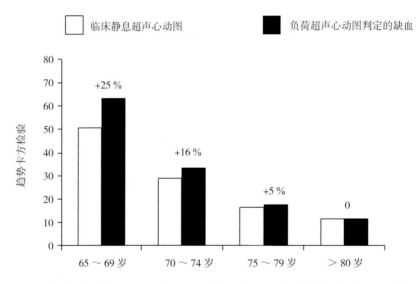

图 29-2 不同年龄组的患者，负荷超声心动图（黑色柱形图）与临床静息超声心动图（白色柱形图）对判定心肌缺血增量预后值的比较（改编自 Cortigiani 等）

29.2 女性

运动负荷心电图试验和心肌灌注闪烁显像诊断的特异性在女性中明显低于男性。X 综合征患者冠状动脉血流储备的减少（主要影响女性患者）、运动试验时激素的影响以及核显像时乳房对图像衰减的影响是其可能的原因。相较之下，与运动负荷心电图试验和心肌灌注闪烁显像相比，超声心动图结合运动或药物的诊断灵敏度与其相同，但特异度更高。女性患者负荷超声心动图的预后价值很高，与男性类似。在不明原因胸痛患者中，结果正常的患者随访 3 年的不良事件发生概率＜ 1%，而结果显示缺血是未来发生不良事件的独立的预测因子。此外，负荷超声心动图出现缺血在临床和运动心电图试验的基础上增加了预后信息。与运动负荷心电图试验和心肌灌注显像相比，负荷超声心动图是"机会均等"的试验，在男性和女性的诊断和预后的判断准确性上没有差别。当运动负荷心电图试验得出阳性或不确定的结果时，负荷超声心动图可保驾护航。在这种情况下选择的影像检查方法应该考虑到辐射剂量。心肌灌注闪烁显像的辐射剂量相当于 500 到 1500次 X 射线检查，估计致癌风险为 1 ∶ 400 至 1 ∶ 1000。这种风险在女性中比男性高 37%，主要是因为乳房的高辐射敏感性。欧洲心脏病学会建议使用非电离成像技术，特别是在易感患者，如年轻女性（图 29-3 和图 29-4）。

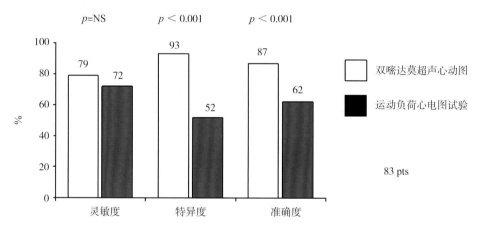

图 29-3　在一组 68 例既往无心肌梗死的女性患者中，运动负荷心电图试验（黑色柱形图）和双嘧达莫负荷超声心动图试验（白色柱形图）的分析变量的图形显示（引自 Masini 等）

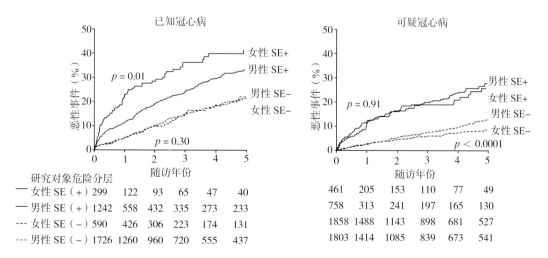

图 29-4　已知冠心病和可疑冠心病的女性和男性的恶性事件发生率，在负荷超声心动图（SE）中，基于是否存在缺血分类：有缺血（＋）和无缺血（－）。同时显示了每年的患者数量（改编自 Cortigiani 等）

29.3　门诊患者

在工业国家，门诊检查占增加的工作量总成本的 85 % 以上。运动负荷心电图试验在这些患者中仍然是最有效和最安全的诊断检查。运动负荷心电图试验结果正常且存在较低严重冠心病风险的患者预后是良好的。出于临床和经济方面原因，负荷超声心动图没有取代运动负荷心电图试验作为筛选方法。然而，如果患者存在检查结果非诊断性或不确定性，经适当筛选后，可在门诊进行有效的负荷超声心动图检查，该检查具有良好的安全性和风险分层能力（图 29-5）。根据关于稳定型心绞痛的 ESC 指南，对于心电图未能明确的患者，建议行负荷超声心动图进行危险分层（Ⅰ类，证据 B 级）。

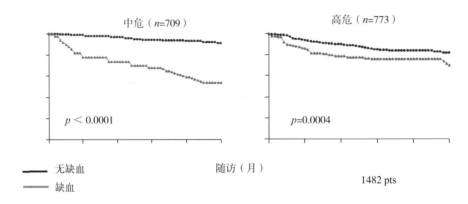

图 29-5　Kaplan‑Meier 生存曲线（以恶性事件为终点），根据药物负荷超声心动图（双嘧达莫或多巴酚丁胺）是否存在室壁运动异常进行分层：存在（缺血）或不存在（无缺血）。基于临床表现分组的中危患者（左图）比高危患者（右图）分层更明显（由 Cortigiani 等修改）

29.4　胸痛中心患者

在国外一些国家，600 多万人因为急性胸痛到急诊室就诊。其中一些人患有冠心病；2% ~ 10% 的人患有心肌梗死。然而，他们中的大多数人的情况与心脏疾病无关。而这些患者都将接受诊断性检查，花时间留院观察，最终被心脏专科收治。因此，不恰当地收治非心源性胸痛患者，对社会和患者来说，是巨大的、原本可以避免的经济成本和时间成本。将患者收入心脏监护病房治疗的费用每天超过 2000 英镑，给患者带来不必要的压力和潜在的发病率。已经提出了几种有效评估这类患者的策略，但是过于积极的评估可能会导致过度治疗。而且，与更保守的策略相比，这种干预是否会改变预后还不清楚。为了帮助心脏科专家(和患者)在不适当出院风险和积极住院策略成本之间找到解决办法，负荷超声心动图是一个有用的工具。有可能从负荷超声心动图检查中获益是那些临床上有低至中等风险为心绞痛的患者，因为那些典型胸痛的患者无论如何都会被收治，转行冠状动脉造影检查。在那些低危和中危的患者中，负荷超声心动是一个有效的选择。进行负荷超声心动图的同时可以完成运动负荷心电图试验，这是一个很好的选择，对于那些可以最大限度地运动并且具有可解释的心电图的患者来说，它具有非常好的阴性预测值。在一项大型研究中，负荷超声心动图可独立地预测恶性事件，包括全因死亡率，独立于并逐渐超过临床常规风险因素评分（包括 TIMI 风险评分）和静息左心室功能。缺血引导的血管成形术的血运重建是最常见的治疗选择。大多数负荷超声心动图结果阴性（没有诱导性缺血和室壁运动异常）的出院返家患者，通常在随后的 1 年随访中不发生心脏事件（表 29-1）。换句话说，在十个准备出院的患者中，至少有一个患者通过负荷超声心动图发现存在真正的心肌缺血。这个患者可以被识别出来，转行冠状动脉造影术并进行血管重建术。其余九个负荷超声心动结果为阴性的患者可以出院，在随后的 12 个月里心脏病发作的概率低于 1%。

表 29-1　胸痛中心的负荷超声心动图检查

作者，年份	负荷方式选择	患者（例）	平均随访时间（月）	NPV（%）	阳性率
Trippi et al.（1997）	多巴酚丁胺	139	3	98.5	8/139（5%）
Colon et al.（1999）	运动	108	12.8	99	8/108（7%）
Gelejinse et al.（2000）	多巴酚丁胺	80	6	95	36/80（45%）
Orlandini et al.（2000）	双嘧达莫	177	6	99	5/177（3%）
Buchsbaum et al.（2001）	运动	145	6	99.3	5/145（3%）
Bholasingh et al.（2003）	多巴酚丁胺	377	6	96	26/377（7%）
Bedetti et al.（2005）	双嘧达莫	552	13	98.8	50/552（10%）
Conti et al.（2005）	运动	503	6	97	99/503（20%）

NPV：阴性预测值

近期冠状动脉 CT 用来排除有狭窄意义的冠心病，作为一种快速有效的检查工具出现在影像设备技术中。近期两项大型研究证实，与常规策略如负荷检查相比，CCTA 缩短了急诊的观察时间。但在这些研究中，终点事件发生率非常低（不到 1% 发生心肌梗死，无患者死亡），这也降低了 CCTA 对预后的影响。研究结果并没有显示出 CCTA 对预后有任何益处，但是患者接受了更多的检查，承担高辐射负荷和其所有的下游风险。目前问题主要是哪一项检查可以用来临床随访低危和中危的患者且没有任何代价，而不是哪一项检查是最优的。

我们诊断策略的效果应该根据长期风险来衡量，这是掌握适应证定义的一部分。对于医生来说，当获益大于风险时选择这种检查手段是明智的选择。当有这项检查的适应证时，选择就不能是中立的，而应该考虑每项检查的辐射负担及其对个体患者的潜在影响（男性或女性，年轻或老年）。如果上述问题均考虑周到，负荷超声心动图一定会在急诊室的无创诊治策略中发挥核心作用，且具有决定性优势。然而，在急诊室常会出现没有明确适应证而使用负荷超声心动图的情况（表 29-2）。负荷超声心动图最适合的还是试验前概率为低中危的患者：多层螺旋 CT 可能被选为二线的无创检查方法，用于负荷超声心动图不可行或结果不明确的中危患者。在高危患者中，直接转行冠状动脉造影术是有必要的。心脏磁共振在急诊科的急性冠状动脉综合征患者中可能有价值，但是目前它的应用受到限制。展望未来，它也许成为负荷超声心动图不能诊断或结果不明确的患者的理想选择。

表 29-2　急性冠脉综合征中负荷超声心动图的应用

	适用	不确定	不适用
中危（无动态 ST 段改变和心肌酶谱阴性）	√		
风险评估无反复发作的症状或心力衰竭体征	√		
既往心肌灌注闪烁显像阳性或 MSCT 阳性的患者		√	
低危，心电图可解释的，有运动能力的患者			√
出院前的常规评估（PCI 术后无症状的患者）			√
CAD 高危的患者			√
ECG ST 段抬高			√

MSCT：多层螺旋计算机断层扫描；ECG：心电图；PCI：经皮冠状动脉介入治疗；CAD：冠心病

29.5　非心脏手术

围手术期缺血是接受非心血管或普通外科手术患者的常见情况，众所周知，冠心病是血管和普通外科手术后围手术期死亡和发病的主要原因。冠心病的诊断 / 治疗应该在术前以有效方式预先评估围手术期的风险。仅用临床评分（如 Detsky's 或 Goldman's 评分）或静息状态下的超声心动图评价风险不是可行、准确的方法。更新的 ESC 指南建议在高危手术前对有两个以上临床危险因素和身体机能不良的患者进行负荷影像学检查（Ⅰ类，证据 C）。高危手术的标准见表 29-3。

表 29-3　根据手术类型的手术风险预估

低危：< 1%	中危：1% ~ 5%	高危：> 5%
体表外科手术	腹腔内：脾切除术；食管裂孔疝修补术；胆囊切除术	主动脉和大血管手术
乳房	有症状的颈动脉手术	外科下肢血管重建术或截肢或血栓切除术
牙科	外周动脉血管成形术	十二指肠 – 胰腺手术
内分泌甲状腺	血管腔内动脉瘤修复	食管切除术
眼部	头颈外科手术	肠穿孔修复术
重建手术	神经或矫形外科手术（髋部和脊柱外科手术）	肾上腺肿物切除术
无症状的颈动脉手术（CEA 或 CAS）	肾移植	膀胱全切除术
妇科微创手术		肺切除术
整形外科微创手术	非主要的开胸手术	
泌尿外科微创手术（TURP）		肺移植或肝移植

与心肌灌注闪烁显像相比，负荷超声心动图已被证明是危险分层的有效工具。它的优点是成本较低，并且没有电离辐射，在这种特殊的情况下，它比运动负荷超声更可行。双嘧达莫或多巴酚丁胺负荷超声心动图的经验表明，它的检查结果具有非常高的阴性预测值（90% ~ 100%），且阴性测试值意味着非常低的心脏事件发生率，从而使外科手术能够安全进行。阳性预测值相对较低（25% ~ 45%）：这意味着手术后发生心脏事件的概率较低。与心肌灌注显像相比，负荷超声心动图诊断和预后的准确性具有可比性。负荷超声心动围手术期事件的风险分层能力很高，对于长期随访来说，风险分层能力仍然很好。其他影像技术如 CMR 和 CCTA 也是可用的，但是因证据缺乏无法推荐。此外，应该在分层模型中权衡成本和风险，高科技的影像学检查似乎不足以满足大规模的评估需求。只有当负荷检查的结果可能影响围手术期管理和预后时，负荷检查才能应用于诊断规则中。迄今为止，在负荷超声心动图是明显阳性结果的情况下，外周血管外科手术前进行冠状动脉血运重建是合理的，在这种情况下，标准的药物治疗不足以预防围手术期的心脏事件。更严密的心脏监测和使用 β 受体阻滞剂是一种更保守的治疗方法，可以用于负荷期间缺血反应较轻的患者。术前首次使用 β 受体阻滞剂并没有滴定至最佳剂量（以避免低血压和心率），以及低危患者首次使用 β 受体阻滞剂是让人担忧的问题。有趣的是，在大量开展负荷超声心动图的中心，非心脏手术（运动能力良好的中危手术患

者和低危手术患者）的术前风险分层，评估方法的适应证掌握不恰当的占所有不恰当检查的 25%（表 29-4），因此，这种情况为质量控制的改进和有针对性的教育培训提供了一个重要机会，以获得可量化的效果改进。

表 29-4　非心脏手术中负荷超声心动图的应用

	适用	不确定	不适用
高危外科手术 + 中危患者（运动耐量低 ≤ 4METS 和 / 或 > 3 个危险因素）	√		
中危外科手术 + 中危患者（运动耐量低 ≤ 4METS 和 / 或 > 3 个危险因素）		√	
中危外科手术 + 低危患者（运动耐量良好）			√
低危外科手术 + 中危患者			√
高危外科手术 + 在导管正常 1 年后无症状，无创检查，或既往血管成形术			√

METS：代谢当量，定义为坐位、静息状态时的摄氧量

29.6　化疗和放疗后的癌症生存者

心脏毒性是癌症治疗如放疗或化疗（蒽环类、紫杉类、阿霉素、曲妥珠单抗）中最令人担忧的副作用之一。抗癌疗法可提高预期寿命，但会因其心脏相关的并发症增加发病率和死亡率。目前在这种情况下还没有应用负荷超声心动图的前瞻性研究。最近，欧洲心血管影像协会已经发表了两个关于接受化疗或放疗的患者中影像技术使用的共识声明。推荐负荷超声心动图用于已知或可疑冠心病的初步筛查和随访，也适用于左室收缩功能不全的患者进行多巴酚丁胺诱导的收缩储备的评估，收缩功能储备的评估与预后的相关性优于任意水平的静息左室功能不全的评估。需要进行前瞻性研究，以确定生理性的测试在这种情况下的作用，及其相对于静息状态下超声心动图的潜在附加价值。

（王婧金 译，肖明虎 校）

Chapter 30
微血管疾病的负荷超声心动图
Stress Echo in Microvascular Disease

30.1　冠状动脉微血管病

冠状动脉微循环是冠状动脉网络的基本组成部分，它包含了冠状动脉血容量部分，是冠状动脉的主要调节器。直径 300 μm 的小动脉、毛细血管和小静脉起源于冠状动脉的主要分支，延伸至心肌内部，构成整个冠状动脉微循环。虽然过去只有心外膜部分的冠状动脉被认为是动脉粥样硬化疾病的潜在靶器官，近年来越来越多的证据表明一些损伤也可能影响微循环。值得关注的是，冠状动脉微血管损伤对许多心脏疾病的病理生理患者预后有重要影响。不同程度的冠状动脉微血管损伤可同时伴有或不伴有心外膜梗阻性动脉粥样硬化；事实上，近来冠状动脉造影正常的患者中发现了冠状动脉微血管异常。以下几种情况属于微血管疾病综合征（表 30-1）。在某些情况下，微血管的异常是疾病风险的重要标志，甚至可能导致心肌缺血，从而成为重要的治疗靶点。

表 30-1　以冠状动脉微血管损害为特征的心脏疾病

心外膜冠状动脉狭窄疾病伴发冠状动脉微血管病变	稳定性冠状动脉疾病或急性冠状动脉综合征伴有或不伴有 ST 段抬高的情况下，并且可以由许多因素维持
心肌病伴发冠状动脉微血管病变	原发性（遗传）心肌病（如扩张和肥厚）和继发性心肌病（如高血压和瓣膜病），并在大多数情况下通过壁内冠状小动脉的不良重塑而持续
无阻塞性冠状动脉疾病和心肌病时冠状动脉微血管病变	传统冠状动脉危险因子（吸烟、高血压、高脂血症、糖尿病和胰岛素抵抗状态）作用产生
医源性冠状动脉微血管病变	冠状动脉再通后，主要由血管收缩或远端栓塞引起

改编自 Camici 和 Crea

事实上，虽然心外膜冠状动脉粥样硬化能够引起心肌缺血，长期以来冠状动脉正常的微血管疾病与心肌缺血之间的联系一直存在疑问。有证据表明，在没有心外膜血管痉挛的情况下，正常心外膜冠状动脉患者任何的冠状动脉血流储备的减少都可归因于微血管疾病。

"冠状动脉造影正常的胸痛"这一术语包含如下一系列情况（表 30-2）。一些患者通常有冠状动脉疾病，病变程度从微小的冠状动脉异常到狭窄率 50% 的冠状动脉狭窄，甚至出现不同的并发症包括糖尿病和动脉高血压。

表 30-2　"正常"冠状动脉胸痛：X 综合征等疾病

病历描述	发现
较小的，初发冠状动脉病变（30% 狭窄）	冠状动脉"不光滑"异常
早期可能的心肌病	静息状态下局部或整体左室功能不全，左束支传导阻滞
变异型心绞痛	冠状动脉痉挛
继发性微血管病变	左室肥厚、二尖瓣脱垂、糖尿病、高血压病
动力性左室流出道梗阻	左室流出道梗阻
正常冠状动脉微循环	正常冠状动脉血流储备
微血管疾病（心脏 X 综合征）	冠状动脉血流储备降低（＜2）
真性缺血伴微血管病变	代谢性或机械性缺血

LV：左心室；CFR：冠状动脉血流储备

其他患者可能在动脉造影中表现出轻微的不正常，这些患者即使冠状动脉狭窄 20% 也比冠状动脉造影正常的人群预后差。在静息超声心动图上有局部或整体壁运动异常的患者，或在静息或运动心电图上有左束支阻滞的患者，尽管冠状动脉正常，但随时间的推移可能会发展为扩张型心肌病。最后，还有一些患者虽然冠状动脉正常，可能会因糖尿病、高血压和高脂血症或瓣膜病（包括二尖瓣脱垂）和心外膜动脉痉挛影响到微血管而感到胸痛不适。两种以冠状动脉微血管病为特征的心脏疾病仍有待完全了解：心脏 X 综合征和 Tako-tsubo 心肌病。其病理生理仍有争议，诊断困难。

心脏 X 综合征的显著特征是冠状动脉正常的患者在运动试验中，产生有意义的胸痛并伴有明显缺血性 ST 段改变。它的诊断需要排除其他可能导致冠状动脉微血管病的心脏异常（表 30-2）。临床病史、心电图、静息经胸超声心动图对于鉴别真正的心脏 X 综合征至关重要，该类患者可能只占所有胸部患者不到 10%，并且被认为冠状动脉正常。"X 综合征"（1973 年 Arbogast 和 Bourassa 发表的 X 组）这个术语是强调胸痛的病理生理学的不确定性：目前，这些患者的胸痛与缺血是否相关尚不清楚。

Tako-tsubo 心肌病是一种急性的临床综合征，表现为急性胸痛或呼吸困难，伴 ST-T

段异常，局部心肌功能障碍，通常位于左室心尖部，延伸到单血管区域，释放少量的血清心肌酶，冠状动脉造影时无明显冠状动脉病变。最初，它在临床上与急性冠状动脉综合征没有区别，但是心肌受累在几天或几周内完全迅速恢复，在无明显冠状动脉疾病的情况下，使 Tako-tsubo 心肌病成为一种短时间内完全可逆的心肌功能障碍的独特模型。其发病机制有几种假设：比如多支心外膜血管痉挛、儿茶酚胺介导的心肌昏迷、自发的冠状动脉血栓溶解和急性微血管痉挛。冠状动脉微血管功能障碍在这些综合征中起着重要作用：广泛的临床研究表明，急性和自发可逆的冠状动脉微循环功能障碍与短暂性心肌收缩功能障碍有关，这被认为是此类心肌病的一个显著特征。核医学影像显示，在 Tako-tsubo 心肌病的急性期，微血管血流减少，与心肌脂肪酸和葡萄糖代谢的严重减少有关。此外，在 Tako-tsubo 心肌病急性期的心肌造影对比超声心动图发现了功能障碍段内的跨壁灌注缺陷（图 30-1），侵入性的冠脉造影和非侵入性的经胸双嘧达莫负荷超声已经证实其冠状动脉血流均有所减低。

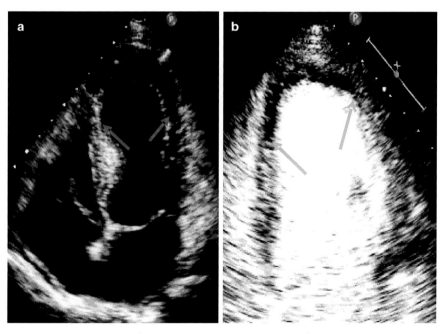

图 30-1 Tako-tsubo 心肌病急性期四腔心切面图像：标准超声心动图（a）和心肌造影超声心动图（b）。收缩期心肌收缩障碍累及整个左室心尖部（箭头之间）。在同一区域，由于冠状动脉微血管损伤导致的心肌血流减少显示为心肌回声的完全缺失

30.2 微血管疾病的病理生理学

冠状动脉微循环可能同时受到结构损伤和功能改变的影响（表 30-3）。心肌梗死所

发生的微血管阻塞，即使病变心外膜动脉再通（"无再灌注现象"），仍是冠状动脉微血管损害最严重的形式。其病理生理学改变为动脉粥样硬化血栓碎屑的远端栓塞、白细胞堵塞、血小板聚集、血管外水肿和血管痉挛。心肌梗死急性期微血管阻塞患者中约有50%表现出心肌灌注的恢复。冠状动脉成形术后不久，冠状动脉微循环随即发生了可逆性改变。尽管如此，在急性心肌梗死后早期，正常的、非梗死相关的冠状动脉中也可以出现血管扩张反应下降。

在没有心外膜狭窄的情况下，冠状动脉微循环的功能损害表现为冠状动脉血流储备的减少。在单支病变患者的非狭窄冠状动脉中观察到血管舒张反应减低：除外动脉粥样硬化，冠状动脉远端小血管的异常可能导致缺血性心脏病患者冠状动脉血流储备的改变，部分地解释了冠状动脉狭窄解剖严重程度与临床症状之间非对应的联系。对于正常心外膜冠状动脉和一些心脏疾病，如扩张型心肌病、肥厚型心肌病、高血压所致左心室肥厚和主动脉狭窄，冠状动脉血流储备减少往往与左心室肥厚程度无关，微血管疾病负荷试验典型表现是胸痛、ST段压低，以及灌注异常而无局部或全身性室壁运动异常（图30-2）。因此，在负荷检查中，此类疾病的进程与冠状动脉狭窄的经典缺血反应显著不同（表30-4）。图30-3示由临床实践经验总结出的缺血级联反应。

表 30-3　病变的病理生理和临床表现

	变化	原因
结构	腔内梗阻	ACS 或血管重建后微栓塞
		浸润性心脏病（如安德森 – 法布里心肌病）
	血管壁浸润	
	血管重塑	肥厚型心肌病、高血压
		主动脉狭窄、高血压
	血管稀疏	
		主动脉狭窄、高血压
	血管周围纤维化	
		系统性硬化症
功能	内皮功能障碍	吸烟、高脂血症、糖尿病
	平滑肌细胞功能障碍	肥厚型心肌病、高血压
	自主神经功能障碍	冠状动脉再通
血管外的	血管外压迫	主动脉狭窄、肥厚型心肌病、高血压、急性移植排斥反应
	舒张期灌注时间减少	主动脉狭窄

ACS：急性冠状动脉综合征；HCM：肥厚型心肌病（改编自 Camici 和 CREA）

在心脏 X 综合征的许多发现不容易理解但又很重要。心脏 X 综合征患者胸痛和 ST 段压低的病因仍不确定。根据缺血理论，在这些患者中，分散在心肌中的小心肌区域的局灶性缺血和由小动脉前功能障碍引起的局灶性缺血可能解释生理或药物应激引起的心绞痛和 ST 段压低的异常。异常升高阻力的部位（在冠状动脉血流储备减少的患者中）可能位于心内膜 – 心外膜分支点上游的壁内，冠状动脉造影没有显示（图 30-4）。

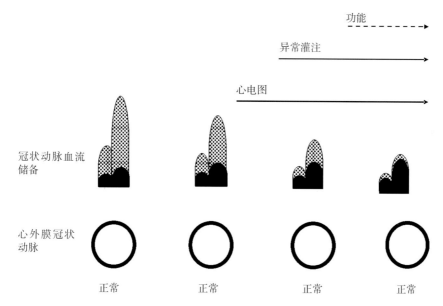

图 30-2　正常心外膜冠状动脉微血管病变的特征（血管内超声观察：下排）和减低的冠状动脉血流储备 [多普勒追踪显示冠状动脉充血反应的频谱从正常（左）到消除（右）]。在应激期间，胸痛和心电图变化频繁，尤其是当血流储备减少时，而超声心动图变化（虚线）却很少被观察到（修改自 Picano 等）

表 30-4　负荷试验的经典和变异反应

	经典	其他
临床模型	冠状动脉狭窄	微血管病变
心外膜冠状动脉解剖	狭窄	正常
冠状动脉血流储备	降低	降低
负荷：胸痛	存在	存在
负荷：ST 段压低	存在	存在
负荷：失同步	存在	通常没有
实验模型	有	无

因此，随着心内膜下代谢需求的增加，异常的血流阻力会导致心内膜下小动脉在静止状态下的最大扩张，由于药物或代谢刺激，如双嘧达莫、起搏或运动，心内膜下小动脉不能进一步扩张，而心外膜下小动脉扩张，因此，随着流向心内膜下的流量的减少，在阻力增加的部位下游的压力将会降低。证据表明，尽管缺血性应激性胸痛和 ST 段改变，心脏 X 综合征（见下文）患者在负荷超声心动图检查期间左心室功能仍保持正常，这与真正的心肌缺血并不矛盾：异常室壁运动的缺失与缺血的心内膜下组织的数量有关，轻度跨壁受累或斑片状心肌缺血不太可能产生局部功能障碍。

Toko-tsubo 心肌病冠状动脉微血管损害的病理生理学最近得到证实。事实上，多种成像工具已经证明，随着时间的推移，微循环损害倾向于在 Toko-tsubo 心肌病的自然过程中逐渐好转，从而导致心肌收缩功能的自发恢复。冠状动脉微循环的短暂性和可逆性收缩被认为是一种潜在的共同的发病机制，因为灌注缺损程度和急性期心肌功能障碍程度在腺苷灌注过程中都会短暂减少，并在停药后迅速恢复到基线值。这与在心肌梗死患者中观察到的情况形成了鲜明的对比。在心肌梗死患者中，腺苷刺激不能引起心肌灌注和功能的改变。

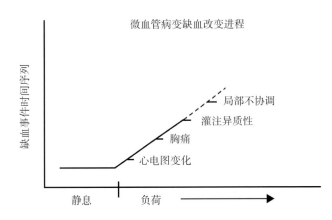

图 30-3 微血管病变模型（冠状动脉血流储备减少，心外膜冠状动脉正常），如 X 综合征、左室肥厚、心绞痛和 ST 段改变，通常出现在没有任何发现的室壁功能障碍的情况下（修改自 Picano 等）

30.3 微血管病的负荷超声心动图

目前，冠状动脉微循环不能在人体内直接成像。冠状动脉造影的空间分辨率只能显示直径大于 300 μm 的冠状动脉的主要分支。除了冠状动脉内多普勒对血流的侵入性评估外，大多数关于冠状动脉微循环结构和功能的信息必须通过非侵入性成像技术，如 PET、CMR 和超声心动图间接获得。

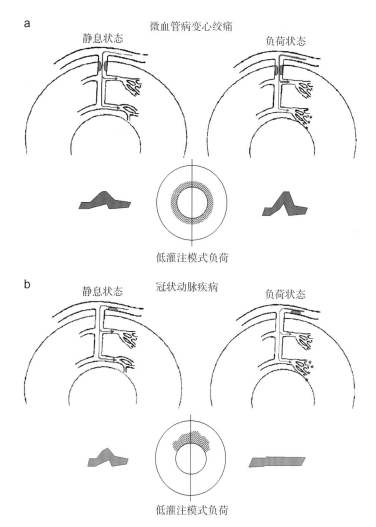

图 30-4　X 综合征（a）和心外膜狭窄（b）经壁冠状动脉血流动力学（上段）、局部壁运动增厚（下段）和心肌缺血跨壁分布（中段）的示意图。诱导性心肌低灌注在 X 综合征中水平弥散更强，在冠心病中则更是跨壁延伸：只有在后一种情况下才能达到缺血心肌的临界质量（根据 Epstein 和 Canon 的原始假设重新绘制和修改）

　　基于"缺血是心肌血流减少，进而引起心肌收缩减少"的概念，这些工具提供了静息和负荷条件下心肌灌注和功能的评估。在冠状动脉造影正常的患者中，一些定性和定量冠状动脉循环血液流动情况的措施，已经被证实能够描述微血管的功能。目前使用三种超声方法来探索冠状动脉微循环。静息和负荷反应时对左室收缩功能的评价可发现任何可诱发的室壁运动异常，而经胸多普勒超声心动图对心外膜冠状动脉血流的舒张性评估，则可用于检测冠状动脉血流储备。所有的负荷（运动、多巴酚丁胺、双嘧达莫）都可以评估室壁运动，而冠状动脉流量的评估最好是使用血管扩张剂（双嘧达莫或腺苷）。

这种方法的基本原理是依赖于证据表明在冠心病患者中冠状动脉/心肌血流储备减少程度与狭窄程度直接相关。虽然只是粗略的计算，但在血管造影正常的患者中，是微血管功能障碍的一个标志。有趣的是，利用最新的超声技术和有经验的专家，双重成像（功能和血流）负荷超声可以同步评估整体及局部左心室功能及冠状动脉血流储备。这对于冠状动脉造影正常，伴有胸痛的人群的诊断及预后评估是必要的。MCE，通过使用第二代超声造影剂，清楚地描述任何潜在的灌注异常，无论是在静息或负荷期间，与 PET 和 CMR 相似，它能够识别除室壁运动异常外因微血管病变引起的心肌血流量减少（图 30-5）。在这一点上，它比标准负荷超声更敏感，尽管其在保留壁运动的左心室节段发生的任何灌注缺损都需要通过人工来仔细区分。

微血管病变患者在负荷超声心动图上可有不同表现：

1. 无室壁运动异常，冠状动脉血流储备正常。

2. 无室壁运动异常，冠状动脉血流储备减少。

3. 可诱导性室壁运动异常，冠状动脉血流储备减少。

无室壁运动异常的冠状动脉血流储备减少并不排除微血管病变与心肌缺血的关系。在这样的患者中，心肌血流量的减少，暗示着缺血，即使在负荷下左心室收缩功能保持正常，心脏成像灌注技术也能清楚地认识到这一点。

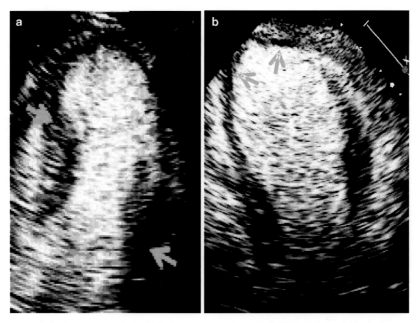

图 30-5 一例多支冠状动脉病变（a）和一例丘尔格－施特劳斯综合征（b）患者四腔观心肌声学造影图像。在（a）中，在双嘧达莫负荷峰值出现时弥漫性心内膜下灌注缺损明显（箭头之间），并延伸到多个心肌节段。在（b）中，心内膜下和近壁片状灌注缺损的两个区域可以在静息时被看到（箭头），这与此类综合征广泛存在的微血管损伤是一致的

这种现象可以通过以下证据来解释：二维超声心动图对局部功能障碍的判断，需要缺血心肌至少 20% 室壁厚度和约 5% 的心肌质量；对于最小流量减少，局部收缩功能的异常是敏感的，肯定低于超声心动图检测的阈值。事实上，即使在理想的成像条件下，20% 的心内膜下心肌梗死的病例也可伴有完全正常 / 运动亢进的局部和全壁增厚。此外，局部增厚和运动体现的是径向功能，在较轻的缺血时，纵向和 / 或环向功能明显受损，这种功能仍可正常。在应激性缺血实验模型中，心肌速度成像和斑点追踪技术已经证明了这一点。

左心室肥厚患者或年轻运动员中，在运动时可出现胸痛或晕厥等症状；心脏 X 综合征患者（见下文），在负荷超声心动图期间可观察到明显的（> 50 mmHg）压差（图 30-6）。这些患者在正常范围内显示静息超声心动图，冠状动脉血流储备正常，但运动会导致 ST 段压低。虽然这种运动异常并不代表参加竞技运动的禁忌，但根据第 36 次贝塞斯达会议和欧洲心脏病学会的建议，如在运动期间有胸痛或晕厥史的情况，应建议运动员暂停体育活动。这组患者可能特别受益于 β 阻滞剂治疗，这决定了微血管型心绞痛

静息超声心动图　　　　　　　　　　　　运动心电图

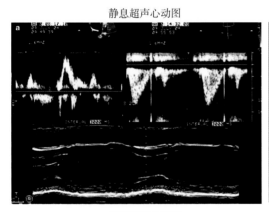

运动超声心动图

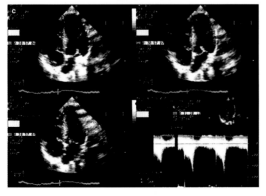

图 30-6　（a）无左室肥厚的正常超声心动图。（b）运动试验，其中 DⅡ、DⅢ和 AF ST 段改变。（c）在运动高峰时，检测到二尖瓣收缩期前运动和心室内梯度（Cotrimetal 的研究）

患者群体中的不稳定获益。在多巴酚丁胺注射的胸痛患者中也出现了类似的左室流出道梗阻，这种情况明显地发展为较高的心室内压差。服用 β 阻滞剂比索洛尔可降低心绞痛评分，并使心室内血流速度正常化。

30.3.1　心脏 X 综合征的负荷超声心动图

心脏 X 综合征负荷超声心动图主要表现为：①局部和整体性左室壁运动增强（约 10% 的患者表现为局部室壁运动异常）；②约 20% 的患者左前降支中段冠状动脉血流储备减少（但大多数患者血流储备正常）；③负荷引起的心室内压力梯度（占患者的 5%～10%）。心脏 X 综合征患者在双嘧达莫、运动和多巴酚丁胺负荷超声心动图期间被持续观察发现，其特有的模式是区域性和整体性左室运动增强（图 30-7），伴有 ST 段压低和胸痛。

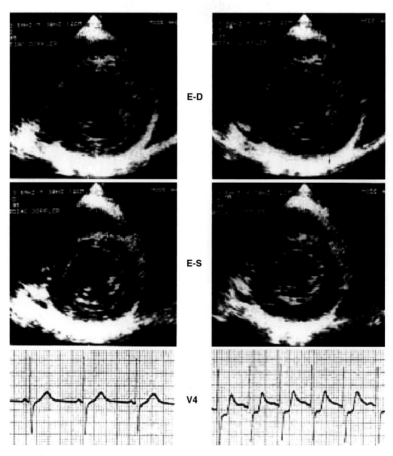

图 30-7　胸骨旁矢状轴乳头肌水平切面基线情况（左）及双嘧达莫注射后（右）。尽管双嘧达莫诱发 ST 段下降，但无法推测到异常区域。在舒张末期、收缩末期，患者运动心电图出现阴性表现，胸痛和 ST 段下降，但冠状动脉造影显示冠状动脉正常

负荷诱导的运动过度与 Arbogast 和 Bourassa 在 1973 年发表的起搏左心室造影最初的报道是相关的。虽然左心室在负荷期间是高动力状态的，但灌注扫描经常发现灌注变化。CMR 发现至少 30% 的病例表现为心内膜下灌注缺损，代谢异常与心肌缺血相一致。冠状动脉血流储备可在左前降支中段经胸多普勒超声心动图测量，并与室壁运动显像同时进行。它可能是正常的（图 30-8）或受损的（图 30-9）：在无室壁运动异常的 X 综合征患者中，可以发现一个减少（< 2.0）冠状动脉储备的 X 综合征患者。

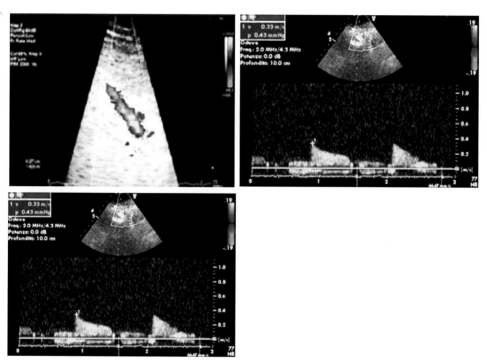

图 30-8　冠状动脉正常患者冠状动脉评估一例。彩色多普勒血流图显示左前降支中远段冠状动脉血流。基础状态下（左下图）舒张期峰值血流速度为 33 cm/s，注入双嘧达莫后（右下图）为 70 cm/s，冠脉血流储备值正常（2.1）（Fausto Rigo 博士提供）

30.3.2　Tako-tsubo 心肌病的负荷超声心动图

负荷超声心动图显示了 Tako-tsubo 心肌病的独特表现：①血管扩张刺激可改善室壁运动异常和灌注缺损；②冠状动脉血流储备减少，随着时间的推移逐渐恢复正常；③多巴酚丁胺给药期间的心室内压差形成。

急性期，静脉注射腺苷所引起的扩血管刺激，通常决定着与心肌灌注恢复相关的整体和局部左心室功能的显著改善，这可能是由于冠状动脉微血管收缩状态的解除。这种反应在停止血管扩张后消失。此外，在此综合征急性期，经胸多普勒和双嘧达莫负荷超声心动图在冠状动脉前降支和右冠状动脉水平发现冠状动脉血流储备减少。通常，它的

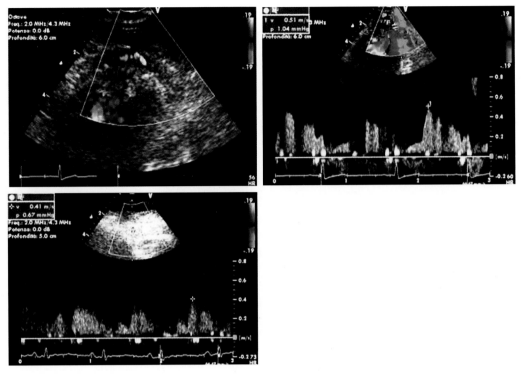

图 30-9 CFR 异常患者冠状动脉血流储备评估一例。彩色多普勒血流显像显示左前降支中远端冠状动脉血流。基础状态下（左下图）舒张期峰值血流速度为 41 cm/s，注入双嘧达莫后（右下图）为 51 cm/s，冠脉血流储备值异常（1.2）（Fausto Rigo 博士提供）

范围在 1.6 和 2.6 之间，在随访中上升到 3.2。有趣的是，充血性冠状动脉血流速度和冠状动脉血流储备与左室收缩功能指标显著相关，但与舒张功能指标无关，因此在这种情况下，舒张期压力对冠状动脉微循环的作用不明显。最后，在易感患者中，多巴酚丁胺负荷超声心动图已被证实可诱发左室心尖收缩功能障碍，因为它是在 Tako-tsubo 心肌病的急性期自发发生的。本文报道了多巴酚丁胺峰值灌注时心尖和前间隔心肌节段的室壁运动异常，以及心肌基底节段的高收缩性，导致的近腔闭塞和左室舒张压升高。实际上，静脉注射儿茶酚胺和 β- 受体激动剂也可以引起典型的 Tako-tsubo 心肌病的临床情况。33% 的患者出现心肌部运动异常，22% 的多巴酚丁胺注射患者及 44% 的肾上腺素输注患者出现室间隔中段运动异常。

30.4　负荷超声心动图的临床诊断流程及预后

负荷超声心动图在以冠状动脉微血管损害为特征的心脏疾病的诊断过程中起着关键作用（图 30-10）。此外，它还可以确定冠状动脉正常患者心绞痛的不同病理生理机制和相关预后。

　　首先，并非所有胸痛史、静息功能正常和冠状动脉正常的患者都有微血管疾病。事实上，至少还有两大类可以帮助发现正常的冠状动脉：变异型心绞痛（如果不考虑它肯定会被忽略），以及非心因性胸痛（如焦虑、精神病和食道疾病）。表30-5列出了一些区别这三种非心脏疾病的条件。因此，对于静息心绞痛和运动耐受性变化很大的患者，伴随心悸和晕厥、持续使用美特吉恩、5- 氟尿嘧啶或舒马替坦、具有明显的季节性和昼夜变化、在春季清晨恶化、以及使用β- 阻滞剂，首先需要进行负荷试验诱导冠状动脉血管痉挛（使用麦角碱或过度通气）。

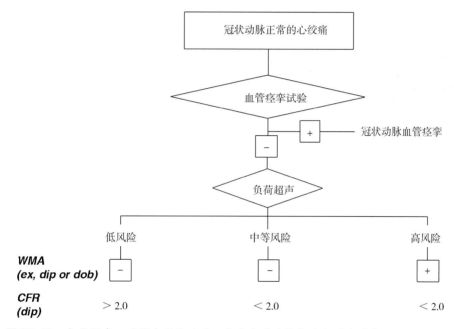

图 30-10　负荷超声心动图在冠状动脉正常患者胸痛诊断流程图中的作用。WMA：室壁运动异常；CFR：冠状动脉血流储备

表 30-5　识别非心脏疾病的线索

	微血管病变	变异型心绞痛	非心脏性胸痛
发病机制	小血管病变	心外膜动脉痉挛	焦虑、食管痉挛等
胸痛型	运动、情绪、休息	夜间，有心悸和 / 或脂肪增多症	硝酸盐敏感或抗药性，持续几秒至数小时
	硝酸盐抗性	持续 10 分钟，硝酸盐敏感	局限性或胸骨后的
静息左室功能	正常的	不正常的	正常的
麦角新碱试验	阴性	阳性	阴性

续表

	微血管病变	变异型心绞痛	非心脏性胸痛
运动负荷试验	阳性	阴性或阳性	阴性
压力试验			
胸痛	是	否	否或是
ST 段	是	否	否
灌注变化	经常	没有	通常没有
超声心动图改变	否	否	否
冠脉造影	正常的	正常的（经常无规律）	正常的
冠状动脉内超声	通常正常	痉挛部位的改变	正常的
治疗	反复试验	硝酸盐和 Ca^{2+} 阻滞剂	不需要

　　排除冠状动脉痉挛后，负荷超声心动图可进一步定性正常冠脉患者心绞痛的病理生理特点，并对患者预后进行分层判断。微血管病变的预后价值与冠状动脉疾病有很大不同。虽然冠状动脉疾病的严重程度与患者的生存呈负相关，但通常认为冠脉造影正常的胸痛患者预后良好。确实，微血管病患者作为一个群体，预后良好，但表现出一些异质性，这与负荷超声的发现相关。因此，当不能引起壁运动异常且冠状动脉血流储备正常时，患者可被分类为低风险。这类患者预后良好（每年的不良事件率＜0.5%）。而出现负荷性局部室壁运动异常的患者被认为是高风险的。在这些患者中，不良事件发生率高出 3 倍。在这两个极端之间，约 20% 的无室壁运动异常的患者显示冠状动脉血流储备减少（＜2.0），不良事件发生率处于中等水平。众所周知，这些患者处于中等风险中（图27-1）。分层可如图 30-11 所示：9 例患者的临床和血管造影表现相同，并被认为预后良好，其中 6 例优，2 例良，1 例差。这些结果与最近的 meta 分析相一致，表明胸痛但无有意义冠状动脉狭窄患者的预后可能不像一般认为的那么好。事实上，即使没有与负荷所致的室壁运动异常相关的真正缺血，冠状动脉内皮功能障碍、左室肥厚的存在，以及冠状动脉微血管功能障碍都与不良结果有关。关于这一关键问题的更明确的数据正在研究中。这项前瞻性研究选取丹麦东部的 2000 名心绞痛但冠状动脉正常的妇女，用左冠状动脉前降支多普勒技术研究冠状动脉血流储备，并随访 5 年以观察心血管事件结果。

　　在低风险的患者中，特殊亚组（在有症状运动员中系统地寻找），那些在运动或多巴酚丁胺负荷期间表现出明显的心室内压力阶差的患者风险可能更高。在这些患者中，体育活动理论上风险更大，β 阻滞剂可能可以用于预防，可能与总体人群相比具有更一致的治疗效果，尽管目前确实需要更多的数据。

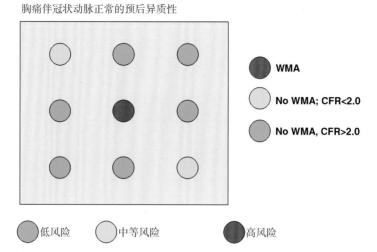

胸痛伴冠状动脉正常的预后异质性

图 30-11　胸痛但冠状动脉造影正常的患者的预后异质性。虽然预后良好，但存在很大的异质性。有诱发性室壁运动异常的患者（九分之一）预后较差；冠状动脉血流速度储备降低的患者（九分之二）预后中等；没有诱发性区域性室壁运动异常、无室壁运动异常和冠状动脉血流速度储备正常的患者预后良好。WMA：室壁运动异常；CFR：冠状动脉血流储备

因此，负荷超声心动图有助于识别隐藏在明显相似的临床、应激心电图和血管造影表现背后的病理生理异质性。已知或怀疑微血管疾病的患者将受益于静息和负荷超声心动图的有效性。在筛选阶段，静息经胸超声心动图有助于排除冠心病心绞痛的可能病因：左室肥厚伴或不伴瓣膜病、二尖瓣脱垂、局部或整体左室功能障碍和左室流出道梗阻。初步筛选后，负荷超声心动图可同时检测室壁运动、冠状动脉血流储备和动态心室内梗阻。不同亚组的精确诊断和预后特征最终将允许患者选择性进行特定治疗，比起基于非特异性临床和血管造影的盲目地毯式轰炸，患者更可能受益于此种方法。

30.5　现行指南

目前 ESC 关于稳定性冠状动脉疾病的治疗指南，建议在证实心绞痛和缺血性心电图改变是否存在可诱导的室壁运动异常时，进行负荷超声心动图检查。因此，对于所有典型的胸痛患者，即使心电图异常和 / 或负荷试验结果显示心肌缺血，冠状动脉造影不显示心外膜冠状动脉固定或动态阻塞，也应怀疑是否存在原发性冠状动脉微血管疾病的可能。在这类患者中，负荷超声通常显示无局部室壁运动异常伴随心绞痛和 ST 段改变，而血管扩张剂试验可导致冠状动脉前降支区冠状动脉血流储备减少。冠状动脉血流储备＜2.0 强烈提示冠状动脉微血管病变。如果符合这些标准，通常可以避免更多的侵入性调查（表 30-6）。

表 30-6 可疑冠心病患者心脏负荷显像及侵入性调查

	A	M	R	Class	Level	Ref
应考虑运动或药物负荷超声心动图，以确定局部室壁运动异常是否与心绞痛和 ST 段改变有关	√			Ⅱ a	C	ESC 2013
经胸多普勒超声心动图测定左前降支静脉扩张剂后舒张期冠状动脉血流速度及静息状态可作为冠状动脉低储备的无创测量		√		Ⅱ b	C	ESC 2013
在冠状动脉造影过程中，如果冠状动脉造影正常，则可考虑冠状脉内乙酰胆碱和腺苷，以评估内皮依赖性和非内皮依赖性冠状动脉血流储备，并检测微血管 / 心外膜冠状动脉痉挛			√	Ⅱ b	C	ESC 2013

A：适合；M：可能适合；R：很少适合

本章参考病例动图：病例 7（文前 P_8）、病例 10（文前 P_9）。

（李　慧译，齐红霞校）

参考文献

Chapter 31
负荷超声心动图在高血压中的应用
Stress Echocardiography in Hypertension

31.1 背景

未控制和持续升高的血压可导致心肌结构、冠状动脉血管结构和传导系统的各种变化。这些变化可引起左心室肥厚、冠心病、各种传导系统疾病和心肌收缩或舒张功能障碍，临床表现为心绞痛、心肌梗死、心律失常（尤其是心房颤动）和充血性心力衰竭。心绞痛患者的高血压患病率很高，高血压是冠状动脉疾病发展的危险因素，患病风险几乎增加 1 倍。经胸超声心动图尤其有助于初步危险分级，并确定四个公认的决定预后的关键变量：①左心室肥厚，尤其是向心型；②左心房扩张，常发生在无瓣膜性心脏病或收缩功能不全的情况下，并可能与舒张功能不全的严重程度相关；③舒张功能障碍，常见于高血压，通常但不一定伴有左室肥厚；④收缩功能障碍（表 31-1）。

负荷超声心动图为静息经胸超声心动图提供的信息增加了极其重要的病理生理、诊断和预后信息。

表 31-1　静息超声心动图和负荷超声心动图对静息左室功能正常的
高血压患者危险分级的研究

	高风险	低风险
静息超声心动图		
LVH（gm^{-2}）	> 125	< 125
LA（mm^2）	> 4.5	< 4.5
DD（grade）	2 ~ 3	0 ~ 1
RWT	> 0.45	< 0.45
负荷超声心动图		

续表

	高风险	低风险
WMA	是	否
CFR	＜ 2.0	＞ 2.0

CFR：冠状动脉血液储备；DD：舒张功能障碍（从0级＝无到3级＝严重）；LA：左房容积（心尖双平面图）；LVH：左室肥厚（CASE-Cube法）；RWT：相对室壁增厚；WMA：室壁运动异常

31.2 病理生理学

动脉高压可通过冠状动脉疾病、左心室肥厚和微血管病变的多种机制引起冠状动脉储备的减少（图31-1）。原发性高血压患者尽管冠状造影正常，但仍有冠状动脉储备异常。原因是血管和血管外结构的重塑以及冠状动脉血流动力学的改变。前者包括壁内小动脉和间质纤维化的重塑，导致冠状动脉微血管中血管密度降低，而后者的特征是血管外压缩力增加，收缩和舒张室壁压力升高，舒张受损。高血压患者冠状动脉微血管功能障碍与左心室肥厚或肥厚程度不一定相关。

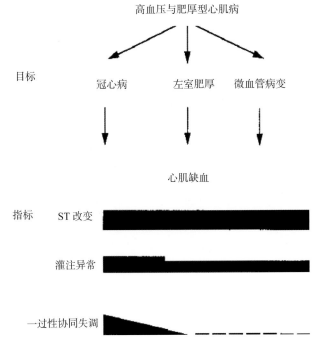

图31-1 高血压的三个主要靶器官损害并发症：冠心病、左室肥厚和微血管疾病。所有这三种情况均可诱发应激诱导的ST短压低和灌注异常，但仅有冠心病引起短暂的协同失调（修改自Lucarini等）

31.3   冠状动脉疾病的诊断

高血压患者冠心病的无创诊断对于心脏病学家来说尤其具有挑战性，因为高血压的共存显著降低了运动心电图和灌注显像的特异性。在目前条件下，常规超声检查在这些患者中进行诊断试验的结果令人沮丧："没有发现非侵入性筛查试验能够充分区分高血压是否与动脉粥样硬化存在相关性"。此外，所有依赖运动的测试也显示：高血压患者对此类测试的可行性明显降低；静息状态下的严重高血压是运动试验的禁忌证，甚至在轻度至中度高血压患者中，运动的第一步就可能会引起过度的高血压反应，限制下一步运动试验的进行。负荷超声心动图试验比 ECG 或灌注应激试验具有更高的特异性、相似的敏感性（图 31-2）。此外，药物负荷比运动负荷试验具有更高的可行性，尤其是血管扩张试验，该试验通常不引起与多巴酚丁胺负荷试验相关的限制性高血压反应（图 31-3）。在专门评估血管造影患者的一项旧研究中显示，在没有冠状动脉病变的情况下，运动时收缩压过度升高被认为是室壁运动异常引起的。然而，最近的研究评估了更多的患者（但是没有经过试验偏移的验证），发现具有过度收缩期血压反应的患者比那些血压正常变化的患者更不太可能产生假阳性。对于因收缩压过高而早期停止运动的病例，可以考虑使用双嘧达莫进行负荷超声心动图试验，该检查期间收缩压很少或没有升高。

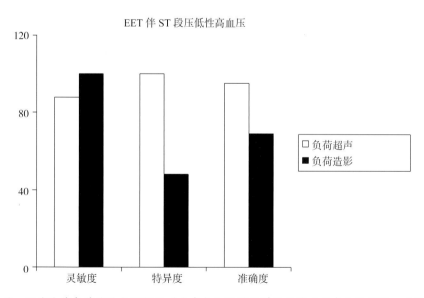

图 31-2 双嘧达莫负荷试验与阿托品（白条）和运动铊灌注显像（黑条）检测冠心病的敏感性、特异度、准确度的直方图。EET：运动心电图试验（修改自 Astarita 等）

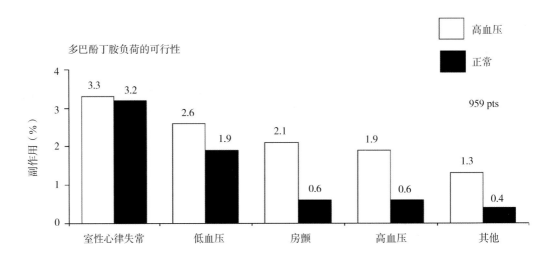

图 31-3 在一大群正常血压（黑条）和高血压（白条）患者中进行多巴酚丁胺负荷试验的安全性和耐受性结果：所有副作用在高血压患者中更加常见（修改自 Cortigiani 等）

　　除了可能提示缺血的症状外，高血压患者，尤其是同时具有左室肥厚的患者，经常呼吸困难的可能原因是冠状动脉疾病、舒张功能障碍或非心源性疾病。在此情况下，用运动负荷进行舒张压试验有助于排除缺血，并将呼吸困难与显示高压的参数相关联，例如舒张早期前向血流速度与早期舒张组织多普勒速度的比值增加（E/e'）；或者在运动过程中，正常的左室内血流频谱改变或表现为舒张功能假阳性减低。E/e' 比率 > 13 ～ 15 表现异常。

31.4 预后分级

　　在负荷试验期间，我们获得了高血压患者三个潜在的有价值的信号：ST 段压低、室壁运动异常和冠状动脉低储备。负荷引起的缺血样心电图改变的病理生理学意义尚不明确。心电图改变可能仅代表非特异性的、无意义的改变，也可能反映真正的心内膜下低灌注。冠状动脉造影正常时发生的这种缺血性心电图改变与冠状动脉储备减少、自发性或应激性室性心律失常的发生率增高、左心室质量指数增高有关。当左室质量正常时，循环小动脉的结构和功能改变更为明显。通过任何形式的抗高血压治疗获得的全身小动脉结构变化的回归与先前阳性的心电图负荷试验结果的心电图结果相符。

　　与微血管性心绞痛一样，静息和负荷超声心动图对胸痛和血管造影正常的冠状动脉患者的危险分级非常有帮助。广泛记载，负荷试验引起的室壁运动异常对预后价值很高。具有可诱发的室壁运动异常（有或没有潜在的冠状动脉疾病）的高血压患者比没有诱发性运动障碍的高血压患者具有更高的风险（图 31-4）。当负荷诱导的功能障碍表现为静息状态下局部室壁运动异常时，预后更差。在一项对冠状动脉造影正常的高血压患者进行的研究中，那些运动引起的室壁运动异常导致左室射血分数降低的患者在随访期间心源性死亡率是正常患者的 5 倍，心力衰竭几乎是正常患者的 7 倍（图 31–5 ）。在没有室壁运动异常的高血压患者人群中，通过经胸超声心动图评估的冠状动脉血流储备减少的患者处于中等风险（图 31–6 ），既没有室壁运动异常也没有冠状动脉血流储备减少的患者风险最低（图 31–7 ）。

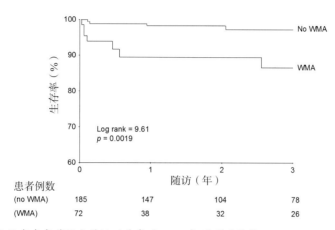

图 31-4　高血压患者负荷性室壁运动异常（WMA）的预后价值（修改自 Cortigiani 等）

冠状动脉造影正常的高血压患者运动诱发左室收缩功能不全的影响

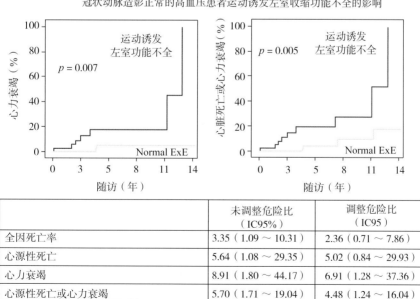

	未调整危险比 （IC95%）	调整危险比 （IC95）
全因死亡率	3.35（1.09 ～ 10.31）	2.36（0.71 ～ 7.86）
心源性死亡	5.64（1.08 ～ 29.35）	5.02（0.84 ～ 29.93）
心力衰竭	8.91（1.80 ～ 44.17）	6.91（1.28 ～ 37.36）
心源性死亡或心力衰竭	5.70（1.71 ～ 19.04）	4.48（1.24 ～ 16.04）

图 31-5　在正常冠状动脉造影的高血压患者中，运动超声心动图中左室收缩功能障碍的预后价值
（修改自 Prada–Delgado 等）

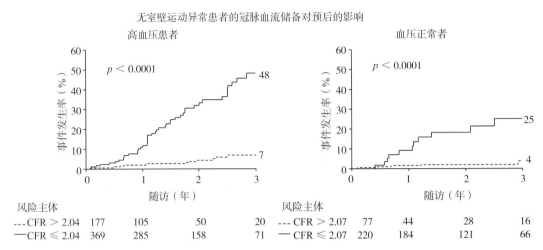

无室壁运动异常患者的冠脉血流储备对预后的影响

风险主体					风险主体				
---CFR＞2.04	177	105	50	20	---CFR＞2.07	77	44	28	16
—CFR≤2.04	369	285	158	71	—CFR≤2.07	220	184	121	66

图 31-6 冠脉血流储备（CFR）减少对高血压（左侧）及正常血压（右侧）患者预后的影响（修改自 Cortigiani 等）

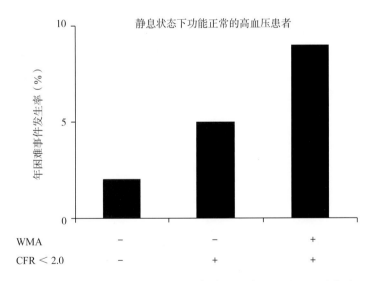

WMA	－	－	＋
CFR＜2.0	－	＋	＋

图 31-7 高血压患者的危险分层基于室壁运动异常（WMA）和冠脉血流储备（CFR）减少（CFR＜2.0）这两个简单参数。这两个参数可以在单次负荷超声心动图检查中识别（"一石二鸟"），而使用结合血管扩张剂负荷超声心动图则更容易识别

　　与诸如心肌灌注显像等具有可比预后价值的其他负荷成像技术相比，负荷超声心动图具有四个明显的优点：与灌注显像相比，成本更低（约1∶3）；更高的特异性（这对于避免许多无用的冠状动脉造影很重要），尤其对一些具有挑战性的患者，如右束支阻滞的患者；在运动前常规超声能获得其他参数共同评估预后值，如左心室肥大（图31-8）；最重要的是，无辐射。通过综合运用心电图、静息超声心动图和负荷超声心动图（图31-9）可以对高血压患者进行预后分级和有效诊断。

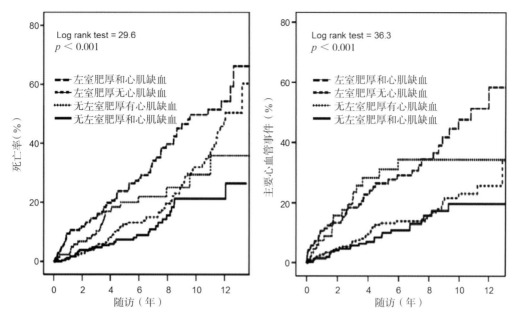

图 31-8　根据静息状态下超声心动图显示左心室肥厚和运动超声心动图显示缺血，总死亡率和主要心脏事件存活曲线，注意左室肥大和缺血患者的最坏结果是如何发生的（引自 Peteiro 等）

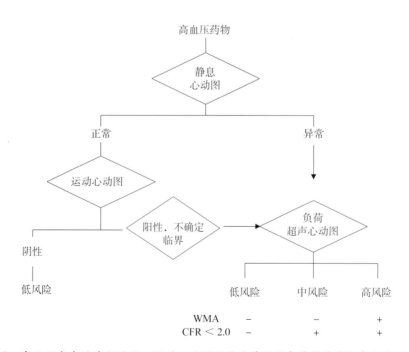

图 31-9　高血压患者的诊断流程，运动心动图仍然是最具信息量的首选检查方法。因为除了 ST 变化外还提供了大量信息（血压反应、心律失常、运动耐量）。阴性和预测心电图正常的患者在休息时的阴性预测值较高。在负荷心电图异常或模糊的患者和静息心电图异常的患者中，负荷显像试验（静息超声心动图和负荷超声心动图）适用于作为冠状动脉造影的守门人。WMA：室壁运动异常；CFR：冠状动脉血流储备

31.5 误区

高血压患者负荷超声的主要缺点是负荷试验的可行性降低：运动导致了血压的过度升高，或者药物的副作用，如多巴酚丁胺引起的房性心律失常。诊断标志的特异性降低，室壁运动异常（当血压过度升高时，尤其发生在心尖部位）更加温和，灌注改变更加明显，后者是因为左心室肥厚和／或微血管病变导改的冠状动脉血流储备减少的发生独立于冠状动脉狭窄。

31.6 临床指南

2013 年欧洲高血压学会和欧洲心脏病学会指南认识到心肌缺血的诊断特别具有挑战性，因为高血压降低了运动心电图和灌注显像的特异性。运动试验心电图改变阳性在没有明显症状的阻塞性冠心病患者中具有可接受的阴性预测值。当运动心电图为阳性或不明确时，应进行诱导性缺血（如负荷超声）的影像学检查以诊断心肌缺血（表 31-2）。负荷引起的室壁运动异常在冠状动脉造影评估的冠状动脉狭窄中更具有特异性，而灌注异常在冠状动脉造影正常的情况下常与左室肥厚和／或微血管疾病相关。最近有人建议在左冠状动脉前降支上应用局部室壁运动和经胸多普勒超声心动图双重成像来鉴别阻塞性冠心病（冠状动脉储备减少加诱导性室壁运动异常）与孤立性冠状动脉微血管损伤（冠状动脉储备减少而无室壁运动异常）。

表 31-2 高血压患者主要负荷影像表现

	A	M	R	等级	水平	参考文献
既往病史提示缺血时，建议使用负荷心电图，如果是阳性或不明确的，建议进行负荷成像试验（负荷超声心动图、负荷心脏磁共振或核医学成像）	√			Ⅰ	C	ESC（2013）
在能够运动和可解释心电图的患者中进行负荷成像			√	Ⅱ	C	ESC（2013）

A：适用；M：可能适用；R：很少适用

（李晓妮 译，田 月 校）

Chapter 32
负荷超声在糖尿病患者中的应用
Stress Echocardiography in Diabetes

冠状动脉疾病是糖尿病患者死亡和发病的首要原因，约占 50%。糖尿病患者心肌梗死或心脏骤停的风险是非糖尿病患者的 2 ～ 4 倍。此外，在没有冠心病迹象的糖尿病患者中，心脏事件与具有已知冠心病的非糖尿病患者一样频繁。最近的电子计算机断层扫描（computed tomography，CT）研究表明，亚临床动脉粥样硬化在糖尿病患者中很常见，心肌灌注闪烁扫描（单光子发射断层扫描）或负荷超声心动图研究表明，25% ～ 50% 的无症状糖尿病患者在运动或药物负荷时发生缺血，其中相当大比例的患者在数年内继发心血管病事件。与糖尿病相关的风险增加需要有效的预防和风险分层策略来优化治疗干预。显然，无症状的糖尿病患者包括心血管疾病高危人群，他们将受益于改善的风险分层，可能超过单独使用风险因素评分系统。运动试验在糖尿病人群中的价值有限，因为他们的运动能力经常受到周围血管或神经病变的损害。此外，由于高血压和微血管疾病的高发病率，心电图标准测试不理想。负荷显像，尤其是负荷超声心动图在高危糖尿病人群的最佳识别方面可发挥关键作用，而且由于负荷超声心动图的成本比灌注显像仪的成本低 3 倍，因此也使诊断性筛选的经济和生物成本最小化。这是一项无辐射技术，无长期致癌风险。

32.1　病理生理学

糖尿病可在四个级别引起心脏损害：冠状动脉大血管病、自主神经性心肌病，糖尿病性心肌病和冠状动脉微血管病（图 32-1）。这些症状很少在个体中单发，更多的是多发和相互强化。特别注意的是，即使没有冠心病，糖尿病也会引起冠状动脉微血管结构和功能的异常，这些异常与冠状动脉内皮功能障碍和冠状动脉储备功能受损有关。在未合并糖尿病的年轻受试者中，对腺苷输注（主要反映非内皮依赖性血管舒张异常）和冷加压试验（主要反映内皮依赖性血管舒张）有明显的冠状动脉微血管功能障碍。

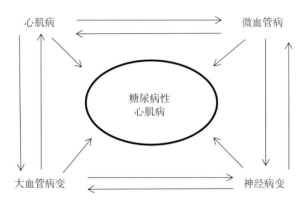

图 32-1 糖尿病心脏损害的四个方面：自主神经病变、糖尿病心肌病、冠状动脉微血管病变和冠状动脉大血管病变。这四种路径——尽管发病机制不同——但也有交集，例如，微血管病变可能通过血管神经受累而导致神经病变，并且在冠状动脉水平可能损害冠脉低储备，扩大心外膜冠状动脉狭窄的影响

32.2 冠状动脉疾病的诊断

冠状动脉微血管病变是糖尿病的主要并发症之一。75% 的成人糖尿病患者死于冠心病、脑血管病和外周血管疾病。心外膜冠状动脉狭窄与微血管病变共存可以解释灌注成像在检测冠状动脉病变中的低特异性，与无症状性（和症状性）糖尿病患者冠状动脉疾病检测中负荷超声心动图更具优势。事实上，微血管疾病在负荷试验中的典型表现是频繁出现的 ST 段压低和灌注异常，冠状动脉储备的真正减少，而没有引起局部或整体的室壁运动改变。实际上，这意味着在基础心电图结果正常的患者中，最大运动心电图的阴性预测值是令人满意的，但对于心电图和 / 或胸痛发作阳性或不确定的所有患者，均需进行负荷超声心动图检查。在糖尿病患者中，负荷超声心动图显示出比灌注成像更高的特异性，但是假阳性的发生率更高，这可能是由于较多患者同时存在心肌病。

32.3 预后分级

由于糖尿病患者患冠心病的风险增加，因此糖尿病患者的风险分层是临床心脏病研究的主要目标。为此，静息超声心动图也已非常重要，因为有明显的"心肌病连锁反应"（图 32-2），风险水平增高——更高的心肌病累及程度——表现为左心房扩张，舒张功能障碍和纵向功能受损，均可能与射血分数正常同时存在。

负荷超声心动图显示糖尿病患者有强大的风险分级潜能。在有明显的静息缺血性心肌病的患者中，心肌活力的存在被多巴酚丁胺超声心动图识别，并可独立预测非糖尿病患者和糖尿病患者血管重建后的改善结果。同样，在静息状态下左室功能正常的患者中，负荷超声心动图可以明确预后，首先是基于室壁运动异常将患者归于心血管事件的高危业组（图 32-3）。负荷超声心动图提供的递增预后信息在中 – 高阈值运动心电图检查结果阳性的患者中最高。然而，与非糖尿病患者不同，在糖尿病患者中仅基于室壁运动标准的阴性测试结果与糖尿病患者的良性预后相关（图 32-3）。在这些患者中，通过经胸多普勒超声心动图检测血管舒张负荷时，冠状动脉血流储备与壁运动同时评估，增加了独立的预后信息（图 32-4）。

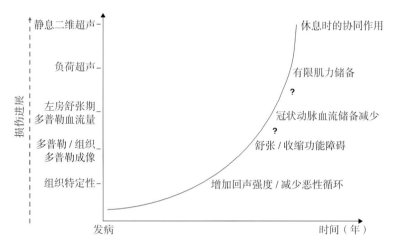

图 32-2　心肌病连锁反应。在一系列事件中，左室舒张功能的改变和纵向功能的改变（如 M 型二尖瓣环平面收缩运动减弱或心肌组织多普勒或应变率成像收缩速度减慢）比正常人早几年或更早几十年减少射血分数（Picano 提供）

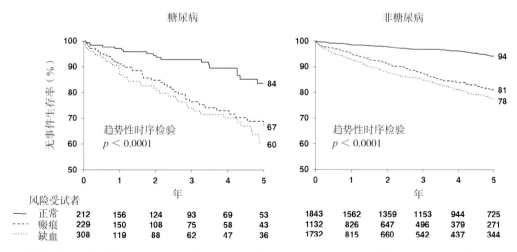

风险受试者												
── 正常	212	156	124	93	69	53		1843	1562	1359	1153	944	725
--- 瘢痕	229	150	108	75	58	43		1132	826	647	496	379	271
⋯⋯ 缺血	308	119	88	62	47	36		1732	815	660	542	437	344

图 32-3　糖尿病患者（左）和非糖尿病患者（右）Kaplan–Meier 无事件生存曲线。在没有瘢痕和诱发性室壁运动异常的患者中，非糖尿病患者的预后很好，但是糖尿病患者的预后仍然很差（Cortigiani 等提供）

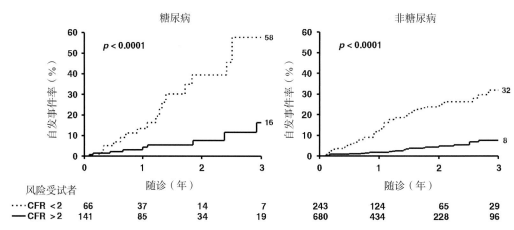

图 32-4 糖尿病和非糖尿病患者冠脉血流储备（CFR）＞ 2 或 ≤ 2 的 Kaplan-Meier 事件存曲线，以及根据室壁运动标准进行负荷超声心动图（Cortigiani 等提供）

特别是，在未经筛选的糖尿病患者中，正常的冠状动脉血流储备与更严格的血糖控制和，有更好的长期无事件生存率相关，以及冠状动脉血管造影正常的糖尿病患者是一样的。在没有诱发的室壁运动异常的情况下，冠状动脉血流储备减少的原因包括轻度至中度的心外膜冠状动脉狭窄，以及在抗缺血治疗的重度微血管病变中存在心内直视冠状动脉未闭情况下严重的心外膜动脉狭窄。与多巴酚丁胺或运动负荷相比，在室壁运动反应阴性的患者中，进一步的挑选阳性患者在冠脉低储备时更具挑战性。利用这些负荷可以识别出低风险患者群，利用负荷 - 体积关系评估峰值负荷时的收缩储备（参见第 4 章）。尽管室壁运动减低，但较低的收缩储备与较高的事件发生率相关。

32.4 糖尿病诊断流程

糖尿病患者（有症状的和中高危无症状的）的一般诊断流程可以总结为如图 32-5 所示。运动负荷试验后，经常需要进行负荷成像测试。10% ～ 15% 的无症状糖尿病患者确实患有冠状动脉疾病，致使人们提出了负荷成像用于更有效的风险分级。然而，经济原因和长期的风险负担尤其重要，因为最近积累了提示性的证据，表明经皮冠状动脉再血管化可能不能为稳定性冠心病患者的强化医疗管理提供额外的好处。因此，我们目前建议对那些无法达到医疗目标的患者和临床上高度怀疑高危冠心病的患者进行动脉粥样硬化或缺血的检测。在这些患者中，虽然当局推荐使用大量辐射暴露的技术，如心肌闪烁摄影或心脏计算机断层摄影，但是也应当非常谨慎地使用，而且负荷超声心动图是迄今为止更可持续发展的选择。

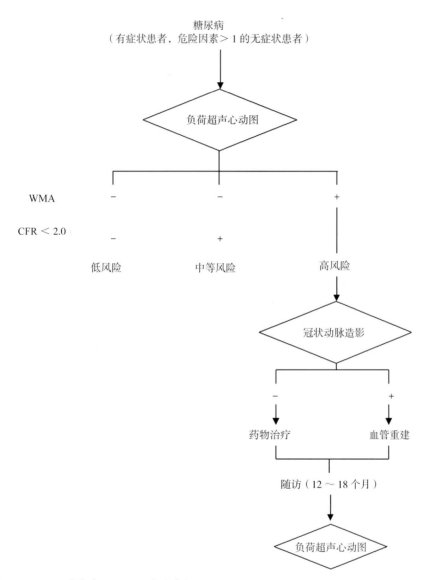

图 32-5　糖尿病患者识别冠心病的诊断流程

32.5　误区

　　由于肥胖，久坐不动的生活方式，周围神经病变（感觉和运动）以及血管疾病的高患病率，糖尿病患者的运动能力经常受损。对于那些无法进行运动试验的人，可能需要进行药理学负荷测试。

32.6 临床指南

表 32-1 总结了糖尿病患者负荷超声心动图的主要适用、可能适用和很少适用的适应证。

表 32-1 糖尿病患者负荷反应的临床指南

	A	M	R	等级	水平	文献
糖尿病患者在存在典型或不典型症状（如不明原因的呼吸困难、胸部不适）时，应首先通过运动心电图压力测试进行冠心病调查。在这些患者中，SE 作为一线试验是不合适的			√	EC		[43]
相关疾病的征象或症状（外周动脉疾病、颈动脉杂音、短暂性脑缺血发作、中风等）		√		Ⅱ b	C	[44]
负荷超声应用于糖尿病患者，其中静息心电图异常可排除使用运动心电图负荷测试，或那些不能运动的人	√			EC		[43]

SE：负荷超声心动图；A：适用；M：可能适用；R：很少适用；EC：专家共识。改编自参考文献 [43，44]

（李晓妮 译，田 月 校）

参考文献

Chapter 33
扩张型心肌病的负荷超声心动图研究

Stress Echocardiography in Dilated Cardiomyopathy

心力衰竭是一种以加速恶化为特征的渐进性、致死性的综合征。在国外一些国家的患病率大约为 2%，对于超过 65 岁的患者，患病率增加了 6% ～ 10%。如果病因不能得到纠正，心力衰竭的预后是很差的；一半诊断心力衰竭的患者将在 4 年内死亡，而在严重心力衰竭患者中，超过 50% 的患者将在 1 年内死亡。心力衰竭的恶化程度差异很大，取决于负荷的变化状态、患者的年龄和许多其他因素（图 33-1）。在持续 10 年以上的无症状左心室功能障碍期之后，出现显著症状后的存活期平均为 5 年。负荷超声心动图在心衰的初始和晚期阶段都有着作用（图 33-2）。2001 年 ACC/AHA 制定了心力衰竭分类的新方法，确定了四个时期，这也在 2005 年指南中得到认可：A 期（高危但无结构性心脏病，如高血压）；B 期（结构性心脏病，但无心力衰竭的症状和体征，如既往心肌梗死或无症状瓣膜性心脏病）；C 期（结构性心脏病，当前或先前有心衰症状）；D 期（顽固性心力衰竭需要特殊干预）。根据这种在概念上与癌症等其他疾病分期类似，即除非疾病的进展通过治疗减慢或停止，否则患者的病情不会停止进展或者病情的停止在某一个阶段。最近认识到针对无症状左心室功能不全早期治疗可以改善心衰患者预后，这提高了识别和治疗无症状 A 期和 B 期患者的重要性，A 期和 B 期的心衰可能比明显的心力衰竭更常见。在早期阶段，左室整体功能表现为正常，但会出现肌力储备的降低。而在晚期，负荷超声心动图也能够补充静息超声心动图的不足，识别相似心衰患者不同的预后（表 33-1）。

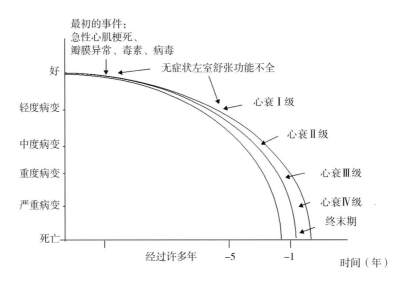

图 33-1 心肌病的自然进程 (选自 Kaze)

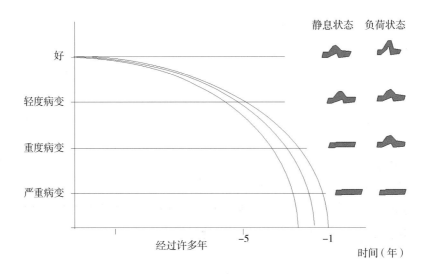

图 33-2 负荷超声心动图在心肌病预后生存曲线中的作用。在早期阶段，静息状态下基线功能是正常的，但心肌变化能力受损；在晚期阶段，静息状态下基线功能受损，但是还存在肌力储备；在疾病终末期的情况下，静息状态下明显下降，且也无肌力储备

33.1 初发或潜伏性心肌病

一些患者暴露于潜在的心脏毒性条件会出现快速的心衰，如癌症化疗或地中海贫血铁过量。这些病症的临床自然病史的特征，是在心脏症状发作和终末期心力衰竭之间间

隔很短。为了能开始更积极的治疗，于临床前期发现心脏受累情况十分重要。当射血分数仍然正常时，有两种超声方法可能用于早期检测初期的心肌损伤。

第一种方法是评估纵向功能，该功能在疾病的早期阶段比左室射血分数更易检测出损害，左室整体射血分数可能由于心脏径向功能的代偿而保持正常。纵向整体功能的测量可采用 M 型超声测量二尖瓣环平面收缩期位移或心肌速度显像，如组织多普勒和 / 或应变率显像的基底（间隔和 / 或外侧）段的收缩期 S 波峰值速度降低。在射血分数正常的情况下，如果存在系统性硬化、糖尿病及高血压性心脏病等，心脏纵向功能可能出现早期降低。

第二种方法是评估心肌的节段性和整体性收缩储备。在这些情况下应用负荷超声心动图的基本原理是：心肌的结构损伤还不至于损害心脏的静息收缩功能，但严重程度足以减缓甚至耗尽对刺激的心肌收缩反应。在低剂量（$\leqslant 10\ \mu g \cdot kg^{-1} \cdot min^{-1}$）下，多巴酚丁胺选择性地刺激 β_1 心肌受体，给予温和、持续性的肌力刺激，对整体的血流动力学参数或负荷状态几乎没有影响，但在心肌速度成像中，发现采用这些低剂量的多巴酚丁胺，会使心肌基底段收缩增厚率或收缩峰值速度的增加迟缓，这有助于检测早期心肌损伤。增加迟缓的局部心肌收缩储备也被证明可以用于检测一些疾病的心脏细微异常（图 33-2），如阿霉素化疗、地中海贫血、糖尿病或肥厚型心肌病。

在这些情况下，心肌收缩储备减少（最好采用多巴酚丁胺负荷超声观察）通常还伴随有冠状动脉血流储备的损害，目前可以用扩血管的负荷实验结合左前降冠状动脉中远端的脉冲多普勒来检测冠脉血流储备。在早期临床阶段，当无症状或症状很轻微、左室射血分数在基线时表现正常时，冠状动脉血流储备就已经降低了，例如系统性硬化病、糖尿病或高血压性心脏病。收缩储备用于评估心肌细胞功能，而冠状动脉血流储备用于评估冠状动脉微循环。因此，受损的收缩储备和降低的冠状动脉血流储备可以作为早期诊断初始心衰的相关标志，在这个阶段，进行任何形式干预（生活方式或药物）都很有可能起到作用（表 33-1）。

表 33-1　负荷超声心动图在扩张型心肌病四个阶段的不同反应

疾病分类（ACC/AHA）	疾病阶段	静息状态下整体 EF 值	长轴功能	负荷状态下功能	冠状动脉血流储备
A	缺如	正常	正常	正常	正常
B	最初	正常	异常	迟发的运动幅度增高	↓→
C	明显的	异常	非常异常	有功能恢复	↓
D	晚期	异常	非常异常	无功能恢复	↓↓

EF：左室射血分数

33.2 扩张型心肌病

扩张型心肌病是一种主要影响心室收缩功能的疾病。然而，静息时测量的整体收缩功能障碍指标不足以描述疾病的严重程度，并且与症状、运动能力和预后的相关性差。比起基线指标，在负荷期间评估收缩储备是量化心脏损害程度和精确预测预后的重要手段。总的来说，目前有关12项现有的、对几百名患者的研究都显示出肌力收缩储备的存在对预后有益，尽管这些研究采用了不同的方法、选择标准（包括特发性和缺血性扩张型心肌病）和预后终点。收缩储备可以通过室壁运动指数改善（＞0.2）或在负荷期间收缩末期容积减小来识别。目前已经应用于长期心房颤动和扩张型心肌病患者的诊断中。心房颤动可造成可逆的扩张型心脏病改变，当心室率恢复至窦性心律后，左室功能可以恢复到正常状态。特发性扩张型心肌病和心动过速性心肌病的区别关键点在于后者恢复窦性心律后左心室功能可显著改善。

多巴酚丁胺输注方案与缺血性心脏病患者相似，但其过程中不使用阿托品。在扩张型心肌病和心力衰竭患者中，负荷过程中左心室功能缺乏相应的增加与较高的死亡率相关（图33-3）。负荷药物的副作用较低，仅10%～20%患者中存在轻微副作用，低射血分数的患者更容易存在心律失常的副作用。对于有禁忌证或次极量非诊断性多巴酚丁胺负荷超声心动图的患者，可以选择其他替代负荷试验。与导致较多心律失常作用的多巴酚丁胺相比，双嘧达莫可提供更有意义的预后信息。使用双嘧达莫，通过评估左冠状动脉前降支和右冠状动脉后降支的冠状动脉血流储备来进一步扩大预后信息（图33-4）。用脉冲多普勒超声发现患者的左室前降支冠状动脉血流储备减低或使用心肌声学造影出现整个左心室灌注不良提示预后不佳。负荷超声心动图可以有效地补充静息经胸超声心动图获得的常用数据。射血分数仍然是评估心衰患者预后的基石，并且死亡的风险随着射血分数的降低而迅速地增加（参见第22章图22-1）。然而，对于同一射血分数的患者，预后会随着一些指标而显著改变，这些指标可以很容易通过一些静息超声检查获得，并且可以被合并入一些综合评分中，从而提供更多的信息。三尖瓣环平面收缩期位移降低和肺动脉收缩压增加提示预后更差（表33-2），这主要取决于以下"致命四指标"：①左室扩大（收缩末期容积＞90 mL/m²）；②二尖瓣严重功能不全；③限制性舒张模式（或E/e'值＞15）；④肺超声中出现明显的B线。

这四个参数是评估心肌缺血和局部功能以外的心肺血流动力学预后的重要指标，从舒张功能到瓣膜功能，从肺和血流动力学异常到心脏重构。如前面章节所述，这些参数在负荷期间都可能发生显著变化，会比静息超声心动图检查提供更准确的危险性分层信息。如果患者在运动中出现肺水肿、二尖瓣关闭不全或收缩末期容积急剧显著增加，患者在短期内更有可能出现恶性心脏事件。

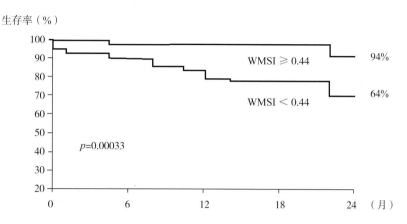

图 33-3 Kaplan-Meier 生存曲线显示扩张型心肌病的预后在负荷超声心动图中获得有肌力储备的（ΔWMSI > 0.44）和肌力储备损伤的（ΔWMSI < 0.44）患者是不同的（选自 Pratali 等）WMSI：室壁运动评分指数

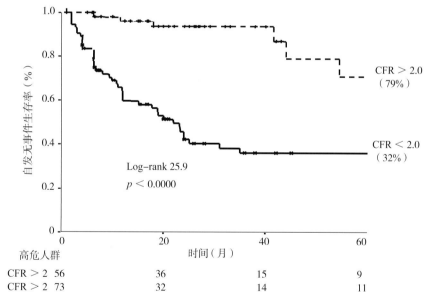

图 33-4 Kaplan-Meier 生存曲线显示扩张型心肌病的预后在负荷超声心动图中获得正常冠脉血流储备的（CFR > 2.0）和血流储备损伤的（CFR < 2.0）患者是不同的（选自 Rago 等）。CFR：冠状动脉血流储备

表 33-2　扩张型心肌病除 EF 值之外的重要预后指标

	M 超声	二维	彩色多普勒	连续多普勒	组织多普勒	肺超声
TAPSE	√					
LVESV、LAVI		√				
MI			√			
PASP				√		
E/e'					√	
B-lines						√

PASP：肺动脉收缩压；TAPSE：三尖瓣环收缩期位移；LVESV：左室收缩末容积；LAVI：左房容积指数；MI：二尖瓣反流；E/e'：二尖瓣血流 E 峰 / 二尖瓣环 e' 峰；B-lines：肺超声中的 B 线

33.3　缺血与非缺血性扩张型心肌病的鉴别诊断

负荷超声心动图对左室功能不全和扩张的患者中检测是否合并有冠状动脉疾病具有重要的治疗和预后意义。负荷超声对缺血性心肌病的诊断可能是更为直接的或并不依据临床基础而获得。在缺血性心肌病临床起始阶段，通常具有明确的缺血和梗死的病史。一般来说，几次心肌梗死发作就已经使心脏泵功能逐渐降低。当反复心肌梗死后，心脏会出现明显的整体功能障碍，但心绞痛症状减轻，并逐渐被呼吸困难所取代。在临床谱的终末期，缺血性心肌病可以完全与充血性心力衰竭的症状和体征重叠。呼吸困难可能与心绞痛同时出现。另外，心绞痛也可能存在于特发性心肌病中，而这种症状不一定发生在缺血性心肌病中。目前提出几个非侵入性检查来鉴别缺血和非缺血性扩张型心肌病（表 33-3）。在静息超声心动图中，可以显示缺血患者的无运动节段和更大的异常节段，而负荷超声心动图可诱发检查出区域更小的心室室壁灌注缺损。多巴酚丁胺负荷超声心动图结果也是令人满意的，特别值得注意的是如果出现至少两个节段和 / 或广泛的缺血反应中的双相反应就可以明确诊断。然而，在有关缺血性心肌病和特发性心肌病之间的鉴别中，负荷超声心动图提供的线索不一定具有临床意义，尽管在一些研究中认为它们具有统计学显著性。心肌病是出现假阳性缺血反应的最常见原因之一，当纤维化广泛时，缺血性心肌病也不一定会引起节段性室壁运动异常。心血管核磁共振可能更有帮助识别心肌缺血的心内膜 - 透壁区域模式，和非缺血性扩张型心肌病斑块、弥漫性瘢痕模式。冠状动脉造影（或者是无创的多层螺旋 CT）常常是鉴别缺血性心肌病和特发性心肌病的唯一方法。

在这些患者中，负荷超声心动图的作用主要在预后分层上。无论是在药物治疗、心脏再同步化治疗或再血管化治疗（冠心病患者）中，左室收缩储备越显著（四个或更多的左心室节段），预后越好，治疗后功能恢复越多。

表 33-3　扩张型心肌病的分类诊断

	缺血性心肌病	非缺血性心肌病
心梗病史	有 / 无	无
静息性运动异常	有 / 无	无 / 有
负荷诱发的运动异常	有 / 无	无 / 有
CMR	心内膜下透壁心梗	心外膜下纤维化
MSCT	严重的冠心病	正常

CMR：心脏核磁共振成像；MSCT：多层螺旋 CT

33.4　负荷超声心动图与心脏再同步治疗

心脏再同步治疗（cardiac resynchronization therapy，CRT）是评估终末期心力衰竭患者的技术之一。目前进行 CRT 治疗患者的入选标准包括纽约心脏协会分级 Ⅲ 级或 Ⅳ 级心力衰竭，左心室射血分数 ≤ 35%，宽 QRS 波群（ > 120 ms）。根据以上标准选择的大多数患者对心脏再同步治疗反应良好，但大约 30% 的患者（根据超声心动图结果）没有应答。定义 CRT 有效的最常用的临床标志是 NYHA 分级提高一级以上，最常用的超声心动图标志是左心室收缩末期容积减少超过 15%。在大多数患者中，临床反应与超声心动图完全一致，但仍有 25% 的患者显示不一致的结果，更常见是出现临床结果阳性而非超声心动图阳性。由于大量的无应答患者造成了资源浪费和治疗风险，以至于 CRT 研究人员开始寻找更好的入选标准（图 33-5 和图 33-6）。新的超声心动图技术评估左心室不同步技术已在 post-PROSPECT 研究中描述，证明基于组织多普勒的参数评估左心室不同步技术复杂、冗长和耗时，并没有额外增加临床和心电图对患者危险性分层。一些有希望的指标，包括那些来自实时三维和二维衍生的斑点追踪分析指标的分析，将被用于评估怀疑患病人群，从而进一步确定是否存在同步性异常。最近，由于机械不同步评估方法的局限性，从而导致一些研究者尝试将电同步评估与功能更强的方法结合起来。事实上，如果没有足够的应答心肌，期望出现心脏再同步治疗的反应可能是不现实的。换言之，如果没有墙壁，没有天花板，全新电气系统就不太可能给家庭带来舒适感。在射血分数降低的患者中，如果缺乏对多巴酚丁胺负荷超声心动图的大面积的阳性反应（五个节段或更多），可以认为该患者对 CRT 治疗反应是较差的，在一些超过 600 例患者的七项研究中（其中三份是多中心的）可以证明这一点（表 33-4）。出现对 CRT 应答的患者很可能是那些有收缩功能储备而在静息时存在严重舒张功能障碍的患者。

在伴有或不伴有冠心病的心力衰竭患者中，进行心脏再同步化治疗是否获益，决定于是否存在关键的靶心肌组织。而且，负荷超声心动图用评估功能储备代替再同步性极大地简化了对心脏 CRT 候选者的筛选；负荷超声心动图比心脏再同步治疗标准更简单、更快、并可重复。超声心动图对不同步性评价虽然可以增加患者危险性分层但仅针对有心肌存活性的患者。当认为最重要的评估 CRT 的预后参数是采用负荷超声心动图出现的收缩末期容积变化时，其在 CRT 治疗预后中可以变得更加简单和定量，并且现在实时三维超声可以更精确地估计收缩末期容积，使这种评估方法更为行之有效。总之，负荷超声心动图方法为确定 CRT 治疗是否应答现在是趋于成熟的，并准备大规模临床验证。

此外，需要强调的是，是否存在收缩储备的患者中进行 CRT 治疗是否获益，可以在一些经过药物治疗的患者中观察到，特别经过 β 受体阻滞剂治疗的患者（图 33-7 和图 33-8）。

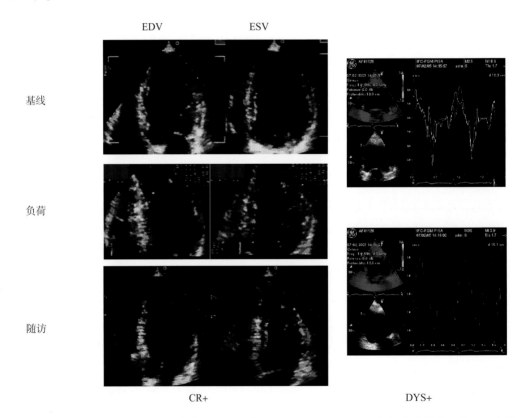

图 33-5 CRT 治疗反应阳性患者一例。超声心动图的四腔心切面，包括患者静息状态下、负荷状态下和随访时，收缩储备（CR+）（左图），组织多普勒标准认为室内存在不同步（静息 DYS+）（右图）。EDV：左室舒张末期容积；ESV：左室收缩末期容积（选自 Ciampi 等）

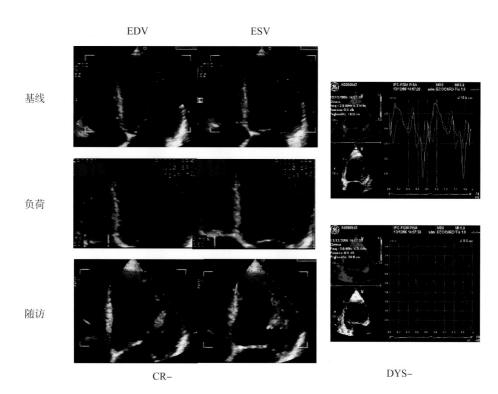

图 33-6 CRT 治疗无反应一例。超声心动图的四腔心切面，包括患者在静息状态下、负荷状态下和随访时，无收缩储备（CR−）（左图），组织多普勒标准认为室内无不同步（静息 DYS−）（右图）。
EDV：左室舒张末期容积；ESV：左室收缩末期容积（选自 Ciampi 等）

表 33-4 CRT 后收缩储备和改善

作者	杂志，年份	研究设计	患者数量	多巴酚剂量（mcg）	Cutoff 值
Munin 等	Echocardiog，2014	单中心	52	40	EF ＞ 7%
Mizia-Stec 等	Int J Cardiol，2014	回顾性，多中心，观察性研究	129	20	WMSI ＞ 0.20
Gasparini 等	Am Heart J，2012	回顾性，多中心，观察性研究	221	40	ESV 下降＞ 10%
Altman 等	Am J Cardiol，2011	单中心	31	10	EF ＞ 20%
Chaudhry 等	J Am Soc Echocardiogr，2011	单中心	54	20	WMSI ＞ 5 个节段
Senechal 等	Echocardiography，2010	单中心	59	20	每搏量＞ 15%
Ciampi 等	Eur J Heart Fail，2009	多中心	69	40	WMSI ＞ 0.20
Da Costa 等	Heart Rhythm，2006	单中心	71	10	EF 增加＞ 15%

EF：左室射血分数；WMSI：室壁运动评分指数；ESV：左室收缩末期容积

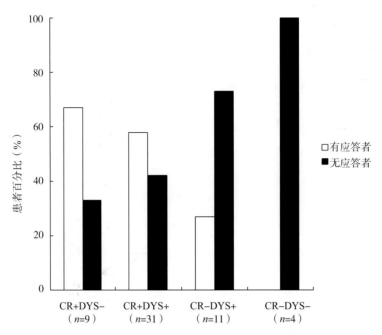

图 33-7 基于收缩储备能力（CR+/−）筛选 CRT 患者应答比同步性评估（DYS+/−）更有效（选自 Ciampi 等）

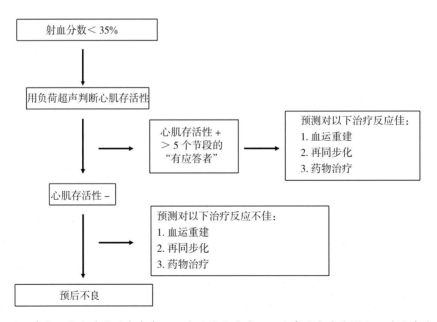

图 33-8 在射血分数降低的患者中心肌存活性很重要。无论基础疾病是什么，对治疗的反应取决于心肌存活性。治疗的策略取决于主要的病因：在冠心病患者中应用于评估冠状动脉血运重建效果在低流量，低梯度的主动脉瓣狭窄用于评估是否进行主动脉瓣置换，在非缺血性心肌病中用于评估心脏再同步化治疗效果（选自 Ciampi 等）

33.5　负荷超声心动图与心肺运动试验

稳定性心衰最典型的临床表现是运动不耐受，在轻度运动后出现疲劳和呼吸困难。由于诊断技术的进步和成像技术的普及，运动时的反应评估为临床决策提供了关键性的价值。具体地说，心肺运动试验分析（cardiopulmonary exercise testing，CPET）是一种精确、可重复的技术，用于检测运动性能，其临床应用包括诊断、治疗评价，以及危险分层与体育活动指导。研究最多、临床上最相关的两个 CPET 变量是峰值运动时的耗氧量（VO_2）以及反映通气效率的微小通气对二氧化碳产生的增加速率（VE/VCO_2）。在历史上，VO_2 峰值被认为是确定心脏移植无创的金标准，而近年来由于 VE/VCO_2 斜率具有类似或甚至更大预后能力的优点也越来越流行。临床上，VO_2 峰值和 VE/VCO_2 斜率分别采用 Weber 分类和通风分类（ventilatory class，VC）。最近，人们已经注意到另一个有意义的参数，即运动振荡通气，它被定义为一种在 VE 和气体循环模式，在某些情况下类似于睡眠期间 Cheyne - Stokes 呼吸的发生。因为这些标志物对预后因素、危险性分层非常有用，所以这三个指标都用于以下的标准化评分当中。同样地，最近指南均将CPET指标应用于单因素分析和彩色标记的危险性分层表中，单一或综合评估心衰的风险。

CPET 尽管已经应用于临床，但是其仍有固有的局限性，即它不提供心脏收缩和舒张状态以及右心室功能适应性递增运动的评估方法。此外，CPET 也不能在出现异常表现时动态观察二尖瓣和三尖瓣功能情况。由于 CPET 能功能性评估心衰患者特殊的相关性决定因素，以及将运动负荷超声心动图与 CPET 结合起来研究提供强有力的理论基础，使其成为令人感兴趣且日益发展的领域。

大约 50% 的 CAD 或扩张型心肌病患者进展为继发性二尖瓣反流（secondary mitral regurgitation，SMR），这种情况经常被低估。SMR 出现的严重性不同，其预后也不尽相同，且可随着严重程度的加重，预后变得更差。SMR 存在几种发病机制，可以概括为局部和整体左心室几何结构的扭曲，随后乳头肌移位至顶端和侧壁，从而使腱索远离瓣膜对合线，导致二尖瓣变形。由此产生的束缚和关闭力之间的不平衡（左心室在收缩收缩过程中产生的力导致瓣膜关闭）导致瓣膜反流。其次要因素是二尖瓣环大小和形状的改变。

SMR 是动态变化的，因此也受负荷状态的影响，这里的 SMR 是特指在超声中出现运动导致的二尖瓣反流及其血流动力学改变。

收缩末期球形指数和室壁运动评分指数与有效反流口面积（effective regurgitant orifice，ERO）显著相关也有记载，运动中二尖瓣反流射流面积或左心房面积 的增加与左心室形态（左心室长轴与短轴比例的减少）相关。用二维和三维超声心动图及左室不同步性进行评估的运动后二尖瓣变形与左室球形指数之间也有重要关系。无论左室同步或不同步，在运动过程中，CRT 可以降低 SMR。

运动诱发瓣膜反流与功能受损之间的关系是明确的。无症状或轻度症状的特发性扩张型心肌病患者中，ERO 的增加是由扩大的瓣膜对合面积，功能性容量增加引起的，是患者运动时间耐量最强的独立决定因素。运动诱发瓣膜反流患者有较低的 VO$_2$ 峰值和较高的 VE/VCO$_2$ 斜率。有趣的是，通过 CRT 治疗后，随着心功能的改善，运动诱发的瓣膜反流与 VO$_2$ 峰值之间的关系增强了。

本组 102 例扩张型心肌病患者在运动峰值诱发瓣膜反流的初步结果显示，根据 Weber 和 VC 功能分级，ERO 的严重程度呈递增分布。以 ERO > 20 mm^2 的峰值作为显著界限，发现即使在最低 VC 级别（Ⅰ和Ⅱ）中，与 Weber 级别 A 和 B 相比，ERO 的平均值也较高，这表明通气功能的不足能够更好地反映潜在的运动诱发瓣膜反流的严重性（图 33-9）。

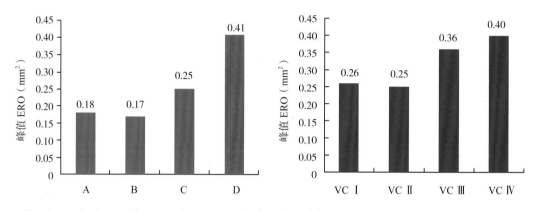

图 33-9 峰值 ERO 在 Weber（A）和 VC（B）的分级的分布图（选自 Generati 等）

瓣膜反流是心衰人群中公认的肺动脉高压的决定因素，它预示着预后不良，尤其是当右心室与肺循环失去偶联时。近年来，人们对右心室和肺循环失偶联在心衰自然发病机制中的作用重新产生了兴趣，通过负荷超声心动图和 CPET 评估来研究右心室与肺循环失偶联在运动中的作用变成了一个新的应用进展。我们可以无创地获得右心室与 PC 耦合，可以通过简单地观察 TAPSE 与 PASP 变化的关系。右心室与肺循环失偶联与运动负荷过程中通气功能的下降密切相关（图 33-10）。

接下来的研究将阐明联合负荷超声心动图和 CPET 方法，将会提高我们对心力衰竭患者病理生理机制和临床过程的理解。

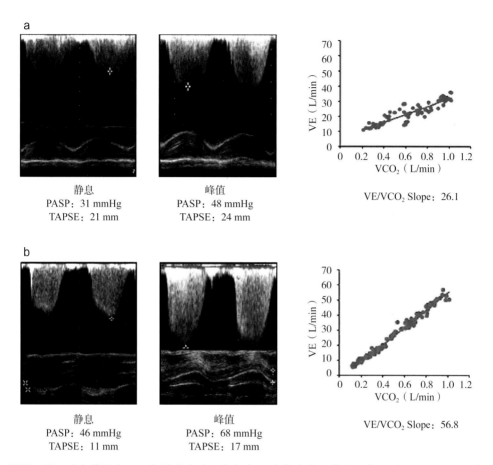

图 33-10　图中举例为无二尖瓣反流的心衰患者，（a）存在正常的右室－肺循环偶联和正常的运动通气功能患者的 PASP、TAPSE 变化，（b）存在右室－肺循环失偶联和严重的通气功能障碍的患者，负荷状态下，PASP 和 TAPSE 均升高（选自 Borghi-Silva 等）PASP：收缩期肺动脉压力，TAPSE：三尖瓣环收缩期位移

33.6　负荷超声心动图在扩张型心肌病应用中的缺陷

在严重左心室功能障碍和左室重塑的患者中，负荷超声心动图检查心肌缺血的准确性降低，从而限制了负荷超声心动图在这方面的应用。让我们难以理解的是在患有严重左室功能不全的患者中，诱导出心肌缺血并不能证明患者预后更差或冠状动脉旁路移植术优于药物治疗。负荷超声心动图关注的是局部室壁运动（存活和缺血）的改变，但几项研究也显示心肌缺血、心肌存活与随后的不良事件分离，这在心力衰竭中可能比冠状动脉粥样硬化患者更为常见。也许负荷超声心动图更应该关注将改变预后的心血管血流动力学反应（从 B 线到舒张功能）与历史悠久的室壁运动信息相整合。最后，对于存在静息左心室功能不全的患者，药物负荷期间发生危及生命的并发症的风险更高（比如多巴酚丁胺）。这是这些患者在选择负荷检查的情况下尽量选用运动负荷的另一个原因。

这些药物负荷试验，更安全，获得更多的心血管血流动力学变化的信息。

33.7　临床指南

根据 ACCF/AHA 的最新指南建议，表 33-5 总结了心力衰竭患者静息和负荷超声心动图的适应证。ESC 指南还增加了 Ⅱ a 推荐（证据 C 水平）来采用负荷超声心动图确定冠心病患者是否存在可逆性心肌缺血和存活心肌，从而判断其是否需要进行冠状动脉再血管化治疗。

表 33-5　静息经胸超声心动图和负荷超声心动图的适应证

	静息 TTE	SE	COR	LOE
怀疑心衰患者	A		I	C
冠心病患者在再血管化治疗前评估是否存在心肌存活		A	Ⅱ a	C
常规重复测量	R		Ⅲ	B

TTE：经胸超声心动图；SE：负荷超声心动图；COR：推荐级别；LOE：证据级别

本章参考病例动图：病例 29 ～病例 31（文前 P$_{26}$）。

（吴伟春 译，孙　欣 校）

Chapter 34
肥厚型心肌病的负荷超声心动图研究

Stress Echocardiography in Hypertrophic Cardiomyopathy

34.1 背景

肥厚型心肌病（hypertrophic cardiomyopathy，HCM）是最常见的单基因心肌疾病，尽管经常被误诊或漏诊，但在全世界人群中的发病率仍然高达 1：500。HCM 是指异常负荷增加或在其他病因存在的情况下，任何成像方式中，一个或多个左室心肌节段的室壁厚度 ≥ 15 mm。确诊为 HCM 患者的一级亲属，左心室厚度为 13 mm 即可诊断为此病。临床通过二维超声心动图发现左室心腔减小，测量左心室壁厚度，以及结合临床症状来诊断 HCM 。在大多数患者中，HCM 是由编码心肌的肌小节收缩蛋白、Z 盘和细胞内钙处理途径的基因突变引起。少数病例由儿科中最为常见的遗传性代谢疾病和神经肌肉疾病引起，或者是由所谓的表型引起，如淀粉样变性或法布里病。然而，在超过三分之一的患者中，疾病的遗传基础问题仍未得到解决。迄今为止，已有数百个不同的基因突变与 HCM 相关（＞ 90% 影响肌球蛋白结合蛋白 C、β– 肌球蛋白重链和肌钙蛋白 T），许多家族呈现出以前未曾描述的"少见"突变。这些突变中，许多被怀疑会引起 HCM 但是不符合致病性要求，必须归类为"未知意义的变异"，这就增加了 HCM 的遗传复杂性。在该领域，尽管二十余年尝试将基因型与表型、疾病严重程度、预后相关联起来，虽然已经观察到一些临床相关联现象，但是总体结果并不一致和让人满意。

HCM 常以稳定而平缓的临床病程为特征，所以可在晚期诊断。然而，大约 50% 的患者经历过与运动或进餐有关的症状（图 34–1），25% 发展为房颤，15% 发展为左心功能障碍和心力衰竭，5% 最终发展为终末期疾病。此外，这种情况与每年 0.5% ～ 1% 的心源性猝死风险有关。心脏骤停的病史是一个明显的风险指标，是 ICD 的明确指征。然而在一级预防中，心律失常风险预测极具挑战性，因为迄今为止风险因素发生率低且预测不准确。目前的建议个人多参数评估，包括年龄、猝死家族史、不明原因晕厥、多次重复的非持续性室性心动过速、左心室流出量增加（在休息或 Valsalva 动作）、严重的左心室肥厚、运动时异常血压反应、复杂基因型。

静息超声心动图为 HCM 患者提供了丰富的信息，并且通过识别额外的风险因素来增加临床风险分层，例如大面积的左心室肥厚（＞30mm）、心室内梗阻（＞30 mmHg）、进行性室壁减薄和收缩功能下降，以及左室心尖部动脉瘤的存在。左心房扩张和限制性左心室充盈类型也有助于识别高危亚群。近来，心脏核磁共振表现为晚期钆增强的广泛心肌内纤维化表明其在预测心血管死亡率、心力衰竭结局和心脏猝死方面有一些实用性（图 34-2）。

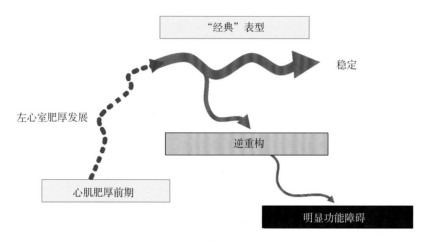

图 34-1 HCM 的阶段性。橙色线条的宽度代表了 HCM 的每个阶段的发病率。非 HCM 的发病率尚不清楚（选自 Olivotto 等）

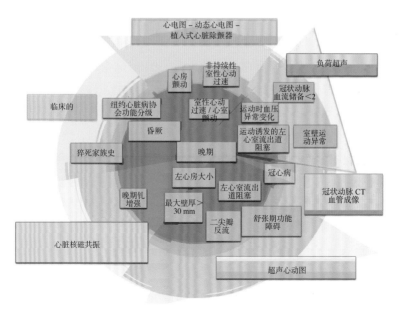

图 34-2 负荷超声心动图在 HCM 危险分层中的作用。所有列出的特征均已表明或预测 HCM 的不良结局

尽管在静息状态下通过遗传检测、临床评估和多参数成像提供了丰富的临床和病理生理信息，但负荷超声心动图仍然是 HCM 患者的基本检查，这是为了评估一些相关信息，包括功能容量、有无梗阻及其范围、心肌缺血、运动性心律失常、冠状动脉血流储备和运动时血压反应（表 34-1）。所有这些信息都对临床管理和风险分层有重大贡献。

表 34-1　负荷超声心动图诊断 HCM 的临床相关资料

评估出现 SAM 征时 LVOT 压差和功能性二尖瓣反流
评估运动时血压反应
评估运动诱发的心律失常
排除变时性功能不全（在接受房室结阻滞剂治疗的患者中）
为 HCM 患者提供生活方式建议以及适当活动量的适应证，包括允许活跃个体的非竞争性运动
终末期疾病的功能评估（与 VO₂ 测量相关）
排除 / 评估心室中部梗阻
排除 / 评估右心室流出道梗阻
评估心率恢复情况
冠状动脉心肌桥的临床相关性评价
排除 / 评估包括冠状动脉粥样硬化性疾病在内的相关疾病

SAM：收缩期前向运动；LVOT：植入式心脏除颤器；VO_2：耗氧量

34.2　病理生理学

HCM 患者在运动或药物负荷下的临床和血流动力学变化是复杂的，由舒张功能障碍、微血管缺血、动力性梗阻和功能性二尖瓣反流相互作用导致。冠状动脉造影正常的 HCM 患者常伴有心肌缺血的症状和体征，这反映了左心室肥厚和动力性梗阻可以加剧微血管病变（图 34-3）。不过，伴有心电图异常的典型心绞痛和室壁运动异常可能表明有冠心病心外膜病变或者是年轻患者有左前降支狭窄。

心肌缺血主要是由于冠状动脉壁内小动脉的广泛重构和冠状动脉储备减弱所致，这不仅发生在肥厚的室间隔中，也发生在较少肥厚的左心室游离壁中。然而，心肌细胞固有的分子异常，如晚期钠电流增强，会导致细胞质钙超载，已被证实在增加需氧量中发挥着重要作用。

微血管缺血会导致 HCM 出现最严重的临床表现，包括室性心律失常、猝死和进行性左心室重构。微血管功能障碍的程度是心血管疾病长期恶化和死亡的独立预测因子。和其他微血管疾病一样，如心脏 X 综合征或动脉高压，HCM 患者在负荷时频繁发生 ST

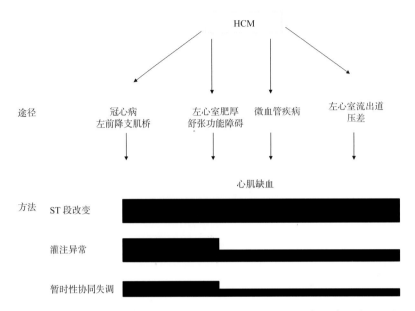

图 34-3 肥厚型心肌病（HCM）心肌缺血的四种主要途径：冠心病心外膜病变、左心室肥厚、微血管疾病和心室内动力性梗阻。这四种机制都可能导致冠状动脉血流储备减少；不过在非冠心病途径中，室壁运动异常很罕见

段改变和灌注异常，表现为血流储备减少和心内膜下灌注不足。然而，很少诱导出室壁运动异常，但是仍然是冠心病心外膜病变的一个特异性的改变，具有明显的预后不良意义。同时存在严重冠心病，尤其是具有严重后果的高风险患者，适合血管重建术治疗。值得注意的是，HCM 患者发生胸痛和 ST 段压低的缺血性表现，但并不一定会出现室壁运动异常。更确切地说，因为缺血主要是累及心内膜下，而且左心室壁存在一定厚度，室壁受累程度有可能未达到导致室壁运动异常的临界值。

心室腔内梗阻是缺血的另一种机制，即氧需求增加和心内膜下血流供应减少（由血管外阻力增加引起）的失衡。大多数 HCM 患者在静息或生理激发条件下，心室内压差有增加的倾向。这种动力性梗阻通常发生在左室流出道，由二尖瓣收缩期前向运动引起。左心室流出道梗阻是一个病理生理学结果，是由于二尖瓣叶冗长、室壁收缩力增强所致，左心室缩小或正常、乳头肌位置异常、左心室流出道面积减小和室间隔肥厚收缩期异常前向流动共同作用，最终导致二尖瓣收缩期前向运动（图 34-4）。

二尖瓣前叶收缩期前向运动又与不同程度的功能性二尖瓣反流相关，这是由于瓣叶对合错位所致，发生于收缩中晚期，反流束起源于后外侧。在老年人中，二尖瓣后叶瓣环钙化、二尖瓣装置前移和乙状室间隔形态异常导致室间隔与主动脉夹角减小，增加了 SAM 和梗阻发生的可能性，这在以前未梗阻的患者中可能发生。由于其动态特性，SAM 相关的二尖瓣反流的严重程度随左心室流出道梗阻程度而发生变化，可能在运动中显著增加，并且是引起症状的主要决定因素（图 34-5）。

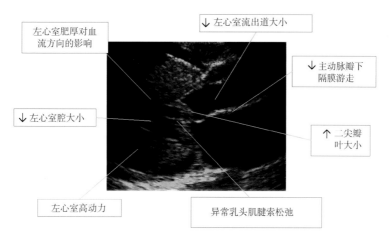

图 34-4　左室流出道梗阻是肥厚型心肌病的一个病理生理学特征，由图中所示部分相互作用而成

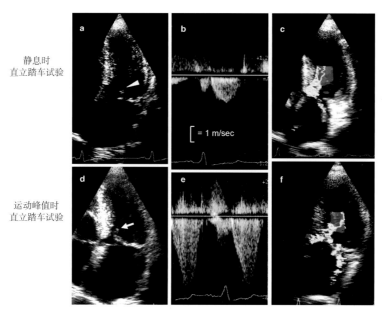

图 34-5　肥厚型心肌病患者运动负荷诱发梗阻的研究。（a）心尖五腔心切面显示收缩末期仅伴有轻度收缩期前向运动；（b）连续多普勒图像显示左心室流出道速度正常（1.8 m/s）；（c）静息时所有图像上可显示 SAM 相关的轻度二尖瓣反流；（d）伴有室间隔接触的 SAM 征（箭头）；（e）负荷后相应的连续多普勒速度为 5 m/s（压差为 100 mmHg）；（f）功能性、侧向性二尖瓣反流大幅增加；以上均在峰值运动时获得（选自 Nistri 等）

最后，除了左心室流出道以外，不同部位可能发生动力性梗阻，包括左心室中部（由于前乳头肌的移位和室间隔接触）和右心室流出道（由于在室上嵴水平上发生括约肌样

的机制）。也需要排除主动脉瓣下隔膜的固定性梗阻。因为管理措施可能不同，所以这些机制中的每一个都应该被系统地评估，尤其当目的是减轻左心室流出道梗阻时。动态评估左心室流出道梗阻（在静息、床旁活动和运动期间）具有重要的预后信息，并且对于评估症状起着关键作用。最近 ESC 指南在关于 HCM 的诊断和管理方面提供了 Ⅰ 类建议，包括所有 HCM 患者在二维和多普勒超声心动图检查时进行坐位和半仰卧位 Valsalva 动作，以及在没有引起压差的情况下进行站立位检查。

根据惯例，左心室流出道梗阻定义为在静息或在生理诱发期间（Valsalva 动作、站立和等张运动）瞬时多普勒左心室流出道压力梯度 ≥ 30 mmHg。通常认为 ≥ 50 mmHg 是左心室流出道梗阻在血流动力学上重要的阈值，并且应该进行侵入性治疗。高达三分之一的患者在静息状态下会发生左心室流出道梗阻（峰值瞬时压差 > 30 mmHg）；另外三分之一患者存在不稳定的生理诱发梗阻（静息状态下压差 < 30 mmHg 和生理诱发期间压差 > 30 mmHg）；只有三分之一患者具有真正的非梗阻（静息和生理诱发期间压差均 < 30 mmHg）。由于外周阻力下降的影响，在停止运动后，诱发的压差可能会达到峰值（图 34-6）。

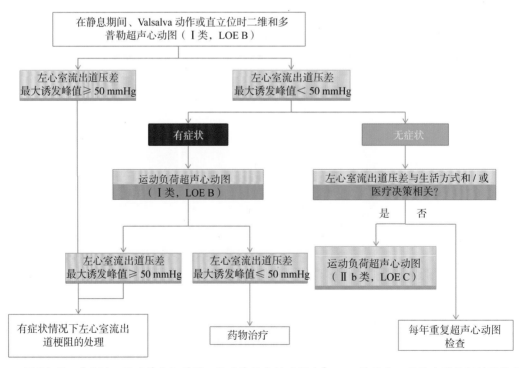

图 34-6 《欧洲心脏病学会肥厚型心肌病诊断和治疗指南》2014 关于左心室流出道梗阻的评估和治疗决议书。LOE：证据水平（修改自 Elliott 等）

值得注意的是，并非所有 HCM 患者都有左心室流出道压差，也并不是所有具有负荷诱导压差的患者都有 HCM。在 X 综合征或高血压、运动员、应激性心肌病、心脏瓣膜术后的先天性心脏病或急性心肌梗死中，采用运动或多巴酚丁胺负荷可以观察到显著的压差，此外，通过降低前负荷和左心室腔大小，以及增加左心室收缩性，也可以观察到显著的压差。

34.3　负荷运动的临床适应证

负荷试验在 HCM 患者中是非常安全的，即使在静息状态 LVOT 梗阻的情况下也是如此。一般来说，在 HCM 患者中，运动负荷试验比药物负荷更可取，因为后者在引起梗阻方面假阳性率很高，而且药物负荷诱导的压差与患者的生理状态和症状不相符。2014 年 ESC 指南建议"如果床旁操作未能诱发 LVOT 压差 ≥ 50 mmHg，则建议有症状患者进行运动负荷超声心动图检查"（I 类，B 级证据水平）（图 34-7）。

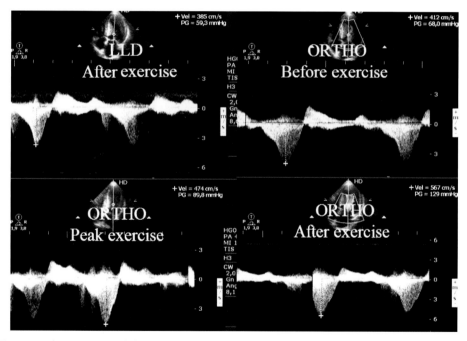

图 34-7　有症状的运动员在运动过程中左心室流出道峰值压差。最大运动量直立位（左下，运动后 12 分钟压差为 136 mmHg）和早期恢复阶段（直立位右下，压差为 159 mmHg）的压差更明显，运动后在左侧卧位时立即消失（左上）（选自 Dimitrow 等）

然而，特别是基于生理运动的负荷超声为几乎所有 HCM 患者提供了有用的信息，并且在我们中心是常规使用的，除非患者声窗很差或者患者在临床上情况不稳定或不能运动。在有室间隔形态异常和充血性症状的受试者中,运动超声心动图可为心律失常风险、疾病进展、并发症、治疗反应,以及移植等提供必要的线索。在静息状态下非梗阻的患者中,诱发梗阻可能有助于预测疾病的进展和预后。

在无症状、静息时无梗阻并且没有特定的危险因素的 HCM 患者中,负荷超声心动图检查是必要的,一个阴性的结果可以对活动和其他生活事件(如妊娠)提供保证(表34-1)。在这种情况下,运动超声心动图非常有用,可以提供有关安全运动水平的适当建议(取决于 SAM 发生对应的负荷量;图 34-8);在使用药物和侵入性治疗后,可以预测运动诱发的 LVOT 压差的发生率和下降程度(图 34-9)。

此外,对疾病已经适应、自评报告为无症状的 HCM 患者通常表现出明显的运动受限,需要进行适当的检查。ESC 指南建议,在站立位、坐位或半仰卧位 Valsalva 动作期间,无症状患者也可考虑进行运动超声心动图检查。当 LVOT 压差与生活方式和医疗决策密切相关时,LVOT 压差峰值应 < 50 mmHg(Ⅱ b 类,C 级证据水平)。对不能进行生理运动的患者可以用硝酸盐替代。

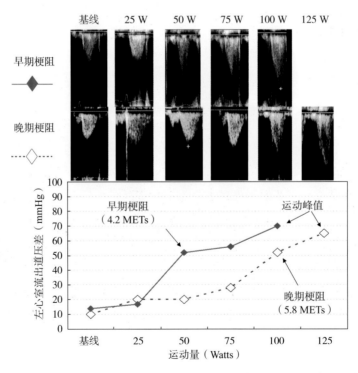

图 34-8 运动诱导的压差模式。一位 45 岁的早期梗阻患者(实线和红色方形),在 55 W(4.2 METs)下测量到压差为 55 mmHg。由于压差为 70 mmHg 时会出现呼吸困难,所以运动在 100 W(5.8 METs)时停止,运动后仰卧位峰值压差为 87 mmHg。一位 47 岁的晚期梗阻患者(虚线和白色方形),在 100 W(5.8 METs)下测量到压差为 52 mmHg。当压差增加到 65 mmHg 时患者出现疲劳,所以运动在 125 W(7.85 METs)时停止,运动后仰卧位峰值压差为 85 mmHg(选自 Dimitrow 等)

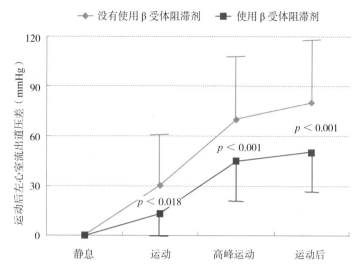

图 34-9 在静息、Valsalva 运动、高峰运动和运动后的左心室流出道压差。初始运动超声用实心蓝线表示，β 受体阻滞剂用红线表示。方形和垂直线表示 27 位患者每种状态的平均值和标准差（选自 Nistri 等）

34.4 对研究结果的解读

基于特定的病理生理学背景，负荷超声心动图是确定 HCM 患者风险标志的关键检查（表 34-1），包括①动态 LVOT 压差的激发或恶化；②运动时的血压反应；③运动引起的心律失常；④短暂的局部室壁运动异常；⑤心率恢复；⑥冠状动脉血流储备减少。

如前所述，在 LVOT 和 / 或心室中部水平发生的动力性梗阻在有症状 HCM 患者中很常见，并且是运动受限和症状的主要决定因素。值得注意的是，由于在静息条件下完全缺乏 SAM，在常规超声心动图评估中可能未被注意到，严重的可诱发性梗阻，偶尔需要外科心肌切除或酒精室间隔消融。因此，在没有进行运动超声心动图充分评估的情况下，无法确定病因，从而错过了有效治疗的机会。当存在药物难治性症状时，通常认为 > 50 mmHg 的运动诱发压差具有"手术"指征。动态压差在运动期间会增加，并且在系统阻力下降之后的（早期）恢复期间可能保持甚至继续增加。然而，最近一个案例表明，运动期间观察到的压差却反常减少，这与功能耐受性的保留和临床表现良好相关联（图 34-10）。

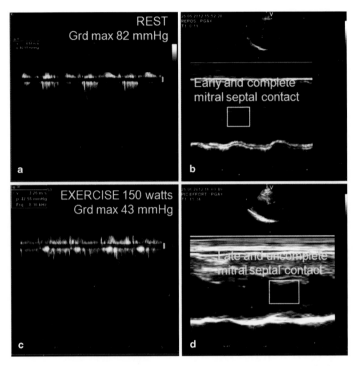

图 34-10 左心室流出道梗阻对运动矛盾反应的病例。在这位无症状患者中，观察静息时压差为 82 mmHg（a，b），在运动期间压差下降到 43 mmHg，表现出极好的运动耐受性（150 W）（c，d）（选自 Lafitte 等）

有几个因素会影响可证实的梗阻在功能容量和症状方面的作用，包括压差梯度提前、相关二尖瓣反流的程度，距最后一餐的时间或饮酒量，以及伴随的心室中部梗阻的存在。值得注意的是，β 受体阻滞剂能够减弱 HCM 患者诱发的梗阻程度并改善运动能力。运动时异常血压反应（abnormal blood pressure response，ABPR）定义为运动引起的低血压（运动初期收缩压低于基线值，或在运动期间收缩压初次升高后持续降低 > 20 mmHg）或未能增加血压（收缩压从基线开始上升程度小于 20 mmHg）。高达四分之一的 HCM 患者观察到 ABPR，ABPR 是 LVOT 梗阻、舒张功能障碍、微血管缺血和不适当的外周血管舒张引起的血流动力学不稳定的表现，是心源性猝死的独立预测因素。外科心肌切除术、室间隔酒精消融术或药物等治疗性干预措施能否持续缓解 ABPR，以及能否使生存获益，均尚未得到解决。运动引起的低血压是负荷试验中断的指征，当出现症状时，可能需要将患者置于仰卧位或 Trendelenburg 位。

运动诱发的室性心律失常在 HCM 患者中并不常见，但出现时，则意味着严重的心律失常事件。在一项针对伦敦心肌病诊所的 1380 名患者的大型研究中，只有 27 名患者患有 NSVT，3 名患者在运动期间患有心室颤动。在多变量分析中，运动 NSVT/VF 独立与猝死和相应的 ICD 异常放电的风险增加 3 倍相关。HCM 中室性心律失常的临床相关性与年龄呈负相关，在儿童／青少年年龄组中应特别怀疑。

为了能够无创识别伴随的冠状动脉疾病，HCM 患者的室壁运动异常与灌注异常和 ST 段压低同样敏感且更具特异性，但可能存在假阳性反应，特别是存在明显心肌肥厚、运动及多巴酚丁胺负荷时。因此，基于室壁运动异常的负荷超声心动图检查比基于灌注的检查更方便，因为具有诱导的室壁运动异常的患者将从缺血驱动的血运重建中获得最大益处。在排除室壁运动异常（潜在功能明显异常的冠心病）后，负荷超声心动图可能提供关于冠状动脉血流储备和潜在微血管疾病的宝贵信息。采用上一代"一石二鸟"方案，功能和冠状动脉血流储备均可通过单一负荷（快速注入高剂量双嘧达莫）获得。即使在缺乏可诱导的室壁运动异常的情况下，在负荷期间降低的冠状动脉血流储备和／或流量分布不均确定了相对较高风险的亚组。在没有室壁运动异常的情况下，负荷诱导的缺血样心电图改变也可能与成人 HCM 和典型的冠状动脉患者的晕厥和／或伴随的左心室扩张有关。值得注意的是，在心脏骤停的幸存者和患有持续性室性快速性心律失常或严重心绞痛的患者中，ESC 指南建议进行冠状动脉造影（Ⅰ类，C 级证据水平），与负荷超声结果无关且独立。此外，对于典型的劳力性胸痛患者（加拿大心血管学会等级＜ 3）和冠状动脉粥样硬化性疾病的中间预测概率（Ⅱa 类，C 级证据水平），应考虑侵入性或 CT 冠状动脉造影。最后，在侵入性室间隔切除术治疗之前，成人患者也应考虑侵入性或 CT 冠状动脉造影（Ⅱa 类，C 级证据水平）。

运动后的心率恢复（heart rate recovery，HRR）是迷走神经兴奋和交感神经抑制的产物。心肺运动试验后 HRR 的损害与一般人群心血管结局和所有病因死亡风险增加有关。在最近的一项研究中，与正常对照组相比，HCM 患者在达到心率峰值后表现出较低的 HRR。停止运动后 3 分钟的心率与左心室流出道峰值压差相关，并且在多变量分析后仍然是 HRR 的重要预测因素。可能反映了交感神经支配优势的 HRR 损伤程度是否可预测 HCM 患者的不良后果仍未得到解决。

总体而言，负荷超声心动图具有非侵入性检测冠心病和微血管疾病的巨大潜力，这可以与更加确定的 LVOT 压差、二尖瓣关闭不全和舒张功能评估相结合，以确定 HCM 患者的风险，范围介于低风险（无压差、无室壁运动异常，正常冠状动脉血流储备，无二尖瓣功能不全）和高风险（明显压差，诱导性室壁运动异常，流量储备减少，严重二尖瓣关闭不全）之间的所有中间状态。此时需要大量的证据基础将科学潜力转化为可靠的临床流程图。

34.5　基因型阳性、表型阴性者的负荷超声心动图

对于无法由非遗传因素解释病因的 HCM 患者，建议进行遗传咨询，同时对他们的

亲属进行级联基因检测。已经检测出病因性突变的 HCM 患者的亲属可能表现出不明显的表型，甚至不出现表型。近期研究表明，多数无临床影响的基因突变携带者临床症状较轻。此外，在一些患者中检测到轻微、"早期"的形态和功能异常，其临床意义不明确但在多数病例中都不重要。在一项研究中，动态超声心动图评估诱发了基因型阳性、表型阴性患者的潜在梗阻。与具有明显表型的 HCM 患者相似，在站立位恢复期压差最高、最明显。在不存在心肌肥厚的患者中，心肌梗阻加重最合理的解释是二尖瓣叶面积异常增加，目前认为是该病的主要特征。二尖瓣的这些结构异常可能与心外膜相关的发育机制有关。

34.6 技术问题和误区

在绝大多数 HCM 患者中，可以安全地进行负荷试验，包括静息时 LVOT 压差升高、血压正常且没有血流动力学不稳定史的患者。事实上，尽管 HCM 长期以来被认为是负荷试验的相对禁忌证，但现在已经确定，在受控的监督环境下进行生理运动负荷超声检查的风险最小。然而，在一部分 HCM 患者中，由于无法运动，有严重的充血症状（NYHA Class $\geq$ III），血流动力学不稳定，存在运动诱发的心律失常或严重的合并症，所以负荷试验是不可行的。然而，考虑到 HCM 患者的平均年龄较小，声窗质量很少成为问题。

由于许多因素可能会影响 LVOT 压差评估，因此标准化方法对于在不同实验室中获得有意义且可比较的结果至关重要。实际上，文献中已经描述了不同的运动方式，包括半卧位测力计、活动平板（运动期间或运动时的图像采集和运动后立即仰卧），以及直立踏车试验。在运动时成像，在达到峰值状态时立即采取直立位。半卧位运动是一种合理的替代方案，尽管这些患者的心脏症状最常见于直立位，运动期间或运动后，正如早期疾病描述中那样。据报告，在直立位置的运动试验最后一步测量的流出道压差大小与在运动停止后立即在仰卧位置获得的压差之间存在一致性，运动后仰卧位压差稍微多估了大约 5 mmHg。此外，在同一项研究中，通过实时监测生理运动期间的 LV 流出道速度，显示梗阻发作的时间决定了具有可激发梯度的 HCM 患者运动能力受损的程度。一直以来，有人提出，证实不稳定压差的最有效方法是在直立位置运动时和直立运动后立即进行超声监测。这种方法不仅可以应用于 HCM，还可以应用于其他人群，例如运动员，在运动心电图不能诊断之后，应该选择的检查是运动超声。事实上，由于辐射暴露和大多数运动员的年龄较小，在负荷超声或 CMR 诊断不明确的情况下才进行心脏 CT 和核医学检查。但是，比较不同方法的数据相对较少。因此，ESC 指南建议"实验室应制定和验证自己的方法，并确保工作人员接受适当的培训。"图 34-11 显示了一项方法提案：应注意评估梗阻程度、二尖瓣反流、舒张功能障碍、室壁运动异常以及每一步骤的肺动脉压力。

但是在运动期间获取二尖瓣反流的相关信息相较于获取 LVOT 的相关信息更困难。因此，应该极其谨慎地避免这种误差。

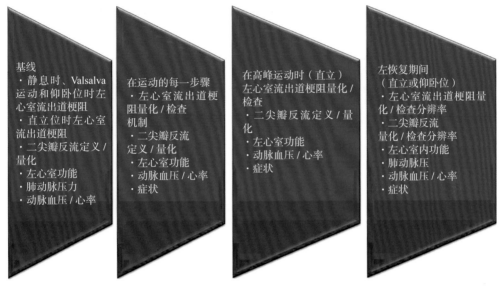

基线
· 静息时、Valsalva
运动和仰卧位时左
心室流出道梗阻
· 直立位时左心室
流出道梗阻
· 二尖瓣反流定义 /
量化
· 左心室功能
· 肺动脉压力
· 动脉血压 / 心率

在运动的每一步骤
· 左心室流出道梗
阻量化 / 检查
机制
· 二尖瓣反流
定义 / 量化
· 左心室功能
· 动脉血压 / 心率
· 症状

在高峰运动时（直立）
左心室流出道梗阻量化 /
检查
· 二尖瓣反流定义 / 量
化
· 左心室功能
· 动脉血压 / 心率
· 症状

左恢复期间
（直立或仰卧位）
· 左心室流出道梗阻量
化 / 检查分辨率
· 二尖瓣反流
量化 / 检查分辨率
· 左心室内功能
· 肺动脉压
· 动脉血压 / 心率
· 症状

图 34-11　在 HCM 中提出运动超声心动图的方案（直立踏车试验或活动平板试验）

本章参考病例动图：病例 41（文前 P$_{32}$）。

（王　洋 译，林静茹 校）

Chapter 35
心脏移植后负荷超声心动图评估

Stress Echocardiography After Cardiac Transplantation

35.1 背景

　　心脏移植作为终末期心脏病的一种治疗方式变得愈发重要，但排异反应始终是其最主要的并发症。排异反应分为急性排异反应和慢性排异反应（表 35-1）。急性排异反应是心脏移植后第 1 年的主要问题，它的特点是在心外膜下的冠状动脉正常的情况下，心功能异常表现得更为敏感和明显。然而，此时冠脉血流储备可能已经受损，尤其是在严重排异反应中。冠脉血流储备受损是微血管疾病的病理生理学标志（曾在冠状动脉正常的 X 综合征和高血压中提及过）。值得一提的是，在急性排异反应期间，冠脉血流储备可逆性减少可能是功能性异常引起的血管舒张受限的结果，包括代谢或免疫相关的血管壁对血管扩张刺激反应性降低，或是一些结构上的异常，如间质性水肿或细胞浸润。免疫抑制治疗可以减少这种结构和功能上的异常，以恢复正常的冠脉血流储备。

表 35-1　心脏移植排异反应

	急性	慢性
病理改变	水肿，细胞浸润，肌细胞损伤	冠状动脉壁弥漫增厚(伴有局限性狭窄)
诊断金标准	心肌活检	冠脉内超声检查（冠脉造影）
治疗的可逆性	是	否
静息超声心动图	室壁厚度增加 / 质地改变射血分数降低	节段性运动异常室壁收缩增厚率降低
冠脉血流储备	可能降低	降低
负荷超声心动图	可能异常	异常

　　移植心脏血管病（cardiac allograft vasculopathy，CAV）是心脏移植排异反应的慢性

表现，也是影响远期预后的一个重要因素。在一些方面，该疾病与冠状动脉粥样硬化性心脏病有所不同，其致病机制被认为是由免疫介导的。在 CAV 患者中可以检测到冠状动脉迟缓的充血反应，以及静息状态下较高的冠脉血流速度。在心脏移植后，由于肌源性紧张以及血管内膜的增厚，微血管阻力会增大。患者微血管阻力的增加，会导致血流储备分数的大幅下降以及血管内斑块体积的增大。除此之外，CAV 亦有特征性的血管内皮功能障碍和内膜平滑肌细胞的增殖，并且存在特征性的不适当的负性重塑，伴有进展性弥漫性内膜增厚，导致血管腔内径减小，从而使血管顺应性降低。更重要的是，由于去神经支配，即使没有预警性心绞痛，也可以存在局部狭窄。此外，小血管疾病也比较常见，并且可导致冠脉血流储备的下降以及不良结局的发生。这种疾病往往会在数月内进展迅速，并且仅通过一些无创检查很难对 CAV 进行临床诊断。每年的冠状动脉造影检查仍是监测 CAV 发生和进展的最常用手段。然而，轻度的 CAV 不能被血管造影检测出来。使用被认为是诊断 CAV 的参考标准的血管内超声（intravascular ultrasound，IVUS），高达 75% 的心脏移植患者在术后 1 年内会出现 CAV 迹象，但仅有 10%～20% 可以被血管造影检测出来。

由于心脏去神经会导致移植心脏对物理运动反应不敏感，因此对于心脏移植患者，药物负荷超声心动图比运动负荷超声心动图更为适宜。对于所使用的负荷药物来说，多巴酚丁胺、双嘧达莫、腺苷用于心脏移植患者都是安全的。由于心脏移植相关的心室去神经导致了 β 肾上腺素受体的上调和毒蕈碱受体的下调，心脏移植患者表现出对多巴酚丁胺诱导的 β 肾上腺素刺激的心率增快反应增强，以及对阿托品的反应不敏感。

35.2　急性排异反应中药物负荷超声心动图的应用

静息状态下经胸超声心动图诊断急性排异反应的主要变量包括心室壁增厚程度、心室壁回声强度、心包积液、左心室舒张功能以及局部和整体的收缩功能。包括组织多普勒成像、应变成像以及斑点追踪技术在内的多项超声新技术被提倡使用，但不同研究的结果之间缺乏一致性，在无排异反应组和有排异反应组的结果之间存在重叠。总之，这些研究结果不具备足够的可重复性、敏感性及特异性，并且单独使用单一超声心动图变量不能用于准确、可靠地评估急性排异反应。

在急性排异反应中，冠脉血流储备可能会严重受损，伴或不伴有负荷状态下短暂的 ST 段压低和室壁运动异常。现已发现早期微血管功能障碍与排异反应既往史有关，与免疫反应机制更是关系密切。众所周知，抗体介导的排异反应靶器官是小血管内皮。然而，冠脉血流储备在急性排异反应诊断评估中可能的使用规则还需要更进一步的研究。静息或负荷超声心动图在轻度的急性排异反应中敏感性仍非常低。另一方面，在冠脉造影正常且血管内超声没有发现明显血管内膜增生的患者中，约有 10% 的患者负荷超声心动图可以发现室壁运动异常。但是，多巴酚丁胺负荷超声心动图无法区分心肌功能受损的原因是心肌损伤、间质纤维化，还是微循环功能障碍。与血管病变无关的负荷诱导性室壁运动异常往往更短暂，且具有更良性的病程。

35.3　慢性排异反应中药物负荷心动图的应用

　　CAV 是慢性排异反应的标志。在一些 CAV 患者中，超声心动图可以观察到静息状态下的室壁运动异常，而在另一部分患者中，药物负荷超声心动图可以帮助筛查 CAV。负荷诱导的室壁运动异常可以使用双嘧达莫或多巴酚丁胺药物负荷超声心动图检测（图 35-1 ）。

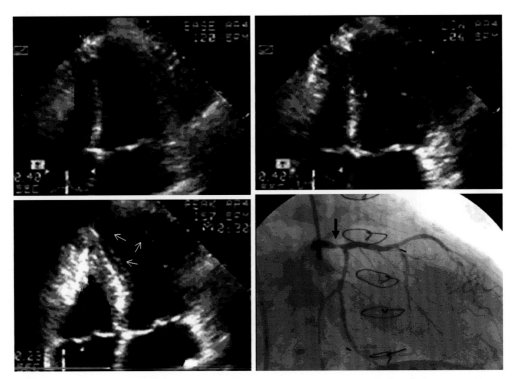

图 35-1　患者心脏移植术后 4 年，无胸痛。多巴酚丁胺负荷超声心动图显示静息（左上图）及低剂量多巴酚丁胺负荷状态下（右上图）室壁运动正常，峰值剂量多巴酚丁胺负荷状态下（左下图）左前降支和回旋支供血区出现严重的室壁运动异常。冠脉造影显示左冠状动脉主干（箭头）重度狭窄（右下图）

　　与原发冠状动脉疾病一样，所有检查方法都有比较高的可行性和既往报道的副作用的低发生率。常规血管造影可能仍不能检测到 CAV 特征性的血管内膜弥漫性增厚及逐渐变细的冠脉远端。而在冠脉造影明显正常的 CAV 患者中，IVUS 可以检测到 2/3 的患者血管内膜显著增厚。我们应该考虑到冠脉造影对于检查 CAV 的相对不敏感，一个冠脉造影结果正常的心脏移植患者并不能排除功能性的 CAV，但这或许可以通过负荷状态下功能异常反映出来（图 35-2 和图 35-3）。

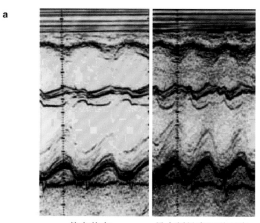

静息状态　　　　最大剂量多巴酚丁胺

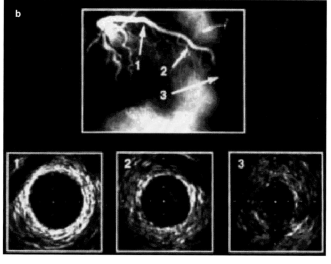

图 35-2　心脏移植术后 48 个月。（a）M 型超声心动图。静息状态下（左图）和最大剂量多巴酚丁胺负荷状态下（右图）心脏收缩室壁增厚率正常。（b）冠脉造影和 IVUS。造影显示左冠状动脉正常；IVUS 观察左前降支三个部位（箭头）未发现明显的内膜增厚（经许可，引自参考文献 [44]）

在一系列系统性冠脉造影和冠脉内超声的评估中，多巴酚丁胺负荷超声心动图证实了 44% ～ 50% 冠脉造影正常的心脏移植患者中有室壁运动异常。如果以冠脉造影作为参考标准，这些研究结果将被视为多巴酚丁胺药物负荷试验假阳性，这也可以解释负荷试验比冠脉造影特异性低的原因。总的来说，不同研究中多巴酚丁胺负荷超声心动图的敏

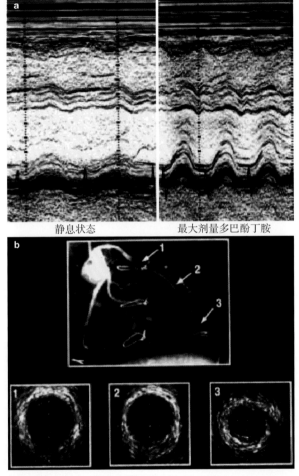

图 35-3 心脏移植术后 48 个月。（a）M 型超声心动图。静息状态下心脏收缩室壁增厚率降低（左图）；最大剂量多巴酚丁胺负荷状态下（右图）室间隔增厚率无明显变化，心室后壁增厚率增加。（b）冠脉造影和 IVUS。冠脉造影显示左冠状动脉轮廓不规则，但无相关血管狭窄；IVUS 观察左前降支三个部位（箭头）发现血管内膜增厚（经许可，引自参考文献 [44]）

感性和特异性在 32% ～ 100%，这取决于 CAV 的累及范围和严重程度以及其参考的诊断标准（表 35-2）。

表 35-2　不同研究中负荷超声心动图评价 CAV 的准确性

作者，年份，参考文献	患者数量	负荷药物	心脏移植后时间（月）	金标准	敏感性（%）	特异性（%）
Akosah 等（1994）[41]	41	多巴酚丁胺	57 ± 5	冠脉造影	95	55
Akosah 等（1995）[43]	45	多巴酚丁胺	58 ± 30	冠脉造影 [a]	96	53

续表

作者，年份，参考文献	患者数量	负荷药物	心脏移植后时间（月）	金标准	敏感性（%）	特异性（%）
Derumeaux 等（1995）[42]	41	多巴酚丁胺	40 ± 20	冠脉造影	86	91
Spes 等（1996）[44]	46	多巴酚丁胺	46 ± 26	冠脉造影 [a]	83	56
				血管内超声	79	83
Derumeaux 等（1998）[46][b]	37	多巴酚丁胺	37 ± 20	冠脉造影 [a]	65	95
			56 ± 21		92	73
Spes 等（1999）[25]	109	多巴酚丁胺	38 ± 37	冠脉造影 [a]/血管内超声	72	88
Bacal 等（2004）[53]	39	多巴酚丁胺	86 ± 31	冠脉造影	64	91
Rodrigues 等（2005）[47][c]	35	多巴酚丁胺	72 ± 32	冠脉造影	70	96
Eroğlu 等（2008）[49]	42	多巴酚丁胺	72 ± 48	冠脉造影 [a]	75	79
Sade 等（2014）[38][d]	23	多巴酚丁胺	46 ± 17	冠脉造影 [a]	56	64
		双嘧达莫			100	64
		二者联合			78	100
Ciliberto 等（1993）[39]	80	双嘧达莫	27 ± 18	冠脉造影 [a]	32	87
Ciliberto 等（2003）[40]	68	双嘧达莫	35 ± 23	冠脉造影	100	87
Tona 等（2006）[6][c, d]	73	腺苷	96 ± 54	冠脉造影	82	87
Tona 等（2010）[55][c]	22	腺苷	72 ± 48	血管内超声	80	100

[a] 任何冠脉异常，包括血管腔不规则

[b] 研究分别在两个时间点对同一患者群体检验了负荷超声心动图的准确性

[c] 包括超声造影的研究

[d] 使用双嘧达莫或腺苷进行负荷超声检测冠脉血流储备，冠脉造影显示至少一支冠脉狭窄程度＞50%

　　利用经胸多普勒超声心动图探测 CFR 以确定大血管和微血管的功能可作为检测 CAV 的替代方式。CFR 在病程早期尚未有冠脉造影可识别的冠脉异常时就可以有受损。CFR 的测量不仅与心外膜下的血管功能有关，也与微血管功能有关，因此检测血管的选择并不会影响结果。在 CAV 患者中，可以检测到冠状动脉迟缓的充血反应，以及静息状态下较高的冠脉血流速度。在无冠脉限制性狭窄的心脏移植患者中，由于免疫介导的血管损伤导致微血管结构或功能障碍，冠脉舒缩功能早期即会发生改变。因此，在大多数患者中，

CFR 敏感性更高，并且可以比冠脉造影及多巴酚丁胺负荷超声心动图更早提示 CAV（图 35-4）。

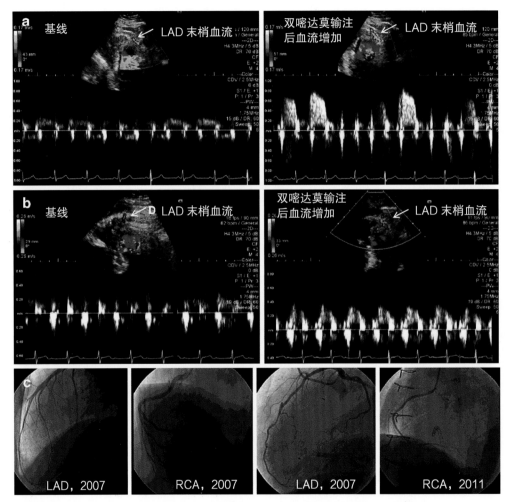

图 35-4 （a）心脏移植术后 1 年，CFR 正常。双嘧达莫输注后舒张期血流基线从 30 cm/s 上升至 90 cm/s，此时 CFR 为 3。（b）患者对双嘧达莫有迟钝的充血反应。心脏移植术后 4 年基础舒张期血流流速从 25 cm/s 上升至 40 cm/s，此时 CFR 为 1.6。（c）b 图患者的冠脉造影图像。显示 2011 年对比既往造影结果出现明显的末梢血管变细和弥漫性狭窄。提示若不与既往冠脉造影结果对比，CAV 可能会被漏诊。LAD：左前降支；RCA：右冠状动脉

因此，CFR 可以准确地排除 CAV，并且 CFR 联合 DSE 诊断 CAV 有较高的特异性。同时，使用对比或量化工具可以帮助提高负荷超声心动图诊断 CAV 的准确性。

　　心脏移植后药物负荷超声心动图阴性结果对于平稳的临床进程有较高的预测价值。该检查方式的价值似乎与常规血管造影相当，并且常规的药物负荷试验有着较高的阴性预测价值（大部分研究中＞90%），因此可以安全地推迟有创检查的进行，尤其当经胸超声心动图检测到的冠脉血流储备也为正常时。如果负荷试验显示室壁运动和冠脉血流储备都正常，则可以推迟有创检查，并在 12 个月后进行下一次负荷试验（图 35-5）。如果负荷超声心动图提示有室壁运动异常，则需进行冠脉造影检查，如果也没有发现提示 CAV 的证据，则可能需要进行 IVUS 检查。这种检查顺序法则可以帮助避免一些患者重复插入心导管，同时对有功能障碍相关证据和 / 或进展性 CAV 迹象的患者进行更密切的监测。针对心脏移植患者的这种无创、无辐射的随诊方式对儿科患者尤为重要，多巴酚丁胺负荷超声心动图对儿科患者诊断和评价预后具有很高的可行性和有效性。

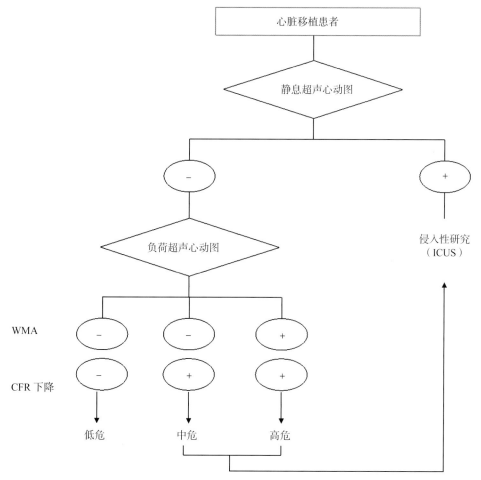

图 35-5　心脏移植患者随诊推荐诊断流程图。一年一次的药物负荷超声心动图有助于降低对有创检查的需求。当经胸血管舒张负荷超声心动图显示无异常室壁运动且冠脉血流储备正常时，药物负荷超声心动图的可信度更高。CFR 冠脉血流储备；ICUS：冠脉内超声；WMA：室壁运动异常

35.4 负荷超声心动图在选择供体心脏中的应用

心脏移植是药物治疗无效时对心脏功能衰竭的治疗方式，其效果已经被证实；但遗憾的是，器官捐献限制了这一救命的治疗方式。心脏供体的匮乏已经成为一个社会问题。患者在心脏移植等待过程中有 7.3% 的死亡率，平均等待时间为 2 ～ 3 年。例如，在意大利，每年大概有 600 位患者在等待心脏移植，但仅有 300 位进行了心脏移植手术。一个可以有效解决现阶段心脏供体短缺的方法是上调心脏供体的年龄上限（从现在的 45 岁上调至 70 岁），但是年龄相关的无症状冠脉疾病以及隐匿型心肌病的高发生率严重限制了这种方法的可行性。另一种方法是对年龄在临界值的捐献者（年龄＞ 55 岁）进行药物负荷超声心动图。当静息和负荷超声心动图结果均为阴性时，可以排除影响预后的潜在冠状动脉疾病或心肌病，此时供体心脏可以被使用和移植（图 35-6）。负荷超声心动图另一个潜在的优势在于可以帮助评估室壁收缩能力储备，这提示了供体与钙离子通道或神经体液刺激相关的左室功能不全的可逆性，否则供体心脏可能会因为静息状态室壁运动异常而被舍弃。

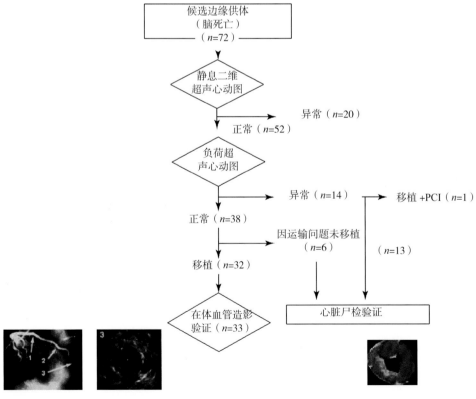

图 35-6 使用药物负荷超声心动图选择临界年龄（＞ 55 岁）患者心脏供体的早期经验。负荷超声心动图结果阴性可使因其他原因不能捐献的心脏获得捐赠资格（更新和改编自参考文献 [62，63]）

当图像质量较差时需进行经食管超声心动图，尤其在需要辅助通气的患者中。当左心室节段显示不清时，超声造影也是需要的；然而造影剂潜在的肺毒性可能会妨碍肺脏的移植。双嘧达莫是负荷超声评估供体心脏的首选药物，因为其输注时间短于多巴酚丁胺，这使得在床旁操作更为方便。此外，许多潜在的供体可能已经使用了正性肌力药，使得多巴酚丁胺的使用效果降低且可能会有副作用。尽管使用负荷超声心动图挑选边缘供体还需要更多的数据支持，但这种利用负荷超声心动图选择"非常好以至于不会有问题"的供体心脏十分具有吸引力，因为它有可能彻底解决现在供需比例失调的问题，并且有着良好的成本效益。一个供体心脏在"器官移植黑市"上大约要花费 200 000 欧元。我们可以以一次负荷超声心动图的成本（在欧洲一次负荷超声平均花费为 500 欧元）挑选出原本不合格的心脏，这具有明显的下游经济效益。

35.5 误区

由于移植的心脏在手术中进行了去神经操作，并且在大多数患者中没有功能相关的神经再支配，所以心绞痛不会经常发生。几种无创检查已经被证实对于检测 CAV 的价值比较有限。这可以用 CAV 的一些特点以及心脏移植患者心脏生理的特异性改变来解释。例如，对于一小部分心脏移植患者，运动负荷超声心动图有着先天的限制，因为这部分人群有着高发病率的束支传导阻滞（通常是右束支传导阻滞）和发生改变的复极化过程。此外，触发缺血的模式也很重要。物理运动可能是不足够的，因为长期心血管功能障碍和皮质类固醇免疫抑制导致的肌无力使得心脏移植患者的运动能力降低。更重要的是，在所有的心脏移植患者中，由于心脏去神经支配，对于物理运动刺激的心率增快反应受限；而且心率增加幅度可能不足以达到导致心脏缺血的阈值。心脏移植患者物理运动试验的局限性已经在不同诊断方法中有所体现，如运动负荷心电图、核素造影、运动负荷超声心动图。冠脉造影仅能以荧光照片的形式呈现，可能无法检测出血管壁弥漫性向心性增厚。IVUS 是检查血管壁改变的首选方法，且已成为诊断 CAV 最敏感的有创检查方法。尽管大多数研究者使用 IVUS 测量内膜增生的厚度及范围，但还没有公认的截点值或 CAV 的标准化定义（有效诊断所需的受累冠脉节段或血管的最小数量，根据受累最严重的部位或指标平均值分级的标准）。此外，IVUS 对于末梢血管受累或者微血管水平受累导致的 CAV 或功能性 CAV 的诊断有一定的局限性。

我们在比较不同研究之间负荷超声心动图敏感性和特异性时应谨慎。通过室壁运动或冠状动脉血流评估所得的负荷超声心动图的准确性，因为所使用的金标准和诊断 CFR 采用的截点值不同，而有很大差异。当采用 IVUS 作为金标准而不是冠脉造影时，负荷超声心动图的敏感性和阴性预测价值会降低。不同的研究中诊断 CFR 的截点值在 2 ～

2.9。心脏移植后室间隔运动异常在移植后第一年发生较频繁，而且还可能会被误诊。室壁运动异常在负荷试验期间应视为正常现象；但移植第 1 年后出现的任何室间隔运动异常都应该提高对 CAV 的怀疑。

35.6 临床指南

国际心肺移植协会心脏移植受体护理指南指出负荷超声心动图"可能有助于无法行有创检查的心脏移植受体进行移植心脏血管病的检测"。意大利移植中心已经将负荷超声心动图列入国家推荐来鼓励选择年龄处于临界值（＞ 55 岁）的捐赠者，以缓解现阶段心脏移植供体的短缺（表 35-3）。欧洲心血管影像协会和巴西心脏病协会在关于心脏移植患者术后影像学检查的最新指南中表示，在有足够方法学经验的医疗中心，药物负荷超声心动图可以作为常规冠脉造影的替代方法来检查移植心脏血管病。同时，冠脉血流储备和 / 或造影剂的输注应该和负荷超声联合使用，以评估心肌灌注并提高负荷超声的准确性，该检查仅依靠室壁运动异常诊断的准确性往往不令人满意。

表 35-3 心脏移植中负荷超声心动图的临床应用

	A	M	R	COR	LOE	参考文献
心脏移植受体						
同种异体移植心脏血管病检查	√			Ⅱ a	C	ISHLT[65]
心脏移植供体						
临界年龄供体难以预测的 CAD 检查		√		EC		CNT[66]

A：适用；M：可能适用；R：基本不适用；COR：推荐级别；LOE：证据级别；EC：专家一致推荐；ISHLT：国际心肺移植协会；CNT：意大利国家移植中心

本章参考病例动图：病例 36 ～病例 40（文前 P_{29}）。

（张　冰译，陶　佳校）

参考文献

Chapter 36
心脏瓣膜疾病的负荷超声心动图
Stress Echocardiography in Valvular Heart Disease

心脏瓣膜疾病的诊断、危险分层、外科瓣膜置换及成形技术的进展，在过去 30 年中改善了心脏瓣膜病患者的结局。正如最近的指南着重指出，外科干预最重要的指征，是患者出现症状、合并严重血流动力学异常的主动脉瓣或二尖瓣病变。由于这些慢性疾病症状进展缓慢，许多患者不会注意活动耐量的细微变化，即使在医生问询的时候亦如此。因此，最近 ACC/AHA 和 ESC 都重新强调运动试验的作用，以提供运动能力和症状状态的客观证据。另外，虽然多普勒超声心动图是评估瓣膜病变严重程度的方法，但二维负荷超声和多普勒技术在评估血流动力学的动态变化中的应用，也越来越广泛。

负荷超声心动图已成为评价冠心病患者的一种常用方法。负荷超声心动图的作用，最近扩展到评估负荷过程中，瓣膜病变的血流动力学变化情况。部分情况下，尤其是在低流量、低跨瓣压差的主动脉瓣狭窄（aotic stenosis，AS）患者中，基于负荷超声心动图的决策显著改善临床预后。过去十多年的证据，使得负荷超声心动图被纳入 ACC/AHA、ESC、美国超声心动图协会和欧洲心血管影像协会的指南中。

36.1 主动脉瓣狭窄

36.1.1 主动脉瓣狭窄，伴低流量、低跨瓣压差和左心室功能不全

严重 AS 合并左心室功能不全（EF < 40%）的患者，通常表现为相对偏低的流速及跨瓣压差，比如平均跨瓣压差小于 40 mmHg（图 36-1），这种情况对诊断具有挑战性，因为很难将真正的解剖学重度 AS 与假性重度 AS 患者进行区分。

真性 AS 主要病因为瓣膜病变，左室功能不全是继发或并存的现象。较小且相对固定的主动脉瓣面积（aortic valve area，AVA），导致后负荷增高，射血分数和每搏输出量减低。假性严重 AS 的主要病因为心肌疾病，由于心室收缩力减弱，导致瓣膜开放力量减少，瓣膜存在不完全开放，从而高估了基于有效瓣口面积评估的 AS 严重程度。这两种状态下，低流速、低压差都将导致计算的静息状态下主动脉瓣口面积，符合重度 AS

标准（≤ 1.0 cm²）（图 36-1），因此，静息状态下的超声心动图，难以区分这两种状态。然而，区分这两种状态非常重要，因为真正的**严重 AS** 和 **LV** 功能不全的患者，通常会明显受益于主动脉瓣置换术（aortic valve replacement，AVR），而假性严重 AS 患者则不会。

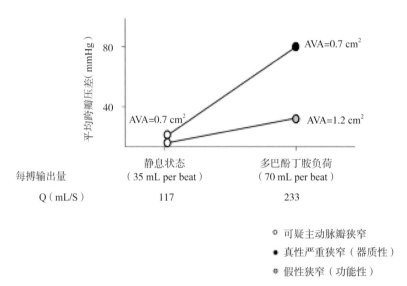

图 36-1 *血流动力学原理支持多巴酚丁胺负荷超声心动图，应用于低流量、低压差的 AS 患者。静息状态，由于跨瓣血流速度低，导致不论主动脉瓣口面积（AVA）大小，平均跨瓣压差均较低（白色圆点）。X 轴表示的每搏输出量在静息状态下较低（35 ml，白色圆点），可在多巴酚丁胺（70 ml）负荷状态下近于正常。假定左室射血时间为 0.3 秒，平均流速（Q）将由 117 mL/s 升高到 233 mL/s。随着多巴酚丁胺负荷导致的血流量增加，真性重度 AS（AVA = 0.7 cm²）的跨瓣压差（14 ～ 57 mmHg）有明显的增加，而中度 AS（AVA=1.2 cm²）跨瓣压差，仅有中等程度的增高（7 ～ 19 mmHg）*

对于低流量、低压差的 AS 和左室功能不全的患者，在基线静息状态下和小剂量多巴酚丁胺负荷下，再次测定跨瓣压差和 AVA，以确定狭窄是否严重或仅为中度是有必要的（图 36-1 和图 36-2）。正常或左室射血分数中等程度减低的患者，全剂量多巴酚丁胺的副作用并不罕见，并且可以发生在 1/5 的低流量、低压差 AS 患者中。在低流量 AS 的患者，多巴酚丁胺负荷超声心动图的主要目的，是在不引起心肌缺血的情况下增加跨瓣流速，因此，这些患者应使用低剂量方案（最大剂量 20 μg · kg⁻¹ · min⁻¹）。此外，最好使用每阶梯更长时间的多巴酚丁胺（5 ～ 8 分钟，而不是通常用于检测缺血性心脏病的 3 ～ 5 分钟），以确保患者在多普勒超声心动图数据采集期间，以及在进入下一个阶梯剂量之前，处于稳定状态。心率的增加也应在评估之列，因为考虑到心率的增加，可能使患者易患心肌缺血，并且在临界值时可能超越正性肌力作用，从而限制跨瓣血流的增加。

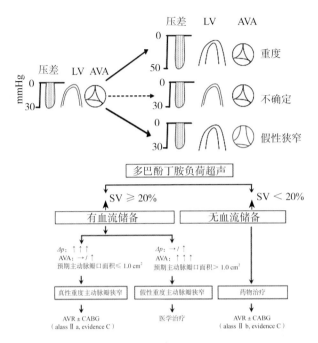

图36-2 （a）低流量、低压差伴左室（LV）功能不全的主动脉瓣狭窄AS，多巴酚丁胺负荷超声心动图血流动力学变化原理。静息状态下跨瓣压差 < 40 mmHg，左室射血分数 < 40%，主动脉瓣膜面积（AVA，< 1.0 cm²）显示于左侧。对多巴酚丁胺的三种可能的反应，显示于右侧：在严重AS患者中，每搏量增加（> 20%）导致跨瓣压差增加，而AVA仅轻微地增加，但是在假性狭窄中，由于AVA的增加导致跨瓣压差仅轻微增加。当左心室心肌没有正性肌力反应时，由于每搏量及跨瓣流速没有增加，导致主动脉瓣狭窄程度仍不确定的。（b）低流量AS患者，多巴酚丁胺负荷超声心动图结果如图所示。AVA：主动脉瓣口面积；*Δp*：跨瓣压差；SV：每搏输出量；AVR：主动脉瓣置换；CABG：冠状动脉旁路移植；侧向箭头：无变化；向上箭头：中等增加；复合上箭头：显著增加

多巴酚丁胺负荷的方法是基于这样的观点，即假性严重的AS患者会表现出AVA的增加和跨瓣压差的微小变化，以响应跨瓣流速的增加[13]（图36-2和图36-3）。与此相反，真正严重AS患者，AVA不增加或增加很少，并且由于瓣膜的硬度，导致流量增加时跨瓣压差会显著增加（图36-2和图36-4）。在文献中已经提出了几个标准来区分真性或假性重度狭窄，包括根据峰值负荷时，平均压差 < 30 mmHg或40 mmHg，峰值负荷时AVA > 1.0 cm²或1.2 cm²，多巴酚丁胺负荷下有效瓣口面积（effective orifice area，EOA）的增加值 > 0.3 cm²，这几项指标皆提示假性重度AS。虽然将患者分为两类（真性或假性严重AS）是方便的，但过于简单化，个别患者的分类可能并不总是那么容易。多巴酚丁胺负荷试验时，跨瓣压差和AVA的变化，在很大程度上取决于所获得的流量增加的幅度，这可能导致不同患者之间存在相当大的差异。AVA和跨瓣压差获取时的血流在不同患者中显著不同，应用这些与血流增加的相关指标可能导致一些患者的狭窄程度

分类错误。为了克服这一局限性，真性或假性严重主动脉瓣狭窄多中心研究的研究者，提出了一种新的超声心动图参数：以标准正常血流速预测 AVA（图 36-5）。预计 AVA $< 1.0\ cm^2$ 者，被认为是真正严重狭窄的指标使用多巴酚丁胺后每搏输出量增加未能达到 20% 及更高的患者，提示缺乏收缩储备，且内科或外科治疗预后较差。此外，在该患者亚组中，很难确定真正的狭窄程度。使用多巴酚丁胺负荷证实存在收缩功能储备的真性重度 AS 患者，AVR 比药物治疗，具有更好的效果。许多无收缩功能储备的患者，也可以受益于 AVR，但是在没有明确指南的情况下，这些高危患者的决策必须是个体化的。因此，血浆脑利钠肽（小于 550 pg/mL）有助于判断无收缩功能储备的重度 AS 患者，能否从 AVR 中获益。此外，多层螺旋 CT 对主动脉瓣钙化的评估，有助于证实这些患者的狭窄程度。

在低流量、低压差的 AS 患者中，多巴酚丁胺负荷超声心动图的推荐等级为 Ⅱ a 级，证据水平为 B，需要注意的是，AS 患者进行多巴酚丁胺负荷试验，仅能在药物负荷试验经验丰富的中心进行，且应当有心内科医师在场。

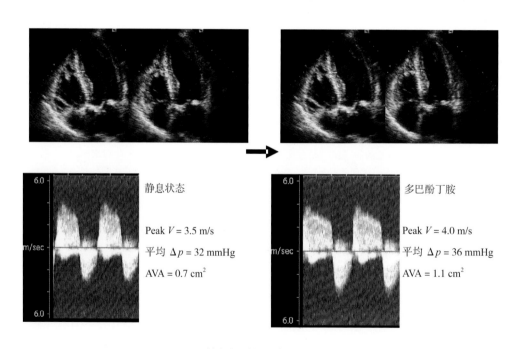

低流速、低压差假性重度主动脉瓣狭窄

图 36-3 多巴酚丁胺负荷超声心动图显示，左室功能减退和静息状态低压差的假性重度主动脉瓣狭窄。上图：静息时（左）和多巴酚丁胺负荷（右）的舒张末期和收缩末期图像，显示局部室壁增厚情况。下图：跨瓣压差（Δp）轻度增加，主动脉瓣面积（AVA）显著增加

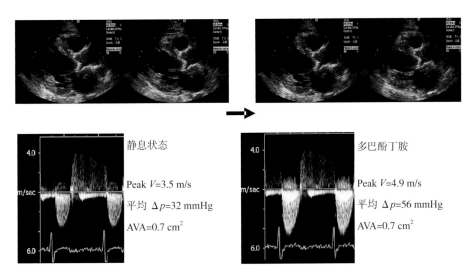

低流速、低压差真性重度主动脉瓣狭窄

图 36-4 多巴酚丁胺负荷超声心动图在左室功能减退、静息状态低跨瓣压差患者中揭示真性重度主动脉瓣狭窄。上图：舒张末期和收缩末期的帧图像，左侧为静息状态，右侧为多巴酚丁胺负荷后，显示局部心肌增厚情况。下图：跨瓣压差显著增加（Δp）而主动脉瓣面积（AVA）未增加

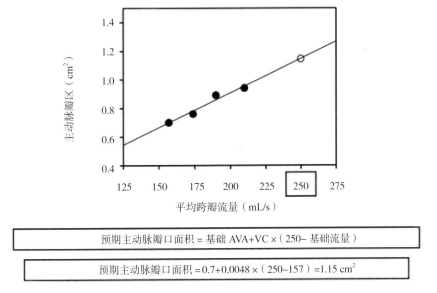

预期主动脉瓣口面积 = 基础 AVA+VC×（250− 基础流量）

预期主动脉瓣口面积 =0.7+0.0048×（250−157）=1.15 cm²

图 36-5 预期主动脉瓣口面积（AVA）的概念。在多巴酚丁胺负荷试验的不同阶段获得的 AVA 值，被绘制为流速（每搏量除以射血时间）函数。回归线的斜率是瓣膜的顺应性（VC）。VC 也可以通过多巴酚丁胺负荷时，AVA 增加的绝对值除以流速增加的绝对值的简化方法获取。用回归方程计算出在正常流速（250 mL/s）下的投影 AVA（开环）。在本例中，多巴酚丁胺负荷中获得的峰 AVA 为 0.94 cm²，而 AVA 的绝对增加值为 0.24 cm²，提示真性严重狭窄。然而，使用 AVA 的基线值（0.7 cm²）和流速（157 mL/s）和瓣膜顺应性 [0.48 cm²/100（mL·s）] 计算投影 AVA 的值为 1.15 cm²，这与中度狭窄是一致的

36.1.2　低流量、低跨瓣压差、左室功能保留的主动脉瓣狭窄

左室射血分数保留的重度 AS（AVA＜1 cm²）患者，亦可以出现低流速（＜35 mL/m²）、低压差（＜40 mmHg）（"反常"）。这种状态与左室射血分数保留的心力衰竭，有许多病理生理和临床相似性。其特征表现为：①明显/显著的心肌向心性重构；②左室腔小；③左心室顺应性及充盈减低；④左室整体后负荷增加；⑤左室长轴应变减低；⑥心肌纤维化。与内科药物治疗相比，这类患者可受益于外科 AVR，且有临床预后改善。在实践中，这类挑战性的工作，始于主动脉瓣狭窄程度的确认，多巴酚丁胺负荷超声心动图在这种情况下是有意义的，但应谨慎使用。比如在重度左心室向心性肥厚的情况下，可发生动力性心腔内梗阻。多巴酚丁胺负荷试验的方案和目标，与左室射血分数减低的情况相似。多巴酚丁胺输注引起的跨瓣流速增加，对应为跨瓣压力梯度的升高（平均值≥40 mmHg）和 AVA 的轻微变化（＜1 cm²）。然而，在这种情况下，负荷超声心动图的风险–效益比，需要在大样本患者中评估，才能提倡常规临床应用。

36.1.3　无症状重度主动脉瓣狭窄，伴高跨瓣压差

无症状重度 AS 患者（定义为峰值流速＞4 m/s、平均跨瓣压差＞40 mmHg，和/或 AVA＜1 cm²）的治疗，仍有争论。近来 AS 诊治进展和疾病预后之间的广泛个体差异，促使一些作者推荐在无症状的重度 AS 患者中，早期进行择期外科手术。采用这种策略的依据是如果等待出现症状再进行择期外科手术，可能导致患者手术时机太晚，引起至少部分性的、不可逆的心肌损伤。

需要强调的是，一些患者尤其是老年患者，可能忽略或遗漏症状，而另一些患者可能降低其体力活动水平，以避免或尽量减少症状。运动试验的主要作用，是在相当一部分无症状 AS 患者中揭示患者的症状，因为这些症状可以预测患者的预后。运动耐量减低合并出现呼吸困难或 ST 段压低，预示更差的预后。在这些方面，多项研究显示运动试验是一种重要的工具，并显示了其预测预后的价值。此外，无症状 AS 患者运动试验期间，平均跨瓣压差增幅＞20 mmHg 提示瓣膜顺应性有限和重度狭窄，是短期症状发作的另一个预测因子，这也可以作为早期选择 AVR 的推荐标准（ESC ⅡB 类适应证）（图 36–6）。当主动脉瓣无顺应性，或患者发生严重心肌损伤时，收缩功能储备受限的一个特征，就是在运动试验中可出现后负荷与收缩力不匹配（左室射血分数或整体长轴功能变化很小或无变化）。这些患者心血管事件的风险增加。同样，在运动试验中出现肺动脉高压（根据三尖瓣反流速度计算的肺动脉收缩压＞60 mmHg）的患者，显示生存率减低。然而，需要更多的确证数据，来支持常规使用运动超声心动图管理无症状的重度 AS 患者。

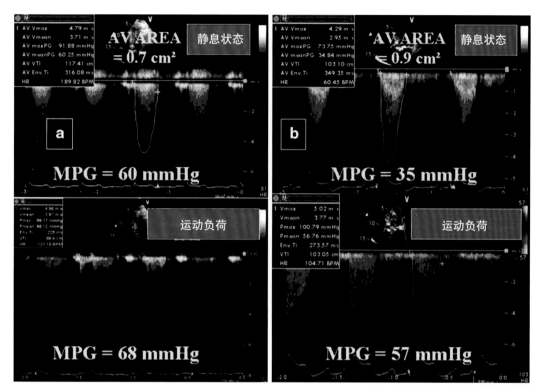

图 36-6 2 例无症状严重 AS 患者运动负荷后，主动脉瓣平均跨瓣压差（MPG）的变化。（a）运动负荷后 MPG 增加很少。（b）运动负荷后 MPG 显著增加

36.2 主动脉瓣反流

　　与 AS 和慢性二尖瓣反流（mitral regurgitation，MR）的情况一样，无症状的严重主动脉瓣反流（aortic regurgitation，AR）患者的主要问题，是发生不可逆 LV 功能不全。静息状态下 LV 收缩功能正常的患者中，术前运动负荷或药物负荷时，LV 射血分数增加表明存在收缩功能储备，预示 AVR 术后 LV 功能能够改善。对收缩储备的评估，可以扩展用于评价发生 LV 功能不全的 AR 患者，在后一类患者中，运动耐量是 AVR 术后 LV 功能障碍逆转和患者生存的重要预测因子。

　　运动试验时出现症状，有助于预测静息状态下无症状严重 AR 患者的临床预后，应变成像的评估价值尚不清楚。从静息状态到运动负荷时，射血分数或每搏量的变化幅度不仅与心肌收缩功能有关，还与容量超负荷的严重程度、运动负荷引起的前负荷和外周阻力的变化有关。现有研究数量较少，导致负荷超声心动图预测无症状 AR 患者预后的有效性受限，但其有效性仍得到了一些应用运动核素显像研究的支持。文献中有一部数据支持这种功能分层的预测价值，但这些数据太少，无法推荐这种特定的评估常规临床

应用。

为此，ACC/AHA 指南不推荐运动负荷或多巴酚丁胺负荷超声心动图，常规用于 AR 患者 LV 功能的评估，因为负荷成像对静息状态下 LV 形态和射血分数的评估价值不大，需要更多的数据来支持这一技术的应用。

36.3　二尖瓣狭窄

静息状态下，经胸超声心动图检查通常足以指导无症状轻中度二尖瓣狭窄（mitral stenosis，MS）患者和有症状的中重度 MS 患者，选择经皮球囊瓣膜扩张成形术或外科二尖瓣修复或置换术。在一些患者中，当症状和多普勒结果不匹配时，需要更详细地评估瓣膜功能及其血流动力学异常。无症状重度 MS 患者（ESC 平均跨瓣压差＞ 10 mmHg 且二尖瓣口面积＜ 1.0 cm^2，ACC/AHA ＜ 1.5 cm^2），或有症状的中度 MS 患者（ESC 平均跨瓣压差 5 ～ 10 mmHg 且二尖瓣口面积 1.0 ～ 1.5 cm^2），测量肺动脉压力和运动负荷状态下的二尖瓣跨瓣压差，有助于区分哪些患者能够从瓣膜成形术或瓣膜替换术受益，哪些患者应该继续药物治疗。与主动脉瓣一样，跨瓣压差与瓣口面积有关，应当强调的是，与跨主动脉瓣相比，跨二尖瓣压差对变时性情况（如心率变异）更加敏感，并且这些条件在不同患者之间可能存在较大差异。此外，对于给定的瓣口面积，房室顺应性降低的患者在运动负荷状态时，肺动脉压力比正常的患者明显增加。因此，静息状态下跨瓣压差或肺动脉压力，不一定反映疾病的实际严重程度，而运动负荷超声心动图对于确定 MS 的严重性，以及评估其对运动状态下患者的血流动力学和症状的影响，是非常有用的，适用于瓣口面积＜ 1.5 cm^2 的非心脏手术或妊娠计划前的患者，静息超声心动图评估的 MS 严重程度与患者症状情况不一致时，尤其适用运动负荷试验。多巴酚丁胺负荷超声心动图在 MS 中应用较少，通常在无法进行运动负荷时采用。

诊断重度 MS 的压差阈值，在运动负荷试验中＞ 15 mmHg，在多巴酚丁胺负荷时＞ 18 mmHg。此外，运动负荷时，肺动脉收缩压＞ 60 mmHg 提示重度 MS，尤其是在低水平运动时（图 36-7 和图 36-8）。如果数值高于阈值，即使是静息状态下明确的中度 MS，亦推荐瓣膜成形术或置换术。MS 患者使用负荷超声心动图，推荐等级为 I 级，症状和狭窄严重程度不一致患者的证据等级为 C 级。和其他瓣膜疾病一样，MS 患者负荷试验的作用是评估运动能力和运动诱发的症状。

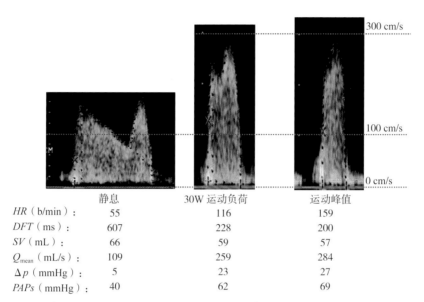

	静息	30W 运动负荷	运动峰值
HR（b/min）:	55	116	159
DFT（ms）:	607	228	200
SV（mL）:	66	59	57
Q_{mean}（mL/s）:	109	259	284
Δp（mmHg）:	5	23	27
PAPs（mmHg）:	40	62	69

图 36-7　一例有症状的 MS 患者（二尖瓣面积，1.2 cm^2）和较低的静息平均跨瓣压差（ΔP）的运动负荷超声心动图。随着运动量的增加，跨瓣压差和收缩期肺动脉压（PAPs）明显增加。该患者运动负荷产生的 平均跨瓣血流速度（Q_{mean}）增加，是由舒张充盈时间（DFT）显著缩短引起的。HR: 心率, SV: 每搏输出量

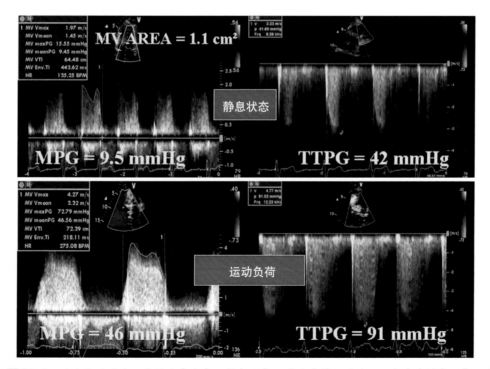

图 36-8　无症状的严重二尖瓣狭窄患者，静息状态下平均跨瓣压差（MPG）中度增高。在运动过程中，MPG 显著增加，收缩期三尖瓣跨瓣压差（TTPG）也明显升高，提示肺动脉高压

36.4 二尖瓣反流

36.4.1 原发性（器质性）二尖瓣反流

静息状态下，彩色多普勒超声心动图可通过半定量或定量方法可靠地评估原发性MR 的严重程度，这些信息有助于预测左室功能不全和症状进展。目前对于无症状的严重 MR 患者是否应该进行早期选择性二尖瓣修补，仍存在明显的争议。选择症状和 MR严重程度不匹配的患者，特别是无症状的严重 MR 患者，运动负荷超声心动图可帮助识别潜在的 LV 功能不全和临床预后较差的患者。MR 程度加剧（大于 1 级）、收缩期肺动脉压显著升高（＞60 mmHg）、无收缩功能储备（射血分数增加不到 4%，整体纵向应变增加不到 2%）、活动耐量受限、右心室收缩受限（三尖瓣侧壁瓣环收缩期位移＜18 mm），以及运动负荷超声心动图检查中症状的出现，是可作为鉴别高危患者中可能受益于早期手术的亚群患者的有用指标。运动能力本身，可预测无症状黏液瘤 MR 患者地预后，静息状态下右心室收缩压增高和左室射血分数减低，比运动负荷试验能够更好地预测临床预后不良。对适合二尖瓣修复术的无症状患者，仅在有经验的医疗中心提出早期手术建议，在这些医疗中心，二尖瓣修复术很可能成功（＞90%）且无残余二尖瓣反流。在 ESC 指南中，二尖瓣成形术适用于有运动症状的患者，有运动性肺动脉高压的患者亦可考虑（Ⅱb 级）。

运动负荷超声心动图，还用于显示静息时仅轻度或中度风湿性 MR 患者在运动时是否进展到重度 MR。无症状重度 MR 患者中应用负荷超声心动图的推荐等级为Ⅱa，证据水平 C 级。

36.4.2 继发性（功能性）二尖瓣反流

运动负荷超声心动图，有助于鉴别 LV 收缩功能不全患者中 MR 的血流动力学严重程度，尤其是潜在的缺血性心脏病。继发性 MR 主要出现在二尖瓣结构正常的左心室心肌疾病中。继发 MR 的严重程度的变化，与负荷状态、瓣环大小、二尖瓣瓣叶所受牵拉力与闭合力平衡相关。因此，静息状态超声心动图评价 MR 的严重性，不一定反映运动状态下的严重性，在继发性 MR 患者中，定量评估运动诱发的 MR 程度变化，有助于揭示预后不良的高风险患者。运动负荷峰值时有效反流孔面积增加≥13 mm^2，或收缩期肺动脉压增加＞60 mmHg（图 36-9），可预测发病率和死亡率的增加。值得注意的是，超过 30% 的继发 MR 患者，在运动过程中 MR 有显著的增加（增加＞1 级），静息时有效反流口面积不能预测运动时的有效反流口面积。因此，对继发性 MR 患者，运动负荷多普勒超声较静息超声心动图提供了重要补充信息。

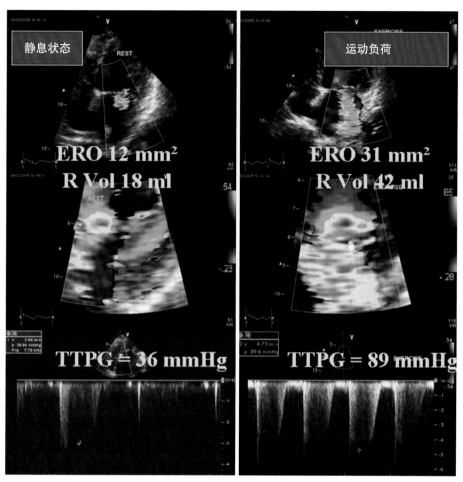

图 36-9　心尖四腔心切面显示一例运动诱导的二尖瓣反流及肺动脉收缩压显著增加的患者，在静息和运动时的彩色多普勒及近端血流汇聚区。ERO：有效反流口；RVol：反流体积；TTPG：收缩期三尖瓣跨瓣压差

　　Lancellotti 等指出，继发性 MR 患者的运动负荷超声心动图，可以提供以下有用信息：①患者的危险分层；②发现劳力性呼吸困难程度与静息 LV 功能不全，或 MR 的严重程度不匹配患者；③发现无明显诱因的急性肺水肿患者；④发现手术血运重建前有中度 MR 的患者。ESC 指南认为同期手术（CABG + 二尖瓣手术）在继发性 MR 明显恶化，呼吸短促和运动性肺动脉高压的继发性 MR 患者中是 Ⅱ a 推荐等级。

36.5　人工心脏瓣膜

　　超声心动图是评价人工瓣膜功能的主要方法，该评价遵循自体瓣膜评估相同的原则，并有一些重要注意事项。首先，瓣膜器械引起的伪影，限制了对瓣膜关闭状态及跨瓣血流的评估。其次，机械瓣与自体瓣膜的流体动力学不同。在单叶瓣中，血流是偏心的，在双叶瓣中由三个独立的射流组成，中心孔射流的流速可能比两侧高。

大多数人工瓣膜相对自体瓣膜狭窄，人工瓣膜的 EOA 相对于体型偏小的现象，称为人工瓣膜 – 患者不匹配（prosthesis-patient mismatch，PPM）。在主动脉瓣，EOA 指数 ≤ 0.85 cm²/m² 时，为中度 PPM，EOA 指数 ≤ 0.65 cm²/m² 时，为重度 PPM。在二尖瓣，阈值分别为 1.2 cm²/m² 和 0.9 cm²/m²。PPM 与运动能力受损、症状改善不佳、左室肥厚和肺动脉高压逆转不良、瓣膜置换术后心脏事件和死亡率增加有关。

与功能正常和匹配良好的人工瓣膜，或局部高跨瓣压差的双叶机械瓣膜相反，人工瓣狭窄或显著的 PPM，通常表现为跨瓣压差和肺动脉压的显著增加、症状复发、运动负荷时活动耐量下降。主动脉位平均跨瓣压差增高 ≥ 20 mmHg 和二尖瓣位平均跨瓣压差增高 ≥ 12 mmHg，提示严重的人工瓣功能障碍或 PPM（图 36-10）。静息和负荷状态跨瓣压差增高，更常见于生物瓣而非机械瓣、带支架的生物瓣而非无支架的生物瓣、较小的瓣膜（主动脉瓣位 ≤ 21、二尖瓣位 ≤ 25）而非较大的瓣膜、PPM 的瓣膜而非匹配的瓣膜。负荷试验时，峰值肺动脉收缩压 ≥ 60 mmHg，与明显的二尖瓣人工瓣狭窄、反流或二尖瓣 PPM 显著相关。

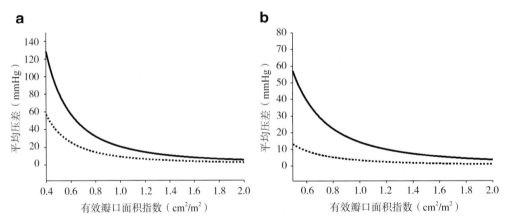

图 36-10 静息状态（虚线）和持续体育运动（连续线）的主动脉（a）和二尖瓣（b）人工瓣有效孔面积（EOA）指数与平均人工瓣压力梯度之间的曲线关系。与具有大型人工瓣膜 EOA 的患者（编号 2 和 4）相比，具有小型 EOA 的患者（编号 1 和 3）表现出运动时压差的大幅增加，提示后者存在严重的人工瓣狭窄或人工瓣 – 患者不匹配

与已经发展为低流量、低压差的自体 AS 的一样，多巴酚丁胺负荷超声心动图在低心输出量换瓣患者中，也可以区分真性人工瓣狭窄、假性人工瓣膜狭窄或 PPM。在假性人工瓣膜狭窄合并低心输出量时，静息状态下跨瓣血流施加于瓣叶上的力量太弱，以至于不能完全打开人工瓣膜。然而在输注多巴酚丁胺期间，随着血液流速的增加，人工瓣

膜 EOA 显著增加，而跨瓣压差没有增加或小幅度增加。相比之下，真正的严重人工瓣狭窄或 PPM，表现为多巴酚丁胺负荷时，EOA 无显著增加，且跨瓣压差显著增加，并常伴有其他的表现（如 LV 功能不全或肺动脉压显著升高）和症状。

应该强调的是，运动负荷或多巴酚丁胺负荷超声心动图，不能区分继发性人工瓣膜狭窄和 PPM，因为两者一样表现为 EOA 较小且跨瓣压差随负荷显著增加。在这种情况下，应将在负荷状态下获得的 EOA 值，与植入的特定类型及大小的人工瓣膜正常 EOA 参考值进行对比。如果测量的 EOA 明显低于正常参考范围，则应该怀疑人工瓣功能障碍，另一方面，如果测量的 EOA 在正常参考范围内，但 EOA 指数偏低，则应考虑存在 PPM。

继发性 MR 手术矫正的患者中，限制性瓣环成形术联合冠状动脉旁路移植，是最常见的术式。然而，这种手术存在相对较高的 MR 复发率，限制性瓣环成形术可能导致某些患者出现功能性 MS。对于术后有症状、残余 MR、持续性肺动脉高压，或功能性 MS 的患者，运动负荷试验可能有助于评估症状和运动耐量。虽然运动负荷超声心动图对血流动力学的评估可提供 MS 和 / 或动态 MR 更多信息，仍需要更多的数据来确认其临床价值。

36.6　冠状动脉疾病和冠状动脉血流储备

36.6.1　合并瓣膜疾病的冠心病的诊断

虽然负荷超声心动图在不合并瓣膜性心脏病患者中，诊断冠状动脉疾病的有无及严重程度是被广泛认可的一种准确和安全的无创技术，但其在有严重血流动力学异常的瓣膜病患者中的准确性和安全性数据，相对较少。一般来说，有瓣膜性心脏病和无瓣膜性心脏病患者的负荷超声心动图敏感性相似，但特异性较低。即使心外膜冠状动脉正常，AS 或 AR 患者的冠状动脉血流储备也会大大减少。出于同样的原因，对于继发于瓣膜性心脏病的左心室肥厚患者，灌注成像的特异性也是欠佳的。出于实用目的，尽管在没有冠脉钙化的患者中，CT 也能评估冠状动脉，传统冠脉造影仍然是等待手术的瓣膜患者术前评估以排除严重冠状动脉疾病的重要手段。利用这两种技术，可以评估血流储备分数，当血流储备分数减低时，患者存在明显的冠状动脉疾病。

36.6.2　瓣膜病患者的冠状动脉血流储备

在重度 AS 且冠状动脉正常的患者中，冠状动脉血流储备减少与主动脉瓣狭窄的关系，比与左心室肥厚程度的关系更为密切相关。在 AS 中观察到的冠状动脉血流储备受损，可能由多种因素引起，包括 LV 舒张压升高引起的冠状动脉微血管受压、舒张灌注时间缩短、左心室后负荷增加导致的心肌代谢需求增加等。值得注意的是，冠状动脉血流储备的减少，与 BNP 释放有关。无冠状动脉梗阻的 AS 患者，冠状动脉血流储备减少时生存率低于血流储备正常的患者。在外科瓣膜置换，或经导管主动脉瓣植入术后，冠状动脉血流储备的正常化与瓣膜有效瓣口面积的增大直接相关。

无支架生物瓣膜，与有支架生物瓣膜或机械瓣膜相比，冠状动脉血流储备的改善更大，这可能是因为无支架生物瓣通常在相同的尺寸，具有更大的有效瓣膜面积。未来，冠状动脉血流储备在 AVR 前后评估瓣膜性心脏病，尤其是在主动脉瓣疾病患者中的评估，将发挥越来越重要的作用。

正电子发射断层扫描在定量冠状动脉血流储备方面的作用是公认的，心脏磁共振成像正在成为该评估的另一种无创方法，具有量化跨室壁压差下血流储备的潜力。磁共振显示的心肌灌注储备减低，与重度 AS 患者的有氧运动能力相关。两种成像技术均已被应用于研究 AS 患者主动脉瓣置换术后，冠状动脉血流储备的变化。经胸超声心动图还具有研究左前降支中远端冠状动脉血流储备的潜力，该技术已应用于 AS 患者（图 36-11）。超声心动图具有应用广泛、费用低等显著优点，随着进一步的经验积累，该技术可作为瓣膜病的常规评估。

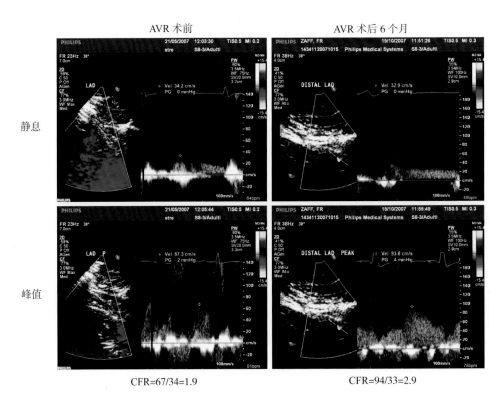

图 36-11　通过经胸负荷超声心动图，评估 1 例冠状动脉造影正常的重度主动脉瓣狭窄患者，在静息及腺苷负荷时的冠状动脉血流储备（CFR）。左列为主动脉瓣置换术（AVR）术前，右列为术后 6 个月。术后左心室肥厚尚未恢复，但 CFR 显著改善（Fausto Rigo 博士提供）

36.7　不足之处

由于不是基于临床结果的证据支持，许多瓣膜性心脏病负荷超声应用的适应证的证据水平为 C 级，且建议的阈值仍然是由共识驱动的。肺动脉收缩压的多普勒评估——是评价几种情况的核心——与右心导管测压的金标准不完全一致，在 15% 患者中，由于三尖瓣反流较少，导致该方法不可行，另外，重度三尖瓣反流中亦不可靠。在负荷试验中，我们仍然缺乏正常和异常反应之间可接受的临界阈值。肺动脉收缩压与心输出量呈线性相关，多位点肺动脉压力 - 流量关系，也应与肺血管阻力的评估相结合。运动后的测量是不可靠的，因为肺血流动力学，可快速返回到基线状态。另外，还需要前瞻性的大规模和随机结局研究，来支持更多基于证据的、负荷超声评估的治疗策略。

36.8　临床指南

最近的指南已经认可在特定的患者中，使用负荷超声心动图来进行危险分层，以帮助诊断，并且在选定的病例中指导瓣膜介入的决策（ESC 2012）。最常见的适应证，为评估二尖瓣反流（52%）、主动脉狭窄（34%）、二尖瓣狭窄（8%）和主动脉瓣反流（6%）。既往约有 15% 患者的负荷超声心动图适应证掌握的并不合适。约有三分之一的患者出现阳性结果。表 36-1 总结了瓣膜性心脏病使用负荷超声心动图的主要指征，表 36-2 列出了阳性诊断标准，而表 36-3 显示了负荷超声心动图结果在疾病管理中的应用。

表 36-1　瓣膜性心脏病应用负荷超声心动图的主要指征

	适用	可能适用	基本不适用	推荐级别	证据水平	
无症状的瓣膜病						
重度 MR	√			Ⅱ a	C	ACCF/AHA2011
重度 MS	√			Ⅰ	C	ACCF/AHA2011
重度 AR	√			专家建议		ACCF/AHA2011
EF 正常的 AS		√		C	Ⅱ b	ACCF/AHA2011
中度 AS、AR、MR、MS		√		专家建议		ACCF/AHA2011
轻度 MS、MR、AS、AR			√	专家建议		ACCF/AHA2011
有症状的瓣膜病						
中度 MS	√			Ⅰ	C	ACCF/AHA2011
低流量、低压差的 AS	√			Ⅱ a	B	ACCF/AHA2014

续表

	适用	可能适用	基本不适用	推荐级别	证据水平	
中度 MR	√				专家建议	ACCF/AHA2011
轻度 MS、MR		√			专家建议	ACCF/AHA2011
重度 AS、MS、MR			√		专家建议	ACCF/AHA2011

表 36-2　瓣膜性心脏病负荷超声心动图阳性结果的评判标准

瓣膜评估内容	阳性结果标准
静息状态下有症状的轻到中度二尖瓣反流	轻度或中度二尖瓣反流增加到重度，有效反流口面积 $\geq 0.4\ cm^2$（器质性）或者 $\geq 0.2\ cm^2$（功能性）
无症状的重度二尖瓣反流	肺动脉收缩压增加 $> 60\ mmHg$，无 LVEF 增加或者左室长轴应变增加 $\geq 2\%$
静息状态下有症状的轻到中度二尖瓣狭窄	二尖瓣平均跨瓣压差增加 $\geq 15\ mmHg$，或肺动脉收缩压 $\geq 60\ mmHg$
无症状的重度二尖瓣狭窄	同上且出现症状
无症状的重度主动脉瓣狭窄（瓣口面积 $< 1\ cm^2$）	平均跨瓣压差增加 $\geq 20\ mmHg$
无症状的主动脉瓣反流	LVEF 未增加 $\geq 5\%$ 或运动诱导的 LVEF 减低
无症状的重度二尖瓣反流	肺动脉收缩压增加 $\geq 60\ mmHg$
无症状的重度二尖瓣狭窄	肺动脉收缩压增加 $\geq 60\ mmHg$
无症状的重度主动脉瓣狭窄	跨瓣压差增加 $\geq 20\ mmHg$
无症状的重度主动脉瓣反流	无 LVEF 增加（或减低）$\geq 5\%$

跨瓣压差增加 $\geq 20\ mmHg$ 可疑主动脉瓣人工瓣 PPM 或狭窄

跨瓣压差增加 $\geq 12\ mmHg$ 可疑二尖瓣人工瓣 PPM 或狭窄

表 36-3　基于负荷超声心动图结果的临床决策

征象	负荷超声结果	决策
有症状的患者		
无重度二尖瓣反流	无重度二尖瓣反流	保守治疗
	重度二尖瓣反流	外科手术

续表

征象	负荷超声结果	决策
肺水肿	诱导性缺血 +/- 二尖瓣反流	血运重建治疗 +/- 二尖瓣成形
冠状动脉旁路移植前轻度二尖瓣反流	无动力性二尖瓣反流	单纯冠状动脉旁路移植
	动力性二尖瓣反流合并肺动脉收缩压增高	冠状动脉旁路移植 + 二尖瓣成形
无重度二尖瓣狭窄	无重度二尖瓣狭窄	保守治疗
	重度二尖瓣狭窄	介入干预：Ⅰ类适应证
无重度主动脉瓣反流	正常结果	保守治疗
	异常结果	心脏瓣膜团队个案讨论
无重度主动脉瓣狭窄	无重度主动脉瓣狭窄	查找非心脏相关症状
	重度主动脉瓣狭窄	介入干预：Ⅰ类适应证
反常的低流量主动脉瓣狭窄	无重度主动脉瓣狭窄	保守治疗
	重度主动脉瓣狭窄	介入干预：Ⅱa类适应证
不确定的 PPM/ 狭窄	无重度 PPM/ 狭窄	保守治疗
	重度 PPM/ 狭窄	心脏瓣膜团队个案讨论是否介入干预
无症状的患者		
重度二尖瓣反流	有症状	外科手术：Ⅰ类适应证
	无症状 +VSE 正常	6 个月后复查
	无症状 + 肺动脉收缩压 > 60 mmHg	低风险患者进行修复：Ⅱb类适应证
	无症状 + 无左室收缩储备	心脏瓣膜团队病例讨论是否介入干预
重度二尖瓣狭窄	有症状	介入干预：Ⅰ类适应证
	无症状	保守治疗
重度主动脉瓣反流	有症状	外科手术：Ⅰ类适应证
	无症状	6 个月后复查
	无症状 + 无左室收缩储备	密切观察 *

续表

征象	负荷超声结果	决策
重度主动脉瓣狭窄	有症状	介入干预：Ⅰ类适应证
	无症状 +VSE 正常	6 个月后复查
	无症状 + 血压下降	介入干预：Ⅱa 类适应证
	无症状 + 平均跨瓣压差增加 > 20 mmHg	介入干预：Ⅱb 类适应证
左室射血分数减低		
低流量主动脉瓣狭窄	无重度主动脉瓣狭窄	保守治疗
	重度主动脉瓣狭窄 + 流量恢复	介入干预：Ⅱa 类适应证
	重度主动脉瓣狭窄 + 无流量恢复	介入干预：Ⅱb 类适应证 / Ⅱa 类适应证

★血流动力学显著的二尖瓣狭窄，在无心外科手术及怀孕计划前可选择介入干预

BP：体循环血压；CR：左室收缩储备；HVT：心脏瓣膜团队决定的介入干预

结论

　　运动试验评估在瓣膜性心脏病患者的临床决策中有明显的助益。负荷超声心动图是负荷试验的重要组成部分，其无创评估瓣膜功能、心室功能和血流动力学的动态变化，可以与评估运动能力和症状反应相结合，这种作用在 AHA 和 ESC 指南中得到确认，尽管在适应证和结果实施方面存在一些差异。负荷超声心动图具有广泛的适用性、低成本和多功能性，可用于疾病严重程度的评估。除了在瓣膜病中获得认可以外，经胸多普勒超声心动图还具有评估冠状动脉血流储备的潜力。负荷超声心动图在瓣膜替换或修复前后，均可适用于主动脉瓣或二尖瓣疾病的患者。因此，运动引起的瓣膜血流动力学、心室功能和肺动脉压力的变化，以及运动能力和对运动的症状性反应，为临床医生提供了诊断和预后信息，可对后续临床决策做出重要贡献。

　　本章参考病例动图：病例 32 ～病例 35（文前 P_{28}）。

（王建德 译，王建德 校）

Chapter 37
小儿负荷超声心动图
Pediatric Stress Echocardiography

负荷超声心动图应用的基本原理在儿童及成人之间是没有差异的。许多患儿在疾病诊治中是需要进行心脏负荷影像检查的，而负荷超声心动图在这其中变得越来越普遍。很显然，为了保证患儿的安全同时也能获得我们所需要的检查信息，相关负荷试验的标准化流程和对小儿负荷超声实验室的医务工作人员进行适当的训练是有必要的。基于这些原因，2006 年的 AHA 建议小儿心脏检查应该作为小儿心脏病学医师训练的重要部分。由于负荷超声心动图的用途较为广泛，我们要对不同的个体选择合适的检查方法，从而获得个体特征性的参数来解决特定的诊断难题（表 37-1）。

表 37-1 小儿负荷超声心动图的应用

	目标	常用方法	负荷方式	相关疾病
冠状动脉疾病检测	节段性室壁运动异常	二维超声	运动（多巴酚丁胺、双嘧达莫）	川崎病、移植患者的冠状动脉疾病、动脉转位术
瓣膜狭窄	跨瓣压差	连续多普勒	运动（多巴酚丁胺）	先天性主动脉缩窄、先天性的肺动脉狭窄、人工瓣膜
肺血管血流动力学	肺动脉收缩压	连续多普勒（三尖瓣反流）	运动（多巴酚丁胺）	右心室超负荷
收缩力储备	正常基线功能、基线功能减低	二维超声	运动（多巴酚丁胺）	地中海贫血
冠脉血流储备	冠状动脉循环、冠状动脉微循环	脉冲多普勒、冠状动脉血流储备	多巴酚丁胺、双嘧达莫、低温	川崎病、动脉转位、左心室超负荷

37.1 小儿冠状动脉疾病

在儿童患者中，有相当一部分患儿是需要利用负荷超声心动图来探测冠状动脉狭窄所引发的局部心肌缺血情况的。川崎病是一种发生在儿童中间的急性自限性血管炎，患儿一般会出现发热、双眼非渗出性结膜炎、口唇黏膜红斑，同时会有四肢畸形改变以及皮疹、颈部淋巴结肿大等。目前临床上治疗川崎病主要是利用免疫球蛋白及阿司匹林，但是只能减缓病情，不能消除疾病，也不能预测患儿冠状动脉异常的发生率。现如今，川崎病已经成为国外一些国家儿童获得性心血管疾病的首要原因，未得到有效治疗的儿童有 20% 发展为冠状动脉扩张或者冠状动脉瘤，极有可能引发缺血性心脏病或者猝死。2004 年 ACC 关于川崎病的指南指出，基于可逆性缺血试验的心脏负荷检查能够发现川崎病儿童或者冠状动脉瘤儿童异常冠状动脉的存在，同时能够发现其中的功能变化所引发的影响（A 类证据水平）。无论选择何种负荷方式，从鉴别的准确性来说，血管造影被证明是诊断冠状动脉疾病的金标准，但是相对于负荷核素显像来说，负荷超声心动图不管是运动负荷还是药物负荷，观察其诱导的室壁运动异常对于诊断冠状动脉损害都具有更高的特异性，也可以提高整体诊断的准确性。指南同时指出，负荷方式的选择应该由具有专业技术的学会专家进行指导，同时要考虑患儿的年龄（如由于幼儿对于运动负荷的服从性比较差，应该倾向于选用药物负荷）。在急性期，各种诊断方式的优越性几乎一致，但是对于长期风险评估来说，电离辐射相关的技术就有它的欠缺（详见 37.7 分论）。因此，诸如心肌核素显像、CT 及冠状动脉造影等检查方式，尽管可以提供大量的信息，也应该在年轻患者中尽量少使用。

日本的一项针对儿科心脏病学专家对于川崎病患儿的临床方法调查中显示，如果患儿存在高危风险，早在 2002 年更多的小儿心脏科医生就选用负荷超声心动图来进行评估，而非选择核素显像等检查。对于高危患儿，60% 的小儿心脏科医生并不会将冠状动脉造影当作常规标准进行诊治，除非是冠脉症状已经出现或者负荷影像已经提示有心肌缺血损害。

显然在小儿负荷超声心动图领域还有很多数据需要填补，但是负荷超声心动图这种基于视觉观察来评估节段性室壁运动异常的方式，必将在冠状动脉残余损害患者的监督以及处理方面起到巨大的作用。迄今为止，可供选择的超声心动图成像方式越来越多，缺血心肌的定量评价方法也随处可得。这其中就包括利用二尖瓣环收缩期位移所获得的心肌纵向运动功能评价、利用组织定征技术获得的周期性背向散射变异，以及利用心肌对比超声心动图获得的心肌灌注改变等。每一种评价方法都有自己独有的原理和特色。心肌纵向运动功能评价是一种探测轻微心肌缺血的方法，但是它的价值有待探讨，因为纵向纤维主要作用在心内膜下层，不会影响心肌的径向功能以及节段性的室壁增厚率，因此它的异常主要还是反映了心内膜下的缺血性改变。所以即使径向运动正常甚至是超常状态下，纵向运动功能也有可能已经受损。心肌周期性背向散射变异与心室壁收缩力呈比例关系，而且它在心内膜下的值要高于心外膜下的值，因此心肌周期性背向散射变异能够反映我们所知的室壁收缩力梯度。因而微小的心内膜下心肌低灌注就会损害心内膜下心肌功能，在没有可探测到的节段性室壁增厚率减低的情况下就会发现周期性背向散射变异缩小。还有就是心肌对比超声心动图能够评价心肌灌注异质性，相比于节段性室壁运动异常来评价心肌缺血的敏感性更高（但特异性较差）。无论是这些基于新技术的检查还是负荷对比超声心动图检查，至今都不能作为临床上唯一评判的指标，主要还是因为这些检查的有效性不充分，还需要进一步验证。对于青少年的川崎病存活患儿，多巴酚丁胺负荷超声检查可以基于初始试验中的峰值室壁运动评分指数对患者进行分层，从而提供患儿长期预后的信息。负荷诱导的室壁运动异常不仅仅只在固有的冠状动脉狭窄的患者中发现，如若没有冠状动脉损害，也是可以观察到这种现象的，例如在巨大的冠状动脉瘤中，出现这种现象主要是因为在动脉瘤中血流速度非常缓慢、形成血栓的风险也很高。由此可知冠状动脉狭窄的动态变化不仅仅受到解剖学上固有狭窄的影响，同时也与全身系统性的血管炎引发的微血管改变有关，进而共同引发冠脉血流储备的减低。所以由冠状动脉造影所提供的解剖学信息和负荷超声心动图所诱导的心肌缺血而提供的功能学信息间是有交叉的。对于预测患者结局，我们仍然认为负荷超声检查过程中的反应的预测价值要高于单纯的冠状动脉解剖结构，主要还是因为负荷超声能够评价冠状动脉损害的功能学意义，而这些功能学评价才能够获取到心肌缺血的潜伏隐患，特别是对川崎病患儿及冠状动脉损害患者的远期心血管事件的发生的预测有更大的价值。

现如今，对于这些川崎病等冠状动脉疾病的患儿，我们似乎更有理由提出一种简单的诊断方案，首先必须进行的就是静息状态下的经胸超声心动图检查，以获取其冠状动脉形态学上的异常，这些是我们诊断以及危险分层（Ⅰ～Ⅴ级）的基石。而鉴于高风险级别的患儿中会有更多的负荷超声心动图阳性发现，我们则建议在Ⅳ、Ⅴ级的患儿中更常规地应用负荷超声心动图，特别是在一些由缺血而引发的血管重建的患儿中。因为这些患儿相比于由解剖学异常而引发的血管重建的患儿来说会有更大的预后获益，利用负荷超声心动图会更好的预测这种获益情况（图 37-1）。

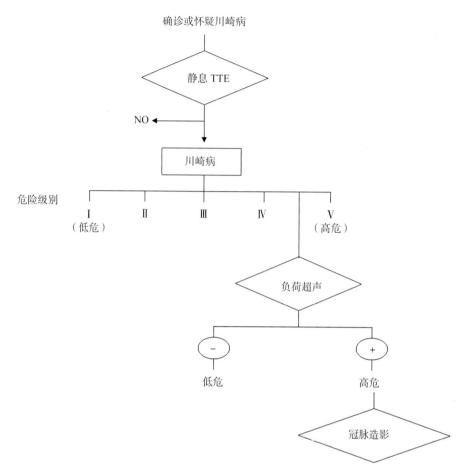

图 37-1 此图展示：对于已经确诊或者怀疑川崎病的年幼患者，我们可以按照这个流程图进行思考和相关检查，静息状态下经胸超声心动图是诊断和危险评分的最重要检查，对于初步判断属于高危的患儿（Ⅳ、Ⅴ级），负荷超声心动图是需要进行的，这其中如果负荷检查呈阳性，那我们就必须利用冠脉造影检查进行深入的调查以预测心肌缺血引发的血管重构。TTE：经胸超声心动图（经许可，引自 JCS Joint Working Group）

37.2 心脏移植相关的冠状动脉疾病

心脏移植后第 1 年的首发死亡原因就是移植相关的冠状动脉疾病，移植后 3 年约有 43% 的患者出现此类疾病。这种类型的冠状动脉疾病，也就是我们所说的移植相关的冠脉疾病，无论是在组织学上还是冠状动脉造影的表现上都与传统的动脉粥样硬化不同，它的进展是非常迅速的。由于这种疾病是弥漫性的而且通常会影响小血管，所以冠状动脉造影的诊断就不再可靠，这也就促使内科医生开始使用诸如负荷超声心动图等其他诊断方式。一个涉及 250 名患者的 7 组负荷超声（利用多巴酚丁胺或者运动负荷）研究表明，负荷超声心动图阳性的患者发生心血管事件的风险是阴性患者的6倍，展现出了非常大的诊断价值以及预后预测能力。因此，负荷超声心动图被推荐为探测心脏同种异体移植患儿后期血管病变的常规手段。

37.3　大动脉转位的手术修复

大动脉调转术后的远期问题与手术方式相关。年龄较大的患儿主要进行心房内修复如Mustard手术或者Senning手术，这类手术是通过重建人工房间隔将上下腔静脉的血流隔入对侧的左心房及左心室，因而使右心系统供应体循环。而对于年龄较轻的患儿主要是进行血管调转术，使左心系统供应体循环。

在Mustard手术及Senning手术中，右心功能异常及肺动脉高压是可能出现的并发症，利用负荷超声心动图可以对出现劳累、心绞痛样不适以及呼吸困难等症状的患者进行右心室功能评估。在这类患者当中研究者已经发现利用心肺运动试验分析所获取的运动耐量情况是和右心功能有相关性的。同时还发现，在快心率情况下右心功能会出现异常改变，这种异常改变类似于冠状动脉疾病患者的变化，提示其可能存在潜在的缺血性功能异常。以上发现与扩张型心肌病（图37-2）患者的研究发现相一致，不过扩张型心肌病患者的右心室功能障碍已被证实可预测运动能力和治疗预后，而大动脉转位的手术修复后右心功能评价的意义仍需进一步验证。

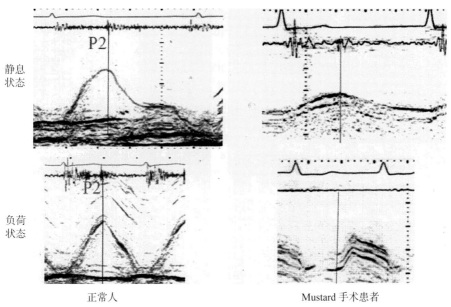

静息
状态

负荷
状态

正常人　　　　　　　　　　Mustard手术患者

图37-2　通过观察正常人及进行Mustard手术的患者右心室游离壁的M型曲线，可以发现患者在负荷试验状态下的右心室运动不协调性，提示潜在的缺血改变（修改自Li等）

包括冠状动脉转移在内的一系列血管转换操作是大动脉调转术中不可缺少的部分，也是大动脉转位的外科手术选择。死亡率以及远期预后都与转移后的冠状动脉血流灌注有密切的相关性。远期死亡率是与冠状动脉闭塞相关的，可利用血管内超声观察到。动脉转移术后远期随访可以发现大部分冠状动脉近段会出现偏心性内膜的增厚，提示再植的冠状动脉早期就有动脉粥样硬化的可能，这些患者也会出现持续的冠脉血流储备损害。文献报道一项仅涉及 34 个患儿的 2 组研究（一组利用多巴酚丁胺药物负荷、一组运用经食道心房起搏）表明，负荷诱导的节段性室壁运动异常和左心室纵向运动功能的减低会提示不良预后。

37.4　瓣膜及心室内压差

许多研究已经发现，先天性的主动脉瓣狭窄、肺动脉瓣狭窄，以及人工瓣膜置换术后的患儿，在高流量的状态下会出现压差的异常增高。随着流速的增加，跨瓣压差也会增大；跨瓣流量越大，压力梯度也就越大。中度或者重度的先天性瓣膜病患儿、抑或是正常的或者异常的人工在体瓣膜，在静息状态下都可显示为相同的跨瓣压差；但是负荷状态下，重度病变或者异常的人工在体瓣膜会表现出平均压差的剧烈升高，而中度病变或者正常的人工在体瓣膜会表现出相对平缓的压差改变。这类应用的基本原理是非常明了的，但是对于小儿来说却又缺乏相当多的数据支持。类似的研究有在年轻运动员或者肥厚型心肌病患者中进行，主要评价负荷实验中他们心室内压力梯度的变化，通过多巴酚丁胺药物负荷或者运动负荷可以使原来静息状态下心室内的不明显梗阻状态凸显出来，从而提供诊疗和预后信息。

压差的测量在左心梗阻性病变中是最为常用且重要的，比如主动脉瓣狭窄、瓣上及瓣下狭窄、主动脉的缩窄等。根据 2008 年的 ACCF 及 ACC 的指南，对于有先天性心脏病的年轻人、主动脉瓣下狭窄患者、静息状态下峰值压差小于 50 mmHg 的患者以及有呼吸困难和劳累症状的患者，我们都应该进行运动实验中的多普勒信号采集以观察压差是否增高。在主动脉缩窄的患者中，我们需要探测负荷超声心动图检查中缩窄处在静息以及负荷状态下胸骨上窝切面连续多普勒的压差参数及舒张期的状况，这对我们诊断是非常有意义的。在缩窄矫正之后如果随访过程中发现舒张期径流的平均压差大于 20 mmHg 时，说明有再狭窄的风险（图 37-3）。

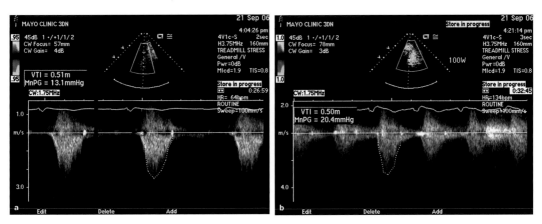

图 37-3　静息状态下及目标心率强度下从胸骨上窝切面获得的狭窄处的压差，当目标心率强度下达到最大的舒张期流量时，缩窄的患者可以观察到平均压差从 13 mmHg 增加到 20 mmHg

37.5　收缩力储备

　　静息状态下射血分数正常的患者确实会有左心室功能的轻微变化。无论是实验模型还是患者，这种功能早期的损害，都可以被二尖瓣环收缩期位移或组织多普勒成像检测到的长轴功能的减少而体现出来。要探测早期心肌的损害，作为选择之一，我们可以利用多巴酚丁胺药物负荷或者运动负荷等改变心肌收缩力的各种负荷方式来观察心肌收缩力的迟钝性反应，以此获得相关信息。这种检查模式已经成功应用于癌症患儿应用蒽环类药物的长期随访观察以及地中海贫血患儿的疾病早期检测。而对于更加晚期的疾病阶段，左心室功能会出现持续的减低，抑或是即使停用心肌毒性的化疗药物后负荷条件下仍不能达到正常人的目标心脏输出功能（图 37-4）。

　　对于右心室的收缩力储备的评价也是非常重要的。譬如大动脉转位的患儿进行 Mustard 手术后及法洛四联症矫治手术后，我们可以在静息状态以及负荷状态下观察右心室长轴的功能来预测运动耐量的损害。对于长轴方向上运动功能的评价，我们可以利用室壁长轴运动的位移（如右心室的 TAPSE 和左心室的 MAPSE）评价，也可以利用组织多普勒技术观察左心室基底段峰值收缩速度来进行判断。

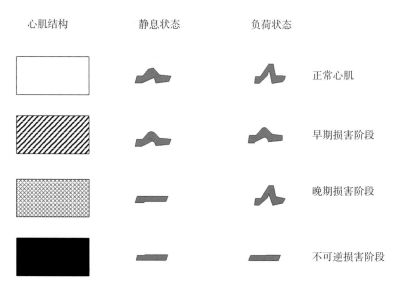

心肌结构	静息状态	负荷状态	
			正常心肌
			早期损害阶段
			晚期损害阶段
			不可逆损害阶段

图 37-4 不同状态下不同损害程度的心肌的情况，譬如地中海贫血或者进行心肌毒性药物化疗的患儿

37.6 冠状动脉血流储备

由于原发的冠状动脉微循环损害及心室壁肥厚的影响，先心病患儿的冠状动脉会出现血流及管径的异常进而引起冠状动脉血流储备的减低。对于这类患者，利用经胸的超声心动图脉冲多普勒是评价冠脉血流储备的理想方式，其中有超过 90% 的可能病变发生在左前降支中下段，超过 70% 发生在右冠状动脉后降支动脉。有经验的医师可以在不利用造影剂的前提下，采用携带二次谐波的高频探头就可以提高诊断的准确性和成功率。通常应用的负荷方式包括腺苷药物负荷或者双嘧达莫药物负荷，此外，冷加压实验在小儿身上也是可以推荐使用的。一般条件下，腺苷药物负荷（或者双嘧达莫药物负荷，主要作用是使内生肌酐聚集）之后冠脉血流储备大约在 250%，冷加压实验后多是 200% 左右。这种变化主要体现在心率和血压等血流动力学指标的增加上。调转术后 5～8 年的患儿，即使没有发现心外膜的冠状动脉疾病的解剖学改变，冠脉血流储备也已经有损害了，这些损害临床上主要表现为应用血管扩张药物刺激后的血管扩张能力减低。对于川崎病的患儿，冠脉血流储备的损害是独立于心外膜的冠状动脉损伤和动脉瘤的，更多是提示原发的冠状动脉微循环的变化。血流储备的减低可以是扩散性的，甚至是有分支特异性的。冠状动脉血流储备的损害是反映心外膜血管状态、心肌肥厚、冠状动脉微循环结构和功能状况的综合指标（图 37-5）。在成年人，相比于节段性室壁运动异常，冠脉血流储备对于预后的预测意义更大（参见第 9 章），但是是否适用于儿童还需要进一步验证。

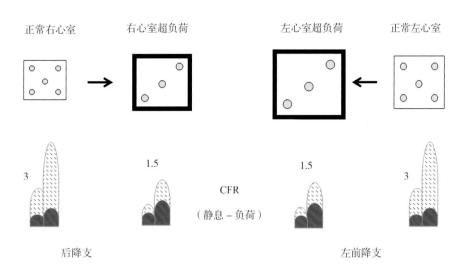

正常右心室　　　　右心室超负荷　　　　　左心室超负荷　　　　正常左心室

3　　　　　　　　1.5　　　　　　　　　　1.5　　　　　　　　　3

CFR

（静息 – 负荷）

后降支　　　　　　　　　　　　　　　　　　　　左前降支

图 37-5　通过利用血管扩张药物的经胸负荷超声心动图，显示左心室（右图）或右心室（左图）超负荷时患者的冠状动脉血流储备（CFR）模式的示意

37.7　小儿影像检查方式的并发症：辐射暴露

对小儿来讲，无论是任何大小的放射有效剂量，其对于身体器官包括大脑的损害都比成人高 3 ～ 4 倍（图 37-6）。电离辐射对于小儿的危险度是有大幅提高的，主要原因是小儿体内有更多的分裂细胞且有更长的预期寿命，因而使得电离辐射有关的癌症的临床表现具有数十年的长潜伏期，也因此相比于成年患者，婴儿或者小儿患者拥有更大的电离辐射相关的肿瘤的罹患风险。到 15 ～ 20 岁时，已经成年的先心病患儿体内已经累积了 20 ～ 40 mSv 的有效辐射剂量，估算其额外的患病风险在 1% ～ 10%。在国外一些国家，平均每个儿童在 18 岁之前会进行 7 次辐射相关的医学检查，有 1/4 的儿童在 3 年之内进行 2 次或者 2 次以上的放射检查，1/7 的儿童进行至少三次的相关检查。胸部是儿童放射检查中最为常见的部位，其中 8% 的患儿是进行的 CT 扫描，但是通常技师没有根据体重进行暴露参数的调整，导致了高达 50% 的额外剂量被暴露在患儿身上。

在先心病患儿中进行相关放射检查时，X 线透视引导下的诊断和介入治疗大约占到其中的 3.5%，但是由此获得的剂量却占总获得剂量的 84%。因此这个放射剂量责任相关的问题引起了社会的重视，国外一些国家先后推出的 "Image Gently" 计划和 "Step Lightly" 计划都致力于解决这个问题，它们主要关注患儿在进行介入放射治疗时不必要的风险以及过量的电离辐射暴露。从远期来看，CMR 引导的导管介入有潜力取代 X 线所引导的诊断和介入治疗，同时还有较高的软组织分辨率。CMR 能够提供先心病和成人冠心病患者的详细的解剖细节和功能信息，是这些患者护理的基石。运用传统的流行病学方法（对上千名患者进行数十年的随访以观察他们患癌风险的提高），最近的一个回顾性的队列研究表明，2～3次头部CT所累积的电离辐射能够使患脑瘤的风险提高3倍，5～10次的头部CT能够使白血病的罹患风险提高3倍。运用权威流行病学的方法（对数百名患者进行横断面研究，评估中间终点和癌症的长期预测因素，如染色体畸变和循环淋巴细胞中的微核等），根据这项研究方法发现，先心病的患儿进行导管介入治疗之后会诱发急性的DNA双链破坏，在暴露的数十年间能够探测到循环血内淋巴细胞微粒近乎200%的提高。毫无疑问，随着对于辐射问题的不断重视，与CMR具有相近诊断效能的负荷超声会因能够获得很高的诊断价值且不会产生辐射暴露的长期致癌风险，而逐渐变为儿童患者重要的检查技术之一。

随暴露年龄变化所预估的辐射相关癌症罹患风险曲线

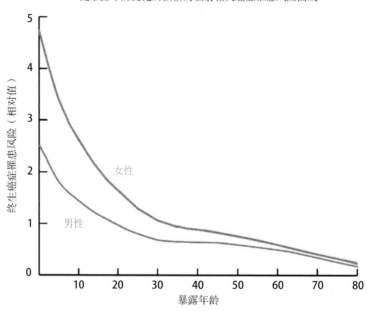

图 37-6 单次小剂量辐射的可归因寿命风险，根据受照射时的年龄而定。女性的致肿瘤性的随机风险比男性高 38%，而 1 岁以内儿童的风险是成人的 4 倍（改编自参考文献 [51]，重绘自 BEIR Ⅶ，2006）

37.8 误区

成人及小儿先心病术后改变会导致声窗受限而使图像质量有所下降，为了获取更加清晰可分析的图像，通常需要进行超声对比检查。

对于儿科患者的集中诊治能力是一个大容量负荷超声心动图实验室不可或缺的要求。而不同儿科患者有不同的诊断要求，所以还需要高素质受训人员拥有通用的操作标准。小儿负荷超声心动图的实施需要的是团队合作，需要一个经受过负荷超声训练的成人心脏内科医生和一个直接参与患儿治疗的儿科心脏内科医生的共同参与。这两个医师共同决定适应证、实施检查，最后根据临床病史和其他检查结合负荷超声的结果给出诊断（表 37-2）。

表 37-2　儿童及成人负荷超声心动图对比

	成人	小儿
负荷	运动负荷多于药物负荷	药物负荷多于运动负荷
已获得的诊断证据	完善	仍需探索
安全隐患	+	+++
电离辐射的反应性	+	++++
X 线透视的应用	正在下降	正在废弃
补充技术	心脏磁共振	心脏磁共振

37.9　临床指南

自从 19 世纪 70 年代新生儿期即可进行复杂病变修复开始，大约 85% 的先心病儿童至今能够存活到成年，在未来 10 年，每 150 个年轻人中就会有 1 人存在某些类型的先天性心脏疾患。指南推荐影像诊断检查应该由具有恰当人员和设备的足够经验区域性的成人先心病中心实施进行。总的来说，我们需要更多证据去支持我们在这部分患者中广泛地应用负荷超声检查方法，从而使患者从这类检查的优点中获益，特别是能够免受电离辐射的损害以及获取更多功能性信息。负荷超声的主要应用已经总结在表 37-3 中。由于先心病患者需要不断进行复查，电离辐射类的检查会使患者更容易遭受电离辐射诱发的癌症危害，因此这类检查应减少应用。

表 37-3　先心病成人及儿童的负荷超声应用总结

	适用	可能适用	很不适用	推荐级别	证据级别	参考
左室流出道梗阻综合征						
孤立性的主动脉瓣下狭窄						

续表

	适用	可能适用	很不适用	推荐级别	证据级别	参考
静息状态下平均压差小于 30 mmHg，但是又有其他可以征象需要做介入检查时应用运动负荷试验		√		Ⅱa	C	ACCF，2018
主动脉瓣缩窄						
运动或者药物负荷试验时锁骨上切面用连续多普勒探查狭窄处压差，包括舒张期的情况		√		Ⅱa	C	ACCF，2008
大动脉调转术后大动脉右旋转位						
成年患者每 3～5 年进行非侵入性的缺血实验检查	√			Ⅰ	C	ACCF，2008
异常左冠状动脉起源于肺动脉						
修复后成年患者，每 3～5 年进行一次非侵入性的负荷试验	√			Ⅰ	C	ACCF，2018
心脏移植后的患儿探查移植的血管病变	√			Ⅰ	C	ISHT，2010
川崎病						
Ⅳ、Ⅴ级冠状动脉损害	√			Ⅰ	C	JCS，2010
Ⅰ、Ⅱ、Ⅲ级冠状动脉损害		√		Ⅱ	C	

（孟庆龙译，赵 莹校）

第五部分

与其他成像技术的比较

Chapter 38
负荷超声心动图与负荷灌注显像

Stress Echocardiography Versus Stress Perfusion Scintigraphy

38.1 核心脏病学：成像模式

核心脏病学是一个历史悠久的学科，是核技术与冠脉生理学相结合的产物。许多成像模式最初应用于核心脏病学，随后这些成像模式用于负荷超声心动图并被推广和普及：如具有替代简单心电图优势的负荷心脏功能成像；可选用药物负荷模式或运动负荷模式；能评估静息状态下功能障碍的节段性心肌活性；具有日常数据采集、存储和播放的数字化处理的优势；能够评估负荷引起的心肌缺血的范围和程度。以往在核心脏病学和超声心动图学的比较中存在一些基本的问题，包括灌注成像对冠脉疾病的诊断（由于小血管病变，心肌肥大或其他冠脉血流储备异常可能会影响数据），和心肌缺血的证据（由于对轻症疾病缺乏敏感性，这些轻症疾病会产生次级量的冠脉血流而不发生缺血）。目前随着技术的发展，两种方法已经均能提供心脏功能和冠脉血流储备的数据。两种成像技术都有进步，其中包括"方法漂移"，即整合其他技术的信息，如 SPECT 增加了门控式 SPECT、心室造影和衰减校正；同时超声心动图增加了谐波成像、脉冲多普勒冠脉血流储备、舒张和瓣膜功能的评价，心肌对比显像和实时三维成像。尽管这些技术的发展使总体的敏感性和特异性得到了少许的提高，但近 30 年来通过比较这些技术方法得到的一般结论并不会因此而淘汰，但技术的发展使特定的人群受益，本章节也正是基于此。

38.2 SPECT、PET 和 PET-CT 成像：优势及局限性

SPECT 成像结合了铊 201 和锝 99m 两种示踪物，是检测药物或运动负荷下灌注异常的一种很有效的技术，并且可以评价心肌的活性。SPECT 检查的机制与负荷超声心动图有本质的不同，SPECT 是基于对充血灌注的检测，而超声心动图则依赖于诱导缺血而产生功能及代谢上有意义的改变。可以通过直接（冠脉血管扩张药物）或间接（运动或多

巴酚丁胺诱导产生的内生性血管扩张物质）的方法增加血流灌注。但由于先前已有的抗心绞痛治疗使冠脉扩张，或使冠脉降低了对药物及次极量运动的反应性，可能会降低静息及负荷状态下的区别，从而降低了相对较轻的冠脉狭窄的检查效果，降低了检查的敏感性。尽管如此，由于抗心绞痛药物治疗可以预防缺血的进一步发展，因此其对超声心动图的结果有明显的影响。

38.2.1　优势性

SPECT 和 PET 的技术成功率很高，并且相对独立于操作者。SPECT 对于造影评估的冠状动脉疾病具有很高的敏感性（通常 85% ～ 90%）和较好的特异性（70% ～ 80%）。由于 PET 固有的衰减矫正更有优势，因此特别是对于后循环及肥胖者检查的准确性可能更高。现在，大量的基于 SPECT 检查的证据以及少量的 PET 检查的证据均证实，负荷诱导的灌注缺损的范围及程度是影响预后的重要因素。

38.2.2　局限性

SPECT 和 PET 的主要局限性在于经济成本、环境影响以及高辐射剂量。对于心脏的成像检查，假定超声心动图的平均成本（非检查费用）等于 1（作为成本参照），则一个 SPECT 检查的成本为其 3.27 倍，PET 检查为 14 倍，PET-CT 则高于 20 倍。对于负荷心脏成像，假定平板运动试验成本等于 1（作为成本参照），则一个负荷超声心动图检查的成本为其 2.1 倍，负荷 SPECT 显像为 5.7 倍，负荷 SPECT-CT 高于 20 倍。这个评估的成本不包括间接增加了辐射相关的癌症的风险，放射性示踪剂在生产和消耗时对环境的影响，以及对大型设备制造、运输和维护的成本。以往的问题在于 PET 有限的实用性，而现在取而代之的新问题在于大量的扫描仪主要保证用于肿瘤学的工作。此外，由于 PET 示踪剂的半衰期很短，因此 PET 灌注成像依赖于昂贵的回旋加速设备（或铷 –82 发生器）。

38.2.3　PET-CT 成像

现在 PET 与 SPECT 扫描仪已经与 CT 扫描仪相关联，这些数字放射显影系统可以得到轴平面的数据，进而产生具有高对比度和高空间分辨率的内脏图像。PET 或 SPECT 与 CT 联合作为一个综合体，可以使代谢或血流活动异常的空间位置和病理结构相互关联，从而使在一次检查过程中通过一种仪器即可得到的不同检查的图像，并获得最佳的相位配准。最终融合的图像使 PET、SPECT 和 CT 的研究都更精准（图 38-1）。最近欧洲放射学学会及欧洲核医学协会发布的关于多模态成像的白皮书中提出两个多模态影像检查的适应证。①冠状动脉疾病的诊断：这种综合方法的主要优势在于增加了 PET、SPECT 和 CT 血管造影对诊断冠脉疾病的敏感性。通过集成 PET/SPECT-CT 系统克服了两种技术的自身的局限性，从而增加了诊断能力。②指导冠脉疾病的管理：并非所有的冠脉狭窄均有限制性的血流，PET 或 SPECT 负荷灌注成像提供了这种狭窄的有血流动力学意义的功能信息，从而补充了 CT 的结构性信息，使可能需要血运重建的患者得到更适合的选择。尽管 SPECT 诊断的准确性是毋庸置疑的，甚至当结合了 PET-CT 扫描时诊断的准确性更惊人，但除了特定患者，这项技术的接受度很低。除了相对高昂的花费、复合的辐射存量、环境影响外，对于大多数患者来说，很多非电离成像技术（如超声和核磁共振成像）已经提供了类似价值的信息。

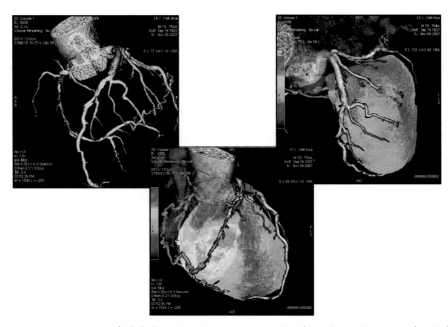

图 38-1 一例 PET-CT 杂交成像示例，同时显示了冠状动脉解剖（左图）及心肌灌注（中图和右图）（感谢 Dr. Danilo Neglia，Cardiac PET Lab，Pisa，Italy 供图）

38.3 MPI 与负荷超声

负荷超声与 MPI 具有非常相似的病理生理基础和研究方法（通过评价灌注及功能）（表 38-1）。从诊断的角度来看，两者比较基于对"显著的"冠状动脉疾病的解剖学证据的评估（图 38-2）。尽管这个标准与这两个方法一样并非完美，但论著指出其诊断的准确性是相当的。对于更具侵入性、风险性和成本高昂的检查操作，它们类似于可靠的"看门人"，具有公认的相似的诊断和评估预后价值。

38.3.1 冠状动脉疾病诊断的准确性

两种检查敏感性及特异性均在 $80\% \sim 85\%$ 的范围内，其中 SPECT 的敏感性很高（特别是对单个血管及左回旋支病变），负荷超声心动图的特异性很高（特别是对女性，左室肥厚和左束支传导阻滞）。

表 38-1　放射性核素心肌灌注断层显像：优势与局限性

	优势	局限
检查者依赖性	++	
辐射剂量		———
长期的经验	+++	
环境影响		———
显示的可信度	++	
低特异性（LBBB，HPT）		———
充足的预后数据库	+++	
高成本，参数可用性		———

优势性评分，+：好；++：很好；+++：特别有优势。局限性评分，-：轻度；——：中度；———：重度局限性。
LBBB：左束支传导阻滞；HPT：高血压

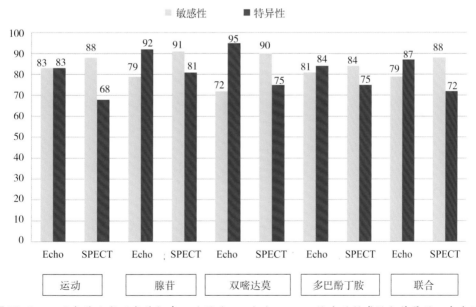

图 38-2　不同负荷方式下负荷超声心动图（Echo）与 SPECT 检查的敏感性与特异性，来自随机效应荟萃分析

　　负荷超声心动图与 MPI 价值是等效的结论令人惊讶，由于灌注障碍先于缺血改变，即"缺血级联反应"，灌注成像理应比室壁运动成像对缺血的检测更为敏感。但是，这两种非侵入性检查的测试结果不仅取决于其根本的生理学原理，也基于其成像特点。超声心动图的成像优势（空间时间分辨率，对节段性室壁运动的独立评估）可以因此补偿

目前其对缺血改变的依赖性。

38.3.2　敏感性与特异性之外

现代对于功能检测的应用已经从简单的诊断转变为协助冠脉疾病的管理决策,特别是对于缺血的有无、定位及范围。在这些方面,诊断冠脉疾病的特异性及敏感性具有有限的相关性,例如,在心肌梗死后的患者中,该分析不能区分瘢痕和缺血的诊断。

负荷超声心动图与灌注显像对区域诊断的准确性对于血运重建的决策有重要的意义。乳房和膈肌的衰减并不是超声心动图伪影的原因,但在核成像中应注意识别。后壁的显像在灌注扫描中存在问题(由于较低的计数),而侧壁的检查在超声心动图中存在问题(由于其上覆盖的肺)。对于这些节段的检查,灌注扫描可能比超声心动图更为准确。

尽管这些检查对于缺血程度的评估是类似的,但这在 SPECT 上要容易得多。负荷超声心动图在确定是否存在多支冠状动脉病变时存在困难,而核素显像对于诊断涉及支持使用多于一个冠脉血管区域的敏感性明显更高。由于 SPECT 对于缺血定量性检查的可靠性支持使用这项技术选择患者进行基于预后的血运重建治疗或药物治疗。同样,与超声心动图相比,核素显像对心肌缺血合并梗死的检测更为容易。

38.3.3　冠状动脉疾病的预后价值

负荷超声心动图的预后价值已经被肯定。超声心动图与核素成像对于阴性结果的预测价值是相似的(表 38-2)。尽管比较中对于验前测试风险需要考虑更多细节,但报告中的人群年龄是相似的。对于患有稳定的慢性冠状动脉疾病的患者,心源性死亡并不常见。虽然 SPECT 或负荷超声心动图检测到的局部缺血或瘢痕可以预测心脏事件,但阳性结果的预测值通常低于 20%。对于超声心动图或核素检查阳性结果的患者,下一步是进行风险水平的分级。年龄、糖尿病或充血性心力衰竭的临床特征可以预测稳定的冠脉疾病的预后,并且可用于选择患者进行更广泛的检查并结合影像学评估结果。同样,负荷检查的结果,如平板运动试验的 Duke 评分,同样可用于选择需要进行其他检查的患者。此外,在具有中等事件风险的患者中,负荷超声心动图与 SPECT 心肌灌注成像似乎都可以将患者区分为低风险和高风险亚组。

表 38-2　负荷成像阴性结果后的心肌梗死与心源性死亡

运动成像模式与事件	例数	随访(月)	年龄(岁)	女性(%)	阴性结果后事件发生率(%,95%CI)	年度事件发生率(%)
心肌灌注显像	8008	36	54	34	1.21(0.98～1.48)	0.45
铊	868	45	57	32	3.11(2.05～4.53)	0.70
甲氧基异丁基异腈	1802	32	58	35	1.28(0.81～1.92)	0.34
铊/甲氧异腈	4938	23	61	39	0.83(0.60～1.13)	0.45

续表

运动成像模式与事件	例数	随访（月）	年龄（岁）	女性（%）	阴性结果后事件发生率（%，95%CI）	年度事件发生率（%）
替曲膦	400	43	57	28	1.5（0.55～3.26）	0.42
超声心动图	3021	33	56	46	1.56（1.14～2.07）	0.54

由 Metz 等修改

尽管目前在患者众多的中心的应用模式存在着很大不同，但 MPI 和负荷超声心动图相对于其他技术仍是更好的选择。

有趣的是，一项成本效益的研究表明，相同风险水平群体的结果是相似的，但在低风险和中等风险的患者中，SPECT 成像及后续成本更高。由于 SPECT 检查的高敏感性，这项技术在中高危患者（如已知患有冠脉疾病的患者）中是最经济有益的。更有趣的是，最近的一项随机试验结果显示，大多数胸痛并进行功能检查评估的患者，不论结果如何均在随后接受了冠状动脉造影检查。如此可见，这些后续检查的应用仍然是低效的。

38.3.4　SPECT 和负荷超声心动图的优点

负荷灌注成像的优势在于较少的操作者依赖性、较高的技术成功率、较高的敏感度，以及静息下存在多个左室壁运动异常时更高的准确性。指南中指出负荷超声心动图相比于负荷灌注成像的优势包括更好的特异性和实用性，多功能性及便利性。由于 SPECT 现有的检查技术及与图像伪影相关的假阳性率，因而特异性较低，反映了其检查后指引偏倚的问题。但在最近包括门控 SPECT 和衰减校正等技术的进步已经提高了 SPECT 检查的特异性。

最后，超声心动图提供了重要的解剖和功能信息，而这些信息核素检查却没有提供或信息质量较差。瓣膜疾病如主动脉瓣或缺血性二尖瓣关闭不全是冠状动脉疾病的重要合并症，在一些情况下更需要动态评估。此外，劳力性呼吸困难是冠状动脉疾病的重要症状，也可以由于舒张功能障碍所致。负荷超声心动图可以测量运动负荷下左室的充盈压，是其重要的辅助手段。

对于这两种负荷成像检查的效能都是存疑的。一致的阳性结果高度预示了危急的冠状动脉狭窄，明确指向了缺血所急需的血运重建。但更常见的是不一致的结论，负荷超声心动图结果为阴性（典型的高特异性技术）而灌注成像结果为阳性（典型的高敏感性技术）。这些患者的冠状动脉可能正常或有轻至中度的冠脉疾病。继续进行冠状动脉造影则不可避免的增加成本、风险以及血运重建的可能，并且是否对于预后受益还存在很大疑问。

38.4　房间里的大象（刻意回避的问题）：辐射安全

负荷 SPECT 和 PET 的辐射负荷的范围相当于 200～2000 次胸部 X 射线检查的剂量（表 38-3）。

表 38-3　普通核心脏病学检查的辐射剂量

方法	有效辐射剂量（mSv）	等效胸部 X 光片次数
SPECT 锝 [99mTc]- 甲氧异腈（1100 MBq，一天）负荷 / 静息	9.4	470
SPECT 锝 [99mTc]- 替曲膦（150 MBq，一天）负荷 / 静息	11.4	570
SPECT 201 铊 [Tl] 负荷 / 静息再注射（185 MBq，2 次注射）	40.7	2035
SPECT 201 铊 [Tl] 负荷 / 再分布（130 MBq，1 次注射）	22	1100
心脏 PET 18F- 脱氧葡萄糖（400 MBq，活性）	8	400
心脏 PET 13N- 氨水　负荷 / 静息（1100 MBq）	2.4	120
心脏 PET 15O- 水　负荷 / 静息（2200 MBq）	2.5	125
心脏 PET 铷 -82　负荷 / 静息（3700 MBq）	4.6	230

来源于 Picano 等

对于增加的额外癌症风险约为千分之一（对于接受了甲氧基异丁基异腈扫描的中年男性），但对于接受铊扫描的 35 岁女性来说，风险可高达 1/300。许多患者经过了 MPI 检查后都再接受了多次重复检查，累积剂量估计超过了 100 mSv（5000 次胸部 X 线检查）。就人群整体负荷来说，国外一些国家每年有近 1000 万次的核素扫描，会转变为增加 8000 个新发癌症患者的风险。大量的（＞30%）不适当的检查，内科医师及其他人员对辐射剂量风险意识的缺乏，以及向患者提供的有限的辐射安全信息可能会引起不良的伦理及法律问题，从而扩大了其在研究中的应用，特别是在儿童中。

一些可以用于降低心脏核素检测剂量的举措：

（1）SPECT 检查中优先应用锝 99m 甲氧异腈或替曲膦试剂作为放射性同位素，对于验前检查风险较低的患者应用优先负荷 / 仅负荷的方案。

（2）应用新型 SEPCT 碲化镉锌技术可以显著降低有效剂量（从 9 mSv 降至 1.5 mSv）以及 SPECT 心肌灌注显像的扫描时间，并能保持图像质量。

（3）选择优先负荷试验成像。优先负荷显像的辐射剂量低于双注射锝显像。在单次注射的研究中，优先负荷显像的辐射及时间均更低，并且每个伽马相机每天可以用于扫描更多患者。通过在医师和核医学科室之间传递详细的临床信息可以优化这种方法，从而使风险分级更精确，更准确的选择患者进行优先负荷 / 仅负荷方案。

（4）在获取足够质量的图像及可靠报告的同时，尽量减少辐射的剂量，对于较小的患者剂量应更低。

（5）成像后鼓励患者多饮水及早期排尿，虽然锝示踪剂并非通过肾脏排泄，而饮水也不会对辐射暴露有明显的影响。

（6）由于示踪剂的半衰期较短，PET 检查患者的辐射剂量较 SPECT 小，从而使患者的放射剂量测试结果也更好。

限制辐射剂量最重要的措施是通过遵循合适的适应证，从而避免不必要或不适当的检查。现在已经表明，示踪剂的合理使用是可行的，并且可见减少 / 消除不适当的检查和不必要的辐射暴露。

核心脏病学检查的应用（容量、示踪剂、方案、照相机）在国外一些国家和欧洲是不同的。与国外一些国家相比，在欧洲进行的 MPI 研究的数目很少，这可能与相关的监管问题（在多数行政辖区心脏科医生不操作放射性核素检查），以及报销政策（心脏科医生不能获得核心脏病研究的报销）相关。在欧洲，大多数 PET 中心专注于肿瘤学研究，而非心脏病学。欧洲的标准方案是，当最初的负荷成像正常时，则仅进行负荷检查。在国外一些国家，核心脏病学占所有核医学检查的 50% 以上，并且 85% 的累积有效剂量是来源于核医学，占 2006 年所有患者整体医疗照射的 26%。核心脏病学界的目标是，到 2014 年能够到达 SPECT 的 50% 或 PET 心肌灌注显像检查的总辐射暴露＜ 9 mSv。

在国外一些国家，灌注扫描的数量开始下降，可能与同类技术竞争、报销问题和辐射问题有关，2006—2011 年 MPI 的检查率急剧下降（减少 51%），但负荷超声心动图的应用率仍保持稳定（表 38-4）。

表 38-4　MPI 与负荷超声心动图的详细比较

	MPI	负荷超声心动图
诊断指标	灌注（WM）	WM（CFR）
相对成本	3	1
敏感性	更高	高
特异性	中等	高
辐射负荷（CXr）	200 ～ 2000	0
对患者友好	低	高
对操作者友好	低	高
对环境友好	低	高

WM：室壁运动；CFR：冠状动脉血流储备；CXr：胸部 X 光片

38.5　心脏超声检查者的辐射安全

接受过核医学显像检查的患者，由于自身携带放射性示踪剂而变为放射源（"热"患者）。当患者注射了放射性示踪剂（用于心脏病学或肿瘤学研究）后被送去进行其他检查时（如超声，在检查过程中超声医师 / 心脏科医师必须长时间的非常靠近患者，从而增加了健康专业人员的辐射暴露），此时辐射剂量对于周围的人也是重要相关的。在注射锝 99m 后一个半小时，在患者前胸壁测得的辐射剂量为 0.37 mSv，右侧胸壁测得为 0.58 mSv。在 24 分钟的超声检查期间，超声医师潜在的辐射剂量可能高达 0.16 mSv（如果患者位于左侧，检查者用左手扫描，则辐射剂量稍低）。在 10 分钟的转移患者的过程中，转运工人可能面临相当于 0.02 mSv 的剂量暴露。

心脏超声医师常需要快速连续地扫查多个患者，在工作中与具有放射性患者的密切接触，使超声医师会受到相当大的辐射暴露。在这种情况下，辐射防护服（如铅围裙）的价值有限，由于放射性同位素发出的高能光子只能被铅部分屏蔽，虽然可以阻挡 90% 的 X 射线，但对于发射高能正电子的示踪剂无效（如 18F- 脱氧葡萄糖、13N- 氨水），对中等能的锝 99m 示踪剂有一定效果，仅对铊 201 的低能光子真正有效。对超声医师的最佳保护是增加同位素给药和超声检查之间的时间间隔，超声检查应在使用锝 99m 示踪剂的 PET 或 SPECT 检查的后一天进行，在应用铊 201 的检查 1 周后进行是因为其半衰期很长。根据 ASE 的建议，超声医师应自我教育，了解辐射安全的基本原则，并承担个人责任，确保自身的安全。

38.6　缺点

负荷超声心动图的主要缺点在于其技术的主观性（以及相伴的对于训练的需求），以及接受抗心绞痛治疗的患者会出现假阴性结果。在最近的 ESC 指南中，SPECT 技术主要的劣势在于辐射暴露，不过可以通过其高获得率及广泛的数据优势而平衡。PET 技术的其他缺点是其有限的获得率及高成本（表 38-5）。

表 38-5　心脏负荷成像的适应证

建议	COR	LOE	参考文献
如果验前概率在 66% ～ 85%，或没有典型心绞痛而 LVEF ＜ 50% 的患者，建议负荷成像检查作为 SCAD 诊断的初始检查	I	B	ESC 2014[40]
对于静息心电图异常，会影响负荷状态下准确解读心电图变化的患者，建议进行负荷成像检查	I	B	ESC 2014[40]

续表

建议	COR	LOE	参考文献
检查尽可能优先应用运动负荷，而非药物负荷	I	C	ESC 2014[40]
对于冠脉造影检查的中度病变，建议应用负荷成像检查评价功能损害程度	Ⅱa	B	ESC 2014[40]
在心力衰竭和冠心病患者中，应用无创性成像检查检测心肌缺血和活性是合理的	Ⅱa	B	ESC 2014[40]
对于患有冠心病的心力衰竭患者，在血运重建之前的心肌活性评估是合理的	Ⅱa Ⅱa	C B	ACC/AHA[41,42]

　　COR：推荐级别；LOE：证据水平

38.7　临床指导

　　核灌注成像和负荷超声心动图有着相同的病理生理学基础和临床结果。两者应用一种联合的成像手段，以更加生理学导向的方法替代解剖学导向的方法，从而仅使症状不受控和负荷成像高风险的患者才考虑冠状动脉造影以及缺血所需的血运重建。表 38-5 列出了最近欧洲及国外一些国家指南规定的 MPI 的适应证。

　　如果我们将负荷心脏成像检查放到更宽泛的医学成像中，欧盟委员会的建议和最近的欧洲心脏病学会的意见书明确指出，当电离与非电离检查获得的信息相当且两个均可用时，应始终优先选择非电离检查。对于低至中等风险的患者的诊断，不论何时有临床指征需要负荷成像检查，负荷超声心动图都是首选检查。当负荷超声心动图不可行或反馈模棱两可时，如果对比增强的负荷超声心动图也仍不能改善，则负荷 CMR 是一种很好的无辐射的选择。如果缺乏负荷 CMR 的技术或专业知识，则可考虑选择负荷 MPI。对于高危或者缺血程度已经决定血运重建的患者，MPI 定量的优点则很有优势。在 ISCHEMIA 试验中将对这种方法的价值进行前瞻性研究（https://www.ischemiatrial.org/）。

　　一个好的 MPI 检查要优于一个差的负荷超声心动图检查，反之亦然，但能否进行高质量超声心动图检查是衡量一个心脏中心质量的指标之一，负荷超声心动图或 MPI 应在环境、生物和经济影响的背景下进行选择。

（李慕子 译，张婷婷 校）

参考文献

Chapter 39
负荷超声心动图与心脏 CT
Stress Echocardiography Versus Cardiac CT

39.1　CCTA 时代的心脏成像

　　随着 CCTA 的到来，冠状动脉解剖结构的无创成像已成为可能。1999 年多排螺旋 CT 的引入使其时间及空间分辨率显著改善，使小且快速移动的结构检查变得可行，如冠状动脉。CCTA 基于已知的心血管病危险因素，在不利用导管介入的情况下，能够提供包括心外膜脂肪情况、冠状动脉的解剖和钙化情况等一系列重要信息；此外还可提供心脏的整体解剖和功能状态，这其中又包括体循环、肺循环及心肌灌注状态等。同时，理论上讲，CCTA 能够结合一些早期的可疑征象和追踪到的冠状动脉疾病的自然病程，由此提供前所未有的无创视角以预测未来其他冠状动脉的解剖和管壁结构变化。而这些 CCTA 中的可疑征象相比于负荷试验中的心脏灌注的各种异常，其可以被提前发现数年或数十年之久。但目前临床上无创诊断冠状动脉的基石便是上述提及的负荷试验方法，其中包括负荷超声心动图和负荷核素灌注显像，因此，CCTA 的相关价值也就不言而喻了。

　　目前，在临床中从 CCTA 获得的信息虽然价值很高，但常受限于冠状动脉和动脉粥样硬化斑块的形态。不管在任何状况下 CCTA 的信息均要优于有创血管造影，大概相当于灰阶血管内超声及血管造影相加的信息（图 39-1）。侵入性冠状动脉造影可以识别阻塞性和复杂性病变，但它仅限于冠状动脉腔内，而无法探测冠状动脉壁，从而忽视了血管重塑或斑块成分等特征。CCTA 不仅可以得到冠脉造影一样的腔内影像，而且还可以得到超声能提供的管壁厚度和斑块组成的信息。这对于冠状动脉疾病的早期诊断尤为重要，主要是因为动脉粥样硬化最早期的阶段是斑块累积使管壁增厚，但管径仍保持正常（图 39-2）。

CCTA 提供的潜在诊断信息

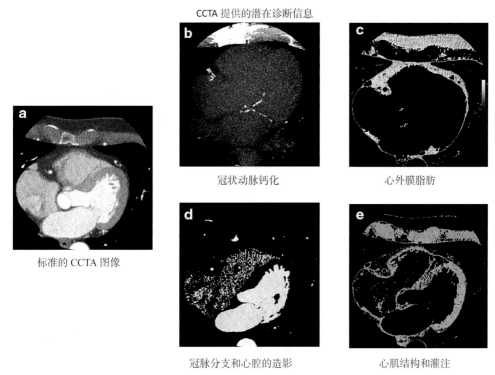

标准的 CCTA 图像　　　冠状动脉钙化　　　心外膜脂肪

冠脉分支和心腔的造影　　　心肌结构和灌注

图 39-1　图片显示目前 CCTA 能够展示的潜在信息：改变标准图像的窗位（a），可以突出显示冠状动脉内的钙化（b）、心外膜脂肪（c）、血管腔内和冠状动脉分支内的造影剂（d），以及造影剂在心肌中的分布（e）

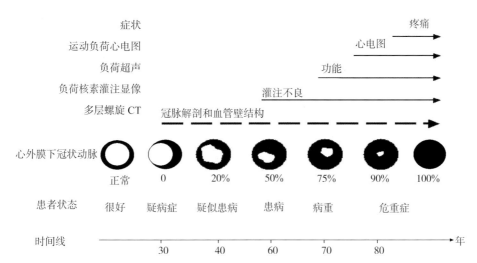

图 39-2　动脉粥样硬化的时间表，CTA 通过对冠状动脉粥样硬化疾病直接成像提供干预时机，比通过负荷超声和负荷核素成像检测到的负荷下的功能和灌注的变化要早几十年。冠状动脉造影无法获得动脉管壁初始正性重塑和斑块结构的信息，但这些信息通过冠状动脉腔内超声检查可获得（改编自 Erbel 和 Gorge）

　　许多研究指出在正性重构的血管中存在炎症因子升高、高脂质核心及血管中层显著
变薄的情况，这些都是可能的血管适应性重塑机制。当这些适应性重塑机制失代偿，达
到一定阈值量的斑块（阈值大小取决于管腔内径）就会开始向腔内突出，冠状动脉疾病
的一些最初急性症状也开始出现。CCTA 对任何大小的斑块都可以了解其结构组成，判
断斑块是否易损，富含脂质的高风险斑块（超声呈低回声和 CT 呈低密度）更容易破裂
并随之发生血栓性闭塞，而富含钙的低风险斑块（超声呈强回声伴声影和 CT 呈高密度）
则不容易发生破裂。这一概念上的突破以及新一代多排螺旋 CT 扫描仪的出现，引发了
科学界和商业界的重大变革并显著提高了对于冠状动脉疾病的诊断评估能力，降低了不
可评估节段的比例（图 39-3）。同时激发了科研和临床对这一方法的巨大兴趣。曾有科
学期刊和新闻报道这样简单直接地描述 CCTA；美观且容易获得冠状动脉狭窄的图像，
提供了尽早的干预机会，没有猝死，没有住院，没有导管插入体内，并且不需要有创性
导管检查中大量签署告知患者死亡和心肌梗死的同意书。然而，如果使用不当，心脏 CT
可能会成为一把双刃剑，有可能在不久的将来导致大量的癌症潜在人群。在这一点上，
临床决策需要考虑每种成像技术的利弊，也需与患者共同探讨，以便各种技术的结合可
以为个体患者带来最大的益处。

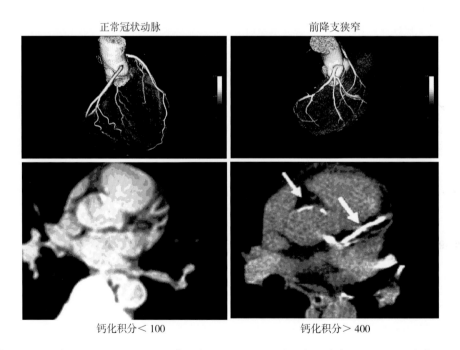

图 39-3 *正常 CCTA：冠状动脉正常和钙化积分＜ 100（左）；异常 CCTA：左前降支狭窄和钙
化积分＞ 400（右）（由 Dr. Paolo Marraccini 提供）*

39.2 CCTA 的优势

CCTA 具有广泛实用性，与侵入性的冠状动脉造影相比缩短了检查时间，具有更好的患者依从性，但时间和空间分辨率较低（图 39-4）。使用现代化的 CT 设备和检查方案进行成像的患者的辐射暴露量低于侵入性冠状动脉血管造影（3 mSv vs. 7 mSv），此外也避免了操作者的辐射暴露。用 CCTA 诊断冠状动脉疾病、评估病变范围和严重程度对预后有显著影响。与此同时，CCTA 也可明确冠脉钙化的存在并评估其钙化程度，而这种冠状动脉钙化含量的评价连同其解剖特点均与整体斑块负荷密切相关，也影响着相关疾病的预后。

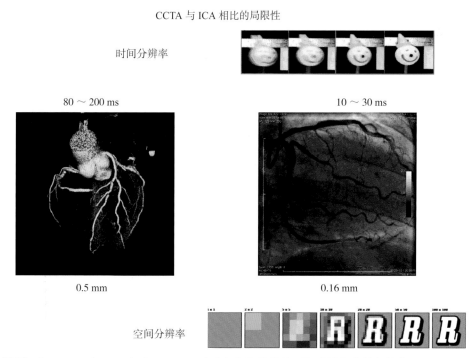

图 39-4 CCTA 与 ICA 相比，CCTA 的两个主要局限性，即时间和空间分辨率

该检查具有较高的阴性预测值，特别是对于那些先期检查认为患病概率较低的患者。在急性胸痛的紧急情况下，CCTA 所提供的多重信息能够用于胸痛三联征（急性心肌梗死、肺栓塞、主动脉夹层）的排除诊断，但其仍无法准确诊断肺栓塞及主动脉夹层。另外，如果光学相干造影技术发现某斑块具有较强的正向重构潜能和低衰减特性，那么就揭示这类斑块的纤维帽较薄并伴有明显的炎症细胞浸润。由此可见，CCTA 存在识别易损高风险斑块的潜能，但其所提供的相关组织学信息并不比腔内超声可靠，因此在临床应用方面仍需验证（图 39-5）。

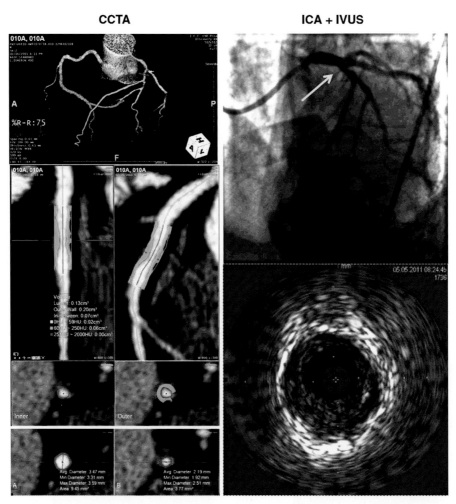

图 39-5 CCTA 与 ICA+IVUS 对比：左上图示冠脉分支三维重建（上）及重建的中段 LAD 血管与斑块分析。左下图示管腔和斑块的轴向分析。右图所示同一患者的左冠状动脉造影，右上图：黄色箭头示中段 LAD 病变；右下图：同一冠状动脉病变水平的 IVUS 图像

CCTA 可计算每个狭窄段的血流储备分数，从而将解剖信息与目前仅限于介入导管检查获得的生理评估结合起来。虽然目前只能以非常耗时的线下的方式进行，但是目前在临床可以接受的时间范围内利用线上方式进行分析的新型简化方法已在快速研发。基于 CCTA 所得到的 FFR 能够提供冠状动脉狭窄严重程度的相关功能信息，这在中度病变中尤为重要。FFR-CT 的应用还可以将原先的假阳性患者重新归类为阴性，相对比 CT 心肌灌注成像，其可以免除额外的辐射照射并获得关键的功能信息。这项技术也是 2014 年 11 月 FDA 唯一批准的商用产品。

CCTA 还可以通过分析心肌内造影剂的分布来评估心肌灌注情况。这项技术很有趣，图像可与 SPECT 或 PET 相媲美（图 39-6）。然而目前 CCTA 灌注有几个局限性：首

先，其需要两次扫描过程（基础状态和血管扩张状态）而显著增加了辐射暴露，此外，在 CORE 320 研究中报告了相当数量的假阳性评估。目前 CCTA 灌注仍然主要应用于研究工作，其能否广泛应用与供应商软硬件的发展和流程可否标准化密切相关，同时还需要广泛的临床验证。

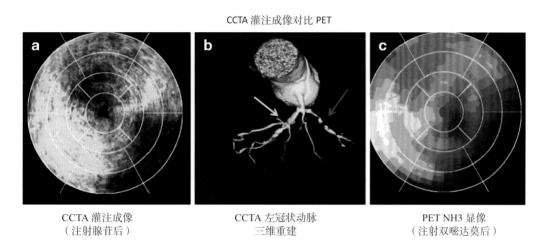

CCTA 灌注成像对比 PET

CCTA 灌注成像
（注射腺苷后）　　　　　CCTA 左冠状动脉
三维重建　　　　　PET NH3 显像
（注射双嘧达莫后）

图 39-6　三维容积再现（图 b）显示了一位 65 岁男性的冠状动脉全景图。红色箭头表示左回旋支动脉的近闭塞性狭窄；黄色箭头表示近端左前降支动脉的钙化病变。图 a 和 c 分别显示 CCTA（左）和 PET（右）的灌注图。两种技术均显示了下后壁节段明显的灌注缺损，但 CCTA 也显示了依赖于钙化动脉供血的前壁区域的灌注缺损

39.3　负荷超声心动图与 CCTA

负荷超声心动图（SE）和 CCTA 是完全不同的两种检查，在病理生理学基础、方法学途径和临床结果方面两者也是相互补充的，如表 39-1 所示。最重要的区别是两者分别是解剖学和功能学的检查方法。比较研究已经证明，使用 CCTA 获得的结构成像可以提供与传统的功能评估技术互补的信息。从这些研究中可以得出，只有近 50% 的 CCTA 所示的显著狭窄与功能改变相关；大部分的（> 50%）CCTA 所示的显著病变并不会导致灌注和 / 或功能异常。或者说，许多具有正常灌注和功能的患者在 CCTA 检查中会有相当程度的动脉粥样硬化改变。最常见的 CCTA 与 SE 不匹配的情况是 SE 检查阴性但 CCTA 阳性的患者。因此，联合使用这些技术可以增强对冠状动脉疾病的诊断和程度的评估。而其中的成本效益和风险效益仍有待确定，最终可能还要取决于临床应用和具体的诊断问题。与 SE 相比，在非急症情况下首次接受 CCTA 检查的患者更可能随后接受侵入性心脏检查，且与接受负荷检查的患者相比其 CAD 相关支出也更高。原因可能是 CCTA 检测到对血流动力学影响不显著的动脉粥样硬化斑块，从而可能导致额外的检查

和操作，甚至不适当的冠状动脉导管检查和血运重建，进而增加支出和风险。

表 39-1　CCTA 与 SE 的详细对比

	CCTA	SE
方法学	结构性	功能性
可直接替代方法	有创性 CA	负荷 CMR 或 MPI
辐射暴露	存在	不存在
负荷需求	无	有
肾毒性碘造影剂	应用	不应用
相对成本	一级	一级
治疗掩蔽效应	不存在	存在
更有效的验前概率	低	中等

CA：冠状动脉造影；MPI：心肌灌注显像

这些注意事项也强调了将 CCTA 引入临床实践后需要重新定义缺血性心脏病的诊断流程，特别是迫切需要 SE 与 CCTA 的随机对照试验。PROMISE 研究对超过 10 000 名中位随访期为 2 年的患者的随机对照试验显示，对于有症状需要非有创性检查的疑似 CAD 患者，最先应用 CCTA 检查较功能检查（使用 SE 或其他成像技术）相比，并未改善其临床结果。

积极应用 CCTA 对无症状人群进行大规模筛查，不论有无症状、有无功能上有意义的狭窄或任何形式的预后评估，都可能无法避免地导致冠状动脉支架置入。我们现在已经知道在慢性稳定型心绞痛患者中，甚至在更多无症状患者中，即便他们存在解剖上的血管狭窄但负荷检查呈阴性且心肌功能无异常，其出现冠状动脉疾病的风险也很低，不应进行治疗，而相似的冠脉狭窄但负荷检查高风险的患者则需要血运重建从而得到最大的预后收益。总的来说，使用 PCI 进行血运重建的爆发性增长可能是由于 CCTA 诊断的地毯式爆发性增长引发的，其合理性也受到质疑。正如应用指南目前所建议的，如果成像和干预的风险利益平衡中将辐射问题也纳入评估，那么顾虑还会增加。

39.4　缺点

CCTA 是一种放射性技术，因此需要保持图像质量的情况下尽可能降低辐射暴露。利用更新的设备和个性化的采集方案，CCTA 的剂量可以减少至 $1 \sim 3$ mSv，低于 ICA（约 7 mSv），类似于钙化评分。但公布的数据报告了所施用剂量在机构之间具有较大差异，平均暴露量为 15 mSv（表 39-2）。

表 39-2　CCTA 的平均辐射剂量

	有效剂量（mSv）	胸部 X 射线等效数
钙化积分	3（1～12）	150（50～600）
64 排 CCTA	15（3～32）	750（150～1600）

改编自 Picano 等

　　冠状动脉的解剖评估受限于广泛的冠状动脉钙化或先前置入的支架，图像质量受限于心律失常和高心率（要求不能低于每分钟 60～65），并且对于高验前概率的患者的阴性预测值较低。在个体狭窄中，CCTA 评估倾向于高估并且不能确定病变的生理学意义，尽管最近有所发展但尚不能完全用于临床，但其可以在无须额外成像和药物辅助下计算血流储备分数并观察心肌灌注情况。在个体患者中，CCTA 的预期收益应权衡其急性（造影剂过敏）、亚急性（造影剂肾毒性作用）和慢性（长期癌症风险）风险。由于连续检查带来的累及辐射负担，任何应用 CCTA 技术连续随访动脉粥样硬化负担或血运重建效果的方案都应受到限制。

　　不可否认的是钙化积分多年来具有相当令人信服的（非随机）结果，但 CCTA 到底可以获得多少额外信息仍然不明确。目前还不清楚钙化评分提供的额外信息是否优于更简单且无辐射的其他动脉粥样硬化相关生物标志物成像技术，如通过超声获得的颈动脉内膜中层厚度或心脏钙化评分（包括二尖瓣环钙化、主动脉根部和主动脉瓣钙化）（参见第 2 章）。

　　CCTA 是一种纯粹的诊断性检查，不提供立即干预的指征。因为时间分辨率低，所以可能发生运动伪影。目前在心房颤动或频繁性异位心律的患者中仍未实现冠状动脉的可视化。在冠状动脉支架区域通常不能很好地观察冠状动脉管腔。同时如果冠状动脉存在显著的钙化，那么就不能利用血流动力学相关的方式来评估狭窄程度。对于 Agatston 评分 > 400 的患者可能存在狭窄的过度诊断。同时如果存在严重的局灶性或弥漫性钙化则难以明确识别血管腔，ESC 指南 2013 版建议称这种现象为 CCTA "unclear"。考虑到这些局限性，CCTA 可能被作为缺血性检查的替代方案，特别是在验前概率低于 50% 的胸痛症状患者。

39.5　临床指导

　　表 39-3 列出了目前 CCTA 的适应证。其中一些条目与 SE 恰恰相反。尽管在同一患

者中通过结构性（使用 CCTA）和功能性（使用 SE）检查可以获得综合性的病理生理学状态和预后情况判断，但这种做法至今没有证据支持，并将明显增加成本和风险系数。

　　ACCF 和 AHA 指南认为 CCTA 适用于有冠心病中等验前概率、ECG 无法解释或无法进行运动测试的有症状患者。发展相关技术以减少 CCTA 辐射暴露水平至目前的十分之一以下，将在改善 CCTA 的风险收益率方面发挥关键作用，使 CCTA 的应用门槛向病情较轻和疑病症患者转移。

表 39-3　CCTA 用于稳定型冠状动脉疾病（SCAD）

建议	A	M	R	COR	LOE	参考
有症状，CAD 中等验前概率，ECG 无法解释或不能进行运动测试	√					[28]
CCTA 应作为负荷成像技术的替代方法，用于排除那些 SCAD 低于中等验前概率并且预期图像质量良好的可疑 SCAD 患者		√		Ⅱa	C	[26]
在无定论的运动平板或负荷成像检查后，对于低于 SCAD 中等验前概率的患者应考虑 CCTA，或者对负荷测试有禁忌证，且预期能获得足以用于诊断的 CCTA 图像的患者，以避免其他必要的侵入性冠脉造影		√		Ⅱa	C	[27]
有症状，CAD 低验前概率，ECG 无法解释或不能进行运动测试		√				[28]
不建议通过 CT 检测冠状动脉钙化用以鉴别冠状动脉狭窄			√	Ⅲ	C	[27]
先前已进行冠状动脉血运重建的患者不建议使用 CCTA			√	Ⅲ	C	[27]
对于非临床怀疑冠状动脉疾病的无症状个体，不建议将 CCTA 作为"筛选"检查			√	Ⅲ	C	[27]

　　M：可能适合；R：很少适合；COR：推荐分类；LOE：证据水平

（李慕子 译，张婷婷 校）

估。因此，据欧洲心血管 MR 登记处证实，CMR 现在被广泛使用，尤其在欧洲。该机构还证实了负荷 CMR 的安全性：在可疑冠心病的患者中，轻度并发症发病率约 0.1%；在确诊左室功能异常或冠心病的患者，用来评价存活心肌的 CMR 轻度并发症其发病率为 0.42%。在这 17 000 多例患者中没有观察到中度或严重不良事件。

40.3　负荷超声心动图与负荷 CMR

近来，运用负荷 CMR 检测冠心病的最新技术特点是尝试评估室壁运动（负荷多巴酚丁胺 CMR）和灌注成像（负荷腺苷或二吡啶醇 CMR）或两者。从过去 20 年的心脏负荷成像经验可知，室壁运动分析和灌注成像提供了部分不同的信息，每种信息都有其优缺点。负荷超声心动图评估的节段性室壁运动异常更具特异性，在短期内识别问题所在，找到真正的心内膜下心肌缺血位置，最适合评估抗缺血药物疗效（图 40-3）。灌注或血流分布不均更敏感，从长远来看可以确定问题冠脉，灌注分布不均常常发生在轻度到中度冠状动脉狭窄，甚至伴有微血管疾病的正常冠脉，在检测时受抗缺血治疗的影响较小（图 40-4）。对同一冠脉疾病患者进行灌注 CMR 和多巴酚丁胺负荷 CMR 两种检查，随访 3 年评价预后。在无缺血的患者中，多巴酚丁胺负荷 CMR 和灌注 CMR 在事件发生率（心源性死亡和非致死性心肌梗死）分别为每年 0.8% 和 1.1%，预后良好，两者无显著差异。CMR 通过对比造影剂首过动力学评价灌注，负荷超声心动图通过多普勒血流速度评价灌注。CMR 需要顺磁造影剂，而负荷超声心动图通常不需要造影剂。灌注储备法通常适用于在供血区域未知的血管中测量流量时，通常将充血血流与静息血流进行标准化来提供某种指标。对供血区域已知的成像方法，比如 CMR 灌注，灌注的组织容积可直接测量（x- 和 y- 分辨率乘以切片厚度）。因此，通过静息流进行"标准化"似乎是不必要的，事实上它增加了大量的干扰控制静息灌注的因素（对此没有可用的纠正方法）。不出所料，PET 灌注研究多次证实，冠状动脉截面积狭窄与充血流量之间的相关性比流量储备更密切。关于血流储备方法的其他关注的问题将需要灌注的绝对定量，目前 CMR 无法做到这一点。此外，心肌组织在负荷和静息状态下的几何匹配（心率差异大，因此充盈也有很大差异）也很困难。此外，多中心灌注 CMR 试验仅使用充血灌注数据，诊断率较高。为了搞清楚灌注 CMR 是否应该使用单纯负荷还是负荷 – 静息模式，需要进行直接的比较研究。

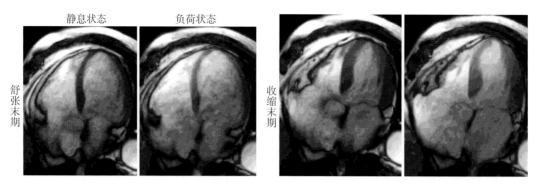

静息状态　　　　　　负荷状态

舒张末期

收缩末期

图 40-3 负荷 CMR 研究发现阳性的室壁运动异常，双嘧达莫负荷下心尖部室壁运动失调（来自 CMR Pisa Lab 2007，修改自 Pingitore 等）

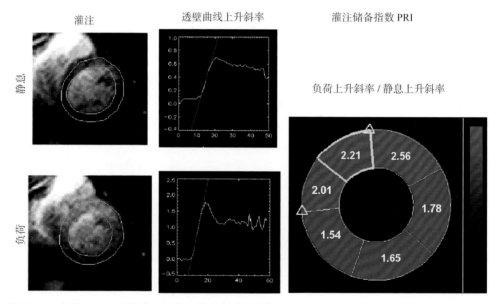

灌注　　　　　　透壁曲线上升斜率　　　　　　灌注储备指数 PRI

静息

负荷

负荷上升斜率 / 静息上升斜率

图 40-4 负荷 CMR 正性灌注研究，前间隔灌注缓慢增加（CMR Pisa Lab 2007 提供）

　　CMR 和超声心动图的一个重要区别在于负荷的使用。理想情况下，患者需要"一石二鸟"的负荷方式同时评估心脏功能和心肌灌注。事实上，多巴酚丁胺通常用于功能评估，而双嘧达莫（或腺苷）用于灌注评估。在超声心动图中，通过快速输注方案给予高剂量的双嘧达莫可以使图像具有与高剂量多巴酚丁胺相同的敏感性，并且可以同时用最大充血刺激评估冠状动脉流速。由于方法上的原因，灌注 CMR 对动态数据采集过于敏感，因此其在 CMR 中的应用较少。这一问题可以通过在最小心脏运动阶段（舒张末期和收缩末期）获取数据来部分解决，但如果灌注数据采集在较高心率下进行，这将成为一个限制因素。最近有报道证实在一个单中心研究中，灌注 CMR 和多巴酚丁胺负荷 CMR 具有较好的预后，在欧洲心血管 MR 登记的 1706 人中，每年不良事件的发生率小于 1.0%（所有原因死亡、SCD 流产和非致死性心肌梗死）。

在相当相似的诊断和可能的预后信息面前，这两种技术之间存在差异。在声窗较差的患者中，尤其是成像较难的室壁节段（如下壁）中，CMR 往往具有更优越的表现。超声心动图可以结合任何形式的物理（如运动）和药物负荷，而运动负荷（这是能够运动的冠状动脉疾病患者的首选，同时也是心脏瓣膜疾病患者唯一的负荷测试方法）目前在 CMR 的临床环境中并不可行。与超声心动图相比，CMR 的成本要高得多，而 CMR 的可用性则明显降低。负荷超声心动图是便携式的，可以在床旁进行，这是一个重要优势，特别是对急性胸痛患者来说。在超声心动图相关临床试验中，对于任何给定的负荷，其安全性无疑是很高的，因为超声医师和护士在不受限制的环境中对患者开展实时成像和近距离接触，通过心电图和血压监测，可以及早发现并发症并及时进行治疗。在负荷 CMR 临床试验中，由于成像条件好，在早期可以检测到负荷过程中的缺血，然而在紧急情况下，扫描环境需要特殊的设备和培训人员。努力确保 CMR 研究的安全性尤其重要，有证据表明负荷药物多巴酚丁胺致命性并发症的发生率是双嘧达莫或腺苷的 3 倍（分别是 1/300 和 1/900）。在评估冠状动脉疾病时，使用顺磁造影剂的负荷灌注 CMR 与负荷超声心动图的安全性和成本差距进一步扩大。然而，对于负荷超声心动图来说，造影很少被用于增强左室边界检测或左前降支冠状动脉血流储备评估，造影对比灌注成像并不是现阶段负荷超声心动图一个可行的临床选择。在以研究为导向的环境下，负荷 CMR 的优势在于可以量化的组织结构，它可以将心内膜下层和心外膜下层分开，甚至是透壁的层面。目前 CMR 对心肌功能评估还没有可靠的（半自动）量化方法。但较新的方法（尤其是标记技术）有望在不久的将来实现这一目标。CMR 在量化心肌灌注方面也有诸多优势，如今先进的 CMR 可以检测到血液流动相关的狭窄，例如，通过计算上升期曲线和对比正常数据，可检测到心肌灌注毫升 / 分钟 / 克组织的变化。目前还没有更大规模的试验可以证明灌注 CMR 可以检测到较小的灌注变化，如微循环改变。因此至少在临床应用中没有可靠的定量 CMR 方法。尽管最近发展的不依赖角度的技术，如斑点追踪技术或实时三维应变超声心动图在这方面显示出一定的潜力通过超声心动图、心肌速度成像进行量化分析在理论上是可行的，但事实上不能实现和 / 或没有可重复性（表 40-3）。

表 40-3 负荷 CMR 对比负荷超声心动图

	磁共振	负荷超声
成本	更高（2x）	更低
可用性	+	+++
便携性	否	是
室壁运动	是	是

	磁共振	负荷超声
灌注（磁共振）/ 血流（超声）	是	是（只有左前降支）
造影剂（灌注 / 存活）	是	经常否
负荷：影响肌力药物	多巴酚丁胺	运动，多巴酚丁胺，双嘧达莫
负荷：充血	腺苷，双嘧达莫	双嘧达莫，腺苷
安全性	好	好
成像时间	约 1 小时	30 分钟内
依赖操作者	是	相当
依赖声窗	否	是
量化：左室容积，整体功能	非常准确	准确
量化：右室容积	准确	难以实现
绝对量化：节段功能，灌注	可以，但尚不完全可靠	难以实现
透壁可视化（灌注，功能，梗死区）	可以实现	不可以实现

40.4　临床意义

在一个大的心脏影像学三级护理转诊中心，负荷 CMR 可能在临床上扮演一个有意义的角色，这一领域对该技术需求的增长可以证明这一点。参考欧洲心脏病学会 2006 年发表的指南（表 40-4 中进行了总结），CMR 技术还没有应用于临床。然而，在收集这些用于指南的数据时还没有相关的 CMR 比较试验。在过去的几年，多中心的灌注 CMR 试验中，特别是多中心、多厂商的 MR-IMPACT Ⅰ 和 Ⅱ 在检测冠状动脉疾病方面表现出了优异的性能。由于这些 MR- IMPACT 试验也是利用最先进技术和放射性示踪剂进行的最大的多中心单光子发射计算机断层扫描（SPECT）试验，因此灌注 CMR 可与 SPECT 进行比较。在两项试验中，灌注 CMR 均优于 SPECT，推荐灌注 CMR 似乎是合理的，只要机构在该技术上有足够的专业知识，当心肌灌注（高灵敏度、高阴性预测值把关者）是预期诊断终点时，可以将其作为一线技术推荐使用。当诊断结论倾向于节段性室壁运动异常（高特异性、高阴性预测值的指标）时，与超声相比功能性 CMR 仍是一种有较高精度的检查，尤其是在声窗质量不佳的患者中。类似的方法也可以用于评估心肌活力。在许多患者中，一个简单的静息经胸超声心动图可以显示心肌的疤痕，即室壁变薄、回声增高和运动障碍。在舒张末期室壁厚度正常的患者中，低剂量多巴酚丁胺负荷试验可以观察到局部或者整体的心肌收缩力储备，这可以评价患者对药物、血运重建和心脏再同步治疗的反应。然而，对不适合进行超声心动图检查的患者而言，LGE 可以是一个很好的诊断方法，LGE 不需要任何负荷，可能是鉴定和量化的金标准。低剂量多巴酚丁胺 CMR 也可以与低剂量多巴酚丁胺超声心动图使用相同的方法和解释标准。负荷 – 休息结合的 CMR 也可以作为一种一站式服务，通过综合负荷 CMR 检查，包括动态成像（室壁运动）、灌注和延迟钆对比剂增强，用同样的方法进行负荷评价（血管舒张剂或多巴酚丁胺）同时评估功能和灌注。这种综合方法拓宽了负荷反应的范围，从室壁运动、灌注正常（预后良好）到中度异常（通常是保留功能的灌注缺损），再到最严重的与灌注一致的负荷下高度特异性的室壁运动异常。负荷超声和负荷 CMR 可以很容易地结合在一起，作为冠状动脉疾病无辐射诊断的综合方法（图 40-5），同时节省较差或负荷超声反应不佳的患者可以将负荷 CMR 作为二线检查方法。

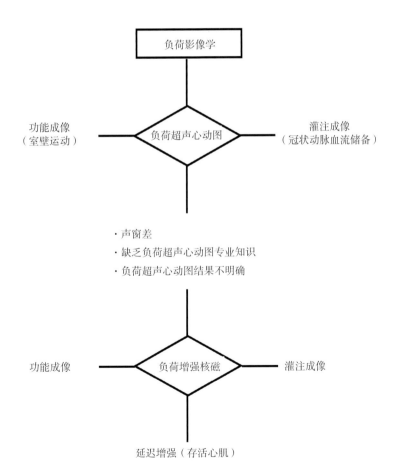

图 40-5　*冠状动脉疾病诊断流程*

类似的综合方法可用于诊断心肌活力（图 40-6），在不暴露于电离辐射的条件下，几乎所有患者都可以通过这种方法识别存活心肌的有无及其范围。

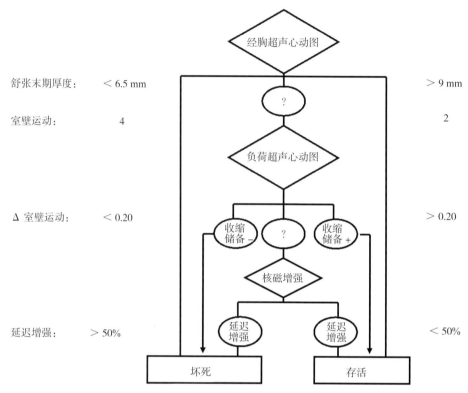

图 40-6 *心肌存活诊断流程*

与负荷超声心动图相比，多巴酚丁胺负荷 CMR 更昂贵、复杂，安全性可能较低，但其操作人员和患者依赖性低，与超声心动图相比两者均无辐射。对于功能性（室壁运动）负荷成像，多巴酚丁胺 CMR 不应该作为"富有医生的高级负荷超声心动图"被当作一线检查用来评价负荷下的左室壁运动异常。在多数情况下，这会浪费资源，对患者和系统没有益处。它应当在负荷超声心动图不可行且 / 或结果不确切时作为"聪明的心脏病学专家的第二选择"。在灌注成像中，负荷 CMR（含腺苷或双嘧达莫）已经可以作为"聪明的心脏病学专家的超级 SPECT"。实际上，与负荷 SPECT 相比，负荷 CMR 没有辐射暴露，精度更高。在可行性评估方面，低剂量多巴酚丁胺超声心动图是预测功能恢复的一种特异性试验。在不明确的情况下，特别是由于左心室整体功能严重降低而具有高介入风险的情况下，CMR 的 LGE 可以为手术的预后提供有价值的信息。

据估计，2009 年欧盟的冠心病管理费用达到 600 亿欧元。因此，建立了评估 CMR 指导下的冠心病诊断策略相比侵入性方式的潜在成本节约模型。为了确定是否进行冠状动脉血运重建，我们必须了解缺血程度和冠状动脉解剖。在疑似冠状动脉疾病的患者中，先行负荷灌注 CMR 检查，随后在缺血患者中进行有创冠状动脉造影可降低成本。侵入性策略以 X 线冠状动脉造影为始，继而对中度狭窄段进行血流储备分数测试，相比侵入性策略低至中度疾病流行率（如低于 65% 流行率）的人群中，以 CMR 为基础的策略可以节省成本。与这些结果一致的是，CE-MARC 试验的经济分析得出了结论，从 CMR 开始的策略是所有测试中成本最低的。

40.5　陷阱

CMR 具有指南认可的明显优势，如无辐射和高软组织对比度，包括心肌梗死区的精确成像，但也有缺点，如在心脏病学评估局限和禁忌证（如幽闭恐惧症、金属异物等）。幸运的是，过去 10 年的主要努力成功地开发出了与 MR 兼容的起搏器和除颤器。此外，用于磁共振环境的设备铁磁材料含量低，允许在 > 84% 和 > 93% 的患者中进行高质量 CMR 检查，分别用于左心室和右心室的可视化和功能分析。另外，在心律失常发病率高的患者的功能评价和心肌缺血患者的三维定量方面，CMR 有潜在的局限性。

40.6　临床指南

与 2006 年的指南相比，2013 年 ACCF/AHA 多模式检测稳定缺血性心脏病的适当使用标准中，因更为合适的应用，负荷 CMR 的使用率患者增高。在最新的文献中，负荷 CMR 的评级与负荷放射性核素成像、负荷超声的评级常常一致。在 ESC 2013 指南中也有类似的评价，该指南建议如果当地专家、可用性和资源条件允许的话，疑似稳定的 CAD、具有中等预测概率的患者推荐使用负荷成像（超声、CMR、SPECT、PET）的无创检查。负荷 CMR 和负荷超声心动图的主要一致性和不一致性评级见表 40-4。因此，最新的指南反映了越来越多的证据支持负荷 CMR 的实用性和准确性。

（陶　瑾译，邢佳怡校）

Chapter 41
心脏成像和负荷超声心动图的适应证

Appropriateness in the Cardiac Imaging and Stress Echo Laboratory

医疗费用的支付是当今所有公民关注的话题。是否有在不降低医疗质量的前提下能够削减费用的领域？其中一个领域就是滥用和过度使用医学成像技术。成像检查成为罪魁祸首存在着诸多原因，例如，进行诊断性成像检查以防止医疗事故，给病情低风险的患者使用高成本的诊断检查程序，尽管对治疗过程没有预期影响仍应用诊断性检查，或者仅因缺乏沟通和医生之间信息交流不足而进行检查。因此，国外一些国家每年进行超过 9500 万次高科技扫描，医学成像检查（包括 CT、MRI 和 PET 扫描）在国外一些国家已经迅速发展成为每年 1000 亿美元的产业，医疗保险支付其中的 140 亿美元。

心血管成像检查费用已经成为公共支付和个人支付的关注焦点，因为在过去的 20 年中它大大增加了医疗成本，在 2006 年向心脏病学专家支付的成像服务费用占所有医生费用总额的 8.7%。近期评估结果显示，所有检查中有 20% ～ 50% 是不适合的，即风险和成本超过收益。根据 ACCF 基金会的定义，适当的影像学研究指预期的增量信息结合性临床判断，对于特定适应证，以足够大的差距超过任何可预期的阴性结果，并且是可行、全理、可接受的方法（图 41-1）。负面后果包括检查本身的风险（即辐射或对比剂暴露）以及后期其他不良影响，例如诊断延迟（假阴性结果）或不适当的诊断（假阳性结果）。这意味着会给患者带来潜在不良影响（检查风险与收益不匹配），推迟其他等待检查者的检查时间，社会成本过高，护理质量没有改善甚至有可能降低。尽管超声和负荷超声相对其他成像检查费用和风险更低，但它依然造成了大量影像资源的浪费。自 1993 年以来，医疗保险覆盖的个人负荷成像检查数量以每年 6.1% 的速度增长，仅在国外一些国家每年就有 1000 万负荷影像检查，负荷超声的利用率（1998—2006 年）提高了 20%，心脏专业医生的 MPI 增长了 215%。诊断性成像检查的增长速度高于医疗保健任何其他部分，除实验室检查外，超声心动图是老年医疗保险（Medicare）人群中最常用的一种检查。虽然这些检查提供的诊断和预后信息并非没有成本，但一些研究显示，在适当选择的患者使用无创成像，在更加适宜的患者使用高费用的有创操作可以节约成本。但这些参与研究的患者需经过筛选后进行检查，如果检查实施不当，成本与获益将难以权衡。为了限制不适宜检查和肥胖症流行带来的有害后果，欧盟委员会于 2010 年以及 ESC 和

ACCF/ASE 近期制定了关于一般或专业成像检查（包括负荷超声心动图）的适宜性指南。这些文献的最终目的是为患者的适当指征确定一种适宜的检查：这是一个有难度且难以捉摸的目标，也是优质医疗的较为重要的新特征之一。

风险收益对比：适宜性评价

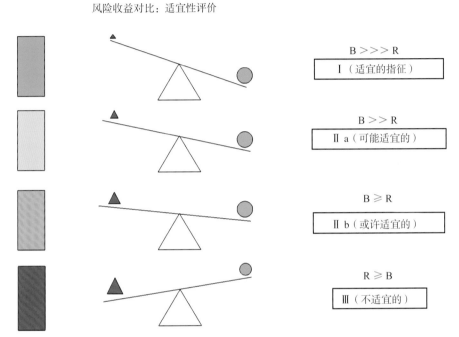

图 41-1 风险（红三角）和收益间的比较决定了适宜性。红三角的三个角度代表急性、亚急性和长期（辐射）风险。急性风险发生于数秒或数分钟内（如在负荷或介入导管治疗期间出现死亡或心肌梗死），亚急性风险发生于数天或数周内（如碘化造影剂诱导的肾病），以及数年或数十年后的长期风险（由于电离辐射的累积暴露）（2007AHA-ACC-ESC 指南）

41.1 心脏影像检查实验室的尤利西斯综合征

尤利西斯综合征最早是在 1972 年由加拿大内科医生 Mercer Rang 博士描述的，他将该综合征用于描述因为在常规实验室筛查过程中出现了假阳性或不确定的结果而进一步做诊断性检查出现的不良反应。离开特洛伊时，尤利西斯身心健康，并且有一艘安全的船和一些称职的船员，他确信自己会很快回家，然而，他失去了船和所有的船员，经过长途艰苦的旅行才回到家。尤利西斯是一位典型的中年"疑病症"的无症状患者，具有A型冠状动脉性格特点，烟瘾大（吸食鸦片），生活压力大（图 41-2）。尤利西斯原本被建议在 10 年战争后进行心脏的检查。家庭医生直接把他介绍给心脏病学专家（步骤 2），建议他做经胸超声心动图（步骤 3），检查结果正常，但心脏室壁第 17 节段（真正的心尖部）显示不清。再次将他送入超声室复查超声造影剂注射后的经胸超声心动图（步骤4），心尖部可见且形态正常。然而，为了安全起见，心脏病学专家建议进行多层电脑断层扫描（步骤5）研究。2005年9月5日，尤利西斯在《时代》杂志的头版和封面上解释说，他积极尝试这种检查方法是因其可以检测到无症状、危及生命的冠状动脉狭窄。由于上述扫描仅显示较轻微的不规则管腔，病理意义不确定，所以，他进一步做了金属铊负荷灌注闪烁影像检查（步骤6）。结果显示存在可疑的轻度左室下壁基底段灌注不足。他的负荷超声心动图检查（步骤7），在运动达峰、血压明显升高时观察到非常轻微的心尖运动减低。因此，心脏病学专家要求进一步检查，尤利西斯先生变得越来越焦虑不安。尤利西斯相继经历了PET腺苷负荷检查（步骤8：基底侧壁轻度异常）和腺苷和钆对比剂磁共振成像（步骤9：基底下壁轻度异常）。患者最终进行了冠状动脉造影（步骤10）；伊萨卡岛的回忆充满了与灌注缺陷或室壁运动异常无关的无意义的冠状动脉狭窄，这些可能触发堵塞——狭窄反射，导致血管成形（显然要用药物洗脱支架），针对无症状再狭窄的影像检查——灌注或室壁运动缺陷——再次血管造影的恶性循环。

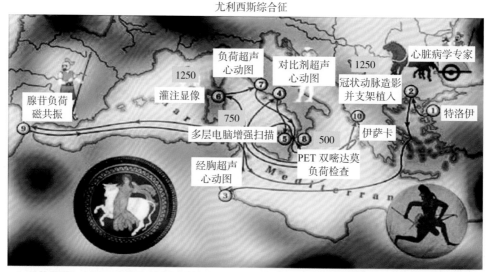

尤利西斯综合征

总体花费：＞20 000欧元，累及辐射剂量：4000张胸片，总体并发症风险：5%（操作风险＋造影剂＋负荷实施＋辐射）

图41-2 尤利西斯的航迹隐喻可疑冠状动脉疾病患者的诊断路径。在第一轮奥德赛结束时，累计花费是一个简单的运动心电图的100多倍。累计辐射剂量为4000多张胸透。累积损害（包括急性、亚急性和长期风险）将对5%～10%的患者造成严重的健康损害（包括梗死、肾功能不全或癌症）

这些检查都不是免费的，它们都意味着成本和风险。根据2012年心血管检查的医疗保险费用表，将活动平板实验的费用视为1（作为成本比较器），心脏影像检查中CT血管造影术的成本是 2.5，负荷超声是 2.9，负荷核素检查是 4.8，磁共振是 5.4，诊断性介入导管是 13（图 41-3）。费用可能因支付人、服务地点、后期费用模式而有不同，每项程序的环境影响成本、急性和长期并发症的成本或潜在的成本节约的都应加以考虑。

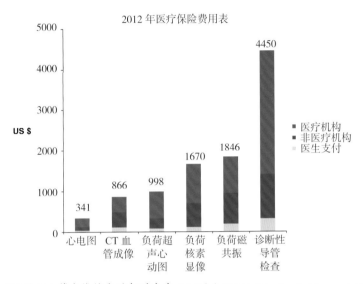

图 41-3　不同的心血管成像技术的相对成本（数据来自 2012 Medicine fee schedule presented in Wolk 等）

　　在一些无创影像技术中存在不可忽视的急性风险（图 41-4）。这些风险是复合的，也可以根据风险类型（压力相关、对比相关、辐射相关）和出现时间（急性，在几秒 / 小时内；亚急性，天 / 周内）进行分类（表 41-1）。

　　负荷意味着高死亡风险，或发生心肌梗死等其他严重不良反应。

　　运动试验存在小而确定的风险，但每 2500 次检查中有 1 次心肌梗死或死亡。主要的、危及生命的副作用（持续的室性心动过速、室颤和心肌梗死）发生在约 1 / 300 的多巴酚丁胺负荷超声心动图检查和 1 / 1000 的双嘧达莫负荷超声心动图检查中。一般来说，运动比药理负荷更安全，其中多巴酚丁胺负荷的主要并发症是双嘧达莫的 3 倍。

　　计算机断层扫描和侵入性冠状动脉造影需要使用碘化造影剂。使用非离子型造影剂的患者有 0.04% 出现严重不良反应，包括肺水肿、严重低血压和意识丧失。通过运用脂质微球，负荷超声心动图中为提高左心室心内膜边界显示和评价心肌灌注而使用的对比剂风险降低，根据整体的后营销经验，严重不良事件的风险发生率约为 3/ 10 000。CMR 造影剂的"安全性"也很好，尽管钆为基础的造影剂与致命的肾源性系统性纤维化有关，但是肾功能正常的患者没有发生该并发症的报道。

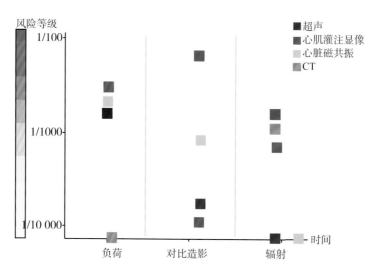

图 41-4 心脏成像综合风险的数量级。X 轴显示，负荷造影剂注射和放射暴露三种不同类型的成像风险分别出现在检查后的几秒、几天、几年。注射造影剂可能与急性风险有关，如过敏反应和 / 或亚急性风险，用碘造影剂进行侵入性透视或非侵入性 CT 对比剂引起的肾病。Y 轴是相关风险的大小。个体患者的总体风险 - 收益评估应该包括风险方程各方面风险的综合评估

表 41-1 心脏非侵入性影像学检查的急性、亚急性和长期风险

	急性	亚急性	慢性
最常见的原因	负荷使用	碘化造影剂	辐射
成像类型	负荷超声，心肌灌注显像，心脏磁共振	CT	心肌灌注显像，CT
举例	心肌梗死	肾衰竭	肿瘤
靶器官	心肌	肾	肺，乳腺等
每次检查风险	1/500～1/1000	1/50～1/200	1/500～1/200
累积性	无	无	有

  CT 成像中大剂量的肾毒性造影剂的使用是其主要问题，它会导致约 1% 的患者出现急性肾功能恶化（不一定可逆转）。有创影像学检查的并发症发生率明显较高。例如，冠状动脉造影主要并发症（包括心肌梗死和中风）发生率是 1%～2%，死亡风险为 1/1000。对比剂引起的肾病是医院获得性肾功能衰竭的第三大常见原因之一，在既往有血管造影的心血管病患者中发生率为 3%～14%。如果有适宜指征，这些风险可以完全接受，但如果没有，则不可接受。仅在国外一些国家，每年就有超过 1000 万例负荷成像检查和超过 100 万例冠状动脉造影检查。小的个体风险乘以一百万，从而成为一个重要

的总体负担。

换句话说，在图 41-2 所示的第一轮检查结束时，尤利西斯支付了相当于约 100 倍简单的运动心电图测试的费用，这可能是他真正需要的所有费用。他发生重大短期不良事件（从肾功能不全到心肌梗死）的累积风险有 5%。他接受了相当于大约 4000 次胸部 X 光射线的累积辐射剂量，相当于癌症风险增加了 1/150。他接受的侵入和介入治疗并没有提高他的生活质量，因为开始时他并没有心脏病相关症状，而且解剖结构引起的血运重建不会增加他的预期寿命。包括影像检查在内的随访会持续，而大部分并不必要。

41.2　实验室负荷超声心动图的适宜性

心脏负荷成像技术在有指征时可能代表一种附加价值，在不适宜时则是一种附加成本。不幸的是，适宜性的标准在理论上是显而易见的，但在实践中却不那么一目了然。与有实践指南支持的预防和治疗策略不同，影像的证据基础是随机的、零散的、缺乏前瞻性临床试验的。因此，制定适宜性标准的过程只是部分基于证据，主要依赖专家共识。因此，迫切需要进行前瞻性研究来阐明检查的适宜性。然而，就目前的情况来看，一些适宜性标准已经在临床试验中得到了证实，大体上证据充足。对适宜度进行定量评分，从 1（最不适宜）至 9（最适宜），各种症状被归类为"合适的"（分数 > 7，检查通常是可接受的，是该指征的合理方法），"不确定"（得分在 4 和 6 之间，检查可能是普遍接受的，可能是该指征的合理方法），和"不合适的"（得分 < 3，检查是不接受的，并非是该症状的合理方法）。表 41-2 列出了在大量实验室临床实践中最常见的适宜、不确定和不适宜的指征。根据这些标准，三分之二的负荷超声心动图检查是适宜的，在不同的地理、文化和经济情况下情况基本一致（图 41-5a）。值得关注的是，绝大多数不适宜的研究仅限于少数指征，表 41-2 所列的三种最常见的不适宜指征占门诊患者不适宜指征的 79%（图 41-5b）。这些指征包括有症状的、具有可解释心电图和运动能力的低冠状动脉疾病发生预测概率的患者，行血管成形术 2 年内的无症状患者和低风险的无症状患者。与适宜的检查相比，不适宜的检查提供的预后信息微乎其微；与适宜的及不确定指征的检查相比，不适宜检查（无论结果是阴性还是阳性）与更低的阳性率和高生存率有相关性。

表 41-2 检测冠心病最常见的适宜 / 不确定 / 不适宜的指征和 / 或危险分层

	适宜	不确定	不适宜
心电图难以解读，或无运动能力，或之前运动负荷心电图结果不明确	√		
冠状动脉狭窄意义不明确（CT 或血管造影）	√		
非早期血运重建术后有症状改变	√		
术前、高风险非急症、运动耐力较差＜ 4 代谢当量	√		
存活（多巴酚丁胺）缺血性心肌病，已知冠心病，适宜血运重建的患者	√		
无症状或症状稳定，超过 5 年未复查负荷超声检查		√	
CAGB 术后＜ 5 年，PCI 术后＜ 2 年无症状		√	
无症状，低风险			√
术前，手术中等风险，运动耐力良好			√
有症状者，低前测率，心电图可解读，有运动能力			√
PCI/CABG 术后＜ 1 年无症状，或症状稳定，近期负荷检查异常			√
术前低风险			√

最复杂、昂贵、危险的检查（如心肌灌注闪烁扫描术、计算机断层扫描、冠状动脉造影、经皮冠状动脉介入）与最简单的影像学检查（如胸部 X 光）的不适宜比率大体相当。这种不适宜的情况反复出现表明需要进行质量改进和教育计划来改善可测量结果。但这仍难以实现，因为随着证据的增加，适宜性评级可能会随着时间的推移而迅速变化。例如，与 2010 年的版本相比，2014 年 ACCF 对负荷 CMR 的评级更高，与负荷超声和负荷 RNI 的评级更一致。有症状的、运动前预期概率较低、存在可解释的心电图异常的患者和负荷成像研究结果异常的 CCTA，他们进行负荷超声的评级也有提高。同样，在最近的稳定型心绞痛 ESC 指南中，对于心电图可解释的患者，运动负荷成像也是适宜的。此外，最近的数据表明，对可疑冠脉综合征的患者，负荷成像可以降低其后续治疗的费用，这一发现可能会影响负荷成像的适宜性标准。最后，所有的指南和适宜性标准都是基于年轻人群，随着老年人口的不断增长，通过临床试验制定老年人群的适宜性标准已成为当务之急。

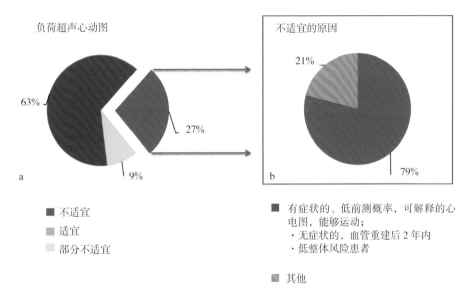

图41-5　左图(a)示三级医疗中心门诊患者不宜行负荷超声的比率,右图(b)示不适宜的主要指征(改编自参考文献 [29] 和参考文献 [32])

　　此外,不同专家组对相同适应证的评价可能不同:例如有症状患者,心电图可解释且能够运动,疾病的预测概率较低(5% ～ 10%),根据 2014 ACCF 进行负荷成像检查"可能是适当",而根据 ESC 指南,低疾病预测概率(< 15%)无成像检查指征。

41.3　如何提高适宜性评级

　　"足够悖论"是当今医疗的主要挑战:更多资源可能导致质量的下降。更多不一定会更好,事实上有可能更糟。可以通过以下几种措施,从多个方面减少不适宜的检查数量,包括医生水平的认定、诊断影像报销机制、保险和资格认证等。从检查上游开始,应该重新设计预约系统。在许多地区,预约还是患者和医生助理间被动的管理过程。有些地区在推荐医生和实践医生之间有筛选或咨询步骤,这种方式更主动、耗时,但可以有效过滤明显的不适宜检查。可以根据适用于当地专业知识和现有可用技术准则制定和执行当地的指南,也可以根据具体审计和培训课程来执行。事实上,在这个迅速发展的领域中,缺乏沟通和不完全的信息交换往往是不适宜检查的原因所在。

　　检查完成后,目前的系统不论适宜与否,都会支付心脏手术的费用。应开发新的支付模式,为能够提供明确适宜性的操作支付医生更多的报酬,为价值有限的操作支付更少的报酬。这说起来容易做起来难,但毫无疑问,为质量而不是数量付费的系统将极大地促进适宜性。

　　单独教育方面的努力，如大查房和实时传达、口袋卡和范例讲解，在降低不适宜水平方面收效甚微，除非是在检查覆盖率低的情况下向医生宣讲教育。

　　在国外一些国家，超过90%的最大私人支付者与一位放射学福利经理签订了合同，该经理要求事先对成像进行认证，作为管理资源的全程保障，这种方法在降低成本方面是成功的，尽管它需要额外的管理员，每位心脏病学专家每年需要支付放射福利管理员约7500美元。计算机化的顺序点决策系统更以医生为中心，可以可靠地跟踪医生的行为，提高适宜性，并减少不适宜性。通过这种方式，一个透明的教育机制可以指导影像检查的使用，降低成本。临床决策支持系统为医生提供实时指导，可以通过计算机化的订单输入系统或门户网站或电子健康记录访问，从而成为正常工作流程的一部分。也有人建议，作为维持质量标准的一部分，实验室应确保工作人员了解适宜性的使用标准，并制定程序以减少推荐不适宜检查的数量。过度使用先进影像技术的一个重要原因可能是医生对最新指南的最新知识、安全性（特别是辐射暴露的剂量和风险）和检查成本的"知识欠缺"。这种知识差距具有较大的影响，因为医生有责任衡量医疗检查的风险、成本和收益，如果他们忽略成本和风险，这将是一项艰巨的任务。在计算机化医生订单输入系统中嵌入的临床决策支持系统为每个检查提供相应的适宜性、成本和辐射暴露信息，医生的决策通常被引导至具有相似的适宜性、较低的成本和较少或没有辐射暴露的检查。尽管辐射风险"本身"不降低某个检查相对其他检查的适宜性评分（如存在电离辐射的检查并不一定要比无辐射的检查评分低），尽可能低原则应该用于指导检查的选择和检查程序，强调在保证诊断图像质量的情况下降低辐射剂量。最后，适宜性和安全性（给予奖励）文化交流的提升与按量付费政策的取消，以及不适宜检查报销机的减少（给予惩罚），最终会降低心脏成像检查的滥用和误用。

41.4　关键信息：改革是我们的责任

　　像医疗质量一样，医疗的适宜性是一个重要的目标，这个适宜性不容易界定。30多年前，《柳叶刀》杂志的一篇社论抱怨说，临床医生们要求进行"大量的实验室检测"，他们认为"一切似乎都是免费的"，常常要求进行"诊断性地毯式轰炸"，而不是精心瞄准、临床驱动的检测。30年后，同样的模式似乎也适用于心脏负荷成像试验。一些因素可能会影响不恰当检查的顺序，如财务激励、医生对临床评估技能缺乏信心、患者坚持、亲技术偏见、缺乏过滤顺序系统、处方医生在成本和辐射剂量方面的知识差距（表41-3）。许多成像实践是习惯或随机的，新方法进入临床实践时，它们改善健康的贡献有限，而且最重要的是，使用成像的证据基础是不完整的，我们急需影像引导策略的比较有效性随机试验，以可靠地指导在流行人群中的医疗保健覆盖和医疗必要性决定。同样，说服心脏病患者常规心脏成像检查不是必要的，实际是有害的，这也是难上加难。医生和患者在安排检查时需要面对的主要问题是，这个检查是否会改变治疗方案。如果不会，这个检查就不适宜。因此，2009 年，ABIM 与《消费者报告》合作，发起了"明智选择"运动，引发了人们对许多常用的、临床价值不高（但往往是高成本）服务的检查、治疗的必要性和不足的讨论。与 ACC 合作开发的列表"医生和患者应该质疑的五件事"，其中包括心脏成像，尤其是负荷试验或先进的影像检查。

表 41-3　心脏成像实验室里的适宜性

	已经实现	需要实现
哲学	道德劝说	奖励与惩罚并行
审查	"有损我们的声誉"	法律责任
支付	支付容量	不适宜检查处罚
委托	自我转诊的专家	放射学经理人通过
指征	指南和经验	网页决定支持系统
成本和辐射剂量	医生知识差距	形式有序的植入
患者受教育程度	早期筛选和追随	有智慧的选择
经济环境	富有社会	可持续发展社会
起点	高技术（图像先行）	高感知（患者先行）
产业	科技前期的偏见	成本效率证据
医师咒语	多了好	少了好

同于大多数的质量评估，有适宜性标准与自我适宜性评价的行为都可能会提高被评价的个体本身的质量。更重要的是，在不断变化的经济环境下，如果作为心脏病学专家的我们不能在实现适宜性中发挥积极作用，其他人就会替我们来实现——正如近年来使用更昂贵和有辐射的技术如 MPI（图 41-6）等已经呈减少趋势。尽管患者、机构和医生都有提供有效和高质量医疗服务的目标，"但在太多情况下，财政压力、结构性效率低下、信息不完善、传统实践、资源分配和使用不合理的模式导致目标的失败或者偏离。""可能的对策是更好地协调医生和医院的支付激励、绩效措施和成本数据的透明度，以及提供更适宜和更负责任的医疗服务。"医生开具心脏负荷成像试验如核素负荷检查或负荷超声检查的频率是那些不计费检查的 2 ~ 6 倍，清楚地显示了持久的财政利益冲突是使用的驱动者。寻求适宜性首先要考虑超声心动图行业自身专业质量的改善，通过施行适

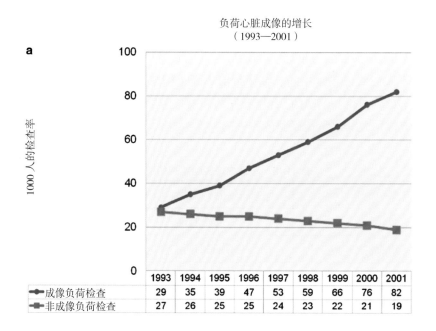

负荷心脏成像的增长
（1993—2001）

	1993	1994	1995	1996	1997	1998	1999	2000	2001
成像负荷检查	29	35	39	47	53	59	66	76	82
非成像负荷检查	27	26	25	25	24	23	22	21	19

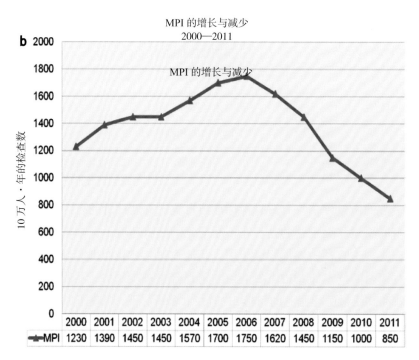

MPI 的增长与减少
2000—2011

	2000	2001	2002	2003	2004	2005	2006	2007	2008	2009	2010	2011
MPI	1230	1390	1450	1450	1570	1700	1750	1620	1450	1150	1000	850

图 41-6 国外一些国家心脏负荷影像检查应用的时间趋势。（a）1993 年至 2001 年持续急剧上升（来自参考文献 [9]）。在此期间，负荷成像检查的年均增加的同时非负荷成像检查逐渐减少。（b）MPI 的使用从 2000 年到 2006 年增长了 41%，从 2006 年到 2011 年降低了 51%。McNulty 等人报道，2006 至 2011 年，负荷超声保持稳定，CT 增加 100%

宜的心脏成像检查和负荷超声心动图的做法，可以处理谁来支付检查费用的现存问题，还可使患者的利益得到优化。

（陶　瑾 译，邢佳怡 校）